国家医师资格考试用书

U0741714

中医执业医师资格考试
通关3500题

医师资格考试命题研究组　组织编写

中国健康传媒集团
中国医药科技出版社

内 容 提 要

为帮助考生高效突破中医执业医师资格考试的堡垒，本书力求集高效性和针对性为一体，参照历年考题，精心编选了3500余道题，并针对难题、偏题做出解析，以帮助考生强化记忆、提高答题技巧，灵活应对考试。本书适合参加中医执业医师资格考试的考生参阅刷题使用。

图书在版编目（CIP）数据

中医执业医师资格考试通关3500题／医师资格考试命题研究组组织编写． -- 北京：中国医药科技出版社，2024.11． --（国家医师资格考试用书）． -- ISBN 978 -7-5214-4902-0

Ⅰ. R2-44

中国国家版本馆 CIP 数据核字第 2024ZK8352 号

美术编辑　陈君杞
责任编辑　刘孟瑞
版式设计　友全图文

出版　**中国健康传媒集团**｜中国医药科技出版社
地址　北京市海淀区文慧园北路甲 22 号
邮编　100082
电话　发行：010 - 62227427　邮购：010 - 62236938
网址　www. cmstp. com
规格　889mm×1194mm $\frac{1}{16}$
印张　17 $\frac{1}{4}$
字数　644 千字
版次　2024 年 11 月第 1 版
印次　2024 年 11 月第 1 次印刷
印刷　北京印刷集团有限责任公司
经销　全国各地新华书店
书号　ISBN 978-7-5214-4902-0
定价　**49.00 元**

获取新书信息、投稿、
为图书纠错，请扫码
联系我们。

编写说明

国家医师资格考试是评价申请医师资格者是否具备执业所必需的专业知识与技能的考试，是一项行业准入性考试。

医师资格考试分为两个部分：实践技能考试和医学综合考试。实践技能考试和医学综合考试。实践技能考试每年举行一次，一般在6月举行，采用多站考试的方式。实践技能考试合格者才能参加医学综合考试。

医学综合考试一般于每年8月举行，中医类别中医专业执业医师和执业助理医师资格考试实行计算机化考试。全部采用选择题，分为A1、A2、A3、B1型题。A1型题为单句型最佳选择题，A2型题为病例摘要型最佳选择题，A3型题为病例组型最佳选择题，B1型题为标准配伍题。每单元考试时长为2小时。

为帮助广大考生轻松复习，提高成绩，我们组织多年从事国家医师资格考试考前辅导的专家老师，对近10年考试的命题规律和考试特点进行了缜密研究，精心编写本套丛书。本丛书所纳入的每道试题，均经过谨慎地甄选、审核与把关，以确保其准确性、科学性与严谨性。

本丛书各个系列紧扣新版考试大纲，内容的安全既考试知识点的全面性，又重点针对历年考试的高频考点与易错难点，从而帮助考生在有限时间内掌握考试大纲及其重要知识点。

本丛书所含各系列的特色分述如下：

《中医执业医师资格考试通关3500题》力求集高效性和针对性为一体，按照考试大纲和考试要求，参照历年考题，精心编选3500余道考前冲刺试题，并对难题、偏题做了解析，以帮助考生强化记忆，提高答题技巧，灵活应对考试。

《中医执业医师资格考试全真模拟试卷与解析》是在仔细研习历年高频考点的基础上，根据编者多年的考前辅导经验，对重要知识点进行预测。通过该试卷检测复习成果，可查漏补缺，提高应试能力。

愿更多的考生受益于本丛书，秉承一颗"精诚勤勉、孜孜不倦"的敬畏之心，顺利通过考试，取得国家医师资格证书，做一名博极医源、敬德修业的医师，为国家医学事业贡献力量！在此，我们预祝各位考生复习顺利！

目　录

通关试题

通关试题

中医学基础

第一章　中医基础理论

第一单元　中医学理论体系的主要特点

【A1 型题】

1. 中医学的基本特点是
- A. 人是一个有机的整体
- B. 阴阳与五行
- C. 辨证论治和整体观念
- D. 辨证论治和治病求本
- E. 整体观念和扶正祛邪

2. 不属于症的是
- A. 恶寒发热
- B. 恶心呕吐
- C. 烦躁易怒
- D. 脉沉细
- E. 脾胃虚弱

3. "异病同治"的依据是
- A. 病因相同
- B. 病机相同
- C. 病邪相同
- D. 病种相同
- E. 某一症状相同

4. 风热感冒宜用辛凉解表法治疗，风寒感冒宜用辛温解表法治疗，这体现的是
- A. 对症治疗
- B. 因人制宜
- C. 同病异治
- D. 异病同治
- E. 辨证治疗

5. 不属于中医学理论体系形成的基础和条件的是
- A. 长期医疗经验的总结
- B. 古代社会科学和自然医学的渗透
- C. 长期医疗经验的积累
- D. 古代哲学思想的深刻影响
- E. 《黄帝内经》的形成

【B1 型题】

(6~7 题共用备选答案)
- A. 张从正
- B. 李杲
- C. 刘完素
- D. 赵献可
- E. 朱震亨

6. "寒凉派"的代表人物是

7. "攻邪派"的代表人物是

第二单元　精气学说

【A1 型题】

1. 中国古代哲学认为，人类化生的本源是
- A. 精气
- B. 水
- C. 元气
- D. 阴阳
- E. 五行

2. 气的运动所促成的变化称为
- A. 化
- B. 变
- C. 升
- D. 降
- E. 气化

【B1 型题】

(3~4 题共用备选答案)
- A. 阴阳学说
- B. 五行学说
- C. 水地说
- D. 云气说
- E. 元气说

3. 古代哲学中，气的概念源自

4. 古代哲学中，精的概念源自

第三单元　阴阳学说

【A1 型题】

1. 昼夜分阴阳，下午为
- A. 阴中之阳
- B. 阳中之阴
- C. 阳中之阳
- D. 阴中之阴
- E. 阴中之至阴

2. 《内经》中提出"春夏养阳，秋冬养阴"的原则，旨在强调
- A. 阴阳与四时的关系
- B. 春夏重在保养阳气
- C. 秋冬重在保养阴气
- D. 保养阴气的重要性
- E. 调养四时阴阳的重要性

3. 下列各项中，可用阴阳消长解释的是
- A. 阴损及阳
- B. 阳损及阴
- C. 阴消阳长
- D. 寒者热之
- E. 塞因塞用

4. "阴在内，阳之守也；阳在外，阴之使也"体现的阴阳关系是
- A. 对立制约
- B. 互根互用

C. 消长平衡 D. 相互交感

E. 相互转化

5. 脏腑分阴阳，则心为
A. 阳中之阳 B. 阳中之阴
C. 阴中之阳 D. 阴中之阴
E. 阴中之至阴

6. 阴阳属性的征兆是
A. 水火 B. 寒热
C. 上下 D. 动静
E. 左右

7. "阴阳离决，精气乃绝"反映的阴阳关系是
A. 对立制约 B. 消长平衡
C. 阴阳转化 D. 相互交感
E. 互根互用

8. "益火之源，以消阴翳"的治法最适用于
A. 阴盛则寒之证 B. 阳虚则寒之证
C. 阴盛伤阳之证 D. 阴损及阳之证
E. 阳盛伤阴之证

9. "寒极生热，热极生寒"主要说明阴阳
A. 平衡 B. 对立
C. 互根 D. 转化
E. 交感

10. 以阴阳概念说明事物，下列属阴的是
A. 红赤 B. 鲜明
C. 声高气粗 D. 脉搏洪大
E. 青、白

11. 四时阴阳的消长变化，从冬至到立春为
A. 阳消阴长 B. 阳长阴消
C. 重阴必阳 D. 重阳必阴
E. 阴阳平衡

12. "动极者镇之以静，阴亢者胜之以阳"，说明阴阳之间所存在的关系是
A. 阴阳互藏 B. 阴阳互根
C. 阴阳平衡 D. 阴阳转化
E. 阴阳制约

13. 属于阴的味是
A. 酸、苦、咸 B. 辛、苦、咸
C. 辛、甘、淡 D. 甘、淡、涩
E. 甘、苦、淡

14. "壮水之主，以制阳光"是指
A. 阴病治阳 B. 阳病治阴
C. 阴中求阳 D. 阳中求阴
E. 补阴救阳

15. 阳偏盛形成的证候是
A. 实证 B. 里证
C. 实热证 D. 实寒证
E. 表证

16. "热者寒之"所体现的阴阳关系是
A. 阴阳交感 B. 阴阳互根
C. 阴阳对立 D. 阴阳消长
E. 阴阳转化

【A2 型题】

17. 持续高热，面红目赤，突然出现四肢厥冷，面色苍白，脉微欲绝，其病机应属
A. 阳盛则热 B. 阳损及阴
C. 阳虚则寒 D. 阳盛格阴
E. 重阳必阴

18. 患者症见恶寒，形寒肢冷，脘腹冷痛喜暖，口淡不渴，溲清，苔白，脉紧或迟。其证属
A. 阴盛证 B. 阳虚证
C. 阴虚证 D. 亡阳证
E. 亡阴证

【B1 型题】

(19～20 题共用备选答案)
A. 阳中之阳 B. 阴中之阳
C. 阳中之阴 D. 阴中之阴
E. 阴中之至阴

19. 在不同时间段的阴阳属性划分中，前半夜属
20. 以脏腑部位来划分其阴阳属性，则肺属

(21～22 题共用备选答案)
A. 阴中求阳 B. 阳中求阴
C. 阳病治阴 D. 阴病治阳
E. 补阴补阳

21. "益火之源，以消阴翳"即
22. "壮水之主，以制阳光"即

(23～24 题共用备选答案)
A. 此消彼长 B. 阴随阳长
C. 此消彼亦消 D. 此长彼亦长
E. 阴阳平衡

23. 阴阳彼此制约不及为
24. 阴阳互根互用不及为

(25～26 题共用备选答案)
A. 阴阳二气的交感
B. 阴阳二气的互藏
C. 阴阳二气的互根
D. 阴阳二气的运动
E. 阴阳二气的制约

25. 万物发生发展变化的根源是
26. 阴阳交感合和的动力根源是

(27～28 题共用备选答案)
A. 热者寒之 B. 虚则补之
C. 阳病治阴 D. 实则泻之
E. 阴病治阳

27. 阴阳偏盛的治疗原则是
28. 阴阳偏衰的治疗原则是

第四单元 五行学说

【A1 型题】

1. 属于"子病犯母"的是
  A. 肾病及肝　　　　B. 肝病及心
  C. 脾病及心　　　　D. 肺病及肾
  E. 脾病及肺

2. 下列不属于五行之"金"的是
  A. 六腑之大肠　　　B. 五体之皮毛
  C. 五志之恐　　　　D. 五化之收
  E. 五色之白

3. 水的特性是
  A. 曲直　　　　　　B. 稼穑
  C. 从革　　　　　　D. 炎上
  E. 润下

4. 根据情志相胜法，可制约"恐"的情志是
  A. 喜　　　　　　　B. 怒
  C. 忧　　　　　　　D. 思
  E. 恐

5. 按五行生克规律，脾的"所不胜"之脏是
  A. 心　　　　　　　B. 肝
  C. 肾　　　　　　　D. 肺
  E. 膀胱

6. 属于五行相侮规律传变的是
  A. 心病及脾　　　　B. 肾病及心
  C. 肾病及肝　　　　D. 肝病及肾
  E. 肺病及心

7. 见肝之病，知肝传脾的病机传变是
  A. 木克土　　　　　B. 土侮木
  C. 母病及子　　　　D. 子病及母
  E. 木乘土

8. 一年季节中，"长夏"所属的是
  A. 木　　　　　　　B. 土
  C. 金　　　　　　　D. 火
  E. 水

9. 据五行相生理论确定的治法是
  A. 佐金平木法　　　B. 扶土抑木法
  C. 引火归元法　　　D. 培土制水法
  E. 金水相生法

10. 滋水涵木法适用于
  A. 肾阴亏虚　　　　B. 脾肾阳虚
  C. 心肾不交　　　　D. 肺肾阴虚
  E. 心脾两虚

11. 在五行学说中，不属脾病诊断依据的是
  A. 面色萎黄　　　　B. 口泛甜味
  C. 唇淡无华　　　　D. 多唾
  E. 肌肉消瘦

12. 以五行生克关系推测，下列情况中，其病为逆的是

  A. 客色胜主色　　　B. 色脉相得
  C. 主色胜客色　　　D. 得相生之脉
  E. 母病及子

13. 肝血不足致肾精亏虚，此传变在五行中称为
  A. 相乘　　　　　　B. 相侮
  C. 母病及子　　　　D. 子病及母
  E. 制化

14. 泻南补北法适用于
  A. 肾阴虚而相火妄动
  B. 心阴虚而心阳亢
  C. 肾阴虚而心火旺
  D. 肾阴虚而肝阳上亢
  E. 肾阳虚损而心火浮越

15. 下列属母子关系的是
  A. 水和木　　　　　B. 木和金
  C. 火和金　　　　　D. 土和木
  E. 水和火

16. 佐金平木法的适应证是
  A. 肝旺脾虚证　　　B. 肝火犯肺证
  C. 心脾两虚证　　　D. 肝肾阴虚证
  E. 肺肾阴虚证

17. 具有生长、升发、调达舒畅的特性，在五行中属
  A. 火　　　　　　　B. 土
  C. 木　　　　　　　D. 水
  E. 金

18. 下列属于"母病及子"传变规律的是
  A. 脾病及肺　　　　B. 脾病及肾
  C. 肝病及肾　　　　D. 心病及肝
  E. 肺病及心

【B1 型题】

(19～20 题共用备选答案)
  A. 抑木扶土　　　　B. 培土生金
  C. 滋水涵木　　　　D. 佐金平木
  E. 泻南补北

19. 心肾不交的治法是
20. 肝阳上亢的治法是

(21～22 题共用备选答案)
  A. 相乘　　　　　　B. 相侮
  C. 相克　　　　　　D. 母病及子
  E. 子病犯母

21. 脾病及肾属于
22. 肺病及心属于

(23～24 题共用备选答案)
  A. 升发、条达　　　B. 温热、升腾
  C. 清洁、肃降　　　D. 生化、承载
  E. 寒润、下行

23. 火的特性，引申为
24. 金的特性，引申为

（25～26 题共用备选答案）

A. 肝　　　　　　　　B. 心

C. 脾　　　　　　　　D. 肺

E. 肾

25. 面青、嗜酸、脉弦，病多在

26. 面赤、口苦、脉数，病多在

（27～28 题共用备选答案）

A. 滋水涵木法　　　　B. 益火补土法

C. 培土生金法　　　　D. 金水相生法

E. 抑木扶土法

27. 温肾阳以补脾阳的治法是

28. 用泻肝健脾法治疗肝旺脾虚证的方法称

第五单元　藏象学说

【A1 型题】

1. 区别五脏、六腑、奇恒之腑的主要依据是

A. 解剖形态的差异　　B. 经脉络属的有无

C. 生理功能的差异　　D. 所在部位的不同

E. 阴阳属性的差异

2. 人体是一个有机的整体，其生理病理中心是

A. 精

B. 气血

C. 经络

D. 五脏

E. 六腑

3. 既属于六腑又属于奇恒之腑的是

A. 脾

B. 胆

C. 女子胞

D. 三焦

E. 膀胱

【B1 型题】

（4～5 题共用备选答案）

A. 五脏

B. 六腑

C. 奇恒之腑

D. 五体

E. 五液

4. 具有"藏而不泻"特点的是

5. 具有"泻而不藏"特点的是

第六单元　五　脏

【A1 型题】

1. 具有喜燥恶湿特性的脏是

A. 肝

B. 心

C. 脾

D. 肺

E. 肾

2. 心为五脏六腑之大主的理论依据是

A. 心主血

B. 心主神志

C. 心主思维

D. 心总统魂魄

E. 心总统意志

3. 肺主通调水道的功能主要依赖于

A. 肺主一身之气　　　B. 肺司呼吸

C. 肺输精于皮毛　　　D. 肺朝百脉

E. 肺主宣发和肃降

4. 脾主升清的确切内涵是

A. 脾的阳气主升

B. 脾以升为健

C. 脾气散精，上归于肺

D. 与胃的降浊相对

E. 输布津液，防止水湿内升

5. 机体的生长发育取决于

A. 水谷精微物质　　　B. 血液的运行

C. 津液的滋润　　　　D. 肾中精气充足

E. 脾气升清

6. 肺调节腠理开阖和汗液排泄，主要体现肺的功能是

A. 主呼吸之气　　　　B. 主一身之气

C. 主宣发　　　　　　D. 主肃降

E. 朝百脉

7. 肝主疏泄的基本生理功能是

A. 调畅情志活动　　　B. 调畅全身气机

C. 促进脾胃运化　　　D. 促进津液血液的代谢

E. 调节月经和精液的排泄

8. "主蛰守位"的脏腑是

A. 脾

B. 肺

C. 肾

D. 胆

E. 三焦

9. 天癸的产生主要取决于

A. 肾中精气的充盈　　B. 脾气的健运

C. 肾阳的蒸化　　　　D. 肝血的充足

E. 肾阴的滋养

10. 脏腑之间的关系中，"水火既济"指的是

A. 肝与肾　　　　　　B. 心与肾

C. 肝与脾　　　　　　D. 肺与脾

E. 肺与肝

11. 肝开窍于

A. 目

B. 筋

C. 耳

D. 舌

E. 口

12. 肺在志为

A. 怒

B. 喜

C. 思

D. 忧

E. 恐

13. 乙癸同源是指

A. 心肺关系　　　　　B. 肺肝关系

C. 肝脾关系　　　　　D. 肝肾关系

E. 心肾关系

14. 具有生血、行血作用的脏是

A. 肝

B. 肺

C. 肾

D. 脾

E. 心

15. 在肾主闭藏的功能活动中，最具生理意义的是

A. 纳气归肾，促进元气的生成

B. 固摄二便，防止二便失禁

C. 固摄水液，防止水液无故流失

D. 固摄精气，防止精气无故散失

E. 固摄阳气，防止阳气浮越于上

16. 女子的月经和男子精液的正常排泄是哪两脏配合作用的结果

    A. 肝肾   B. 肝肺

    C. 心肾   D. 肝脾

    E. 脾肾

17. 化生天癸的物质基础是

    A. 肝血   B. 肾精

    C. 脾气   D. 肺阴

    E. 心血

18. 肺进行所有生理活动的基础是

    A. 宣发肃降运动   B. 主呼吸之气

    C. 主气的生成   D. 调节全身气机

    E. 主治节

19. 与气陷病变密切相关的脏

    A. 心   B. 肺

    C. 脾   D. 肝

    E. 肾

20. 五脏与血液关系的叙述，错误的是

    A. 心调节血流量   B. 肺气助心行血

    C. 脾主统血   D. 肝主藏血

    E. 肾精化生血

【A2 型题】

21. 症见食少、恶心、呕吐，其病机多为

    A. 脾失运化   B. 湿浊内阻

    C. 胆汁不降   D. 胃气不降

    E. 肝失疏泄

22. 症见神疲乏力、食少、便溏、舌淡脉弱及皮下出血，此病机为

    A. 脾气虚   B. 脾阳虚

    C. 脾气下陷   D. 脾肾两虚

    E. 脾不统血

23. 患者年老体弱，少气声低，尿次频数而量多，夜间更甚。病机属

    A. 脾失运化   B. 肾虚失固

    C. 失于气化   D. 肺失宣降

    E. 肾失蒸腾

【B1 型题】

(24~25 题共用备选答案)

    A. 心   B. 肝

    C. 脾   D. 肺

    E. 肾

24. "华盖"是指

25. "罢极之本"是指

(26~27 题共用备选答案)

    A. 娇脏   B. 刚脏

    C. 孤府   D. 水脏

    E. 水府

26. 肝为

27. 肺为

(28~29 题共用备选答案)

    A. 心   B. 肝

    C. 脾   D. 肺

    E. 肾

28. "生痰之源"指

29. "贮痰之器"指

(30~31 题共用备选答案)

    A. 心   B. 肝

    C. 脾   D. 肺

    E. 肾

30. "气之根"是指

31. "气之主"是指

第七单元 六 腑

【A1 型题】

1. 胆汁的分泌和排泄主要取决于

    A. 胆贮藏胆汁   B. 胆排泄胆汁

    C. 脾运化水谷   D. 肝疏泄气机

    E. 胆主决断

2. "传导之官，变化出焉"指的是

    A. 大肠   B. 小肠

    C. 脾   D. 胃

    E. 三焦

3. "孤府"指的是

    A. 肺   B. 三焦

    C. 心   D. 脑

    E. 肾

4. 六腑"以通为用，以降为顺"的理论基础是

    A. 六腑的结构特点为空腔器官

    B. 六腑都是接受饮食物的受盛脏器

    C. 六腑都不是储藏精气的脏器

    D. 六腑既是受盛水谷又是传化糟粕的器官

    E. 六腑是满而不实的脏器

5. "下焦如渎"概括的功能特点是

    A. 元气升发   B. 排泄浊物

    C. 亦藏精血   D. 腐熟水谷

    E. 输布气血

6. "水谷之海"是指

    A. 冲脉   B. 小肠

    C. 大肠   D. 胃

    E. 膀胱

7. 与大肠的传导糟粕无关的是

    A. 胃气通降   B. 肺气肃降

    C. 小肠泌别清浊   D. 脾之运化

E. 小肠的受盛

8. 具有"通行诸气，运行水液"功能的腑是
A. 肺　　　　　　B. 三焦
C. 大肠　　　　　D. 小肠
E. 脾

9. "决渎之官"指的是
A. 胆　　　　　　B. 小肠
C. 膀胱　　　　　D. 大肠
E. 三焦

10. "利小便而实大便"的理论依据是
A. 肺主通调水道
B. 小肠主受盛
C. 脾主运化
D. 小肠主化物
E. 小肠主泌别清浊

11. 既属六腑，又属奇恒之腑的内脏是
A. 胆　　　　　　B. 胃
C. 膀胱　　　　　D. 三焦
E. 大肠

12. 脏腑关系中，被称为"燥湿相济"的是
A. 脾与胃　　　　B. 肝与胆
C. 肾与膀胱　　　D. 心与小肠
E. 肺与大肠

13. 下列不属于"七冲门"的是
A. 吸门　　　　　B. 飞门
C. 贲门　　　　　D. 幽门
E. 气门

14. "中焦如沤"是指
A. 心肺宣散气血的功能
B. 大肠排泄糟粕的功能
C. 脾气散精的功能
D. 小肠泌别清浊的功能
E. 脾胃对饮入食物的消化过程

15. 具有贮尿和排尿功能的脏腑是
A. 膀胱　　　　　B. 脾
C. 肾　　　　　　D. 三焦
E. 大肠

【B1 型题】

（16～17 题共用备选答案）
A. 孤府　　　　　B. 中精之府
C. 水府　　　　　D. 血府
E. 精明之府
16. 胆为
17. 膀胱为

（18～19 题共用备选答案）
A. 汗　　　　　　B. 尿
C. 津　　　　　　D. 液
E. 泪

18. 大肠主
19. 小肠主

（20～21 题共用备选答案）
A. 膀胱　　　　　B. 三焦
C. 大肠　　　　　D. 小肠
E. 胆
20. "受盛之官"是指
21. "传导之官"是指

（22～23 题共用备选答案）
A. 大肠　　　　　B. 胆
C. 膀胱　　　　　D. 三焦
E. 肾
22. "中正之官"指的是
23. "州都之官"指的是

（24～25 题共用备选答案）
A. 心　　　　　　B. 肺
C. 肾　　　　　　D. 胃
E. 脾
24. 具有喜润恶燥特点的脏腑是
25. 具有喜燥恶湿特点的脏腑是

第八单元　奇恒之腑

【A1 型题】

1. 下列说法中，错误的是
A. 脑为髓海　　　　B. 胃为水谷之海
C. 冲脉为血海　　　D. 冲脉为十二经脉之海
E. 肺为气海

2. "决渎之官"是指
A. 心　　　　　　B. 肾
C. 肝　　　　　　D 三焦
E. 膀胱

3. 女子胞的别称，不包括
A. 胞宫　　　　　B. 精室
C. 胞脏　　　　　D. 子宫
E. 子脏

4. "血之余"是指
A. 髓　　　　　　B. 爪
C. 筋　　　　　　D. 发
E. 齿

5. 下列不属于奇恒之腑的是
A. 脑　　　　　　B. 脉
C. 三焦　　　　　D. 胆
E. 髓

6. 下列被称为"元神之府"的是
A. 脑　　　　　　B. 髓
C. 骨　　　　　　D. 脉
E. 胆

【B1 型题】

（7~8 题共用备选答案）
　　A. 神　　　　　　　　B. 魂
　　C. 魄　　　　　　　　D. 志
　　E. 意

7. 心藏

8. 肾藏

（9~10 题共用备选答案）
　　A. 髓之府　　　　　　B. 精明之府
　　C. 玄府　　　　　　　D. 孤府
　　E. 净府

9. 汗孔为

10. 骨为

第九单元　精气血津液神

【A1 型题】

1. 宗气积聚之处是
　　A. 息道　　　　　　　B. 丹田
　　C. 喉咙　　　　　　　D. 气街
　　E. 胸中

2. 下列脏腑与血液循行没有直接关系的是
　　A. 心　　　　　　　　B. 肺
　　C. 肾　　　　　　　　D. 脾
　　E. 肝

3. 推动人体生长发育及脏腑功能活动的气是
　　A. 元气　　　　　　　B. 宗气
　　C. 营气　　　　　　　D. 卫气
　　E. 肺气

4. 人体生命活动的原动力是
　　A. 元气　　　　　　　B. 宗气
　　C. 营气　　　　　　　D. 卫气
　　E. 肺气

5. 血液生成的最基本物质是
　　A. 水谷精微　　　　　B. 津液
　　C. 精　　　　　　　　D. 营气
　　E. 宗气

6. 具有推动呼吸和行气血功能的气是
　　A. 心气　　　　　　　B. 肺气
　　C. 营气　　　　　　　D. 宗气
　　E. 卫气

7. 因失血过多而出现下列症状，可用"津血同源"理论加以说明的是
　　A. 面白　　　　　　　B. 疲乏
　　C. 尿少　　　　　　　D. 舌淡
　　E. 头晕

8. "血府"是指
　　A. 脾　　　　　　　　B. 心
　　C. 肝　　　　　　　　D. 脉

　　E. 冲脉

9. 血虚引起气虚病变的理论基础是
　　A. 气能生血　　　　　B. 气能摄血
　　C. 血能养气　　　　　D. 血能载气
　　E. 气能行血

10. 心神的物质基础是
　　A. 血　　　　　　　　B. 气
　　C. 精　　　　　　　　D. 津
　　E. 营气

11. 从"虚里"搏动处，可以诊查何种气的盛衰
　　A. 宗气　　　　　　　B. 元气
　　C. 营气　　　　　　　D. 卫气
　　E. 肺气

12. 不属于津液排泄途径的是
　　A. 汗　　　　　　　　B. 尿
　　C. 呼气　　　　　　　D. 呕吐物
　　E. 粪

13. 构成胚胎的原始物质是
　　A. 先天之精气　　　　B. 后天之精气
　　C. 水谷精气　　　　　D. 自然界清气
　　E. 卫气

14. 临床上行气与利水法常常并用的理论依据是
　　A. 气能生津　　　　　B. 气能行津
　　C. 津能载气　　　　　D. 津能养气
　　E. 气能摄津

15. 称为水谷之悍气的气是
　　A. 谷气　　　　　　　B. 清气
　　C. 营气　　　　　　　D. 卫气
　　E. 元气

16. 下列不属于气推动作用表现的是
　　A. 激发和促进人体的生长发育
　　B. 激发和促进各脏腑经络的生理机能
　　C. 激发和促进精血津液的生成和运输
　　D. 激发和兴奋精神活动
　　E. 温煦机体

17. "夺血者无汗，夺汗者无血"说明哪两者之间的密切关系
　　A. 气与血液　　　　　B. 气与津液
　　C. 精与血　　　　　　D. 血与津液
　　E. 气与神

18. 下列属于气调控作用影响的是
　　A. 温煦精气血津液
　　B. 凉润精气血津液
　　C. 抑制精气血津液的生成及运行
　　D. 固摄精气血津液，防止外泄
　　E. 推动精气血津液的生成及运行

【A2 型题】

19. 患者症见全身紫癜，皮疹色淡，伴体倦乏力，自汗，

头昏，舌质淡，苔白，脉细而无力，其病机为

A. 气不摄血　　　　　B. 气不生血

C. 血不养气　　　　　D. 气不行血

E. 血不载气

20. 患者，女，30 岁。半年前因生产大出血。目前症见精神疲惫，少气懒言，失眠多梦，健忘，其病机为

A. 血不养神　　　　　B. 气不生血

C. 血不养气　　　　　D. 气不行血

E. 血不载气

21. 患者，男，60 岁。双下肢浮肿 3 个月。症见面色萎黄，纳食减少，腹部胀满，时轻时重，大便溏泻。舌质淡，苔水滑，脉沉细无力。其病机为

A. 脾失运化　　　　　B. 肾失气化

C. 肝失疏泄　　　　　D. 肺失通调

E. 三焦不利

22. 临床出现自汗、多尿、出血、遗精等症状，为气的何种功能减退

A. 防御作用　　　　　B. 固摄作用

C. 温煦作用　　　　　D. 推动作用

E. 气化作用

【B1 型题】

（23 ~ 24 题共用备选答案）

A. 气脱　　　　　　　B. 气滞

C. 气虚　　　　　　　D. 气逆

E. 气结

23. 大失血可导致

24. 血虚可导致

（25 ~ 26 题共用备选答案）

A. 心　　　　　　　　B. 肝

C. 肺　　　　　　　　D. 肾

E. 脾

25. 能助心行血而调节血液运行的脏是

26. 固摄血液在脉中运行的脏是

第十单元　经　络

【A1 型题】

1. 从头走足的经脉是

A. 手三阴经　　　　　B. 手三阳经

C. 足三阳经　　　　　D. 足三阴经

E. 以下均非

2. 主司眼睑之开合的经脉是

A. 阴维脉　　　　　　B. 阳跷脉

C. 阳维脉　　　　　　D. 任脉

E. 带脉

3. 下列不属于十二经别生理功能的是

A. 加强十二经脉表里两经在体内的联系

B. 加强体表与体内、四肢与躯干的向心性联系

C. 扩大十二经脉的主治范围

D. 加强十二经脉与头面部的联系

E. 加强十二经脉表里两经在体表的联系

4. 下列不属于十二经脉走向规律的是

A. 手之三阴，从脏走手

B. 手之三阳，从手走头

C. 足之三阳，从头走足

D. 足之三阴，从足走腹

E. 足之三阳，从足走头

5. 足太阳膀胱经在躯干部的循行部位是

A. 前面　　　　　　　B. 侧面

C. 后背　　　　　　　D. 上部

E. 下部

6. 被称为"血海"的是

A. 任脉　　　　　　　B. 督脉

C. 冲脉　　　　　　　D. 带脉

E. 阴维脉

7. 具有加强足三阴、足三阳经脉与心脏联系的是

A. 奇经　　　　　　　B. 皮部

C. 经别　　　　　　　D. 别络

E. 经筋

8. 十二经脉中阴经与阳经的交接部位在

A. 头面　　　　　　　B. 手足

C. 胸腹　　　　　　　D. 上肢

E. 下肢

9. 足之三阳经的走向是

A. 从手走头　　　　　B. 从足走腹

C. 从脏走手　　　　　D. 从头走足

E. 从足走胸

10. 手三阳与足三阳经交接在

A. 四肢部　　　　　　B. 头面部

C. 胸腹部　　　　　　D. 背部

E. 肩胛部

11. 十二正经的分布中，太阳经行于

A. 前额部　　　　　　B. 头面部

C. 后头部　　　　　　D. 侧头部

E. 肩胛部

12. 绕阴器，至小腹的经脉是

A. 任脉　　　　　　　B. 肝经

C. 阴维脉　　　　　　D. 脾经

E. 肾经

13. 与月经关系最密切的奇经是

A. 冲脉、任脉　　　　B. 冲脉、督脉

C. 任脉、带脉　　　　D. 阴维脉、阳维脉

E. 阴跷脉、阳跷脉

14. 头痛部位在前额者，病变多在

A. 少阳经　　　　　　B. 阳明经

C. 太阳经　　　　　　D. 厥阴经

E. 督脉

15. 具有"主胞胎"功能的奇经是

A. 冲脉　　　　　　B. 任脉

C. 督脉　　　　　　D. 带脉

E. 阴维脉

【B1 型题】

（16～17 题共用备选答案）

　A. 冲脉　　　　　　B. 任脉

　C. 督脉　　　　　　D. 阴跷脉

　E. 阴维脉

16. 称为"阳脉之海"的经脉是

17. 称为"十二经脉之海"的经脉是

　A. 足太阴脾经　　　B. 足阳明胃经

　C. 足厥阴肝经　　　D. 足少阳胆经

　E. 足少阴肾经

（18～19 题共用备选答案）

18. 内踝上八寸处以上，循行于下肢内侧前缘的经脉是

19. 内踝上八寸处以下，循行于下肢内侧前缘的经脉是

第十一单元　体　质

【A1 型题】

1. 体质是指人体的

　A. 身体素质　　　　B. 心理素质

　C. 身心特性　　　　D. 遗传特质

　E. 形态结构

2. 病情随体质而发生的转化称为

　A. 质势　　　　　　B. 从化

　C. 传变　　　　　　D. 易感性

　E. 病势

3. 先天禀赋决定着体质的相对

　A. 可变性　　　　　B. 连续性

　C. 复杂性　　　　　D. 普遍性

　E. 稳定性

4. 后天各种因素使体质具有

　A. 可变性　　　　　B. 稳定性

　C. 全面性　　　　　D. 普遍性

　E. 复杂性

5. 不同体质所具有的潜在的、相对稳定的倾向性称为

　A. 质势　　　　　　B. 从化

　C. 传变　　　　　　D. 易感性

　E. 稳定性

【B1 型题】

（6～7 题共用备选答案）

　A. 形态结构、生理功能和心理特征的差异

　B. 精气血津液

　C. 功能、代谢以及对外界刺激反应等方面的个体差异

　D. 对某些病因和疾病的易感性

　E. 神、魂、魄、意、志

6. 体质的差异性表现为

7. 体质在生理上表现为

第十二单元　病　因

【A1 型题】

1. 最易伤肺的病邪是

　A. 风邪　　　　　　B. 寒邪

　C. 湿邪　　　　　　D. 燥邪

　E. 火邪

2. 六淫中只有外感而无内生的邪气是

　A. 寒　　　　　　　B. 燥

　C. 湿　　　　　　　D. 暑

　E. 火

3. 致病易表现出重着疼痛、分泌物及排泄物秽浊不清症状的邪气是

　A. 热邪　　　　　　B. 暑邪

　C. 燥邪　　　　　　D. 风邪

　E. 湿邪

4. 下列属于风性善行的致病特点的是

　A. 手足震颤　　　　B. 四肢抽搐

　C. 四肢游走性疼痛　D. 角弓反张

　E. 四肢麻木

5. 六淫中，季节性最强的邪气是

　A. 寒邪　　　　　　B. 暑邪

　C. 燥邪　　　　　　D. 风邪

　E. 湿邪

6. 疠气与六淫邪气的主要区别是

　A. 是否由体外入侵

　B. 是否具有强烈的传染性

　C. 是否从口鼻皮毛入侵人体

　D. 是否与季节气候有关

　E. 是否与自然环境有关

7. 七情致病，过悲则气

　A. 消　　　　　　　B. 结

　C. 上　　　　　　　D. 下

　E. 缓

8. 下列关于劳逸损伤与疾病发生关系的叙述，错误的是

　A. 久视伤血　　　　B. 久坐伤肉

　C. 久思伤心　　　　D. 久行伤筋

　E. 久立伤骨

9. 下列不属于水湿痰饮致病特点的是

　A. 阻滞气机　　　　B. 治病广泛

　C. 病程较长　　　　D. 局部刺痛

　E. 多见滑腻舌苔

10. 致病易使人出现抽搐、痉挛、角弓反张的邪气是

　A. 暑邪　　　　　　B. 热邪

　C. 风邪　　　　　　D. 寒邪

　E. 湿邪

【A2 型题】

11. 患者突发皮肤瘙痒，红疹发无定处，此起彼伏，感受

的致病邪气是

A. 燥邪   B. 热邪

C. 风邪   D. 寒邪

E. 湿邪

12. 患者，男，4 岁。突然发病，出现头痛、汗出、恶风、咽痒等症状。其病因为

A. 风邪   B. 寒邪

C. 暑邪   D. 湿邪

E. 燥邪

13. 患者症见四肢关节疼痛，酸楚重着，肌肤感觉不灵，阴雨天加重。其病因为

A. 风邪   B. 寒邪

C. 暑邪   D. 湿邪

E. 燥邪

14. 患者临近考试出现脘腹痞满，腹胀便溏，心悸怔忡，失眠多梦，应考虑为

A. 怒则气上   B. 喜则气缓

C. 悲则气消   D. 思则气结

E. 恐则气下

15. 患者，女，29 岁。月经量多，色鲜红，口干，大便干，舌红，脉数。其病机为

A. 寒凝血瘀   B. 热迫血行

C. 瘀血阻滞   D. 脾不统血

E. 肝不藏血

16. 患者症见胸部憋闷疼痛，牵引左臂内侧，气短，舌有瘀斑，脉结代。此为瘀血阻滞于

A. 肺   B. 心

C. 肝   D. 肾

E. 上焦

【B1 型题】

（17～18 题共用备选答案）

A. 风邪   B. 湿邪

C. 火邪   D. 燥邪

E. 寒邪

17. 六淫中最易导致肿疡的邪气是

18. 六淫中最易导致有沉重感的邪气是

（19～20 题共用备选答案）

A. 寒邪伤于脏腑

B. 寒邪伤于肌表

C. 寒邪伤于筋脉

D. 寒邪入于血分

E. 寒邪伤于关节

19. "伤寒"是指

20. "中寒"是指

（21～22 题共用备选答案）

A. 气   B. 血

C. 肉   D. 骨

E. 筋

21. 久行伤

22. 久立伤

（23～24 题共用备选答案）

A. 善行而数变   B. 易伤肺脏

C. 为百病之长   D. 重浊

E. 易生风动血

23. 火邪的特点是

24. 湿邪的特点是

（25～26 题共用备选答案）

A. 气上   B. 气下

C. 气缓   D. 气结

E. 气消

25. 情志为病，怒则

26. 情志为病，悲则

第十三单元　发　病

【A1 型题】

1. 下列不属于正气作用的是

A. 抵御外邪

B. 祛除病邪

C. 修复调节

D. 维持脏腑经络功能的协调

E. 改变体质类型

2. "冬伤于寒，春必温病"所指的发病类型是

A. 感邪即发   B. 徐发

C. 伏而后发   D. 继发

E. 复发

3. 疾病的发生与否主要取决于

A. 正邪相搏   B. 感邪轻重

C. 禀赋强弱   D. 感邪性质

E. 受邪部位

4. 下列致病因素中多为徐发的是

A. 疠气致病   B. 六淫致病

C. 思虑过度   D. 暴怒

E. 大悲

5. 主要影响人体的体质因素与精神状态的是

A. 正气盛衰   B. 禀赋强弱

C. 感邪性质   D. 感邪轻重

E. 受邪部位

6. 疾病已愈，在病因或诱因的作用下，再次发病，发病类型是

A. 继发   B. 复发

C. 徐发   D. 伏而后发

E. 并病

【B1 型题】

（7～8 题共用备选答案）

A. 正气不足   B. 感邪轻重

C. 邪能胜正   D. 精神状态

E. 体质因素

7. 疾病的发生主要取决于

8. 疾病发生的基础是

第十四单元　病　机

【A1 型题】

1. "寒从中生"指的是

　　A. 痰湿内阻，从阴化寒

　　B. 恣时生冷，寒伤中阳

　　C. 脾气不足，寒饮内停

　　D. 胸阳不振，阴寒内生

　　E. 脾肾阳虚，阴寒内生

2. 下列关于实的病机概念的叙述，错误的是

　　A. 外感邪盛

　　B. 肌肤经络闭塞

　　C. 气机升降失调

　　D. 脏腑功能亢进

　　E. 气血壅滞瘀结

3. "至虚有盛候"表现为

　　A. 正气不足，邪气亢盛

　　B. 气血不足，运行无力

　　C. 阴阳衰竭，外邪乘袭

　　D. 正气不足，实邪积聚

　　E. 实邪内聚，耗伤正气

4. 正气大虚，邪气不盛，疾病缠绵难愈的病理过程，谓之

　　A. 正虚邪恋　　　　B. 邪正相持

　　C. 正虚邪盛　　　　D. 正盛邪衰

　　E. 邪正相争

5. 因热极深伏，阳热内结而出现寒象者，其病理变化属于

　　A. 阳盛格阴　　　　B. 阳盛则阴病

　　C. 阴盛则寒　　　　D. 阳虚生外寒

　　E. 热极生寒

6. 不属于阳偏胜的病理变化的是

　　A. 阳胜则阴病　　　B. 阴虚则阳亢

　　C. 阳胜则热　　　　D. 热极生寒

　　E. 阳盛格阴

7. 不属于"风气内动"病机的是

　　A. 肝阳化风　　　　B. 阴虚动风

　　C. 风邪上扰　　　　D. 血虚生风

　　E. 热极生风

8. 阳气亏损，气化不利的水肿病，若出现日渐消瘦，烦躁不安等，其病机是

　　A. 阳气亏损，水停血瘀，新血不生

　　B. 阳气亏损，阴盛迫阳，阳气浮越

　　C. 阳气亏损，水气凌心，心神不宁

　　D. 阳气亏损，失于温养，经脉不利

　　E. 阳气亏损，阴无以生，阳损及阴

9. 阴寒内盛而出现热象者，其病机多为

　　A. 阴胜则阳病　　　B. 寒极生热

　　C. 阴盛格阳　　　　D. 阴虚则热

　　E. 阳胜则热

10. 血随气逆的病机为

　　A. 气能行血　　　　B. 气能摄血

　　C. 气能生血　　　　D. 血能载气

　　E. 血能化气

【A2 型题】

11. 患者，女，48 岁。素体虚弱，纳食量少，疲乏无力，腹部胀满，但仍时有缓减，腹痛喜按，舌质淡，苔润，脉细而无力，其病机属

　　A. 真实假虚证　　　B. 真实证

　　C. 真虚假实证　　　D. 虚中夹实证

　　E. 真虚证

12. 患者，女，30 岁。1 月前因外感高热至 40℃。现症见热已退，但口干、鼻干、皮肤干燥，舌紫绛，舌边有瘀点瘀斑，其病机是

　　A. 津液不足　　　　B. 津枯血燥

　　C. 津亏血瘀　　　　D. 津停气阻

　　E. 气阴两亏

13. 患者，男，60 岁。症见眩晕耳鸣，面红目赤，头晕头胀，腰膝酸软，失眠多梦，舌红，脉沉细。其病机是

　　A. 阴盛格阳　　　　B. 阴阳两虚

　　C. 阴虚阳亢　　　　D. 阴损及阳

　　E. 阳损及阴

14. 患者，女，80 岁。持续高热，面红目赤，突然出现四肢厥冷，面色苍白，脉微欲绝，其病机应属

　　A. 阳胜则热　　　　B. 阴损及阳

　　C. 阳虚则寒　　　　D. 阳盛格阴

　　E. 重阳必阴

15. 患者年老体弱，少气声低，尿次频数而量多，夜间更甚，其病机属

　　A. 脾失运化　　　　B. 肾虚失固

　　C. 肾失气化　　　　D. 肺失宣降

　　E. 肾失蒸腾

16. 患者面色苍白，两颧泛红如妆者，属

　　A. 湿热熏蒸　　　　B. 阴虚火旺

　　C. 虚阳外越　　　　D. 阳盛则热

　　E. 热邪内盛

【B1 型题】

(17 ~ 18 题共用备选答案)

　　A. 气逆　　　　　　B. 气闭

　　C. 气脱　　　　　　D. 气滞

　　E. 气陷

17. 外邪束表，恶寒发热无汗，属

18. 症见面色苍白，汗出不止，口开目合者，属

(19 ~ 20 题共用备选答案)

　　A. 肝阳化风　　　　B. 热极生风

　　C. 阴虚风动　　　　D. 血虚生风

E. 外感风邪

19. 邪热炽盛，煎熬津液，伤及营血，症见痉挛、四肢抽搐，属

20. 年老精血亏少，筋脉失养，症见肢体麻木、手足拘挛等症，属

（21～22题共用备选答案）

  A. 卫表不固   B. 直中三阴

  C. 气血两燔   D. 逆传心包

  E. 痰涎壅肺

21. 属于六经传变规律的是

22. 属于三焦传变规律的是

第十五单元 防治原则

【A1 型题】

1. 用寒远寒，用热远热，属于

  A. 因病制宜   B. 因地制宜

  C. 因人制宜   D. 因时制宜

  E. 因证制宜

2. 中医治疗疾病的根本原则是

  A. 调整阴阳   B. 治病求本

  C. 标本先后   D. 调理脏腑

  E. 扶正祛邪

3. 以下适宜于"塞因塞用"治法的病证是

  A. 食积腹泻   B. 血瘀崩漏

  C. 气滞腹胀   D. 脾虚泄泻

  E. 阴虚便秘

4. 养生的基本原则中，重在调养的内脏是

  A. 心肾   B. 心脾

  C. 肝肾   D. 肝心

  E. 肾脾

5. 因中气下陷所致的久痢、脱肛及子宫脱垂，都可采用升提中气法治疗，属于

  A. 因人制宜   B. 同病异治

  C. 异病同治   D. 审因论治

  E. 虚则补之

【A2 型题】

6. 患者出现大量腹水、呼吸喘促、大小便不利等急重症状，应采用的治则是

  A. 虚则补之   B. 标本兼治

  C. 通因通用   D. 急则治标

  E. 缓则治本

7. 患者出现身热、口渴面赤、脉大而无根，但四肢厥冷、下利清谷、脉微欲绝，应采用的治法是

  A. 热者寒之   B. 急则治标

  C. 热因热用   D. 通因通用

  E. 实则泻之

【B1 型题】

（8～9题共用备选答案）

  A. 扶正   B. 祛邪

  C. 扶正与祛邪兼用 D. 先祛邪后扶正

  E. 先扶正后祛邪

8. 瘀血所致的崩漏，若正气尚能耐攻，治疗时可

9. 虫积日久，正虚较甚者，治疗时应

（10～11题共用备选答案）

  A. 表热证   B. 虚热证

  C. 假热证   D. 里热证

  E. 实热证

10. 阳中求阴的治法用于治疗

11. 热因热用的治法用于治疗

第十六单元 养生与寿夭

【A1 型题】

1. 顺应病证的外在假象而治的治则，叫做

  A. 从治   B. 正治

  C. 治标   D. 治本

  E. 调整阴阳

2. "春夏养阳，秋冬养阴"是遵循养生基本原则中的

  A. 延缓衰老   B. 顺应自然

  C. 预防疾病   D. 形神兼养

  E. 动静结合

3. 调神的首务是

  A. 健脑   B. 补脾

  C. 养心   D. 调肝

  E. 益肾

4. 下列各项不属于"补其不足"的是

  A. 阴病治阳   B. 阳病治阴

  C. 阴阳双补   D. 回阳救阴

  E. 扶正祛邪

第二章 中医诊断学

第一单元 绪 论

【A1 型题】

1. 下列属于中医诊断疾病基本原则的是
- A. 整体审察
- B. 司外揣内
- C. 见微知著
- D. 以常衡变
- E. 辨证论治

2. 下列属于中医诊断疾病基本原理的是
- A. 以常衡变
- B. 四诊合参
- C. 病证结合
- D. 整体审察
- E. 辨证论治

第二单元 望 诊

【A1 型题】

1. 下列不属于病色的是
- A. 晦暗枯槁
- B. 鲜明暴露
- C. 神气衰败
- D. 红黄隐隐
- E. 面色淡白

2. 假神的病机是
- A. 气血不足，精神亏损
- B. 机体阴阳严重失调
- C. 脏腑虚衰，功能低下
- D. 精气衰竭，虚阳外越
- E. 阴盛于内，格阳于外

3. 患者面色苍白，时而泛红如妆，其证型是
- A. 实热内炽证
- B. 阴虚火旺证
- C. 肝胆湿热证
- D. 真寒假热证
- E. 真热假寒证

4. 痰热内闭的目态可见
- A. 瞳孔缩小
- B. 目睛凝视
- C. 昏睡露睛
- D. 双睑下垂
- E. 瞳孔散大

5. 在"五轮学说"中，黑睛为
- A. 血轮
- B. 气轮
- C. 水轮
- D. 肉轮
- E. 风轮

6. 症见两眼灵活，视物清晰，神志清楚，反应灵敏，语言清晰，面色荣润，可判断为
- A. 得神
- B. 少神
- C. 失神
- D. 假神
- E. 神乱

7. 人生来就有的基本面色，终生基本不变，称为
- A. 常色
- B. 主色
- C. 客色
- D. 善色
- E. 恶色

8. 面色黧黑，肌肤甲错者，属
- A. 肾阴虚
- B. 肾阳虚
- C. 肾虚水饮
- D. 寒湿带下
- E. 瘀血日久

9. 以下不属于"望目态"范畴的是
- A. 瞳孔缩小
- B. 目睛凝视
- C. 昏睡露睛
- D. 胞睑下垂
- E. 目窠深陷

10. 热毒壅肺，化腐成脓者，其痰液表现是
- A. 痰黄黏稠，坚而成块
- B. 痰白而清稀
- C. 痰少而黏，难于咯出
- D. 痰中带血，血色鲜红
- E. 咳吐脓血腥臭痰

11. 小儿食指络脉鲜红，属于
- A. 外感表证
- B. 热证
- C. 脾虚
- D. 血瘀脉络
- E. 惊风

12. 斑的表现是
- A. 色红
- B. 点小如粟
- C. 高出皮肤
- D. 抚之碍手
- E. 压之不褪色

13. 肝郁脾虚患者的面色是
- A. 萎黄
- B. 青黄
- C. 青紫
- D. 面黄如橘
- E. 晦暗

14. 小儿指纹显于风关多见于
- A. 正常表现
- B. 邪气入络，邪浅病轻
- C. 邪气入经，邪深病重
- D. 邪入脏腑，病情严重
- E. 病情凶险，预后不良

15. 小儿指纹透于气关多见于
- A. 正常表现
- B. 邪气入络，邪浅病轻
- C. 邪气入经，邪深病重
- D. 邪入脏腑，病情严重
- E. 病情凶险，预后不良

16. 小儿指纹发展至第二指节，其属
- A. 指纹透于风关，邪气入络
- B. 指纹透于气关，邪气入经
- C. 指纹透于命关，邪入脏腑

D. 指纹透于气关，邪气入络

E. 病邪在表

17. 小儿食指脉络淡白，多为

A. 外感表证　　　　B. 里实热证

C. 疼痛，惊风　　　D. 血络郁闭

E. 脾虚，疳积

18. 五轮学说中，肺属

A. 气轮　　　　　　B. 金轮

C. 风轮　　　　　　D. 血轮

E. 肉轮

19. 下列不属于神乱临床表现的是

A. 焦虑恐惧　　　　B. 狂躁不安

C. 淡漠痴呆　　　　D. 精神萎靡

E. 猝然昏倒

【B1 型题】

（20 ~ 21 题共用备选答案）

A. 外感表证　　　　B. 里热证

C. 血络郁闭　　　　D. 各种痛证

E. 脾虚疳积

20. 小儿食指脉络紫红者，属

21. 小儿食指脉络紫黑者，属

（22 ~ 23 题共用备选答案）

A. 面色暗淡

B. 面色青黄

C. 眼周发黑

D. 面色黧黑，肌肤甲错

E. 面色萎黄

22. 肾虚水饮或寒湿带下的患者多表现为

23. 血瘀日久的患者多表现为

（24 ~ 25 题共用备选答案）

A. 食指络脉显于风关

B. 食指络脉显于气关

C. 食指络脉显于命关

D. 食指络脉直达指根

E. 食指络脉紫黑

24. 小儿测三关，表明邪气入络的是

25. 小儿测三关，表明邪气入经的是

（26 ~ 27 题共用备选答案）

A. 黄而黏稠，坚而成块

B. 白而清稀

C. 清稀而多泡沫

D. 白滑而量多，易咯

E. 少而黏，难咯

26. 寒痰的特征是

27. 湿痰的特征是

第三单元　望舌

【A1 型题】

1. 以下不属望舌态的是

A. 痿软舌　　　　　B. 强硬舌

C. 歪斜舌　　　　　D. 吐弄舌

E. 裂纹舌

2. 舌绛少苔或无苔者的主病是

A. 表热证　　　　　B. 实热证

C. 脏腑炽热　　　　D. 温病热入营血

E. 久病阴虚火旺

3. 舌淡白光莹，舌体瘦薄，其主病是

A. 气血两亏　　　　B. 阳虚水湿内停

C. 风寒表证初期　　D. 久病阴虚火旺

E. 阴寒内盛

4. 舌淡白胖嫩，边有齿痕而又有裂纹者，属

A. 脾虚湿浸　　　　B. 阴液亏损

C. 热盛伤津　　　　D. 血虚不润

E. 先天性舌裂

5. 舌淡白胖嫩，苔白滑，常提示的是

A. 阴虚夹湿　　　　B. 脾胃湿热

C. 气分有湿　　　　D. 阳虚水停

E. 瘀血内阻

6. 舌淡紫而湿润者主

A. 气滞血瘀　　　　B. 气虚血瘀

C. 寒凝血瘀　　　　D. 热毒极盛

E. 阴液耗竭

7. 舌之两侧所候的脏腑是

A. 肝胆　　　　　　B. 脾胃

C. 肺肾　　　　　　D. 三焦

E. 肾

【B1 型题】

（8 ~ 9 题共用备选答案）

A. 舌尖　　　　　　B. 舌中

C. 舌根　　　　　　D. 舌边

E. 舌面

8. 五脏中，肾在舌上分属部位是

9. 五脏中，心肺在舌上分属部位是

（10 ~ 11 题共用备选答案）

A. 正气胜邪病退好转

B. 热势加重津液伤

C. 正不胜邪胃气暴脱

D. 邪气由表入里

E. 病情由虚转实

10. 患者舌苔厚腻骤然消退为

11. 患者舌苔由薄转厚为

（12 ~ 13 题共用备选答案）

A. 血虚不荣　　　　B. 脾虚湿浸

C. 先天舌裂　　　　D. 热盛伤津

E. 寒湿壅盛

12. 舌淡白而有裂纹者，属

13. 舌红绛而有裂纹者，属

（14~15 题共用备选答案）

  A. 瘀血内停　　　　B. 阳虚水停

  C. 气血不足　　　　D. 阴虚火旺

  E. 脾胃湿热

14. 舌胖嫩色淡白的主病是

15. 舌瘦薄色淡白的主病是

（16~17 题共用备选答案）

  A. 苔白而湿润　　　B. 薄白苔

  C. 积粉苔　　　　　D. 苔白糙裂

  E. 白腻苔

16. 温病秽浊与热毒内结可见

17. 温病化热，津液暴伤可见

（18~19 题共用备选答案）

  A. 热甚伤津　　　　B. 胃气阴两伤

  C. 胃无生发之气　　D. 痰浊未化

  E. 热入营血

18. 镜面舌的形成病机是

19. 花剥苔一般提示

（20~21 题共用备选答案）

  A. 气滞血瘀　　　　B. 阴虚火旺

  C. 痰热内结　　　　D. 寒湿内盛

  E. 热极伤阴

20. 苔灰黑干燥的临床意义是

21. 苔灰黑润滑的临床意义是

（22~24 题共用备选答案）

  A. 上焦病变　　　　B. 中焦病变

  C. 下焦病变　　　　D. 肝胆病变

  E. 六腑病变

22. 舌两侧多反映

23. 舌根多反映

24. 舌中多反映

第四单元　闻　诊

【A1 型题】

1. 语言错乱，说后自知，称为

  A. 郑声　　　　　　B. 谵语

  C. 错语　　　　　　D. 狂言

  E. 独语

2. 郑声的病因多属

  A. 热扰心神　　　　B. 痰火扰心

  C. 风痰阻络　　　　D. 心气不足

  E. 心神散乱

3. 神志不清，语言重复，时断时续，语声低弱模糊，称为

  A. 郑声　　　　　　B. 谵语

  C. 错语　　　　　　D. 夺气

  E. 独语

4. 独语、错语的共同病因是

  A. 风痰阻络　　　　B. 热扰心神

  C. 痰湿阻络　　　　D. 心气虚弱

  E. 痰火扰心

5. 咳声如犬吠样，可见于

  A. 百日咳　　　　　B. 白喉

  C. 感冒　　　　　　D. 肺痨

  E. 肺痿

6. 精神错乱，语无伦次，狂叫骂詈的症状，见于

  A. 郑声　　　　　　B. 错语

  C. 狂言　　　　　　D. 谵语

  E. 言謇

7. 自觉呼吸短促而不相接续，气短不足以息，称之为

  A. 喘　　　　　　　B. 哮

  C. 短气　　　　　　D. 少气

  E. 太息

8. 语声重浊多为

  A. 外感风燥　　　　B. 外感风寒

  C. 外感风热　　　　D. 寒邪客肺

  E. 热邪壅肺

9. 嗳气频作而响亮，发作因情志变化而增减，其病因是

  A. 肝气犯胃　　　　B. 宿食内停

  C. 脾胃虚寒　　　　D. 饮停胃肠

  E. 热邪犯胃

10. "金破不鸣"常见于

  A. 新病音哑、失音

  B. 实证

  C. 风热、风寒袭肺

  D. 痰热壅肺

  E. 肺气不足，或肺阴受损

11. 哮与喘临床表现的区别是

  A. 呼吸困难　　　　B. 张口抬肩

  C. 鼻翼扇动　　　　D. 难以平卧

  E. 喉间有哮鸣音

12. 嗳气、呃逆、呕吐的病机是

  A. 肺气上逆　　　　B. 肝气上逆

  C. 胃气上逆　　　　D. 肝郁气滞

  E. 脾失健运

13. 以下项目中不属喘特征的是

  A. 呼吸困难　　　　B. 鼻翼扇动

  C. 张口抬肩　　　　D. 难以平卧

  E. 喉中痰鸣

14. 消渴患者病室的气味可为

  A. 尸臭味　　　　　B. 腐臭味

  C. 血腥味　　　　　D. 尿臊味

  E. 烂苹果样气味

15. 下列不属于胃气上逆病变的是

  A. 呕吐　　　　　　B. 嗳气

  C. 呃逆　　　　　　D. 干呕

E. 太息

16. 白喉病咳嗽的声音特点是
A. 燥咳
B. 喘咳
C. 干咳
D. 咳声如犬吠
E. 咳声无力

17. 咳嗽是指
A. 呼吸急促
B. 有痰无声
C. 有痰有声
D. 无痰无声
E. 有声无痰

18. 表现为咳声轻清低微的证型是
A. 风寒束表证
B. 风热犯肺证
C. 肺气虚损证
D. 肺阴不足证
E. 燥邪犯肺证

19. 表现为干咳无痰或痰少而黏的证型是
A. 风热犯肺证
B. 燥邪犯肺证
C. 热邪犯肺证
D. 痰湿阻肺证
E. 痰热壅肺证

20. 肝气郁结证患者的闻诊特点多为
A. 少气
B. 呃逆
C. 夺气
D. 噫气
E. 太息

21. 嗳气酸腐的原因为
A. 龋齿
B. 宿食不化
C. 中焦湿热
D. 脾胃虚弱
E. 胃寒

22. 谵语的病因病机多为
A. 热扰心神
B. 痰火扰心
C. 心气大伤
D. 痰迷心窍
E. 心气不足

23. 金破不鸣的病机为
A. 风寒犯肺
B. 虚火灼肺
C. 肺气不足
D. 风热袭肺
E. 燥邪犯肺

24. 顿咳的表现特点是
A. 咳声重浊
B. 咳声低微
C. 咳声如犬吠
D. 咳声紧闷
E. 咳终止时作"鹭鸶叫声"

25. 咳声重浊，痰稀色白为
A. 风寒
B. 痰湿
C. 燥热
D. 脾虚
E. 肺气虚

26. 咳声不扬，痰黄稠量少，难咳出者，多属
A. 热邪灼伤肺津
B. 寒湿
C. 肺气不宣
D. 肾水不足
E. 肺实热

27. 古代的"噫气"指的是
A. 嗳气
B. 矢气
C. 呃逆
D. 呕吐

E. 少气

28. 思维正常，吐字困难指的是
A. 言謇
B. 独语
C. 错语
D. 郑声
E. 谵语

【B1 型题】

(29 ~ 30 题共用备选答案)
A. 夜间咳甚
B. 咳声不扬
C. 咳声低微
D. 咳声重浊
E. 白喉

29. 肾水亏虚之咳嗽，表现为

30. 肺虚之咳嗽，表现为

(31 ~ 32 题共用备选答案)
A. 咳声重浊
B. 咳声不扬
C. 干咳少痰或无痰
D. 咳有痰声，痰多易咯
E. 咳声如犬吠

31. 痰湿阻肺的特征是

32. 燥邪伤肺的特征是

第五单元 问 诊

【A1 型题】

1. 虚热证的表现是
A. 满面通红
B. 两颧潮红
C. 面色青灰
D. 面红如妆
E. 面黄带晦

2. 风热表证的表现为
A. 发热重恶寒轻，无汗，脉浮数
B. 发热重恶寒轻，无汗，脉浮紧
C. 发热重恶寒轻，汗出，脉浮数
D. 恶寒重发热轻，汗出，脉浮数
E. 恶寒重发热轻，汗出，脉浮紧

3. 外感病中，正邪相争提示病变发展的转折点是
A. 自汗
B. 战汗
C. 盗汗
D. 热汗
E. 绝汗

4. 饥不欲食可见于
A. 胃火亢盛
B. 胃强脾弱
C. 脾胃湿热
D. 胃阴不足
E. 肝胃蕴热

5. 不会出现口渴多饮的是
A. 热盛伤津
B. 汗出过多
C. 剧烈呕吐
D. 泻下过多
E. 湿热内阻

6. 睡时汗出，醒则汗止，兼见潮热颧红，此属
A. 气虚证
B. 阳虚证
C. 阴虚证
D. 血虚证
E. 气滞证

7. 视物旋转动荡，如在舟车之上，称为

　　A. 目昏　　　　　　B. 目痒

　　C. 目眩　　　　　　D. 雀目

　　E. 内障

8. 战汗之后，如汗出身热不退，甚见神昏谵语，此为

　　A. 邪去正安　　　　B. 邪盛正衰

　　C. 疾病恶化　　　　D. 邪热入里

　　E. 正气虚弱

9. 大便时干时稀的临床意义是

　　A. 脾气虚　　　　　B. 脾阳虚

　　C. 命门火衰　　　　D. 肝郁脾虚

　　E. 湿邪困脾

10. 腰部突然剧痛，向小腹部放射，尿血，多因

　　A. 肾虚　　　　　　B. 瘀血阻络

　　C. 结石阻滞　　　　D. 寒邪所致

　　E. 湿邪所致

11. 头晕胀痛，头重脚轻，舌红少津，脉弦细，是因为

　　A. 肝血不足　　　　B. 肝阳上亢

　　C. 气血亏虚　　　　D. 痰湿内阻

　　E. 肾虚精亏

12. 下列关于头晕的病因，错误的是

　　A. 肝火上炎　　　　B. 气血两虚

　　C. 肺阴不足　　　　D. 肝阳上亢

　　E. 痰湿阻滞

13. 白昼视力正常，每至黄昏视物不清，称为

　　A. 目昏　　　　　　B. 目眩

　　C. 雀盲　　　　　　D. 目痛

　　E. 目涩

14. 视物昏暗不明，模糊不清，是因为

　　A. 肝火上炎　　　　B. 风痰上蒙

　　C. 肝阳化风　　　　D. 肝肾亏虚

　　E. 气虚

15. 温病见口渴饮水不多，兼身热夜甚，心烦不寐，舌红绛，此属

　　A. 湿热证　　　　　B. 阴虚证

　　C. 营分证　　　　　D. 痰饮内停

　　E. 瘀血内停

【B1 型题】

（16～17 题共用备选答案）

　　A. 恶寒重发热轻　　B. 发热轻而恶风

　　C. 发热重恶寒轻　　D. 寒热往来

　　E. 但寒不热

16. 风寒表证的特征是

17. 伤风表证的特征是

（18～19 题共用备选答案）

　　A. 前额连眉棱骨痛　B. 侧头部痛

　　C. 后头部连项痛　　D. 颠顶部痛

　　E. 头痛连齿

18. 厥阴经头痛的特点是

19. 阳明经头痛的特点是

（20～21 题共用备选答案）

　　A. 恶寒发热　　　　B. 但寒不热

　　C. 但热不寒　　　　D. 寒热往来

　　E. 无明显寒热症状

20. 表证的寒热特征是

21. 半表半里证的寒热特征是

（22～23 题共用备选答案）

　　A. 脾胃虚弱　　　　B. 食滞胃脘

　　C. 胃强脾弱　　　　D. 湿热蕴脾

　　E. 肝胆湿热

22. 厌食油腻，胁肋胀痛灼热，口苦泛呕，此属

23. 厌食油腻，脘腹痞闷，呕恶便溏，此属

（24～26 题共用备选答案）

　　A. 热结便秘　　　　B. 寒凝便秘

　　C. 阴虚便秘　　　　D. 湿热便秘

　　E. 血虚便秘

24. 大便秘结，舌红少苔，脉细数者，属

25. 产后大便秘结，面白，舌淡白少苔，脉细数者，属

26. 大便秘结，舌苔黄厚而燥，脉数者，属

第六单元　脉　诊

【A1 型题】

1. 寸口脉分候脏腑，其中左关候的是

　　A. 心　　　　　　　B. 肝

　　C. 脾　　　　　　　D. 肺

　　E. 肾

2. "有神"之脉指的是

　　A. 从容和缓　　　　B. 不浮不沉

　　C. 沉取有力　　　　D. 柔和有力

　　E. 不大不小

3. 主亡血、失精、半产、漏下等病的脉象是

　　A. 革脉　　　　　　B. 芤脉

　　C. 散脉　　　　　　D. 弱脉

　　E. 微脉

4. 具有脉短如豆，滑数有力特征的脉象是

　　A. 滑脉　　　　　　B. 数脉

　　C. 动脉　　　　　　D. 疾脉

　　E. 促脉

5. 濡脉与弱脉的主要区别是

　　A. 脉位浮与沉　　　B. 脉率快与慢

　　C. 脉形粗与细　　　D. 力度强与弱

　　E. 脉律是否齐整

6. 不属于促脉所主病证的是

　　A. 阳极阴竭　　　　B. 阳热亢盛

　　C. 瘀血阻滞　　　　D. 痰食停滞

　　E. 脏气衰败

7. 见于疼痛、食积和实寒证的脉象是
　A. 实脉　　　　　B. 牢脉
　C. 滑脉　　　　　D. 弦脉
　E. 紧脉

8. 具有中空外坚，浮而搏指特征的脉象是
　A. 紧脉　　　　　B. 弦脉
　C. 芤脉　　　　　D. 革脉
　E. 牢脉

9. 食积化热，常见的脉象是
　A. 滑数　　　　　B. 弦数
　C. 洪数　　　　　D. 弦滑
　E. 弦细

10. 数脉的特征是
　A. 一息四至
　B. 一息五至
　C. 一息六至
　D. 一息五至以上，不足七至
　E. 一息八至

11. 不属于正常人脉象的是
　A. 滑脉　　　　　B. 弦脉
　C. 长脉　　　　　D. 迟脉
　E. 短脉

12. 下列各项中，不属于观察小儿脉象的主要内容的是
　A. 迟数　　　　　B. 强弱
　C. 长短　　　　　D. 缓紧
　E. 浮沉

13. 下列脉象中，不属于阳虚之脉的是
　A. 微脉　　　　　B. 虚脉
　C. 弱脉　　　　　D. 濡脉
　E. 动脉

14. 既主寒证，又主热证的脉是
　A. 滑脉　　　　　B. 洪脉
　C. 迟脉　　　　　D. 代脉
　E. 弦脉

15. 虚脉的脉象特点为
　A. 三部脉举之无力，按之空虚
　B. 沉细而软，应指无力
　C. 极细极软，若有若无
　D. 脉细如线，应指明显
　E. 浮细而软，应指少力

16. 弱脉的脉象特征是
　A. 沉细虚　　　　B. 微细
　C. 濡细　　　　　D. 细虚濡
　E. 沉缓

17. 芤脉的脉象特征为
　A. 沉而有力　　　B. 浮大有力
　C. 浮大中空　　　D. 脉来如豆
　E. 沉而细数

18. 主邪热内结的脉是
　A. 濡脉　　　　　B. 革脉
　C. 芤脉　　　　　D. 紧脉
　E. 迟脉

19. 主气血两虚或湿邪为患的脉是
　A. 弦脉　　　　　B. 涩脉
　C. 细脉　　　　　D. 迟脉
　E. 洪脉

20. 不属于涩脉主病的是
　A. 伤精　　　　　B. 血少
　C. 气滞　　　　　D. 痰食
　E. 惊恐

21. 属于浮脉类的脉是
　A. 芤脉　　　　　B. 牢脉
　C. 滑脉　　　　　D. 动脉
　E. 弦脉

22. 患者闭经多天，面色苍白，神疲乏力，应见的脉象是
　A. 尺脉弦涩　　　B. 尺脉洪大
　C. 尺脉虚细涩　　D. 脉弦滑
　E. 脉浮

23. 主病为痰热、食积与内热的脉为
　A. 弦数脉　　　　B. 洪数脉
　C. 滑数脉　　　　D. 浮滑脉
　E. 沉缓脉

24. 属于牢脉主病的是
　A. 痰食内停　　　B. 气滞血瘀
　C. 阴寒内盛　　　D. 伤精
　E. 血少

25. 结脉、代脉、促脉，其脉象的共同点是
　A. 脉来较数　　　B. 脉来时止
　C. 止无定数　　　D. 脉来缓慢
　E. 止有定数

26. 惊、痛的脉象是
　A. 滑脉　　　　　B. 紧脉
　C. 短脉　　　　　D. 动脉
　E. 促脉

27. 以下脉象中不易出现于气血两虚证的是
　A. 微脉　　　　　B. 弱脉
　C. 细脉　　　　　D. 涩脉
　E. 虚脉

28. 属于实脉类的是
　A. 数脉　　　　　B. 促脉
　C. 疾脉　　　　　D. 动脉
　E. 滑脉

29. 下列对"真脏脉"的别称，错误的是
　A. 败脉　　　　　B. 绝脉
　C. 死脉　　　　　D. 怪脉
　E. 衰脉

第七单元　按　诊

【A1 型题】

1. 在按诊方法中，以重手按压或推寻局部，以了解深部病变情况，称为

　　A. 触法　　　　　　　B. 摸法

　　C. 按法　　　　　　　D. 叩法

　　E. 寻法

2. 身热初按热甚，久按热反轻者多属于

　　A. 热在表　　　　　　B. 热在里

　　C. 虚阳外越　　　　　D. 虚热证

　　E. 气血虚证

3. 腹部虽膨满，但按之手下虚软而缺乏弹性，无压痛，多为

　　A. 虚满　　　　　　　B. 胃肠积热

　　C. 饮食积滞　　　　　D. 寒凝胃肠

　　E. 阳明腑实

4. 腹部高度胀大，如鼓之状者，称为

　　A. 癥积　　　　　　　B. 瘕聚

　　C. 虚满　　　　　　　D. 实满

　　E. 鼓胀

5. 按腧穴诊病，关元诊断的部位是

　　A. 心　　　　　　　　B. 肝

　　C. 脾　　　　　　　　D. 肺

　　E. 小肠

6. 按胸部虚里，按之其动微弱者，属

　　A. 心阳不足　　　　　B. 宗气内虚

　　C. 饮停心包　　　　　D. 小儿食滞

　　E. 心肺气绝

7. 虚里动高，聚而不散者，属

　　A. 热甚　　　　　　　B. 虚损劳瘵

　　C. 外感热邪　　　　　D. 饮停心包

　　E. 心阳不足

【B1 型题】

(8 ~ 9 题共用备选答案)

　　A. 痞满　　　　　　　B. 瘕聚

　　C. 水肿　　　　　　　D. 内痈

　　E. 癥积

8. 脘腹肿块，推之不移，肿块痛有定处者，为

9. 脘腹肿块，推之可移，痛无定处，聚散不定者，为

(10 ~ 11 题共用备选答案)

　　A. 水肿　　　　　　　B. 气肿

　　C. 寒证　　　　　　　D. 热证

　　E. 虚证

10. 腹部肿胀，按之凹陷，举手不能即起者，属于

11. 腹部肿胀，按之凹陷，举手即起者，属于

第八单元　八纲辨证

【A1 型题】

1. 亡阳证的表现是

　　A. 脉细数疾　　　　　B. 汗热干咸而黏

　　C. 潮热、盗汗　　　　D. 冷汗淋漓，手足厥冷

　　E. 舌红少津或少苔

2. 适用于寒者热之的是

　　A. 热病见热象　　　　B. 寒病见寒象

　　C. 阴虚见热象　　　　D. 热病见寒象

　　E. 寒病见热象

3. 符合里证临床特征的是

　　A. 恶寒发热　　　　　B. 头身疼痛

　　C. 腹中冷痛　　　　　D. 咽痛咳嗽

　　E. 苔白脉浮

4. 不符合阴证临床特征的是

　　A. 呼吸怯弱　　　　　B. 语声低微

　　C. 大便干结　　　　　D. 静而少言

　　E. 气短

5. 虽倦怠乏力却动之觉舒，肢体羸瘦而腹硬满拒按，脉沉细而按之有力，此属

　　A. 真热假寒　　　　　B. 真寒假热

　　C. 真实假虚　　　　　D. 真虚假实

　　E. 表虚里实

6. 辨别寒热真假时要注意，真相常出现于

　　A. 体表　　　　　　　B. 四肢

　　C. 面色　　　　　　　D. 舌、脉

　　E. 背部

第九单元　病因辨证

【A1 型题】

1. 危急重症，突然额头冷汗大出，四肢厥冷，属于

　　A. 亡阴　　　　　　　B. 亡阳

　　C. 阳虚　　　　　　　D. 阴虚

　　E. 阳盛格阴

2. "至虚有盛候"是指

　　A. 正气虚极　　　　　B. 真实假虚

　　C. 真虚假实　　　　　D. 阳热亢盛

　　E. 阴虚阳盛

3. 口唇、鼻孔、咽喉干燥，口渴饮水，干咳少痰，大便干燥，小便短黄，脉浮，证属

　　A. 火淫证　　　　　　B. 燥淫证

　　C. 风淫证　　　　　　D. 暑淫证

　　E. 湿淫证

4. 湿淫证不见

　　A. 头身困重　　　　　B. 舌苔厚腻

　　C. 食少纳呆　　　　　D. 舌红，少苔，脉疾

　　E. 脉滑

【B1 型题】

    A. 喜证   B. 惊证
    C. 怒证   D. 忧思证
    E. 悲恐证

5. 情志抑郁，忧愁不乐，表情淡漠，胸闷胁胀，善太息，失眠多梦，头晕健忘，纳谷不馨，证属

6. 善悲喜哭，精神萎靡，面色惨淡；或胆怯易惊，恐惧不安，心悸失眠，证属

    A. 风淫证   B. 寒淫证
    C. 暑淫证   D. 湿淫证
    E. 燥淫证

7. 头昏沉如裹，嗜睡，身体困重，胸闷脘痞，口腻不渴，纳呆恶心，苔腻脉滑，此为

8. 恶寒重，或伴发热，无汗头身疼痛，鼻塞流涕，脉浮紧，此为

第十单元　气血津液辨证

【A1 型题】

1. 下列不是血瘀证表现的是

    A. 面色黧黑   B. 肌肤甲错
    C. 局部刺痛   D. 唇甲青紫
    E. 头晕目眩

2. 症见咳喘或呕吐、呃逆等，其证候属于

    A. 气滞   B. 气脱
    C. 气陷   D. 气虚
    E. 气逆

3. 与气脱证相关的脏腑是

    A. 肺脾肾   B. 肝脾肺
    C. 心肝肺   D. 脾胃肝
    E. 肺脾胃

4. 咳吐痰多，胸闷体胖，或局部有圆滑包块，苔腻脉滑，属

    A. 痰证   B. 水停证
    C. 饮停胸胁证   D. 饮邪客肺证
    E. 饮停心包证

5. 肢体浮肿，小便不利，腹大痞胀，舌淡胖，属

    A. 饮停胸胁证   B. 饮留心包证
    C. 饮邪客肺证   D. 水停证
    E. 痰证

【A2 型题】

6. 神疲倦怠，心悸气短，面色苍白，食欲不振，头晕目眩，皮肤、黏膜有散在紫斑，色淡暗，时起时消，反复发作，舌淡，苔白，脉细，其病机是

    A. 气滞血瘀   B. 气不摄血
    C. 气随血脱   D. 气血两虚
    E. 气血失和

7. 患者，男，46 岁。腹痛腹泻 2 天，日泻 10 余次水便，经治已缓，目前口渴心烦，皮肤干瘪，眼窝凹陷，舌淡

苔白薄黄，脉细无力。其证候是

    A. 津亏   B. 阴虚
    C. 亡阴   D. 外燥
    E. 实热

8. 患者，男，56 岁。素患眩晕，因情急恼怒而突发头痛作胀，继则昏厥仆倒，呕血，不省人事，肢体强痉，舌红苔黄，脉弦。其病机是

    A. 气郁   B. 气逆
    C. 气脱   D. 气陷
    E. 气结

9. 呼吸微弱，汗出不止，口开目合，神识朦胧，全身瘫软，二便失禁，面色苍白，舌淡脉微，属

    A. 气虚证   B. 气不固证
    C. 气陷证   D. 气闭证
    E. 气脱证

10. 患者，女，28 岁。3 个月来月经量多，色淡质稀，月经提前，15 日一行，伴倦怠乏力，气短乏力，面白无华，舌淡白，脉弱，属

    A. 气血两虚证   B. 血虚证
    C. 气不摄血证   D. 气虚血瘀证
    E. 气随血脱证

11. 患者，男，54 岁。半年来胸胁胀闷，走窜疼痛，易怒，胁下痞块，刺痛拒按，舌紫暗，脉涩，属

    A. 气虚血瘀证   B. 气滞血瘀证
    C. 血瘀证   D. 气滞证
    E. 血寒证

【B1 型题】

（12～13 题共用备选答案）

    A. 脘腹痞胀，呕吐清涎，胃中振水声，肠中水声辘辘
    B. 胸胁饱满、胀痛，咳嗽，脉弦
    C. 胸闷心悸，气短不能平卧
    D. 肢体沉重，酸痛，或浮肿，小便不利
    E. 腹部肿胀，按之凹陷

12. 支饮的特征是

13. 溢饮的特征是

（14～15 题共用备选答案）

    A. 饮停胃肠证
    B. 饮停胸胁证
    C. 饮停心包证
    D. 饮邪客肺证
    E. 水停证

14. 咳吐清稀痰涎，或喉间哮鸣有声者，属

15. 肋间饱满，咳唾引痛者，属

（16～17 题共用备选答案）

    A. 外邪侵袭   B. 脾肾阳虚
    C. 气滞血瘀   D. 阴寒内生
    E. 肝肾阴虚

16. 阳水的病因是

17. 阴水的病因是

第十一单元　脏腑辨证

【A1 型题】

1. 不属于不寐心肾不交证常伴症状的是
- A. 心烦心悸
- B. 多梦健忘
- C. 腰膝酸软
- D. 惊悸不宁
- E. 五心烦热

2. 湿热蕴脾证可见
- A. 尿频尿急，尿道灼痛，尿黄短少
- B. 头痛目赤，急躁易怒，胁痛便秘
- C. 腹部痞闷，纳呆便溏，面目发黄
- D. 腹痛下痢，赤白黏冻，里急后重
- E. 阴囊湿疹，瘙痒难忍，小便短赤

3. 女子带下清稀，胎动易滑，证属
- A. 中气下陷证
- B. 肾阳不足证
- C. 肾气不固证
- D. 肾阴虚证
- E. 肾不纳气证

4. 以下不属于胃气虚证临床表现的是
- A. 胃脘隐痛
- B. 得食痛缓
- C. 饥不欲食
- D. 面色萎黄
- E. 神疲倦怠

5. 下列不属于胆郁痰扰证临床表现的是
- A. 胆怯易惊
- B. 惊悸不宁
- C. 失眠多梦
- D. 烦躁不安
- E. 神情痴呆

6. 下列不属于肺热炽盛证临床表现的是
- A. 发热口渴
- B. 咳嗽气喘
- C. 鼻翼扇动
- D. 痰黄稠量多
- E. 咽喉肿痛

7. 脾气虚证、脾阳虚证、脾虚气陷证、脾不统血证四证的共同表现是
- A. 头晕目眩
- B. 食少便溏
- C. 腹痛喜温
- D. 内脏下垂
- E. 慢性出血

8. 脾气虚证的临床表现是
- A. 肢体倦怠，完谷不化，形体消瘦，脘腹胀满，大便稀溏，舌淡苔白，脉虚弱
- B. 咳嗽无痰，或痰少而黏，口咽干燥，形体消瘦，午后潮热，五心烦热，舌红少津，脉细数
- C. 脘腹冷痛，喜暖喜按，口淡不渴，大便清稀，或带下清稀
- D. 脘腹胀痛，口淡不渴，纳呆便溏，头身困重，舌淡胖苔白腻，脉濡缓
- E. 便血，面色无华或萎黄，食少便溏，食后腹胀，少气懒言，舌淡苔白，脉细弱

9. 心气虚证、心血虚证、心阴虚证、心脉痹阻证共见的症状是
- A. 心悸
- B. 失眠
- C. 心胸憋闷
- D. 舌淡苔白

- E. 脉结代

【A2 型题】

10. 患者，女，36 岁，已婚。面色萎黄，神疲乏力，气短懒言，食少便溏，月经淋漓不断，经血色淡，舌淡无苔，脉沉细无力。其病机是
- A. 脾不统血
- B. 脾肾阳虚
- C. 气血两虚
- D. 脾肺气虚
- E. 肝血不足

11. 患者，男，50 岁。眩晕耳鸣，手足震颤，腰膝酸软，五心烦热，舌红少苔，脉弦细数。其病机是
- A. 肝阳上亢
- B. 肝肾阴虚
- C. 肝阳化风
- D. 阴虚风动
- E. 肝血不足

12. 患者，男，70 岁。神志痴呆，表情淡漠，举止失常，面色晦滞，胸闷泛恶，舌苔白腻，脉滑。其病机是
- A. 痰迷心窍
- B. 痰火扰心
- C. 心血瘀阻
- D. 肾精亏虚
- E. 心脾两虚

13. 患者，男，70 岁。神昏谵语，面赤，舌红苔黄腻，脉滑数。其病机是
- A. 痰迷心窍
- B. 痰火扰心
- C. 心血瘀阻
- D. 肾精亏虚
- E. 心脾两虚

14. 患者，男，36 岁。咳喘无力，咯痰清稀，气短懒言，食少便溏，舌淡，脉弱。其病机是
- A. 脾不统血
- B. 脾肾阳虚
- C. 气血两虚
- D. 脾肺气虚
- E. 肝血不足

15. 患者，女，26 岁，已婚。胃脘隐痛，饥不欲食，口燥咽干，大便干结，舌红少津，脉细数。其病机是
- A. 脾阴不足
- B. 胃阴不足
- C. 胃燥津亏
- D. 胃热炽盛
- E. 肝胃不和

16. 患者腹部痞胀，纳呆呕恶，肢体困重，身热起伏，汗出热不解，尿黄便溏。其舌象应是
- A. 舌红苔黄腻
- B. 舌红苔黄糙
- C. 舌绛苔少而干
- D. 舌绛苔少而润
- E. 舌红苔白而干

17. 患者身目发黄，黄色鲜明，腹部痞满，肢体困重，便溏尿黄，身热不扬，舌红苔黄腻，脉濡数。其证候是
- A. 肝胆湿热
- B. 大肠湿热
- C. 肝火上炎
- D. 湿热蕴脾
- E. 寒湿困脾

18. 患者微有发热恶风寒，咳嗽，痰少而黏，不易咯出，时而痰中带血，口干咽燥，尿少便干，舌苔干燥，脉浮数。属
- A. 肺阴虚证
- B. 燥邪犯肺证
- C. 风热犯肺证
- D. 肺热炽盛证
- E. 肺肾阴虚证

19. 咳嗽胸闷，气喘息粗，咳吐脓血腥臭痰，胸痛，发热口渴，舌红苔黄腻，脉滑数。属
    A. 痰热壅肺证　　　　B. 肺热炽盛证
    C. 肝火犯肺证　　　　D. 燥邪犯肺证
    E. 饮停胸胁证

【B1 型题】

(20 ~ 21 题共用备选答案)
    A. 瘀阻心脉证　　　　B. 痰阻心脉证
    C. 寒凝心脉证　　　　D. 心阳虚脱证
    E. 气滞心脉证

20. 心悸，心胸憋闷疼痛，遇寒痛剧，得温痛减，舌淡苔白，脉沉紧，证属

21. 心悸，胀痛，善太息，脉弦，证属

(22 ~ 23 题共用备选答案)
    A. 寒湿困脾证　　　　B. 脾气虚证
    C. 湿热蕴脾证　　　　D. 脾阳虚证
    E. 肠道湿热证

22. 以纳呆、腹胀、便溏、身重、苔白腻等为辨证主要依据的是

23. 以纳呆、发热、身重、腹胀、便溏不爽、苔黄腻等为辨证主要依据的是

(24 ~ 25 题共用备选答案)
    A. 风热犯肺证　　　　B. 肺热炽盛证
    C. 痰热壅肺证　　　　D. 燥邪犯肺证
    E. 肝火犯肺证

24. 发热咳嗽，气粗而喘，鼻息灼热，咽喉红肿疼痛，便秘溲赤，舌红苔黄，脉数，证属

25. 发热微恶寒，咳嗽，痰少而黄，气喘鼻塞，流浊涕，舌尖红，苔薄黄，脉浮数，证属

(26 ~ 27 题共用备选答案)
    A. 饮停胸胁证　　　　B. 风水相搏证
    C. 风寒犯肺证　　　　D. 寒痰阻肺证
    E. 肺气虚证

26. 咳嗽，痰多色白质稠，胸闷气喘，恶寒肢冷，舌质淡苔白腻，脉滑，证属

27. 咳嗽，痰少色白质稀，气喘，微有恶寒发热，鼻塞流清涕，苔薄白，脉浮紧，证属

(28 ~ 29 题共用备选答案)
    A. 脾不统血证　　　　B. 寒湿困脾证
    C. 脾阳虚证　　　　　D. 脾气虚证
    E. 湿热蕴脾证

28. 身热，面目发黄而鲜明者，属

29. 耳目发黄，面色晦暗不泽者，属

(30 ~ 31 题共用备选答案)
    A. 肝火犯肺证　　　　B. 肝胆湿热证
    C. 肝胃不和证　　　　D. 肝郁脾虚证
    E. 肝肾阴虚证

30. 以胁胀作痛，情志抑郁，腹胀便溏为主要表现的证候是

31. 以脘胁胀痛，嗳气吞酸，情绪抑郁为主要表现的证候是

(32 ~ 33 题共用备选答案)
    A. 肾阳虚证　　　　　B. 肾气不固证
    C. 肾虚水泛证　　　　D. 肾精不足证
    E. 肾阴虚证

32. 以水肿为甚，尿少，畏冷肢凉等为辨证依据的证候是

33. 以腰膝酸冷，性欲减退，夜尿频多与虚寒症状共见为辨证依据的证候是

(34 ~ 35 题共用备选答案)
    A. 胃气虚证　　　　　B. 胃阳虚证
    C. 胃阴虚证　　　　　D. 胃热炽盛证
    E. 寒饮停胃证

34. 以胃脘嘈杂，饥不欲食，脘腹痞胀、灼痛为主要表现的证候是

35. 以胃脘冷痛，喜温喜按，畏冷肢凉为主要表现的证候是

(36 ~ 37 题共用备选答案)
    A. 心肾不交证　　　　B. 心脾气虚证
    C. 心肺气虚证　　　　D. 心肝血虚证
    E. 脾肺气虚证

36. 以心烦失眠，梦遗，耳鸣，腰酸为主要表现的证候是

37. 以心悸，头晕神疲，食少腹胀，便溏为主要表现的证候是

第十二单元　六经辨证

【A1 型题】

1. 下列不属于太阳中风证临床表现的是
    A. 发热　　　　　　　B. 恶风
    C. 头痛　　　　　　　D. 自汗出
    E. 晕厥

2. 少阴寒化证的临床表现不包括
    A. 无热恶寒　　　　　B. 四肢厥冷
    C. 下利清谷　　　　　D. 脉微细
    E. 苔红

3. 消渴，气上撞心，心中疼热，饥而不欲食，食则吐蛔，属
    A. 厥阴病证　　　　　B. 少阴热化证
    C. 少阴寒化证　　　　D. 太阳病证
    E. 阳明腑证

4. 心烦不得眠，口燥咽干，舌尖红，脉细数，属
    A. 太阳病证　　　　　B. 少阴热化证
    C. 少阴寒化证　　　　D. 少阳病证
    E. 阳明腑证

5. 不属于太阳蓄血证临床表现的是
    A. 少腹急结硬满　　　B. 如狂或发狂
    C. 脉沉涩或沉结　　　D. 大便色黑如漆
    E. 小便不利

6. 不属于太阴病证临床表现的是

A. 腹满而吐　　　　B. 往来寒热

C. 食不下　　　　　D. 时腹自痛

E. 四肢欠温

7. 身大热，汗大出，大渴引饮，面赤气粗，苔黄燥，脉洪大者，属

A. 少阳热化证　　　B. 阳明经证

C. 阳明腑证　　　　D. 少阳病证

E. 太阳病证

8. 下列属于传经的是

A. 直中　　　　　　B. 合病

C. 并病　　　　　　D. 表里传

E. 三阳合病

9. 合病是指

A. 疾病发病初期，两经或三经的病证同时出现

B. 一经病证未罢，又出现另一经病证

C. 三阳不愈，传入三阴

D. 病邪由表及里

E. 外感病不从阳经传入，直侵阴经

【B1 型题】

（10~11 题共用备选答案）

A. 太阳中风证　　　B. 太阳伤寒证

C. 太阳蓄水证　　　D. 太阳蓄血证

E. 少阳证

10. 以发热恶风，汗出，脉浮缓为临床表现的证候是

11. 以恶寒发热，无汗，头身疼痛，脉浮紧为临床表现的证候是

（12~13 题共用备选答案）

A. 直中　　　　　　B. 越经传

C. 表里传　　　　　D. 合病

E. 循经传

12. 伤寒隔一经或两经以上相传者，称为

13. 伤寒传经，表里两经相传，称为

第十三单元　卫气营血辨证

【A1 型题】

1. 发热，汗出，口渴，舌红，苔黄，脉数，证属

A. 卫分证　　　　　B. 气分证

C. 营分证　　　　　D. 血分证

E. 下焦病证

2. 下列不属于血分实热证临床表现的是

A. 身热夜甚　　　　B. 舌质红绛

C. 斑疹显露　　　　D. 燥扰不宁

E. 暮热早凉

第十四单元　三焦辨证

【A1 型题】

1. 提出三焦辨证的医家是

A. 吴鞠通　　　　　B. 张仲景

C. 薛雪　　　　　　D. 李时珍

E. 孙思邈

【B1 型题】

（2~3 题共用备选答案）

A. 肺、心包经病变　　B. 胃、脾、大肠经病变

C. 胃、脾经病变　　　D. 肾经病变

E. 肾、肝经病变

2. 上焦病证主要包括

3. 下焦病证主要包括

第三章　中药学

第一单元　药性理论

【A1 型题】

1. 反映药物作用趋势的是

  A. 四气   B. 五味

  C. 升降沉浮 D. 毒性

  E. 归经

2. "能泄、能燥、能坚"的味是

  A. 酸   B. 辛

  C. 甘   D. 苦

  E. 咸

【B1 型题】

（3~4 题共用备选答案）

  A. 苦味   B. 甘味

  C. 辛味   D. 淡味

  E. 酸味

3. 能清热燥湿的味是

4. 能收敛固摄的味是

第二单元　中药的作用

【A1 型题】

1. 中药副作用对人体产生的影响是

  A. 停药后能消失 B. 产生脏腑损害

  C. 产生机体损害 D. 严重可休克

  E. 停药后不能自行消失

2. 治疗五心烦热，盗汗的中药功效是

  A. 清热燥湿   B. 清热解毒

  C. 退虚热   D. 清热凉血

  E. 清心除烦

3. 治疗脘腹冷痛，腹泻的中药功效是

  A. 大补元气   B. 温中止痛

  C. 补火助阳   D. 回阳救逆

  E. 补益肺肾

4. 属于对症治疗的是

  A. 止痛   B. 解毒

  C. 安神   D. 助阳

  E. 扶正

5. 属于对因治疗的是

  A. 滋阴   B. 止呕

  C. 涩肠止泻   D. 涩精止遗

  E. 止汗

【B1 型题】

（6~7 题共用备选答案）

  A. 水肿

  B. 下肢关节酸楚疼痛

  C. 头目眩晕

  D. 脘腹冷痛

  E. 小便淋涩疼痛

6. 具有平肝潜阳功效的药物，治疗的病症是

7. 具有祛风湿功效的药物，治疗的病症是

（8~9 题共用备选答案）

  A. 中药的毒性

  B. 中药的治疗作用

  C. 中药的不良反应

  D. 与中药的治疗作用无关的作用

  E. 中药的治疗作用与不良反应

8. 中药的作用是

9. 中药的副作用是

第三单元　中药的配伍

【B1 型题】

  A. 一种药物的毒性或副作用被另一种药物降低或消除

  B. 两药合用，一种药物能破坏另一种药物的功效

  C. 两种药物同用能产生或增强毒性或副作用

  D. 一种药物能够降低或消除另外一种药物的毒性或副作用

  E. 一种药物为主，另一种药物为辅，两药合用，辅药可以提高主药的功效

1. 相畏是指

2. 相杀是指

3. 相恶是指

第四单元　中药的用药禁忌

【A1 型题】

1. 巴豆畏

  A. 牵牛子   B. 砒霜

  C. 郁金   D. 瓜蒌

  E. 半夏

2. 不与附子相反的药物是

  A. 海藻   B. 贝母

  C. 天花粉   D. 瓜蒌

  E. 半夏

【B1 型题】

（3~4 题共用备选答案）

  A. 川乌   B. 丁香

  C. 五灵脂   D. 半夏

  E. 藜芦

3. 不能与郁金同用的药物是

4. 不能与丹参同用的药物是

第五单元　中药的剂量与用法

【A1 型题】

1. 附子服用方法是
　A. 先煎　　　　　　B. 冲服
　C. 包煎　　　　　　D. 另煎
　E. 烊化

【B1 型题】

（2～3 题共用备选答案）
　A. 先煎　　　　　　B. 后下
　C. 包煎　　　　　　D. 另煎
　E. 烊化

2. 辛夷入汤剂宜

3. 薄荷入汤剂宜

（4～5 题共用备选答案）
　A. 附子　　　　　　B. 薄荷
　C. 大黄　　　　　　D. 车前子
　E. 人参

4. 入汤剂宜另煎的药物有

5. 入汤剂宜包煎的药物有

第六单元　解 表 药

【A1 型题】

1. 长于治疗风寒表证兼胸闷不适的药物是
　A. 生姜　　　　　　B. 柴胡
　C. 黄芩　　　　　　D. 防风
　E. 紫苏

2. 长于治疗胃寒呕吐的药物是
　A. 香薷　　　　　　B. 麻黄
　C. 藁本　　　　　　D. 防风
　E. 生姜

3. 能治疗奔豚的解表药是
　A. 荆芥　　　　　　B. 桂枝
　C. 蔓荆子　　　　　D. 防风
　E. 紫苏

4. 长于治疗肺燥咳嗽的药物是
　A. 桂枝　　　　　　B. 薄荷
　C. 紫苏　　　　　　D. 桑叶
　E. 菊花

5. 既解表又化湿利尿的药物是
　A. 香薷　　　　　　B. 荆芥
　C. 麻黄　　　　　　D. 羌活
　E. 桂枝

6. 羌活善治的头痛是
　A. 少阳经头痛　　　B. 肝经头痛
　C. 太阳经头痛　　　D. 阳明经头痛
　E. 风热头痛

7. 能发散风寒、温肺化饮、祛风止痛的药物是

　A. 细辛　　　　　　B. 紫苏
　C. 桂枝　　　　　　D. 荆芥
　E. 生姜

8. 既疏散风热、宣肺透疹，又解毒利咽的药物是
　A. 薄荷　　　　　　B. 蝉蜕
　C. 牛蒡子　　　　　D. 桑叶
　E. 菊花

9. 风寒表证兼气滞胸闷不舒者应首选的药物是
　A. 麻黄　　　　　　B. 防风
　C. 紫苏　　　　　　D. 白芷
　E. 生姜

10. 外感风热所致咽痒、失音，宜选用的药物是
　A. 牛蒡子　　　　　B. 菊花
　C. 蝉蜕　　　　　　D. 蔓荆子
　E. 桑叶

11. 羌活和白芷共有的功效是
　A. 解表散寒，祛风止痛
　B. 通鼻窍
　C. 燥湿止带
　D. 消肿排脓
　E. 利咽开音

12. 牛蒡子和蝉蜕共有的功效是
　A. 疏散风热，透疹
　B. 明目退翳
　C. 解毒散结，息风止痉
　D. 头昏头痛
　E. 平抑肝阳

13. 不能透疹的药物是
　A. 升麻　　　　　　B. 葛根
　C. 蔓荆子　　　　　D. 牛蒡子
　E. 蝉蜕

【B1 型题】

（14～17 题共用备选答案）
　A. 解表散寒，透疹，止血
　B. 发汗解表，利湿和中，利水消肿
　C. 发汗解表，宣肺平喘
　D. 解表散寒，通窍，止痛，燥湿止带，消肿排脓
　E. 解表散寒，通窍，止痛，温肺化饮

14. 白芷的功效是

15. 细辛的功效是

16. 荆芥的功效是

17. 麻黄的功效是

（18～19 题共用备选答案）
　A. 独活　　　　　　B. 防风
　C. 藁本　　　　　　D. 白芷
　E. 细辛

18. 善治外感风寒之前额头痛的药物是

19. 善治外感风热之颠顶头痛的药物是

（20～21题共用备选答案）

A. 麻黄
B. 桂枝
C. 苦杏仁
D. 蔓荆子
E. 葛根

20. 患者外感风寒咳嗽，无汗。治疗宜选的药物是

21. 患者外感风寒，有汗。治疗宜选的药物是

（22～23题共用备选答案）

A. 疏散风热，平抑肝阳
B. 清肺润燥，软坚散结
C. 清气化痰，清热解毒
D. 清肝明目，息风止痉
E. 利咽开音，消肿排脓

22. 桑叶的功效是

23. 菊花的功效是

第七单元　清热药

【A1 型题】

1. 既清热燥湿又能安胎的药物是

A. 龙胆
B. 黄连
C. 决明子
D. 黄柏
E. 黄芩

2. 石膏的功效不包括

A. 利尿
B. 清热泻火
C. 除烦止渴
D. 止渴
E. 敛疮生肌

3. 具有"清热泻火、滋阴润燥"的药物是

A. 青黛
B. 青蒿
C. 知母
D. 黄连
E. 淡竹叶

4. 长于治疗梅毒的药物是

A. 黄芩
B. 黄连
C. 黄柏
D. 龙胆
E. 土茯苓

5. 芦根、天花粉的共同功效有

A. 清热泻火，生津止渴
B. 清热泻火，止呕
C. 清热泻火，止痛
D. 清热泻火，排脓
E. 清热泻火，凉血

6. 具有截疟功效的药物是

A. 青蒿
B. 山豆根
C. 连翘
D. 贯众
E. 紫花地丁

7. 治疗肝阳上亢目珠疼痛，宜选用的药物是

A. 栀子
B. 夏枯草
C. 天花粉
D. 知母
E. 石膏

8. 既清肝明目又润肠通便的药物是

A. 龙胆
B. 黄连
C. 决明子
D. 夏枯草
E. 菊花

9. 能治疗水火烫伤、外伤出血的药物是

A. 金银花
B. 连翘
C. 射干
D. 煅石膏
E. 生石膏

10. 青蒿的功效是

A. 燥湿
B. 泻火
C. 解毒
D. 清肺热
E. 退虚热

11. 长于治疗疔疮的药物是

A. 金银花
B. 连翘
C. 射干
D. 紫花地丁
E. 板蓝根

12. 玄参具有、生地黄不具有的功效是

A. 清热凉血
B. 泻火解毒
C. 清热养阴
D. 清热利尿
E. 活血化瘀

13. 下列药物归三焦经的是

A. 栀子
B. 寒水石
C. 芦根
D. 天花粉
E. 竹叶

14. 玄参和丹皮共有的功效是

A. 清热凉血
B. 泻火解毒
C. 活血化瘀
D. 解毒定惊
E. 跌打损伤

15. 白头翁的功效是

A. 清热解毒，凉血止痢
B. 清热解毒，凉血止血
C. 清热解毒，利咽消肿
D. 解毒，除湿
E. 利尿通淋

16. 不具有利咽功效的中药是

A. 射干
B. 马勃
C. 山豆根
D. 板蓝根
E. 土茯苓

【B1 型题】

（17～18题共用备选答案）

A. 黄芩
B. 黄连
C. 黄柏
D. 龙胆
E. 竹叶

17. 善清肺热的药物是

18. 善清胃热的药物是

（19～20题共用备选答案）

A. 清虚热，除疳热

B. 凉血除蒸，清肺泻火

C. 凉血活血，清热解毒

D. 利咽开音，截疟

E. 养阴生津，利尿通淋

19. 银柴胡的功效是

20. 胡黄连的功效是

(21~22 题共用备选答案)

A. 清热解毒，凉血消斑

B. 清热解毒，消肿散结

C. 清热解毒，利尿通淋

D. 清热解毒，疏风散热

E. 清热解毒，收涩止痢

21. 大青叶的功效是

22. 青黛的功效是

第八单元　泻下药

【A1 型题】

1. 下列不属于巴豆功效的是

A. 峻下冷积　　　B. 祛痰利咽

C. 逐水退肿　　　D. 外用蚀疮

E. 清热凉血

2. 不宜与甘遂配伍的药物是

A. 乌头　　　　　B. 海藻

C. 贝母　　　　　D. 甘草

E. 半夏

3. 既泻水逐饮，又能杀虫疗疮的药物是

A. 甘遂　　　　　B. 京大戟

C. 芫花　　　　　D. 牵牛子

E. 大黄

【A2 型题】

4. 患者，男，30 岁。因工作忙碌，大便不通 3 天，小便黄赤，舌红苔黄燥，治疗应首选的药物是

A. 大黄　　　　　B. 番泻叶

C. 郁李仁　　　　D. 火麻仁

E. 牵牛子

【B1 型题】

(5~7 题共用备选答案)

A. 润肠通便

B. 泻下通便

C. 泻水逐饮，消肿散结

D. 泻下逐水，去积杀虫

E. 润燥软坚，清热消肿

5. 郁李仁的功效是

6. 芦荟的功效是

7. 芒硝的功效是

(8~9 题共用备选答案)

A. 大黄　　　　　B. 芒硝

C. 火麻仁　　　　D. 郁李仁

E. 巴豆霜

8. 泻下药中，兼能治疗瘀血证的是

9. 泻下药中，治疗寒积便秘的是

第九单元　祛风湿药

【A1 型题】

1. 木瓜具有的功效是

A. 活血通经　　　B. 舒筋活络

C. 行气活血　　　D. 温里散寒

E. 软坚散结

2. 具有解表作用的祛风湿药是

A. 桑寄生　　　　B. 独活

C. 川乌　　　　　D. 威灵仙

E. 秦艽

3. 桑寄生不具有的功效为

A. 安胎　　　　　B. 祛风湿

C. 补肝肾　　　　D. 利尿

E. 强筋骨

4. 治疗风湿热痹首选的药物是

A. 桑寄生　　　　B. 独活

C. 川乌　　　　　D. 防己

E. 威灵仙

5. 独活的功效是

A. 祛风，通络，止痉

B. 祛风湿，通痹止痛

C. 舒筋活络，化湿和胃

D. 祛风湿，散寒，止痛

E. 祛风通络，凉血消肿

【A2 型题】

6. 患者，女，62 岁。身重汗出恶风，治疗应首选的药物是

A. 木瓜　　　　　B. 独活

C. 桑寄生　　　　D. 秦艽

E. 防己

【B1 型题】

(7~8 题共用备选答案)

A. 祛风，通络，止痉

B. 祛风湿，通络止痛，退虚热，清湿热

C. 舒筋活络，化湿和胃

D. 祛风湿，止痛，消骨鲠

E. 祛风湿，补肝肾，强腰膝

7. 狗脊的功效为

8. 威灵仙的功效为

(9~11 题共用备选答案)

A. 独活　　　　　B. 荆芥

C. 秦艽　　　　　D. 防己

E. 桑寄生

9. 有安胎功效的药物是

10. 不能治疗风湿痹证的药物是

11. 能治疗中风不遂的药物是

第十单元 化湿药

【A1 型题】

1. 白豆蔻入汤剂的煎煮方法是
　　A. 先煎　　　　　　　B. 烊化
　　C. 另煎　　　　　　　D. 包煎
　　E. 后下

2. 草果的功效是
　　A. 行气止呕　　　　　B. 燥湿温中，截疟除痰
　　C. 止咳化痰　　　　　D. 清热解毒，疏风散寒
　　E. 发表解暑

3. 可用于治疗夜盲症的药物是
　　A. 砂仁　　　　　　　B. 苍术
　　C. 白豆蔻　　　　　　D. 草果
　　E. 厚朴

4. 具有芳香化浊，和中止呕作用的化湿药是
　　A. 厚朴　　　　　　　B. 苍术
　　C. 草果　　　　　　　D. 佩兰
　　E. 广藿香

【B1 型题】

（5～6 题共用备选答案）
　　A. 化湿行气，温中止呕
　　B. 化湿，止呕，解暑
　　C. 燥湿消痰，下气除满
　　D. 发散风寒，解表
　　E. 化湿，解暑

5. 白豆蔻的功效是

6. 厚朴的功效是

（7～8 题共用备选答案）
　　A. 健脾燥湿　　　　　B. 化湿解暑
　　C. 温中止呕　　　　　D. 开胃消食
　　E. 祛风散寒

7. 广藿香和佩兰配伍的意义是

8. 苍术和厚朴配伍的意义是

（9～10 题共用备选答案）
　　A. 芳香化浊，和中止呕
　　B. 芳香化湿，醒脾开胃
　　C. 燥湿健脾，祛风散寒
　　D. 化湿开胃，温脾止泻
　　E. 化湿行气，温中止呕

9. 砂仁的功效是

10. 佩兰的功效是

第十一单元 利水渗湿药

【A1 型题】

1. 具有清肝明目作用的药物是
　　A. 车前子　　　　　　B. 通草
　　C. 地肤子　　　　　　D. 滑石
　　E. 石韦

2. 薏苡仁的功效是
　　A. 通便　　　　　　　B. 清肝
　　C. 清胃　　　　　　　D. 除痹
　　E. 解暑

3. 具有利尿通淋，利湿退黄的药物是
　　A. 滑石　　　　　　　B. 通草
　　C. 金钱草　　　　　　D. 车前子
　　E. 石韦

4. 车前子的功效是
　　A. 利水渗湿，健脾，宁心
　　B. 利水渗湿，除痹，清热排脓
　　C. 利尿通淋，渗湿止泻，明目，祛痰
　　D. 利尿通淋，清心
　　E. 利尿通淋，止痛

5. 功能利湿去浊，祛风除痹的药物是
　　A. 萆薢　　　　　　　B. 金钱草
　　C. 石韦　　　　　　　D. 地肤子
　　E. 茯苓

6. 具有凉血止血功效的药物是
　　A. 茵陈　　　　　　　B. 滑石
　　C. 地肤子　　　　　　D. 金钱草
　　E. 石韦

7. 具有清心火，通经下乳功效的药物是
　　A. 薏苡仁　　　　　　B. 木通
　　C. 猪苓　　　　　　　D. 泽泻
　　E. 茯苓

8. 能治疗心悸、失眠的利水渗湿药是
　　A. 车前子　　　　　　B. 香加皮
　　C. 猪苓　　　　　　　D. 泽泻
　　E. 茯苓

【B1 型题】

（9～10 题共用备选答案）
　　A. 利水渗湿，健脾，宁心
　　B. 利水渗湿，除痹，清热排脓
　　C. 利尿通淋，活血通经
　　D. 利尿通淋，清心
　　E. 清热利湿，通淋止痛

9. 瞿麦的功效是

10. 海金沙的功效是

（11～12 题共用备选答案）
　　A. 利湿退黄，清热解毒
　　B. 利湿退黄，利尿通淋
　　C. 利湿退黄，杀虫止痒
　　D. 利湿退黄，活血通经
　　E. 利湿退黄，健脾止泻

11. 金钱草的功效是

12. 虎杖的功效是

（13～14 题共用备选答案）
　　A. 渗湿止泻，明目，祛痰
　　B. 利尿通淋，清热解毒

C. 清热利尿，通气下乳

D. 利尿通淋，清心除烦，通经下乳

E. 利尿通淋，杀虫止痒

13. 木通的功效是

14. 滑石的功效是

第十二单元 温里药

【A1 型题】

1. 阳虚外感风寒和亡阳证时都可以使用的药物是

A. 丁香 　　　　　B. 吴茱萸

C. 附子 　　　　　D. 干姜

E. 肉桂

2. 具有引火归元功效的药物是

A. 高良姜 　　　　B. 附子

C. 吴茱萸 　　　　D. 小茴香

E. 肉桂

3. 长于治疗虚寒性泄泻的药物是

A. 附子 　　　　　B. 肉桂

C. 干姜 　　　　　D. 吴茱萸

E. 丁香

4. 肉桂具有的功效是

A. 温通经脉 　　　B. 回阳救逆

C. 温肺化饮 　　　D. 疏肝下气

E. 温中降逆

5. 既能治疗厥阴头痛，又能治疗脾肾阳虚之五更泄泻的药物是

A. 吴茱萸 　　　　B. 干姜

C. 小茴香 　　　　D. 花椒

E. 附子

【B1 型题】

（6~7 题共用备选答案）

A. 丁香 　　　　　B. 吴茱萸

C. 附子 　　　　　D. 干姜

E. 肉桂

6. 入汤剂宜先下久煎的药物是

7. 入汤剂宜后下微煎或焗服的药物是

（8~10 题共用备选答案）

A. 理气和胃 　　　B. 温经通脉

C. 助阳止泻 　　　D. 温肺化饮

E. 杀虫止痒

8. 干姜的功效是

9. 小茴香的功效是

10. 花椒的功效是

（11~12 题共用备选答案）

A. 清泻肝火，降逆止呕

B. 温肾助阳，引火归元

C. 和胃止呕，散寒止痛

D. 补火温阳，助阳止泻

E. 散寒止痛，理气和胃

11. 肉桂和附子的配伍意义是

12. 吴茱萸和黄连的配伍意义是

第十三单元 理气药

【A1 型题】

1. 苦寒有小毒，不宜持续及过量服用的药物是

A. 陈皮 　　　　　B. 青皮

C. 枳实 　　　　　D. 沉香

E. 川楝子

2. 具有理气和中，燥湿化痰功效的药物是

A. 陈皮 　　　　　B. 青皮

C. 枳实 　　　　　D. 沉香

E. 香附

3. 不具有疏肝功效的药物是

A. 佛手 　　　　　B. 柴胡

C. 香附 　　　　　D. 青皮

E. 乌药

4. 既行气止痛，又杀虫的药物是

A. 陈皮 　　　　　B. 木香

C. 枳实 　　　　　D. 川楝子

E. 香附

5. 能温中止呕，纳气平喘的药物是

A. 陈皮 　　　　　B. 沉香

C. 乌药 　　　　　D. 香附

E. 枳实

6. 具有疏肝破气，消积化滞功效的药物是

A. 陈皮 　　　　　B. 沉香

C. 青皮 　　　　　D. 香附

E. 枳实

【B1 型题】

（7~9 题共用备选答案）

A. 纳气平喘 　　　B. 燥湿化痰

C. 破气消积 　　　D. 行气宽中

E. 温肾散寒

7. 大腹皮的功效是

8. 沉香的功效是

9. 乌药的功效是

第十四单元 消食药

【A1 型题】

1. 具有消食除胀，降气化痰功效的药物是

A. 鸡内金 　　　　B. 神曲

C. 山楂 　　　　　D. 麦芽

E. 莱菔子

2. 肉食积滞兼瘀血阻滞，首选的药物是

A. 麦芽 　　　　　B. 稻芽

C. 山楂 　　　　　D. 莱菔子

E. 神曲

3. 具有消食化积，回乳消肿功效的药物是
A. 莱菔子　　　　　B. 神曲
C. 山楂　　　　　　D. 麦芽
E. 稻芽

4. 能治疗血瘀证的消食药是
A. 山楂　　　　　　B. 莱菔子
C. 麦芽　　　　　　D. 鸡内金
E. 神曲

【B1 型题】

（5～6 题共用备选答案）
A. 消食化积，行气散瘀
B. 消食健胃，涩精止遗
C. 消食健胃，回乳消胀
D. 消食和中，健脾开胃
E. 消食和胃

5. 鸡内金的功效是

6. 神曲的功效是

第十五单元　驱虫药

【B1 型题】

（1～4 题共用备选答案）
A. 杀虫，消积
B. 杀虫，疗癣
C. 杀虫，利水，消积，截疟
D. 杀虫，润肠通便
E. 杀虫，祛痰

1. 使君子的功效是

2. 苦楝皮的功效是

3. 槟榔的功效是

4. 雷丸的功效是

第十六单元　止血药

【A1 型题】

1. 不具有凉血止血作用的药物是
A. 大蓟　　　　　　B. 小蓟
C. 蒲黄　　　　　　D. 白茅根
E. 槐花

2. 不属于艾叶主治病证的是
A. 月经不调　　　　B. 经寒痛经
C. 胎漏下血　　　　D. 妊娠恶阻
E. 宫冷不孕

3. 能凉血止血，又化痰止咳的药物是
A. 白及　　　　　　B. 侧柏叶
C. 蒲黄　　　　　　D. 白茅根
E. 槐花

4. 能凉血止血，解毒敛疮的药物是
A. 小蓟　　　　　　B. 槐花
C. 地榆　　　　　　D. 白茅根
E. 侧柏叶

5. 小蓟具有的功效是
A. 温经止血　　　　B. 解毒消痈
C. 活血散瘀　　　　D. 祛痰止咳
E. 活血定痛

6. 大蓟具有的功效是
A. 解毒消痈　　　　B. 温经止血
C. 消肿排脓　　　　D. 化腐生肌
E. 燥湿止痒

7. 长于治疗血瘀经闭的药物是
A. 白茅根　　　　　B. 茜草
C. 槐花　　　　　　D. 大蓟
E. 侧柏叶

8. 槐花具有的功效是
A. 凉血止血，利尿
B. 凉血止血，清肝泻火
C. 凉血止血，消肿排脓
D. 凉血止血，化腐生肌
E. 凉血止血，燥湿止痒

9. 蒲黄的功效是
A. 解毒敛疮　　　　B. 活血定痛
C. 利尿　　　　　　D. 祛痰止咳
E. 化瘀止血

10. 有清肝泻火功效的止血药是
A. 艾叶　　　　　　B. 白及
C. 三七　　　　　　D. 槐花
E. 小蓟

【B1 型题】

（11～12 题共用备选答案）
A. 白及　　　　　　B. 蒲黄
C. 地榆　　　　　　D. 茜草
E. 三七

11. 既能化瘀止血，又能凉血的药物是

12. 既能化瘀止血，又能利尿的药物是

（13～15 题共用备选答案）
A. 虚寒性崩漏下血　B. 目赤、头痛
C. 肺热咳喘　　　　D. 脱发、须发早白
E. 热毒痈肿

13. 艾叶的主治病证有

14. 槐花的主治病证有

15. 白茅根的主治病证有

第十七单元　活血祛瘀药

【A1 型题】

1. 具有利尿消肿功效的药物是
A. 益母草　　　　　B. 鸡血藤
C. 丹参　　　　　　D. 川芎
E. 郁金

2. 三棱与莪术共同的功效是
A. 破血行气，消积止痛

B. 破血行气，利水消肿

C. 活血消痈，通络止痛

D. 活血调经，凉血安神

E. 活血祛瘀，生肌敛疮

3. 善于"上行头目"，功能祛风止痛，治疗头痛的要药是

　　A. 羌活　　　　　　B. 丹参

　　C. 川芎　　　　　　D. 细辛

　　E. 吴茱萸

4. 既能活血调经，又能凉血消痈的药物是

　　A. 红花　　　　　　B. 丹参

　　C. 桃仁　　　　　　D. 益母草

　　E. 牛膝

5. 既能活血，又能利胆退黄的药物是

　　A. 川芎　　　　　　B. 延胡索

　　C. 郁金　　　　　　D. 乳香

　　E. 没药

6. 长于治疗风湿肩臂疼痛的药物是

　　A. 姜黄　　　　　　B. 丹参

　　C. 五灵脂　　　　　D. 牛膝

　　E. 桃仁

7. 郁金、丹参均具有的功效是

　　A. 活血凉血　　　　B. 行气解郁

　　C. 凉血消痈　　　　D. 利胆退黄

　　E. 祛风

【B1 型题】

（8～9题共用备选答案）

　　A. 活血定痛，化瘀止血，敛疮生肌

　　B. 活血调经，凉血消痈，除烦安神

　　C. 活血定痛，泻下通便

　　D. 活血调经，引血下行

　　E. 活血定痛，消肿生肌

8. 牛膝的功效是

9. 乳香的功效是

（10～11题共用备选答案）

　　A. 破血行气，消积止痛

　　B. 散结消肿，通络止痛

　　C. 祛瘀止痛，活血调经

　　D. 活血调经，利水消肿

　　E. 破血逐瘀，续筋接骨

10. 益母草、泽兰均具有的功效是

11. 红花、丹参均具有的功效是

（12～14题共用备选答案）

　　A. 白芷　　　　　　B. 柴胡

　　C. 苍术　　　　　　D. 细辛

　　E. 羌活

12. 善于治疗少阳经头痛的药物是

13. 善于治疗阳明经头痛的药物是

14. 善于治疗太阳经头痛的药物是

第十八单元　化痰止咳平喘药

【A1 型题】

1. 长于治疗咽喉肿痛，失音的药物是

　　A. 桔梗　　　　　　B. 旋覆花

　　C. 紫菀　　　　　　D. 白芥子

　　E. 苦杏仁

2. 能降逆止呕的药物是

　　A. 葶苈子　　　　　B. 紫苏子

　　C. 半夏　　　　　　D. 桑白皮

　　E. 苦杏仁

3. 半夏、代赭石均具有的功效是

　　A. 消痞散结　　　　B. 降气化痰

　　C. 降逆止呕　　　　D. 燥湿化痰

　　E. 祛风止痉

4. 长于治疗风痰眩晕的药物是

　　A. 天南星　　　　　B. 半夏

　　C. 白芥子　　　　　D. 白前

　　E. 旋覆花

5. 川贝母具有、浙贝母不具有的功效是

　　A. 润肺止咳　　　　B. 散结消痈

　　C. 清热化痰　　　　D. 润肠通便

　　E. 宽胸散结

6. 具有清热豁痰，定惊利窍的药物是

　　A. 瓜蒌　　　　　　B. 竹沥

　　C. 竹茹　　　　　　D. 浙贝母

　　E. 葶苈子

7. 葶苈子的功效是

　　A. 宣肺化痰平喘，止带，缩尿

　　B. 敛肺化痰定喘，止带，缩尿

　　C. 泻肺平喘，利水消肿

　　D. 清热化痰平喘，止咳

　　E. 润肺化痰平喘，润肠通便

8. 既润肺止咳又杀虫的药物是

　　A. 紫菀　　　　　　B. 天竺黄

　　C. 百部　　　　　　D. 枇杷叶

　　E. 款冬花

9. 长于温肺化痰，利气，散结消肿的药物是

　　A. 紫苏子　　　　　B. 白芥子

　　C. 瓜蒌　　　　　　D. 葶苈子

　　E. 桔梗

【A2 型题】

10. 患者，男，44岁。咳嗽胸闷，咳吐黄稠痰，大便干燥，舌红，苔黄。治疗应首选的药物是

　　A. 紫苏子　　　　　B. 苦杏仁

　　C. 白芥子　　　　　D. 瓜蒌

　　E. 法半夏

【B1 型题】

(11~14 题共用备选答案)

  A. 咽喉肿痛，失音

  B. 胃热呕吐

  C. 肺燥咳嗽，阴虚劳咳

  D. 蛲虫、阴道滴虫，头虱疥癣

  E. 带下，白浊，尿频，遗尿

11. 桔梗主治

12. 百部主治

13. 枇杷叶主治

14. 川贝母主治

第十九单元　安神药

【A1 型题】

1. 具有潜阳安神，纳气平喘的药物是

  A. 磁石　　　　　B. 酸枣仁

  C. 合欢皮　　　　D. 远志

  E. 柏子仁

2. 具有镇惊安神，清心解毒功效的药物是

  A. 朱砂　　　　　B. 柏子仁

  C. 远志　　　　　D. 合欢皮

  E. 磁石

3. 既能养心安神，又能敛汗的药物是

  A. 酸枣仁　　　　B. 远志

  C. 柏子仁　　　　D. 朱砂

  E. 磁石

【A2 型题】

4. 患者，男，38 岁。失眠多梦，同时兼有便秘。治疗应首选的药物是

  A. 磁石　　　　　B. 酸枣仁

  C. 合欢皮　　　　D. 远志

  E. 柏子仁

【B1 型题】

(5~6 题共用备选答案)

  A. 合欢皮　　　　B. 柏子仁

  C. 酸枣仁　　　　D. 磁石

  E. 远志

5. 既解郁安神，又活血消肿的药物是

6. 既镇惊安神，又纳气平喘的药物是

(7~8 题共用备选答案)

  A. 酸枣仁　　　　B. 合欢皮

  C. 朱砂　　　　　D. 磁石

  E. 首乌藤

7. 具有敛汗生津功能的安神药是

8. 具有活血消肿功能的安神药是

第二十单元　平肝息风药

【A1 型题】

1. 既能息风止痉，又能化痰开窍的药物是

  A. 羚羊角　　　　B. 牛黄

  C. 决明子　　　　D. 天麻

  E. 珍珠母

2. 天麻的功效是

  A. 息风止痉，安神定惊

  B. 息风止痉，祛风通络

  C. 平肝潜阳，清热解毒

  D. 平肝潜阳，祛风止痛

  E. 息风止痉，通络散结

3. 代赭石的主治病证是

  A. 肝阳上亢，头晕目眩，心悸失眠

  B. 肝阳上亢，头晕目眩，目赤目昏

  C. 肝阳上亢，头晕目眩，吐血衄血

  D. 肝阳上亢，头晕目眩，湿疹湿疮

  E. 肝阳上亢，头晕目眩，肝热急惊

4. 珍珠母的功效是

  A. 收敛生肌　　　B. 清肝明目

  C. 化痰散结　　　D. 祛风定惊

  E. 消痰行水

5. 天麻、钩藤的共同功效是

  A. 息风止痉，攻毒　　B. 息风止痉，祛风

  C. 息风止痉，平肝　　D. 息风止痉，清肝

  E. 息风止痉，明目

6. 牡蛎、龙骨的共同功效是

  A. 平肝潜阳，清肝明目

  B. 平肝潜阳，祛风止痛

  C. 平肝潜阳，清热平肝

  D. 平肝潜阳，软坚散结

  E. 平肝潜阳，收敛固涩

第二十一单元　开窍药

【A1 型题】

1. 既开窍醒神，又活血通经的药物是

  A. 冰片　　　　　B. 琥珀

  C. 麝香　　　　　D. 苏合香

  E. 牛黄

2. 能清热止痛的开窍药是

  A. 石菖蒲　　　　B. 羚羊角

  C. 麝香　　　　　D. 苏合香

  E. 冰片

3. 治痹痛、噤口痢，宜选用的药物是

  A. 麝香　　　　　B. 牛黄

  C. 冰片　　　　　D. 苏合香

  E. 石菖蒲

【A2 型题】

4. 患者，女，79 岁。突然昏厥，不省人事，牙关紧闭，面红身热，脉数有力。治疗应首选的药物是

  A. 石菖蒲　　　　B. 羚羊角

  C. 麝香　　　　　D. 苏合香

  E. 牛黄

【B1 型题】

（5～6 题共用备选答案）

    A. 开窍醒神，消肿止痛

    B. 开窍醒神，清热止痛

    C. 开窍醒神，化湿和胃

    D. 开窍醒神，行气活血

    E. 开窍醒神，辟秽，止痛

5. 苏合香的功效是

6. 石菖蒲的功效是

第二十二单元　补　虚　药

【A1 型题】

1. 菟丝子的性味是

    A. 辛苦温　　　　　B. 辛甘平

    C. 辛甘温　　　　　D. 甘咸温

    E. 甘咸平

2. 长于治疗肺、脾、肾气阴两伤证的药物是

    A. 太子参　　　　　B. 西洋参

    C. 益智仁　　　　　D. 菟丝子

    E. 山药

3. 下列不属于黄芪具有的功效是

    A. 补脾气　　　　　B. 养血安神

    C. 托毒生肌　　　　D. 益卫固表

    E. 利尿

4. 甘草不具有的功效是

    A. 升阳举陷　　　　B. 补心气

    C. 清热解毒　　　　D. 缓急止痛

    E. 祛痰止咳

5. 能补肾阳，祛风湿的药物是

    A. 补骨脂　　　　　B. 附子

    C. 杜仲　　　　　　D. 巴戟天

    E. 续断

6. 续断具有的功效是

    A. 补肝肾，强筋骨，纳气

    B. 补肝肾，强筋骨，祛风湿

    C. 补肝肾，强筋骨，温脾止泻

    D. 补肝肾，强筋骨，止血

    E. 祛风湿，强筋骨，明目

7. 鹿茸具有的功效是

    A. 补肾阳、益肾精　B. 温脾止泻

    C. 养血益气　　　　D. 益卫固表

    E. 养肝明目

8. 续断具有，杜仲不具有的功效是

    A. 止泻　　　　　　B. 安胎

    C. 明目　　　　　　D. 疗伤

    E. 固精

9. 能平抑肝阳的药物是

    A. 熟地黄　　　　　B. 白芍

    C. 当归　　　　　　D. 阿胶

    E. 赤芍

10. 能填精益髓的药物是

    A. 当归　　　　　　B. 白芍

    C. 熟地黄　　　　　D. 阿胶

    E. 生地黄

11. 善于治疗肺、胃阴虚的药物是

    A. 北沙参　　　　　B. 百合

    C. 石斛　　　　　　D. 墨旱莲

    E. 女贞子

12. 具有清心安神功效的药物是

    A. 玉竹　　　　　　B. 北沙参

    C. 人参　　　　　　D. 酸枣仁

    E. 麦冬

13. 能补肾阳，润肠通便的药物是

    A. 肉苁蓉　　　　　B. 鹿茸

    C. 锁阳　　　　　　D. 淫羊藿

    E. 巴戟天

14. 牡蛎和鳖甲都具有的功效是

    A. 益肾健骨　　　　B. 养血补心

    C. 益胃生津　　　　D. 软坚散结

    E. 固经止血

15. 能补肝肾、明目的药物是

    A. 墨旱莲　　　　　B. 菟丝子

    C. 龟甲　　　　　　D. 鳖甲

    E. 麦冬

【A2 型题】

16. 患者，男，67 岁。易感冒，疲倦乏力，动则汗出。治疗应首选的药物是

    A. 人参　　　　　　B. 党参

    C. 西洋参　　　　　D. 黄芪

    E. 太子参

【B1 型题】

（17～18 题共用备选答案）

    A. 补血调经，活血止痛

    B. 补血养阴，填精益髓

    C. 补血敛阴，柔肝止痛

    D. 补血滋阴，润肺，止血

    E. 补血益精

17. 当归具有的功效是

18. 阿胶具有的功效是

（19～20 题共用备选答案）

    A. 养阴清肺，益胃生津

    B. 益胃生津，滋阴清热

    C. 养阴生津，润肺清心

    D. 补肝肾，明目

    E. 滋阴潜阳，软坚散结

19. 麦冬的功效是

20. 北沙参的功效是

第二十三单元　收涩药

【A1 型题】

1. 治疗久泻不止，并见脘腹胀痛、恶心呕吐者，应选用

A. 广藿香　　　　B. 乌梅

C. 白豆蔻　　　　D. 白术

E. 肉豆蔻

2. 蛔厥腹痛，呕吐，宜选用

A. 肉豆蔻　　　　B. 诃子

C. 五味子　　　　D. 乌梅

E. 山茱萸

3. 久咳，失音，宜选用

A. 芡实　　　　　B. 莲子

C. 五倍子　　　　D. 诃子

E. 金樱子

4. 能益气、补肾宁心的药物是

A. 芡实　　　　　B. 莲子

C. 五味子　　　　D. 诃子

E. 金樱子

【B1 型题】

(5～6 题共用备选答案)

A. 固表止汗　　　B. 益气止汗

C. 收敛固涩　　　D. 益气生津

E. 补肾宁心

5. 麻黄根的功效是

6. 浮小麦的功效是

第二十四单元　攻毒杀虫止痒药

【A1 型题】

1. 外用燥湿杀虫止痒，内服温肾壮阳、祛寒燥湿的药物是

A. 蛇床子　　　　B. 白矾

C. 蟾酥　　　　　D. 蜂房

E. 雄黄

2. 用于治疗肠道寄生虫的药物是

A. 雄黄　　　　　B. 硫黄

C. 蟾酥　　　　　D. 蛇床子

E. 蜂房

【B1 型题】

(3～4 题共用备选答案)

A. 燥湿祛风，杀虫止痒

B. 攻毒杀虫，祛风止痛

C. 杀虫止痒，祛风止痛

D. 燥湿祛痰，截疟

E. 开窍醒神，补火助阳

3. 蛇床子的功效是

4. 蜂房的功效是

第二十五单元　拔毒化腐生肌药

【A1 型题】

1. 长于拔毒去腐的药物是

A. 炉甘石　　　　B. 煅石膏

C. 硼砂　　　　　D. 煅龙骨

E. 升药

2. 外用治疗目赤翳障的药物是

A. 砒石　　　　　B. 炉甘石

C. 硼砂　　　　　D. 煅龙骨

E. 升药

【B1 型题】

(3～4 题共用备选答案)

A. 外用攻毒杀虫，内服祛痰平喘

B. 外用清热解毒，内服清肺化痰

C. 明目退翳，收湿敛疮

D. 外用攻毒杀虫，内服和胃健脾

E. 外用清热解毒，内服和胃健脾

3. 砒石的功效是

4. 硼砂的功效是

第四章 方剂学

第一单元 总 论

【A1 型题】

1. 下列各项中，不属于"八法"的是
   A. 汗   B. 和
   C. 下   D. 吐
   E. 敛

2. 下列各项中不属于消法的是
   A. 行气活血   B. 消食导滞
   C. 化痰利水   D. 清热泻火
   E. 驱虫

3. 下列各项中，属于"反佐"范畴的是
   A. 寒因寒用   B. 寒者热之
   C. 热者寒之   D. 寒药热服
   E. 热因热用

【B1 型题】

(4~5 题共用备选答案)
   A. 药味加减变化
   B. 药量增减变化
   C. 剂型更换的变化
   D. 药味加减与药量增减的联合运用
   E. 药味加减与剂型更换的联合运用

4. 由四逆汤化裁为通脉四逆汤属于

5. 由逍遥散化裁为黑逍遥散属于

第二单元 解 表 剂

【A1 型题】

1. 主治"外感风寒湿邪，内有蕴热证"的方剂是
   A. 麻黄汤   B. 桂枝汤
   C. 九味羌活汤   D. 小青龙汤
   E. 止嗽散

2. 具有"辛凉透表，清热解毒"功效的方剂是
   A. 银翘散   B. 桑菊饮
   C. 葛根汤   D. 小青龙汤
   E. 大青龙汤

3. 止嗽散的组成不包括
   A. 紫菀   B. 白前
   C. 苦杏仁   D. 荆芥
   E. 陈皮

4. 银翘散中具有疏散风热，清利头目，且可解毒利咽的药组是
   A. 薄荷、牛蒡子   B. 荆芥穗、淡豆豉
   C. 芦根、竹叶   D. 芦根、生甘草
   E. 金银花、连翘

5. 具有辛凉疏表，清肺平喘功效的方剂是
   A. 麻黄杏仁甘草石膏汤
   B. 桑菊饮
   C. 银翘散
   D. 麻黄汤
   E. 桂枝汤

6. 主治病机为气虚外感风寒湿邪，宜选的方剂是
   A. 参苏饮   B. 再造散
   C. 败毒散   D. 荆防败毒散
   E. 葱白七味饮

7. 止嗽散的功效是
   A. 宣肺解表，止咳平喘
   B. 宣肺利气，疏风止咳
   C. 宣肺化痰，止嗽定喘
   D. 疏风清热，止咳化痰
   E. 宣降肺气，化痰止嗽

8. 桂枝汤原方服法要求"服已须臾，啜热稀粥一升余"其意义在于
   A. 护中以防伤胃   B. 助汗以祛外邪
   C. 防止过汗伤阴   D. 防止过汗伤阳
   E. 既防伤阴又防伤阳

9. 小青龙汤中配伍干姜、细辛的意义在于
   A. 温肺散寒   B. 温肺化饮
   C. 散寒解表   D. 温脾散寒
   E. 散寒止痛

【A2 型题】

10. 症见身热不解，咳逆气急，甚则鼻煽，口渴，无汗，舌苔薄，脉浮而数。治当首选
   A. 桑菊饮   B. 麻黄杏仁甘草石膏汤
   C. 定喘汤   D. 麻黄汤
   E. 桑杏汤

11. 症见恶寒发热，头痛无汗，肢体酸楚疼痛，口苦微渴，舌苔白或微黄，脉浮，治宜选用
   A. 九味羌活汤   B. 麻黄汤
   C. 桂枝汤   D. 参苏饮
   E. 小青龙汤

12. 症见恶寒发热，头痛身痛，无汗而喘，舌苔薄白，脉浮紧，治宜选用
   A. 桂枝汤   B. 小青龙汤
   C. 银翘散   D. 大青龙汤
   E. 麻黄汤

【B1 型题】

(13~14 题共用备选答案)
   A. 荆芥、淡豆豉   B. 连翘、金银花

C. 竹叶、牛蒡子　　　D. 芦根、薄荷

E. 苦杏仁、桔梗

13. 银翘散中臣药是

14. 桑菊饮中臣药是

(15～16 题共用备选答案)

A. 麻黄、桂枝　　　B. 麻黄、苦杏仁

C. 桂枝、甘草　　　D. 桂枝、芍药

E. 麻黄、甘草

15. 麻黄汤中宣降肺气的常用组合是

16. 桂枝汤中调和营卫的常用组合是

(17～20 题共用备选答案)

A. 败毒散　　　B. 参苏饮

C. 止嗽散　　　D. 桑菊饮

E. 银翘散

17. 具有散寒祛湿，益气解表功效的方剂是

18. 具有理气化痰，益气解表功效的方剂是

19. 具有辛凉透表，清热解毒功效的方剂是

20. 具有疏风清热，宣肺止咳功效的方剂是

第三单元　泻下剂

【A1 型题】

1. 大承气汤的功效是

A. 润肠通便　　　B. 泻热逐水

C. 峻下热结　　　D. 温脾补肾

E. 攻逐水饮

2. 下列选项中，不属于十枣汤用法的是

A. 三味等分为散末，强人服一钱匕，羸人服半钱

B. 宜清晨空腹，以肥大枣十枚煎汤送服

C. 每日 1 次，可长期服用

D. 若下利后，病不除，明日更服，加半钱

E. 得快下利后，宜糜粥自养

3. 下列不属于济川煎组成的药物是

A. 肉苁蓉　　　B. 麻子仁

C. 当归　　　D. 牛膝

E. 升麻

4. 用于治疗阳明腑实、气血不足证的方剂是

A. 大承气汤　　　B. 黄龙汤

C. 温脾汤　　　D. 麻子仁丸

E. 济川煎

5. 大陷胸汤的组成药物是

A. 芒硝、大黄、栀子

B. 厚朴、芒硝、大黄

C. 芫花、大黄、甘遂

D. 当归、芒硝、厚朴

E. 甘遂、大黄、芒硝

【A2 型题】

6. 症见心下痛，按之硬；或从心下至少腹硬满痛，拒按，大便秘结，日晡潮热或短气烦躁，心中懊恼，苔黄腻，脉沉紧有力，治宜选用

A. 大承气汤　　　B. 小承气汤

C. 大陷胸汤　　　D. 温脾汤

E. 十枣汤

【B1 型题】

(7～9 题共用备选答案)

A. 便秘，阳明腑实证

B. 便秘，胃热脾约证

C. 便秘，阳虚冷积证

D. 便秘，津枯肠燥证

E. 便秘，肾虚精亏证

7. 麻子仁丸主治

8. 温脾汤主治

9. 济川煎主治

第四单元　和解剂

【A1 型题】

1. 蒿芩清胆汤的主治病证是

A. 伤寒少阳证　　　B. 黄疸见少阳证

C. 热入血室证　　　D. 疟疾见少阳证

E. 少阳湿热痰浊证

2. 药物组成中没有半夏、黄芩的方剂是

A. 蒿芩清胆汤　　　B. 大柴胡汤

C. 痛泻要方　　　D. 半夏泻心汤

E. 小柴胡汤

3. 四逆散的组成药物除芍药、甘草外，还有

A. 柴胡、当归　　　B. 柴胡、枳实

C. 柴胡、陈皮　　　D. 当归、枳实

E. 当归、陈皮

4. 下列方剂中，既是疏肝健脾的代表方，又是妇科调经的常用方的是

A. 小柴胡汤　　　B. 大柴胡汤

C. 逍遥散　　　D. 参苓白术散

E. 柴胡疏肝散

5. 四逆散的功效是

A. 和解少阳，内泻热结

B. 疏肝止痛，清热泻结

C. 透解郁热，疏肝理脾

D. 解肌疏表，清泻里实

E. 疏肝解郁，健脾和营

【A2 型题】

6. 症见肠鸣腹痛，大便泄泻，泻必腹痛，泻后痛缓，舌苔薄白，脉两关不调，左弦而右缓，治宜选用

A. 蒿芩清胆汤　　　B. 小柴胡汤

C. 芍药汤　　　D. 四神丸

E. 痛泻要方

【B1 型题】

(7～8 题共用备选答案)

A. 青蒿鳖甲汤　　　B. 茵陈蒿汤

C. 半夏泻心汤　　　D. 四逆散

E. 蒿芩清胆汤

7. 功效为清胆利湿，和胃化痰的方剂是

8. 功效为寒热平调，消痞散结的方剂是

（9～10 题共用备选答案）

A. 四逆散　　　　　B. 柴胡疏肝散

C. 逍遥散　　　　　D. 一贯煎

E. 痛泻要方

9. 两胁作痛，头痛目眩，月经不调，乳房作胀，神疲食少，脉弦而虚者。治宜选用

10. 胁肋胀闷，脘腹疼痛，手足不温，脉弦者。治宜选用

（11～12 题共用备选答案）

A. 和解少阳，内泻热结

B. 和解少阳

C. 补气养血，和解少阳

D. 透邪解郁，疏肝利胆

E. 寒热平调

11. 小柴胡汤的功效是

12. 大柴胡汤的功效是

第五单元　清热剂

【A1 型题】

1. 清营汤主治身热的特点是

A. 午后身热　　　　B. 身热夜甚

C. 身热烦扰　　　　D. 入暮发热

E. 夜热早凉

2. 葛根黄芩黄连汤的功效是

A. 清热燥湿，调和气血

B. 清胃凉血

C. 解表化湿，理气和中

D. 宣畅气机，清利湿热

E. 解表清里

3. 下列方剂组成中有肉桂的是

A. 乌梅丸　　　　　B. 桂枝汤

C. 猪苓汤　　　　　D. 麻黄汤

E. 芍药汤

4. 下列各项中，不属于竹叶石膏汤组成药物的是

A. 人参、粳米　　　B. 石膏、麦冬

C. 知母、生地黄　　D. 甘草、半夏

E. 竹叶、麦冬

5. 龙胆泻肝汤和蒿芩清胆汤均含有的药物是

A. 半夏　　　　　　B. 木通

C. 黄芩　　　　　　D. 栀子

E. 泽泻

6. 组成中含有生地黄、玄参、麦冬的方剂是

A. 玉女煎　　　　　B. 清营汤

C. 犀角地黄汤　　　D. 竹叶石膏汤

E. 败毒散

7. 立法用药体现"行血则便脓自愈，调气则后重自除"的方剂是

A. 败毒散　　　　　B. 白头翁汤

C. 芍药汤　　　　　D. 黄芩汤

E. 葛根黄芩黄连汤

8. 龙胆泻肝汤中作为引经药的是

A. 龙胆　　　　　　B. 黄芩

C. 生地黄　　　　　D. 柴胡

E. 泽泻

9. 左金丸中黄连与吴茱萸的用量比例是

A. 1∶1　　　　　　B. 3∶1

C. 6∶1　　　　　　D. 1∶6

E. 1∶3

10. 下列药物不属于清胃散的组成药物是

A. 黄芩　　　　　　B. 黄连

C. 升麻　　　　　　D. 生地黄

E. 丹皮

11. 竹叶石膏汤的功效是

A. 清热生津，益气和胃

B. 清热解毒，透热养阴

C. 清心利水养阴

D. 清泻肝火，降逆止呕

E. 清泻肺热，平喘止咳

【A2 型题】

12. 症见心胸烦热，面赤口渴，口舌生疮，小便淋痛，舌红脉数，宜选用

A. 苇茎汤　　　　　B. 泻白散

C. 清营汤　　　　　D. 白虎汤

E. 导赤散

13. 症见大热烦躁，错语不眠，口燥咽干，吐衄，发斑，痈肿疔毒，舌红苔黄，脉数有力，治宜选用

A. 白虎汤　　　　　B. 黄连解毒汤

C. 导赤散　　　　　D. 凉膈散

E. 龙胆泻肝汤

【B1 型题】

（14～15 题共用备选答案）

A. 芍药汤　　　　　B. 白头翁汤

C. 败毒散　　　　　D. 黄连解毒汤

E. 犀角地黄汤

14. 以清热解毒，凉血止痢为主要功效的方剂是

15. 以清热燥湿，调和气血为主要功效的方剂是

（16～17 题共用备选答案）

A. 玉女煎　　　　　B. 芍药汤

C. 龙胆泻肝汤　　　D. 清胃散

E. 凉膈散

16. 牙痛龈肿，口气热臭，舌红苔黄，脉滑数者，治宜选用

17. 齿松牙衄，烦热干渴，舌红苔黄而干者，治宜选用

（18～20 题共用备选答案）

A. 白虎汤　　　　　B. 清营汤

C. 犀角地黄汤　　　D. 黄连解毒汤

E. 凉膈散

18. 主治气分热盛证的方剂是
19. 主治热入营分证的方剂是
20. 主治热入血分证的方剂是

第六单元　祛暑剂

【A1 型题】

1. 六一散的功用是
　　A. 清暑通络　　　　　B. 清暑益气
　　C. 解暑除烦　　　　　D. 清暑利湿
　　E. 祛暑清热

2. 下列不属于清暑益气汤药物组成的是
　　A. 石斛、麦冬　　　　B. 黄连、竹叶
　　C. 荷梗、知母　　　　D. 黄芩、薄荷
　　E. 甘草、粳米

【A2 型题】

3. 患者恶寒发热，无汗头痛，身重困倦，胸闷泛恶，腹痛吐泻，苔白腻，脉浮，治宜选用
　　A. 清暑益气汤　　　　B. 生脉散
　　C. 白虎汤　　　　　　D. 六一散
　　E. 香薷散

【B1 型题】

（4 ~ 5 题共用备选答案）
　　A. 散寒解表，化湿和中
　　B. 解表散寒，理气和中
　　C. 祛暑解表，化湿和中
　　D. 祛湿化浊，理气宽中
　　E. 清暑益气，养阴生津

4. 香薷散的功用是
5. 清暑益气汤的功用是

第七单元　温里剂

【A1 型题】

1. 小建中汤中倍用芍药的用意是
　　A. 调和营卫
　　B. 酸肝益阴，缓急止痛
　　C. 温中补虚，和里缓急
　　D. 凉血散瘀
　　E. 平肝止痛

2. 暖肝煎中的君药是
　　A. 熟地黄、麻黄　　　B. 白芥子、肉桂
　　C. 鹿角胶、炮姜　　　D. 肉桂、小茴香
　　E. 白芥子、炮姜

3. 理中丸的组成药物中不含有的是
　　A. 附子　　　　　　　B. 干姜
　　C. 人参　　　　　　　D. 白术
　　E. 炙甘草

4. 四逆汤与当归四逆汤中均含有的药物是
　　A. 当归　　　　　　　B. 附子

　　C. 桂枝　　　　　　　D. 干姜
　　E. 炙甘草

5. 当归四逆汤中通草的作用是
　　A. 通经脉，畅血行　　B. 利水渗湿
　　C. 活血利水　　　　　D. 温经散寒
　　E. 散寒通络

6. 不适宜用吴茱萸汤治疗的病证是
　　A. 胃中虚冷，食谷欲呕
　　B. 肝寒上逆，头痛干呕
　　C. 肾阳不足，寒气内甚，呕吐、手足逆冷
　　D. 肝寒犯胃，脘腹冷痛、呕吐酸水
　　E. 脾胃阳虚，阴寒上乘，症见胸满而痛

【A2 型题】

7. 症见四肢厥逆，恶寒倦卧，腹痛下利，舌淡苔白，脉微，治宜选用
　　A. 四逆汤　　　　　　B. 四逆散
　　C. 当归四逆汤　　　　D. 吴茱萸汤
　　E. 理中丸

8. 脘腹剧痛，连及心胸，腹中寒，上冲皮起，出见有头足，痛不可触，呕不能食，舌苔白滑，脉沉弦紧，甚则肢厥脉伏，治宜选用
　　A. 小建中汤　　　　　B. 大建中汤
　　C. 理中丸　　　　　　D. 四逆汤
　　E. 阳和汤

【B1 型题】

（9 ~ 10 题共用备选答案）
　　A. 肝脾　　　　　　　B. 肝胃
　　C. 脾胃　　　　　　　D. 肝肾
　　E. 脾肾

9. 吴茱萸汤主证病机涉及的主要脏腑是
10. 理中丸主证病机涉及的主要脏腑是

（11 ~ 12 题共用备选答案）
　　A. 四逆汤　　　　　　B. 四逆散
　　C. 阳和汤　　　　　　D. 理中丸
　　E. 当归四逆汤

11. 方中当归与桂枝配伍以养血温经的方剂是
12. 方中附子与干姜配伍以逐寒回阳的方剂是

第八单元　表里双解剂

【A1 型题】

1. 葛根黄芩黄连汤的适应证是
　　A. 脾虚泄泻　　　　　B. 湿热血痢
　　C. 暑湿吐泄　　　　　D. 热毒血痢
　　E. 协热下利

2. 大柴胡汤的功效是
　　A. 疏肝和胃，和解少阳
　　B. 和解少阳，内泻热结
　　C. 和解少阳，清热化湿
　　D. 调和肠胃，泻下热结

E. 疏肝理气，和胃降逆

【A2 型题】

3. 患者憎寒壮热无汗，头目昏眩，目赤睛痛，口苦舌干，咽喉不利，便秘溲赤，舌苔黄腻，脉数有力，疮疡肿毒，肠风痔漏，治宜选用

   A. 大柴胡汤

   B. 葛根黄芩黄连汤

   C. 防风通圣散

   D. 白虎汤

   E. 小柴胡汤

【B1 型题】

(4～5 题共用备选答案)

   A. 清泻肺火

   B. 清热泻火

   C. 和解清热，以除少阳之邪

   D. 清热燥湿，厚肠止利

   E. 清泄胆热

4. 大柴胡汤配伍黄芩的意义是

5. 葛根黄芩黄连汤配伍黄芩的意义是

第九单元　补益剂

【A1 型题】

1. 当归补血汤主治症候中可见

   A. 寒热往来　　　　B. 夜热早凉

   C. 身热不扬　　　　D. 憎寒壮热

   E. 肌热面赤

2. 补中益气汤用量最大的药物是

   A. 人参　　　　　　B. 升麻

   C. 甘草　　　　　　D. 黄芪

   E. 白术

3. 体现"少火生气"之义的方剂是

   A. 左归丸　　　　　B. 六味地黄丸

   C. 右归丸　　　　　D. 肾气丸

   E. 地黄饮子

4. 下列不属于归脾汤组成药物的是

   A. 白术　　　　　　B. 远志

   C. 当归　　　　　　D. 木香

   E. 山药

5. 补中益气汤和参苓白术散中均有的药物是

   A. 茯苓、桔梗　　　B. 当归、陈皮

   C. 黄芪、甘草　　　D. 白术、人参

   E. 山药、升麻

6. 用于治疗营血虚滞证的方剂是

   A. 八珍汤　　　　　B. 四物汤

   C. 四君子汤　　　　D. 当归补血汤

   E. 炙甘草汤

7. 归脾汤的功效是

   A. 益气补血，健脾养心

   B. 滋阴益气，宁心安神

   C. 补气健脾，渗湿止泻

   D. 滋阴补肾，填精益髓

   E. 疏肝解郁，调经止血

8. 玉屏风散的主治证候是

   A. 阴虚盗汗　　　　B. 肾虚遗精

   C. 表虚自汗　　　　D. 脾虚湿盛

   E. 气血两虚

【A2 型题】

9. 饮食不化，胸脘痞闷，肠鸣泄泻，四肢乏力，形体消瘦，面色萎黄，治宜选用

   A. 四君子汤　　　　B. 生脉散

   C. 补中益气汤　　　D. 归脾汤

   E. 参苓白术散

10. 胸脘胁痛，吞酸吐苦，口咽干燥，舌红少苔，治宜选用

   A. 一贯煎　　　　　B. 六味地黄丸

   C. 左归丸　　　　　D. 大补阴丸

   E. 地黄饮子

【B1 型题】

(11～12 题共用备选答案)

   A. 炮附子 山茱萸　B. 炮附子 肉桂

   C. 枸杞子 菟丝子　D. 山茱萸 牛膝

   E. 鹿角胶 龟板胶

11. 肾气丸和地黄饮子两方中均有的药物是

12. 左归丸和右归丸两方中均有的药物是

(13～14 题共用备选答案)

   A. 滋水涵木　　　　B. 扶土抑木

   C. 培土生金　　　　D. 清金制木

   E. 补火生土

13. 一贯煎和六味地黄丸两方的治病机制均涉及

14. 一贯煎和痛泻要方两方的治病机制均涉及

(15～16 题共用备选答案)

   A. 参苓白术散　　　B. 归脾汤

   C. 生脉散　　　　　D. 炙甘草汤

   E. 玉屏风散

15. 脾虚夹湿便溏泄泻者可以选用的方剂是

16. 气虚自汗易感风邪者可以选用的方剂是

(17～18 题共用备选答案)

   A. 地黄饮子　　　　B. 八珍汤

   C. 炙甘草汤　　　　D. 当归补血汤

   E. 四物汤

17. 具有益气补血功效的方剂是

18. 具有滋肾阴，补肾阳功效的方剂是

(19～20 题共用备选答案)

   A. 当归、川芎　　　B. 黄芪、当归

   C. 当归　　　　　　D. 黄芪

E. 茯苓、黄芪

19. 四物汤和当归补血汤共有的中药是

20. 归脾汤和当归补血汤共有的中药是

第十单元 固涩剂

【A1 型题】

1. 玉屏风散和牡蛎散相同的功用是

    A. 固表   B. 涩肠

    C. 止遗   D. 固冲

    E. 补肾

2. 桑螵蛸散中具有补肾固精、止遗作用的药物是

    A. 龙骨   B. 龟板

    C. 远志   D. 桑螵蛸

    E. 菖蒲

3. 具有滋阴清热、固经止血之功的方剂是

    A. 桑螵蛸散   B. 易黄汤

    C. 六味地黄丸   D. 固经丸

    E. 固冲汤

4. 下列不是牡蛎散药物组成的是

    A. 牡蛎   B. 麻黄根

    C. 浮小麦   D. 龙骨

    E. 黄芪

5. 固冲汤中作为君药的药物是

    A. 山萸肉   B. 黄芪

    C. 牡蛎   D. 白术

    E. 五倍子

6. 体现"补火生土"治法的方剂是

    A. 百合固金汤   B. 一贯煎

    C. 四神丸   D. 真武汤

    E. 麦门冬汤

【A2 型题】

7. 症见带下色黄，其气腥秽，舌红，宜选用

    A. 易黄汤   B. 小建中汤

    C. 固冲汤   D. 固经丸

    E. 参苓白术散

【B1 型题】

（8～9 题共用备选答案）

    A. 止嗽散   B. 九仙散

    C. 固经丸   D. 一贯煎

    E. 右归丸

8. 功能敛肺止咳的方剂是

9. 功能滋阴清热，固经止血的方剂是

（10～11 题共用备选答案）

    A. 温经散寒   B. 温肾暖脾

    C. 温肾纳气   D. 温脾暖胃

    E. 温肾暖肝

10. 肉桂在真人养脏汤中的作用是

11. 吴茱萸在四神丸中的作用是

第十一单元 安神剂

【A1 型题】

1. 下列不是天王补心丹的主治症候的是

    A. 虚烦少寐   B. 心悸神疲

    C. 精神恍惚   D. 梦遗健忘

    E. 口舌生疮

2. 方中同用酸枣仁、柏子仁、五味子的方剂是

    A. 酸枣仁汤   B. 归脾汤

    C. 五仁丸   D. 三仁汤

    E. 天王补心丹

3. 具有养血安神、清热除烦作用的方剂是

    A. 朱砂安神丸   B. 归脾汤

    C. 酸枣仁汤   D. 天王补心丹

    E. 逍遥丸

【B1 型题】

（4～5 题共用备选答案）

    A. 天王补心丹   B. 酸枣仁汤

    C. 归脾汤   D. 甘麦大枣汤

    E. 朱砂安神丸

4. 由于心火亢盛、阴血不足而致失眠多梦、惊悸怔忡、心神烦乱者，治宜选用

5. 由于心肝血虚、虚热内扰而致虚烦失眠、眩晕心悸者，治宜选用

第十二单元 开窍剂

【A1 型题】

1. 下列不宜用开窍剂的是

    A. 中风而见神昏谵语者

    B. 气郁而见神昏谵语者

    C. 痰厥而见神昏谵语者

    D. 阳明腑实证而见神昏谵语者

    E. 中暑而见神昏谵语者

【A2 型题】

2. 高热烦躁，神昏谵语，舌质红绛，脉数有力，小儿惊厥，中风昏迷，治宜选用

    A. 安宫牛黄丸   B. 至宝丹

    C. 紫雪   D. 苏合香丸

    E. 朱砂安神丸

【B1 型题】

（3～5 题共用备选答案）

    A. 清热解毒，开窍醒神

    B. 清热开窍，息风止痉

    C. 温通开窍，行气止痛

    D. 清热解毒，化浊开窍

    E. 辟秽解毒，化痰开窍

3. 紫雪的作用是

4. 至宝丹的作用是

5. 苏合香丸的作用是

第十三单元　理 气 剂

【A1 型题】

1. 越鞠丸的组成不包括
- A. 苍术
- B. 香附
- C. 川芎
- D. 栀子
- E. 菊花

2. 不属于天台乌药散主治病证的是
- A. 小肠疝气
- B. 少腹痛引睾丸
- C. 睾丸偏坠肿胀
- D. 咳喘痰多
- E. 苔白脉弦

3. 苏子降气汤的组成药物中不含
- A. 半夏
- B. 香附
- C. 厚朴
- D. 当归
- E. 肉桂

4. 定喘汤的组成药物中不含
- A. 桑叶、生石膏
- B. 黄芩、桑白皮
- C. 紫苏子、款冬花
- D. 甘草、炒白果
- E. 苦杏仁、法半夏

5. 病机特点为"上实下虚"之咳喘证应选用的方剂是
- A. 定喘汤
- B. 止嗽散
- C. 苏子降气汤
- D. 麻黄汤
- E. 香苏饮

6. 旋覆代赭汤的主治证候是
- A. 胃虚痰阻气逆证
- B. 上实下虚咳喘证
- C. 痰饮呕吐证
- D. 胃热呃逆证
- E. 肝经寒凝气滞证

【A2 型题】

7. 患者，男，45 岁。自觉咽中如有物阻，咯吐不出，吞咽不下，胸膈满闷，苔白润，脉弦滑或弦缓，治宜选用
- A. 越鞠丸
- B. 天台乌药散
- C. 厚朴温中汤
- D. 半夏厚朴汤
- E. 暖肝煎

8. 患者，女，50 岁。胁肋疼痛，胸闷喜太息，情志抑郁易怒，或嗳气，脘腹胀满，脉弦，治宜选用
- A. 柴胡疏肝散
- B. 瓜蒌薤白白酒汤
- C. 苏子降气汤
- D. 越鞠丸
- E. 暖肝煎

【B1 型题】

(9 ~ 10 题共用备选答案)
- A. 疏肝泻热，活血止痛
- B. 行气疏肝，散寒止痛
- C. 温补肝肾，行气止痛
- D. 行气止痛，软坚散结
- E. 行气除满，温中燥湿

9. 天台乌药散的作用是

10. 厚朴温中汤的作用是

(11 ~ 12 题共用备选答案)
- A. 橘皮竹茹汤
- B. 旋覆代赭汤
- C. 半夏泻心汤
- D. 柴胡疏肝散
- E. 蒿芩清胆汤

11. 肝气郁滞，胁肋疼痛，治宜选用

12. 胃虚痰阻，气逆不降而脘痞嗳气者，宜选用

第十四单元　理 血 剂

【A1 型题】

1. 主治胸中血瘀证的方剂是
- A. 桃核承气汤
- B. 血府逐瘀汤
- C. 膈下逐瘀汤
- D. 少腹逐瘀汤
- E. 复元活血汤

2. 补阳还五汤重用黄芪的用意在于
- A. 补气利水
- B. 补气行血
- C. 补气生血
- D. 补气升阳
- E. 补气固表

3. 生化汤的组成药物中不含
- A. 桂枝
- B. 川芎
- C. 桃仁
- D. 当归
- E. 炙甘草

4. 复元活血汤的功效是
- A. 活血祛瘀，疏肝通络
- B. 益气健脾，养血止血
- C. 养阴清热，凉血止血
- D. 清肠止血，养阴清热
- E. 养血止血，养肠祛风

5. 桂枝茯苓丸适用于
- A. 脾阳不振，聚湿成饮，咳痰稀白，胸膈不快者
- B. 中阳不足，饮停心下，胸胁支满，心悸目眩者
- C. 脾失健运，痰停中脘，流溢四肢，臂痛肢肿者
- D. 下焦虚寒，小便白浊，频数无度，凝如膏糊者
- E. 妊娠下血，血色紫暗，腹痛拒按，胎动不安者

6. 血府逐瘀汤中的组成药物除桃红四物汤和甘草外，其余的是
- A. 官桂、干姜、蒲黄、五灵脂
- B. 乌药、香附、枳壳、延胡索
- C. 柴胡、桔梗、枳壳、牛膝
- D. 香附、牛膝、没药、五灵脂
- E. 麝香、没药、葱白、生姜

7. 补阳还五汤的组成药物中含有
- A. 当归、蒲黄
- B. 生地黄、滑石
- C. 赤芍、红花
- D. 大黄、车前子
- E. 栀子、淡竹叶

8. 适用于跌打损伤，瘀血阻滞证的方剂是
- A. 血府逐瘀汤
- B. 桃核承气汤
- C. 复元活血汤
- D. 小蓟饮子
- E. 补阳还五汤

【A2 型题】

9. 症见半身不遂，口眼歪斜，语言謇涩，口角流涎，遗尿不禁，小便频数，舌暗淡，苔白，脉缓，治宜选用

A. 柴胡疏肝散　　　B. 补阳还五汤
C. 桃核承气汤　　　D. 越鞠丸
E. 川芎茶调散

10. 患者，女，45岁。大便下血，先便后血，血色暗淡，四肢不温，面色萎黄，舌淡苔白，脉沉细无力，治宜选用
A. 咳血方　　　　　B. 温经汤
C. 生化汤　　　　　D. 黄土汤
E. 槐花散

【B1 型题】

(11～12 题共用备选答案)
A. 生姜　　　　　　B. 煨姜
C. 干姜　　　　　　D. 炮姜
E. 生姜皮

11. 生化汤的组成药物中含有
12. 温经汤的组成药物中含有

(13～14 题共用备选答案)
A. 十灰散　　　　　B. 黄土汤
C. 止嗽散　　　　　D. 咳血方
E. 小蓟饮子

13. 治疗肝火犯肺所致之咳痰带血，宜选用
14. 治疗下焦瘀热所致之血淋尿血，宜选用

(15～18 题共用备选答案)
A. 清肝宁肺，凉血止血
B. 利尿通淋，凉血止血
C. 清肠止血，疏风行气
D. 凉血止血，化瘀止痛
E. 温阳健脾，养血止血

15. 咳血方的功效是
16. 槐花散的功效是
17. 小蓟饮子的功效是
18. 黄土汤的功效是

第十五单元　治风剂

【A1 型题】

1. 川芎茶调散中长于治疗少阳经、厥阴经头痛的药物是
A. 细辛　　　　　　B. 荆芥
C. 川芎　　　　　　D. 白芷
E. 羌活

2. 适用于治疗风邪初中经络所致的口眼歪斜、舌强不能语的方剂是
A. 川芎茶调散　　　B. 大秦艽汤
C. 小活络丹　　　　D. 消风散
E. 羚角钩藤汤

3. 镇肝熄风汤中滋阴清热，合龟板、白芍滋水以涵木的药物是
A. 牛膝、川楝子　　B. 茵陈
C. 龙骨、牡蛎　　　D. 代赭石
E. 玄参、天冬

4. 羚角钩藤汤中君药为

A. 羚角片　　　　　B. 羚角片、钩藤
C. 钩藤　　　　　　D. 钩藤、菊花
E. 生白芍

5. 组成中同时含有川乌、草乌两药的方剂是
A. 川芎茶调散　　　B. 羚角钩藤汤
C. 牵正散　　　　　D. 小活络丹
E. 消风散

【A2 型题】

6. 手足瘛疭，形消神倦，舌绛少苔，脉气虚弱，时时欲脱，治宜选用
A. 大定风珠　　　　B. 天麻钩藤饮
C. 镇肝熄风汤　　　D. 羚角钩藤汤
E. 大秦艽汤

【B1 型题】

(7～8 题共用备选答案)
A. 荆芥、防风、牛蒡子
B. 荆芥、白芷、牛蒡子
C. 荆芥、薄荷、秦艽
D. 荆芥、白芷、羌活
E. 防风、薄荷、升麻

7. 消风散的组成药物中含有
8. 川芎茶调散的组成药物中含有

(9～10 题共用备选答案)
A. 阴虚风动证　　　B. 热极动风证
C. 血虚生风证　　　D. 风痰眩晕证
E. 痰厥头痛证

9. 羚角钩藤汤主治
10. 大定风珠主治

第十六单元　治燥剂

【A1 型题】

1. 下列各项中，属于清燥救肺汤组成药物的是
A. 半夏、生姜　　　B. 橘皮、前胡
C. 人参、阿胶　　　D. 枳壳、桔梗
E. 茯苓、大枣

2. 以益气滋阴，固肾止渴为主要功用的方剂是
A. 百合固金汤　　　B. 生脉散
C. 清燥救肺汤　　　D. 麦门冬汤
E. 玉液汤

3. 麦门冬汤的功效是
A. 滋阴润肺，益气补脾
B. 养阴清肺，解毒利咽
C. 清养肺胃，降逆下气
D. 滋阴填精，益气壮阳
E. 滋阴益气，固肾止渴

4. 具有滋润肺肾、止咳化痰功效的方剂是
A. 百合固金汤　　　B. 玉液汤
C. 清燥救肺汤　　　D. 归脾汤

E. 四君子汤

【B1 型题】

(5～6 题共用备选答案)

  A. 玉液汤   B. 炙甘草汤

  C. 麦门冬汤   D. 养阴清肺汤

  E. 清燥救肺汤

5. 治疗肺胃阴虚之肺痿，宜用

6. 治疗气阴两亏之肺痿，宜用

(7～9 题共用备选答案)

  A. 杏苏散   B. 清燥救肺汤

  C. 桑杏汤   D. 麦门冬汤

  E. 增液汤

7. 主治外感凉燥证的方剂是

8. 主治温燥伤肺证的方剂是

9. 主治外感温燥证的方剂是

第十七单元 祛湿剂

【A1 型题】

1. 平胃散与藿香正气散共有的药物是

  A. 白术、茯苓、甘草

  B. 陈皮、厚朴、甘草

  C. 厚朴、陈皮、藿香

  D. 苍术、白术、甘草

  E. 苍术、厚朴、甘草

2. 五苓散中的君药是

  A. 茯苓   B. 猪苓

  C. 泽泻   D. 白术

  E. 桂枝

3. 防己黄芪汤主治

  A. 湿热黄疸   B. 风水或风湿

  C. 水热互结证   D. 皮水

  E. 痰饮

4. 三仁汤中有"宣上、畅中、渗下"作用的代表药物是

  A. 苦杏仁、半夏、滑石

  B. 苦杏仁、厚朴、通草

  C. 苦杏仁、白蔻仁、竹叶

  D. 苦杏仁、白蔻仁、薏苡仁

  E. 苦杏仁、半夏、通草

5. 当归拈痛汤的功用是

  A. 清热养阴，和血止痛

  B. 健脾利水，祛风止痛

  C. 散寒除湿，和血止痛

  D. 利湿清热，疏风止痛

  E. 温阳健脾，和血止痛

6. 实脾散的组成药物中含有

  A. 草豆蔻   B. 人参

  C. 干姜   D. 苍术

  E. 大腹皮

7. 主治湿温时疫，邪在气分，湿热并重的方剂是

  A. 甘露消毒丹   B. 藿香正气散

  C. 二妙散   D. 真武汤

  E. 完带汤

【A2 型题】

8. 患者畏寒肢冷，小便不利，四肢沉重疼痛，或头目眩晕，心下悸，浮肿，腹痛下利，舌淡胖有齿痕，苔白滑，脉沉细，治宜选用

  A. 五苓散   B. 苓桂术甘汤

  C. 真武汤   D. 实脾散

  E. 三仁汤

9. 患者带下色白，清晰如涕，倦怠便溏，舌淡苔白，脉缓或濡弱，治宜选用

  A. 独活寄生汤   B. 完带汤

  C. 参苓白术散   D. 二妙散

  E. 真武汤

【B1 型题】

(10～11 题共用备选答案)

  A. 发汗解表

  B. 温阳化气，平冲降逆

  C. 温阳化气，解表散邪

  D. 温心阳，通心脉

  E. 温经通脉

10. 五苓散中桂枝的作用是

11. 苓桂术甘汤中桂枝的作用是

(12～13 题共用备选答案)

  A. 参苓白术散   B. 完带汤

  C. 易黄汤   D. 逍遥散

  E. 固经丸

12. 治疗脾虚肝郁，湿浊下注所致之带下，宜用

13. 治疗肾虚湿热所致之带下，宜用

(14～15 题共用备选答案)

  A. 利水渗湿，温阳化气

  B. 利水渗湿，养阴清热

  C. 清热燥湿，利水行气

  D. 健脾利水，温阳化气

  E. 温阳化饮，健脾利水

14. 五苓散的功效是

15. 猪苓汤的功效是

第十八单元 祛痰剂

【A1 型题】

1. 三子养亲汤的组成是

  A. 紫苏子、莱菔子、白芥子

  B. 五味子、莱菔子、白芥子

  C. 牛蒡子、紫苏子、莱菔子

  D. 决明子、紫苏子、五味子

  E. 枸杞子、紫苏子、莱菔子

2. 半夏白术天麻汤的主治证的病机是

  A. 阳虚阴盛，水饮内停

  B. 实热生痰，上蒙清窍

C. 脾湿生痰，风痰上扰

D. 胆胃不和，痰浊内扰

E. 邪热内陷，痰热结胸

3. 治疗痰壅气逆食滞证，宜选用

A. 小陷胸汤   B. 贝母瓜蒌散

C. 半夏白术天麻汤   D. 二陈汤

E. 三子养亲汤

4. 二陈汤中的"二陈"是指

A. 半夏、橘红   B. 半夏、茯苓

C. 半夏、甘草   D. 橘红、茯苓

E. 橘红、甘草

【A2 型题】

5. 症见胸脘痞闷，按之则痛，咳痰黄稠，舌苔黄腻，脉滑数，治宜选用

A. 清气化痰丸   B. 小陷胸汤

C. 温胆汤   D. 三子养亲汤

E. 半夏白术天麻汤

【B1 型题】

（6～7 题共用备选答案）

A. 燥湿化痰，理气和中

B. 理气化痰，清胆和胃

C. 清热化痰，理气止咳

D. 清热化痰，宽胸散结

E. 化痰息风，健脾祛湿

6. 温胆汤的功用是

7. 清气化痰丸的功用是

第十九单元　消食剂

【A1 型题】

1. 不属于健脾丸组成药物的是

A. 白术、木香   B. 黄连、甘草

C. 神曲、陈皮   D. 半夏、黄芪

E. 人参、茯苓

2. 枳实导滞丸的主治病证是

A. 湿热食积证   B. 痰壅食积证

C. 食积便秘证   D. 寒积便秘证

E. 阳明腑实证

【A2 型题】

3. 症见食少难消，大便溏薄，脘腹痞闷，苔腻微黄，脉象虚弱，治宜选用

A. 健脾丸   B. 归脾汤

C. 四君子汤   D. 保和丸

E. 参苓白术散

【B1 型题】

（4～5 题共用备选答案）

A. 黄连   B. 山药

C. 连翘   D. 肉豆蔻

E. 砂仁

4. 保和丸中含有的药物是

5. 枳实导滞丸中含有的药物是

（6～7 题共用备选答案）

A. 清热散结   B. 消食导滞

C. 下气消食   D. 化滞解酒

E. 消积和胃

6. 保和丸中配伍莱菔子的主要用意是

7. 保和丸中配伍连翘的主要用意是

第二十单元　驱虫剂

【A1 型题】

1. 寒热错杂，正气虚弱的久泻久痢，宜选用

A. 芍药汤   B. 葛根黄芩黄连汤

C. 败毒散   D. 乌梅丸

E. 四神丸

2. 乌梅丸的主治病机是

A. 中焦虚寒，蛔虫上扰

B. 寒热错杂，蛔虫上扰

C. 肝胃热盛，蛔虫上扰

D. 肝肾虚寒，蛔虫上扰

E. 脾肾阳虚，蛔虫上扰

3. 乌梅丸可用于治疗

A. 寒厥   B. 水厥

C. 热厥   D. 痰厥

E. 蛔厥

第二十一单元　治痈疡剂

【A1 型题】

1. 仙方活命饮的君药是

A. 金银花   B. 防风

C. 当归   D. 陈皮

E. 皂角刺

2. 下列不属于阳和汤组成药物的是

A. 熟地黄、麻黄   B. 鹿角胶、白芥子

C. 肉桂、甘草   D. 炮姜、麻黄

E. 生地黄、肉桂

【B1 型题】

（3～6 题共用备选答案）

A. 泻热破瘀，散结消肿

B. 清热解毒，消肿溃坚

C. 清肺化痰，逐瘀排脓

D. 温阳补血，散寒通滞

E. 消肿溃坚，散结通滞

3. 大黄牡丹汤的功效是

4. 仙方活命饮的功效是

5. 苇茎汤的功效是

6. 阳和汤的功效是

中医经典

第五章　内　经

【A1 型题】

1.《素问·上古天真论》中，其知道者，法于
　　A. 五行　　　　　　　B. 寒热
　　C. 阴阳　　　　　　　D. 脏腑
　　E. 正邪

2.《素问·上古天真论》："而尽终其天年"中的"天年"
　指的是
　　A. 年运　　　　　　　B. 天赋之数
　　C. 精气　　　　　　　D. 人的自然寿命
　　E. 自然的生理变化规律

3.《素问·上古天真论》提出的养生原则不包括
　　A. 法于阴阳　　　　　B. 和于术数
　　C. 不妄作劳　　　　　D. 起居有节
　　E. 谨和五味

4. 根据《素问·四气调神大论》理论，在疾病发生之初就
　积极采取措施，防止疾病的发生，这一做法体现了
　　A. 未病先防的思想
　　B. 有病早治的思想
　　C. 顺应四时养生防病的思想
　　D. 善治者治皮毛的思想
　　E. 治病求本的原则

5. 根据《素问·四气调神大论》理论，如果违背了夏季养
　生的原则，到了秋季易患
　　A. 飧泄　　　　　　　B. 疟疾
　　C. 痿厥　　　　　　　D. 痉症
　　E. 血证

6.《素问·四气调神大论》中，若出现肺脏损伤，生飧泄
　病，是因为违背了哪个季节的养生原则
　　A. 秋季　　　　　　　B. 冬季
　　C. 春季　　　　　　　D. 夏季
　　E. 长夏

7.《素问·四气调神大论》云：夫四时阴阳者，万物之根
　本也。所以圣人
　　A. 春夏养阳　　　　　B. 秋冬养阳
　　C. 春夏养阴　　　　　D. 法于阴阳
　　E. 和于术数

8.《素问·四气调神大论》提出"春夏养阳"的养生原则，
　在春夏季节应注重保养的脏器是
　　A. 心肺　　　　　　　B. 心肝
　　C. 脾胃　　　　　　　D. 肺肾

　　E. 肝脾

9.《素问·阴阳应象大论》中"治病必求于本"的"本"
　是指
　　A. 病因　　　　　　　B. 病机
　　C. 病性　　　　　　　D. 阴阳
　　E. 主症

10.《素问·阴阳应象大论》中"飧泄"的含义是
　　A. 腹泻如水　　　　　B. 肠鸣泄泻
　　C. 下利不爽　　　　　D. 下利完谷不化
　　E. 五更泄泻

11.《素问·阴阳应象大论》认为，浊阴之气在上，如不得
　下降，则容易发生
　　A. 濡泻　　　　　　　B. 厥疝
　　C. 䐜胀　　　　　　　D. 飧泄
　　E. 腹满

12.《素问·阴阳应象大论》认为，天地间万物发展变化的
　起源是
　　A. 气　　　　　　　　B. 心
　　C. 阴阳　　　　　　　D. 精
　　E. 神志

13.《素问·阴阳应象大论》说："壮火之气衰，少火之气
　壮"，下列关于"壮火"的描述正确的是
　　A. 过于亢盛的阳气　　B. 微少的阳气
　　C. 生理之火　　　　　D. 实火
　　E. 虚火

14. 根据《素问·阴阳应象大论》理论，"少火"能够
　　A. 食气　　　　　　　B. 生气
　　C. 生津　　　　　　　D. 散气
　　E. 耗津

15.《素问·阴阳应象大论》说："少火生气壮"，其"气"
　指的是
　　A. 阴气　　　　　　　B. 元气
　　C. 阳气　　　　　　　D. 卫气
　　E. 营气

16. 下列关于《素问·阴阳应象大论》中的描述，不正确
　的是
　　A. 按尺寸、观浮沉滑涩而知病所生
　　B. 视喘息、听音声而知所苦
　　C. 审清浊而知部分
　　D. 察色按脉，先分寒热

E. 观权衡规矩而知病所主

17.《素问·阴阳应象大论》中"观权衡规矩，而知病所主"中"权衡规矩"指
A. 疾病阴阳　　B. 四时不同的脉象
C. 疾病表里　　D. 疾病寒热
E. 正气盛衰

18. 根据《素问·阴阳应象大论》理论，病位在上焦者，治宜
A. 涌吐之法　　B. 通便之法
C. 攻泻之法　　D. 发汗之法
E. 抑收法

19.《素问·阴阳应象大论》，中满者
A. 因而越之　　B. 引而竭之
C. 泻之于内　　D. 汗而发之
E. 按而收之

20.《素问·经脉别论》中认为与生病无关的因素是
A. 体力　　B. 饮食
C. 精神　　D. 劳累
E. 疫气

21.《素问·经脉别论》指出"食气入味，浊气归心"，其中"浊气"指
A. 呼吸之气
B. 食物
C. 谷食之气中的浓稠部分
D. 糟粕
E. 胃气

22. 根据《素问·经脉别论》理论，水液进入胃以后分离出精气，上行输送到的脏腑是
A. 肝　　B. 脾
C. 肾　　D. 心
E. 肺

23.《素问·经脉别论》"府精神明，留于四脏"中的"四脏"指的是
A. 心、肺、肝、脾　　B. 心、肺、肝、肾
C. 脾、肺、肝、肾　　D. 心、肺、脾、肾
E. 心、肝、脾、肾

24.《素问·经脉别论》云：食气入胃，散精于
A. 肝　　B. 肺
C. 肾　　D. 心
E. 脾

25.《素问·经脉别论》中关于谷食的生化过程中，原文所述环节不包括
A. 浊气归心，淫精于脉
B. 散精于肝，淫气于筋
C. 肺朝百脉，输精于皮毛
D. 通调水道，下输膀胱
E. 毛脉合精，行气于腑

26.《素问·太阴阳明论》中，"脾病而四肢不用"主要体现是脾主
A. 升清　　B. 统血
C. 运化　　D. 藏血
E. 疏泄

27. 根据《素问·太阴阳明论》理论，主中央的脏腑是
A. 肝　　B. 脾
C. 心　　D. 肾
E. 肺

28. 根据《灵枢·本神》理论，通过反复思考，对事物进行由近及远，由浅入深的推理、预测称为
A. 意　　B. 心
C. 志　　D. 思
E. 虑

29.《灵枢·本神》提出"志"的概念是
A. 心有所忆　　B. 意之所存
C. 因志而存变　　D. 因虑而处物
E. 所以任物

30.《灵枢·本神》中，阴阳两精相结合产生的生命活动叫
A. 魂　　B. 意
C. 神　　D. 魄
E. 精

31.《灵枢·本神》中，魄指的是
A. 人体生命的原始物质
B. 随着神的往来活动而出现的知觉机能
C. 可以支配外来事物
D. 跟精气一起出入而产生的运动机能
E. 阴阳两精相结合产生的生命活动

32. 体现阴阳互根互用关系的是
A. 阴者，藏精而起亟也；阳者，卫外而为固也
B. 阳胜则阴病，阴胜则阳病
C. 阴静阳躁
D. 重阴必阳，重阳必阴
E. 味厚者为阴，薄为阴之阳

33.《素问·举痛论》云：百病生于气也，悲则
A. 气缓　　B. 气消
C. 气结　　D. 气耗
E. 气乱

34.《素问·举痛论》云：百病生于气也，寒则
A. 气收　　B. 气泄
C. 气上　　D. 气乱
E. 气耗

35. 与《素问·举痛论》情志因素所致气病无关的是
A. 气耗　　B. 气缓
C. 气上　　D. 气消
E. 气下

36. 下列关于《素问·举痛论》中情志因素对人体气机影响的叙述，正确的是
A. 怒则气乱　　B. 喜则气耗

C. 惊则气上   D. 思则气消

E. 恐则气下

37.《素问·举痛论》认为"气结"的病因是

A. 劳   B. 惊

C. 思   D. 喜

E. 悲

38.《素问·至真要大论》认为"皆属于肝"的病证为

A. 诸躁狂越

B. 诸痛痒疮

C. 诸风掉眩

D. 诸禁鼓慄，如丧神守

E. 诸暴强直

39.《素问·至真要大论》中"皆属于脾"的原文为

A. 诸逆冲上   B. 诸胀腹大

C. 诸躁狂越   D. 诸气膹郁

E. 诸湿肿满

40.《素问·至真要大论》认为，"诸胀腹大"的病机为

A. 风   B. 热

C. 湿   D. 燥

E. 火

41.《素问·至真要大论》所述"诸热瞀瘛"的病机为

A. 火   B. 热

C. 风   D. 燥

E. 湿

42.《素问·至真要大论》论述的病机中，不属于火的是

A. 诸热瞀瘛

B. 诸禁鼓慄，如丧神守

C. 诸躁狂越

D. 诸呕吐酸，暴注下迫

E. 诸病胕肿，疼酸惊骇

43.《素问·至真要大论》中"通因通用"之法属于

A. 正治   B. 反治

C. 顺治   D. 逆治

E. 同治

44.《灵枢·百病始生》认为"两实相逢"的"两实"是指

A. 自然界的正常气候和人体正气充实

B. 虚邪之风和人体正气虚弱

C. 气候异常和人体正气充实

D. 气候正常和人体正气虚弱

E. 上巨虚穴和下巨虚穴

45.《灵枢·百病始生》："风雨寒热，不得虚，邪不能独伤人"中的"虚"指

A. 下巨虚穴   B. 虚邪贼风

C. 虚火   D. 人体正气虚

E. 上巨虚穴

46. 根据《素问·热论》理论，热病未满三日，病邪在三阳之表的可用治法为

A. 泻下   B. 汗法

C. 补法   D. 吐法

E. 消法

47.《素问·评热病论》认为因虚而感受风邪易损伤的脏腑是

A. 肺   B. 肝

C. 脾   D. 心

E. 肾

48.《素问·评热病论》中关于患有"劳风"者的临床表现，叙述错误的是

A. 头项僵直   B. 视物不清

C. 唾出浊涕   D. 恶风而振寒

E. 面胕

49. 根据《素问·咳论》中"五脏六腑皆令人咳"，但关系最为密切的两脏是

A. 肺、胃   B. 肺、脾

C. 肺、肾   D. 心、肺

E. 脾、胃

50. 根据《素问·咳论》理论，心咳之状是指

A. 咳而呕   B. 咳而遗失

C. 咳则两胁下痛   D. 喉痹

E. 咳则右胁下痛

51. 根据《素问·咳论》理论，咳嗽的成因是

A. 邪客皮毛   B. 邪客于肺

C. 寒饮入胃   D. 内外合邪

E. 脾湿生痰

52. 据《素问·咳论》，关于不同季节对相关脏腑影响的描述，正确的是

A. 乘秋则脾先受邪

B. 乘春则肺先受邪

C. 乘夏则肝先受邪

D. 乘至阴则心先受邪

E. 乘冬则肾先受邪

53. 根据《素问·痹论》理论，"心痹"的症状不包括

A. 脉不通   B. 心下鼓

C. 暴气上而喘   D. 厥气上则恐

E. 夜卧则惊

54. 根据《素问·痹论》云：肠痹者，数饮而出不得

A. 中气喘争   B. 涩于小便

C. 夜卧则惊   D. 发咳呕汁

E. 四肢解堕

55. 根据《素问·痹论》理论，出现浑身肿胀，能坐而不能行的症状，是痹病侵入

A. 心   B. 肺

C. 脾   D. 肾

E. 膀胱

56. 根据《素问·痹论》理论，肝痹的症状包括

A. 烦则心下鼓   B. 中气喘争

C. 暴气上而喘 　　D. 嗌干、善噫

E. 上为引如怀

57. 根据《素问·痿论》所述，合于宗筋的是

A. 冲脉、阳明 　　B. 冲脉、太阳

C. 带脉、少阳 　　D. 带脉、阳明

E. 任脉、阳明

58. 根据《素问·痿论》所述，认为是"五脏六腑"的源泉是

A. 冲脉 　　B. 任脉

C. 督脉 　　D. 太阳经

E. 阳明经

59. 根据《素问·痿论》所述，认为是"能够渗透灌溉分肉腠理"的经脉是

A. 冲脉 　　B. 任脉

C. 督脉 　　D. 太阳经

E. 阳明经

60. 《素问·异法方宜论》所论述，关于东方之域民众生活特征的描述，正确的是

A. 其民陵居而多风

B. 华食而脂肥

C. 食鱼而嗜咸

D. 藏寒生满病

E. 其民皆致理而赤色

61. 《素问·汤液醪醴论》中"去宛陈莝"中的"莝"指

A. 病邪 　　B. 疮疡

C. 瘀血 　　D. 小便

E. 大便

62. 根据《素问·汤液醪醴论》理论，不属于水肿的治疗方法的是

A. 微动四极 　　B. 缪刺其处

C. 开鬼门 　　D. 洁净府

E. 泻之于内

63. 根据《素问·汤液醪醴论》，下列对水肿病形成机制的叙述，不正确的是

A. 从毫毛生 　　B. 五脏阳已竭

C. 津液充郭 　　D. 孤精于内

E. 气耗于外

64. 《素问·标本病传论》理论认为大小不利治其

A. 表 　　B. 本

C. 标 　　D. 后

E. 里

65. 根据《灵枢·决气》理论，属于"气"的功能的是

A. 淖泽注于骨 　　B. 熏肤充身泽毛

C. 骨属屈伸 　　D. 泄泽补益脑髓

E. 皮肤润泽

66. 根据《灵枢·决气》理论，液的作用是

A. 熏肤充身泽毛

B. 宣五谷味

C. 补益脑髓

D. 壅遏营气，令无所避

E. 气血运行的通道

67. 据《灵枢·决气》所述，脉的作用是

A. 熏肤充身泽毛 　　B. 宣五谷味

C. 补益脑髓 　　D. 发泄腠理

E. 壅遏营气，令无所避

68. 根据《灵枢·决气》所述，"目不明"是由于

A. 气脱 　　B. 液脱

C. 津脱 　　D. 血脱

E. 精脱

69. 根据《灵枢·决气》所述，"精脱"的症状是

A. 耳聋

B. 目不明

C. 汗大泄

D. 脑髓消，屈伸不利

E. 色白，夭然不泽

70. 据《灵枢·决气》所述，"液脱"的症状不包括

A. 胫痠 　　B. 色夭

C. 耳数鸣 　　D. 脑髓消

E. 色白，夭然不泽

【B1 型题】

(71 ~ 72 题共用备选答案)

A. 诸痛痒疮

B. 诸病胕肿，疼酸惊骇

C. 诸禁鼓栗，如丧神守

D. 诸病水液，澄彻清冷

E. 诸转反戾，水液浑浊

71. 《素问·至真要大论》认为与热有关的病症是

72. 《素问·至真要大论》认为与寒有关的病症是

(73 ~ 76 题共用备选答案)

A. 咳则腰背相引而痛，甚则咳涎

B. 咳而遗矢

C. 咳而腹满不欲饮食

D. 咳则两胁下痛，甚则不可以转，转则两胁下满

E. 咳而呕，呕甚则长虫出

73. 《素问·咳论》中肾咳，可见症状有

74. 《素问·咳论》中胃咳，可见症状有

75. 《素问·咳论》中肝咳，可见症状有

76. 《素问·咳论》中三焦咳，可见症状有

(77 ~ 78 题共用备选答案)

A. 诸逆冲上

B. 诸呕吐酸，暴注下迫

C. 诸风掉眩

D. 诸病水液，澄澈清冷

E. 诸暴强直

77. 据"病机十九条"内容，"皆属于热"者是

78. 据"病机十九条"内容，"皆属于火"者是

第六章　伤寒论

1. 太阳病的头痛特点是
　　A. 头项强痛　　　　B. 头顶胀痛
　　C. 两侧头痛　　　　D. 后头痛
　　E. 隐痛

2. 不属于太阳中风脉证的是
　　A. 脉缓　　　　　　B. 发热
　　C. 汗出　　　　　　D. 恶风
　　E. 口苦

3. "太阳病，阳浮而阴弱"的治法是
　　A. 辛凉解表
　　B. 解肌祛风，调和营卫
　　C. 解肌祛风，宣通阳气
　　D. 扶阳解表
　　E. 辛温解表，温肺化饮

4. 发热表现为"翕翕发热"的是
　　A. 太阳蓄血证　　　B. 阳明病热证
　　C. 太阳中风证　　　D. 少阳病
　　E. 少阴寒化证

5. 葛根黄芩黄连汤证的主要表现是
　　A. 发热、下利不止，喘而汗出
　　B. 发热恶寒，无汗，下利
　　C. 下利清水，色纯青，心下必痛
　　D. 发热，下利不止，心下痞硬
　　E. 发热，胸胁苦满，腹痛，自下利

6. 麻黄汤适用于
　　A. 太阳病，头痛，发热，汗出，恶风
　　B. 太阳病，外证未解，脉浮弱者，当以汗解
　　C. 太阳病，头痛发热，身疼腰痛，骨节疼痛，恶风，无汗而喘者
　　D. 伤寒发汗，已解，半日许复烦，脉浮数者，可更发汗
　　E. 太阳病，项背强几几，反汗出恶风者

7. "伤寒表不解，心下有水气，干呕，发热而咳，或渴……小青龙汤主之"中"渴"的原因是
　　A. 肺气亏虚，不能化津
　　B. 水饮属寒，水停心下
　　C. 热伤阴津
　　D. 服汤温解后，寒饮将去，津液暂未上承
　　E. 水饮内停，气不化津，津不上承

8. 小青龙汤证的病机是
　　A. 外感风寒，内有气滞
　　B. 外感风寒，内停水饮
　　C. 外感风寒，内有里热
　　D. 素有痰热，又感风寒

E. 太阳病日久不愈

9. 患者主诉"气喘"，可辨为小青龙汤证的依据是
　　A. 项背强几几，无汗恶风
　　B. 发热恶寒，头身痛，脉浮紧，不汗出而烦躁
　　C. 发热，无汗，恶寒，头痛，咳嗽，呕逆
　　D. 脉浮紧，无汗，发热，头身痛
　　E. 头痛发热、身体疼痛、骨节疼痛，恶风，无汗而喘

10. 小青龙汤证的临床表现不包括
　　A. 下利　　　　　　B. 口渴
　　C. 小便不利　　　　D. 喘
　　E. 嗜卧

11. 五苓散证的病机是
　　A. 水蓄膀胱，气化不利，兼有表证
　　B. 血热互结于下焦
　　C. 胃阳不足，水停中焦
　　D. 大汗时，阳盛于外
　　E. 心阴阳两虚

12. 五苓散证的表现不包括
　　A. 胃中干　　　　　B. 烦躁不得眠
　　C. 脉浮　　　　　　D. 微热消渴
　　E. 少腹急结

13. 小柴胡汤证的表现不包括
　　A. 往来寒热　　　　B. 胸胁苦满
　　C. 心烦喜呕　　　　D. 支节烦疼
　　E. 小便不利

14. 小柴胡汤的功效是
　　A. 和解少阳，调达枢机
　　B. 和解少阳，兼以解表
　　C. 和解少阳，通下里实
　　D. 和解少阳，温化水饮
　　E. 和解少阳，通阳泄热

15. 小建中汤中"心中悸而烦"的原因是
　　A. 心脾不足，气血双亏，复被邪扰
　　B. 脾胃虚弱，水停心下
　　C. 中焦阳虚，水饮上逆
　　D. 中焦虚寒，气血不足，复被邪扰
　　E. 心之阴阳两虚，血气不足

16. "伤寒二三日，心中悸而烦者"，方选
　　A. 干姜附子汤　　　B. 茯苓四逆汤
　　C. 真武汤　　　　　D. 桂枝人参汤
　　E. 小建中汤

17. 小陷胸汤的功效是
　　A. 温寒逐水，涤痰破结
　　B. 清热泻火开结

C. 泻热散结，攻逐水饮

D. 泻热逐水，破结缓下

E. 清热涤痰开结

18. 痰热互结于心下，宜用

A. 大陷胸丸　　　B. 桂枝人参汤

C. 小陷胸汤　　　D. 大陷胸汤

E. 十枣汤

19. 生姜泻心汤的适应证是

A. 心下痞硬，干噫食臭

B. 发热口渴，下利脓血，里急后重

C. 下利，干噫食臭，腹中雷鸣，心下痞硬

D. 心下痞硬，噫气不除

E. 心下痞硬而满，干呕心烦不得安

20. 生姜泻心汤证的病机是

A. 邪热聚结心下，气机阻滞，兼阳虚不固

B. 胃虚痰阻，胃气不和，虚气上逆

C. 胃热气滞，卫阳不固

D. 脾胃重虚，寒热错杂，水谷不化

E. 脾胃不和，寒热错杂，水饮食滞

21. 痰气痞证宜用

A. 半夏泻心汤　　　B. 竹叶石膏汤

C. 旋覆代赭汤　　　D. 黄连汤

E. 大陷胸汤

22. 痰气痞证的治法为

A. 和中降逆消痞

B. 和胃降逆化痰

C. 柔肝和胃利水

D. 疏肝解郁行气

E. 辛开苦降宣通

23. 白虎加人参汤证的典型临床表现不包括

A. 身大热　　　　B. 大汗出

C. 口燥渴　　　　D. 脉洪大

E. 舌苔白腻

24. 白虎加人参汤证的病因病机是

A. 热邪炽盛，津气受损

B. 无形邪热炽盛，充斥表里

C. 阴伤有热，水气不利

D. 热扰胸膈

E. 热实内结，腑气不通

25. 炙甘草汤证的主证是

A. 伤寒脉浮，自汗出

B. 伤寒脉结代，心动悸

C. 脉沉微，身无大热者

D. 太阳病，心下痞硬，表里不解

E. 伤寒二三日，心中悸而烦

26. 患者发热、身黄、小便短赤，纳差、腹满、舌红、苔黄腻、脉弦数，宜用

A. 栀子柏皮汤

B. 五苓散

C. 麻黄连翘赤小豆汤

D. 茵陈蒿汤

E. 小柴胡汤

27. 能体现出前后分消湿热之组方思路的方剂是

A. 茵陈蒿汤　　　B. 小柴胡汤

C. 茵陈理中汤　　　D. 茵陈五苓散

E. 猪苓散

28. 白虎汤证的治法是

A. 清宣郁热　　　B. 辛寒清热

C. 清邪热，益气津　D. 清热滋阴利水

E. 凉血清热

29. 少阳病的提纲是

A. 胁下硬满，不大便而呕

B. 口苦，咽干，目眩

C. 头汗出，微恶寒，手足冷

D. 胁下硬满，干呕不能食

E. 往来寒热，胸胁苦满

30. 太阴病本证应治以

A. 温中祛寒，除湿退黄

B. 温补脾阳，活络止痛

C. 补中益气，温胃除湿

D. 调和营卫，温阳和里

E. 温中散寒，健脾燥湿

31. 能反映少阴病病理特征的脉证是

A. 心中烦，不得卧

B. 下利六七日，心烦不得眠

C. 脉微细，但欲寐

D. 腹痛，小便不利

E. 口燥咽干

32. 少阴病禁用发汗之法的情况是

A. 脉细沉数，病为在里

B. 脉细沉数，病为在表

C. 脉细浮数，病为在里

D. 脉细沉数，病为在表

E. 脉沉细，病为在里

33. 可以治疗少阴寒化病兼表证的方剂是

A. 黄连阿胶汤

B. 白通汤

C. 麻黄细辛附子汤

D. 四逆汤

E. 通脉四逆汤

34. 据原文"少阴病，得之二三日以上，心中烦，不得卧"，宜用

A. 黄连阿胶汤　　　B. 白通汤

C. 麻黄细辛附子汤　D. 四逆汤

E. 通脉四逆汤

35. 黄连阿胶汤证的治法是

A. 温经解表

B. 滋阴泻火，交通心肾

C. 急下存阴

D. 温涩固脱

E. 清热育阴利水

36. 真武汤的药物组成为

A. 茯苓、干姜、猪苓、桂枝、葱白

B. 茯苓、白术、附子、生姜、芍药

C. 茯苓、芍药、干姜、白术、附子

D. 茯苓、桂枝、当归、白术、生姜

E. 茯苓、干姜、附子、葱白、甘草

37. "身反不恶寒，其人面色赤"为何汤证的辨证关键

A. 四逆散证　　　　　B. 通脉四逆汤证

C. 白通汤证　　　　　D. 当归四逆汤证

E. 四逆汤

38. 通脉四逆汤的主症不包括

A. 里寒外热　　　　　B. 手足厥逆

C. 脉微欲绝　　　　　D. 下利清谷

E. 不呕不渴

39. 四逆散的药物组成有

A. 桂枝、甘草、枳实、柴胡

B. 枳实、芍药、甘草、半夏

C. 黄芩、桂枝、甘草、枳实

D. 半夏、芍药、甘草、柴胡

E. 芍药、枳实、柴胡、甘草

40. 厥阴病的提纲证包括

A. 气上撞心　　　　　B. 脉细沉数

C. 厥逆　　　　　　　D. 吐脓血

E. 泄利不止

41. 当归四逆汤证的病因病机是

A. 营血不足，寒凝经脉

B. 血虚寒凝，肝胃沉寒

C. 肝寒犯胃，浊阴上逆

D. 胃热寒脾，寒热格拒

E. 阳气内郁，肺热脾寒

42. 不属于白头翁汤适应症的是

A. 下利便脓血，血色鲜红

B. 舌红苔黄

C. 肛门灼热

D. 渴欲饮水

E. 脉洪数

【B1 型题】

（43~44 题共用备选答案）

A. 发汗后，大汗出，胃中干，烦躁不得眠

B. 少腹急结，如狂，小便自利，脉沉结

C. 伤寒发汗，若吐若下，解后心下痞硬，噫气不除

D. 脉沉而累，心下痛，按之石硬

E. 伤寒汗出解之后，胃中不和，心下痞硬

43. 太阳蓄水证可见

44. 结胸证可见

（45~46 题共用备选答案）

A. 真武汤　　　　　　B. 四逆汤

C. 桂枝人参汤　　　　D. 当归四逆汤

E. 白头翁汤

45. 少阴病，见腹痛、小便不利、四肢沉重疼痛、下利、或小便清长，或呕，治疗宜选用

46. 厥阴病，见手足厥寒，脉细欲绝者，治疗宜选用

（47~48 题共用备选答案）

A. 手足厥寒，脉细欲绝

B. 伤寒厥而心下悸

C. 利不止，厥逆无脉，干呕烦者

D. 脉滑而厥者

E. 少阴病，四逆，其人或咳，或悸，或小便不利…或泄利下重

47. 属当归四逆汤证的是

48. 属四逆散证的是

第七章　金匮要略

1. 《金匮要略》首篇第 1 条指出，医术高超的人治病特点是
   A. 治疗未病的脏腑
   B. 预防疾病的发生
   C. 治疗已病和未病的脏腑
   D. 在病发前服药
   E. 愈后防止疾病复发

2. 下列方剂的配伍用药体现了"肝病实脾"精神的是
   A. 猪苓汤　　　　　　B. 蒿芩清胆汤
   C. 逍遥散　　　　　　D. 越鞠丸
   E. 四物汤

3. 《金匮要略》认为杂病发病的主要因素为
   A. 六淫　　　　　　　B. 七情
   C. 饮食不节　　　　　D. 五脏真元不畅
   E. 外伤

4. 《金匮要略》首篇中仲景认为临床疾病的发病原因不包括
   A. 内因、外因
   B. 经络受邪
   C. 气血运行不畅
   D. 房室、金刃、虫兽
   E. 疫气

5. 《金匮要略》首篇认为"夫病痼疾，加以卒病"的治疗原则是
   A. 急当救里
   B. 急当救表
   C. 表里同治
   D. 先治卒病，后治痼疾
   E. 先治痼疾，后治卒病

6. 湿痹之候，小便不利，大便反快，治宜
   A. 发汗　　　　　　　B. 利小便
   C. 活血　　　　　　　D. 止泻
   E. 益气

7. 湿痹的辨证要点为
   A. 太阳病，关节疼痛而烦，脉沉而细者
   B. 太阳病，发汗太过
   C. 发热恶寒，身重而疼痛，其脉弦细芤迟
   D. 太阳病，无汗而小便反少
   E. 太阳病，其证备，身体强，几几然，脉反沉迟

8. 防己黄芪汤主治
   A. 风湿兼气虚证　　　B. 风湿在表证
   C. 寒湿在表证　　　　D. 头中寒湿证
   E. 风湿兼阳虚证

9. 防己黄芪汤的药物组成是
   A. 防己、黄芪、白术、甘草、茯苓、干姜
   B. 防己、黄芪、甘草、茯苓、大枣、桂枝
   C. 防己、黄芪、白术、甘草、生姜、大枣
   D. 防己、黄芪、白术、甘草、生姜、茯苓
   E. 防己、黄芪、桂枝、茯苓、甘草、生姜

10. 防己黄芪汤证不会出现的症状是
    A. 脉浮　　　　　　　B. 身重
    C. 汗出　　　　　　　D. 恶风
    E. 手足冷

11. 百合病的病机是
    A. 肝胃不和　　　　　B. 心肺阴虚
    C. 脾肺气虚　　　　　D. 心肾阳虚
    E. 心肺气虚

12. 百合病的主要治法是
    A. 调和肝脾　　　　　B. 润养心肺
    C. 补益心脾　　　　　D. 交通心肾
    E. 补脾益肺

13. 下列各病症中不属于百合病的是
    A. 如寒无寒，如热无热
    B. 口苦，小便赤
    C. 欲食复不能食，常默默
    D. 欲卧不能卧，欲行不能行
    E. 口吐涎

14. 《金匮要略》曰："百合病，不经吐、下、发汗，病形如初者"治宜选用
    A. 百合滑石散　　　　B. 百合鸡子汤
    C. 百合知母汤　　　　D. 百合地黄汤
    E. 滑石代赭汤

15. 服用百合地黄汤后，会出现
    A. 如虫行皮中　　　　B. 微喘
    C. 大便当如漆　　　　D. 大便坚
    E. 小便不利

16. 中风邪在于络的特点是
    A. 肌肤不仁　　　　　B. 身体重浊
    C. 口吐涎沫　　　　　D. 关节变形
    E. 即不识人

17. 中风邪入脏的特征为
    A. 半身不遂　　　　　B. 即重不胜
    C. 舌即难言　　　　　D. 筋骨疼痛
    E. 角弓反张

18. 风湿历节症状应除外
    A. 肢节疼痛　　　　　B. 身形如和

C. 温温欲吐　　　D. 头眩短气

E. 脚肿如脱

19. 风湿历节宜选用

A. 白虎加桂枝汤　　　B. 麻黄杏仁甘草石膏汤

C. 防己黄芪汤　　　D. 肾着汤

E. 桂枝芍药知母汤

20.《金匮要略》血痹虚劳病篇中阴阳两虚重症治疗选用

A. 桂枝加龙骨牡蛎汤

B. 桂枝芍药知母汤

C. 小建中汤

D. 黄芪桂枝五物汤

E. 黄芪建中汤

21. 黄芪桂枝五物汤的药物组成有

A. 防己、黄芪、白术、甘草、干姜

B. 黄芪、甘草、芍药、大枣、桂枝

C. 黄芪、芍药、桂枝、生姜、大枣

D. 黄芪、芍药、桂枝、干姜、大枣

E. 黄芪、芍药、白术、生姜、大枣

22. 桂枝加龙骨牡蛎汤的治法为

A. 补肾化气，益阴补阳

B. 调补阴阳，潜镇摄纳

C. 甘温健脾，建立中气

D. 调和阴阳，健脾益气

E. 养血安神，滋阴清热

23. 麦门冬汤中半夏与麦冬的比例为

A. 1∶7　　　B. 10∶1

C. 7∶1　　　D. 2∶7

E. 6∶1

24.《金匮要略》治疗虚热肺痿代表方的是

A. 麦门冬汤

B. 甘草干姜汤

C. 葶苈大枣泻肺汤

D. 桔梗汤

E. 射干麻黄汤

25. 小青龙加石膏汤脉证不包括

A. 咳喘　　　B. 烦躁

C. 脉浮　　　D. 心下有水

E. 喉中痰鸣

26. 小青龙加石膏汤证的病机为

A. 肺失宣发，外感风寒

B. 痰气相结，气道不利

C. 内外合邪，饮热郁肺

D. 寒饮夹热，上迫肺气

E. 虚火迫肺

27. 胸痹心痛的病机为

A. 痰饮壅盛

B. 湿热闭阻心脉

C. 心阴亏虚，兼有瘀血

D. 气机郁滞

E. 阳微阴弦

28. 胸痹之病，喘息咳唾，胸背痛，短气，治宜选用

A. 橘枳姜汤

B. 枳实薤白桂枝汤

C. 栝蒌薤白白酒汤

D. 薏苡附子散

E. 乌头赤石脂丸

29. 心痛重症的典型症状是

A. 喘息咳唾，胸背痛，短气

B. 胸中刺痛

C. 咳喘，不能平卧

D. 心痛彻痛，背痛彻心

E. 胸闷气短

30. 腹满里实兼表寒证，治宜选用

A. 厚朴三物汤　　　B. 厚朴七物汤

C. 厚朴大黄汤　　　D. 小承气汤

E. 大柴胡汤

31. 厚朴七物汤的药物组成不包括

A. 甘草　　　B. 芍药

C. 大黄　　　D. 枳实

E. 桂枝

32. 甘姜苓术汤主治

A. 肝着病　　　B. 湿病

C. 历节病　　　D. 肾着病

E. 脾约病

33. 肾着病的临床特点不包括

A. 腰以下冷痛

B. 腰重如带五千钱

C. 身体沉重

D. 口渴

E. 小便自利

34. 痰饮病的病位在

A. 胁下　　　B. 四肢肌表

C. 肠胃　　　D. 胸膈

E. 心肺

35. 悬饮的临床主症是

A. 其人素盛今瘦，水走肠间，沥沥有声

B. 心下痞坚，胸胁支满，目眩

C. 咳逆倚息，短气不得卧，其形如肿

D. 饮后水流在胁下，咳唾引痛

E. 身体疼重，四肢历节痛

36. 痰饮停留于心下宜选用

A. 肾气丸　　　B. 小半夏加茯苓汤

C. 小青龙汤　　　D. 泽泻汤

E. 苓桂术甘汤

37.《金匮要略》中苓桂术甘汤主治症状为

A. 心下痞，膈间有水，眩悸

B. 心下痰饮，胸胁支满，目眩

C. 脐下有悸，吐涎沫而癫眩

D. 心下有支饮，苦冒眩

E. 喘满，心下痞坚，面色鳌黑，其脉沉紧

38. 男子消渴，小便反多，以饮一斗，小便一斗，宜

A. 肾气丸　　　　　B. 白虎加人参汤

C. 五苓散　　　　　D. 猪苓汤

E. 文蛤散

39. 与皮水病的形成关系最为密切的脏是

A. 肝、肾　　　　　B. 心、脾

C. 肺、肾　　　　　D. 肺、脾

E. 肝、脾

40. 正水的病机应是

A. 肺失宣降，水湿停留，泛溢肌肤

B. 脾失运化，肺失通调，停水外溢

C. 水湿犯表，郁而化热

D. 肾阳衰微，阴寒凝结

E. 脾阳不足，水湿泛滥

41. 症见脉沉迟，身发热，胸满，四肢头面肿，此为

A. 风水　　　　　B. 皮水

C. 正水　　　　　D. 石水

E. 黄汗

42. 正水与石水的鉴别点是

A. 喘与否　　　　　B. 四肢肿与否

C. 汗出与否　　　　D. 骨节疼痛与否

E. 恶风与否

43. 水气病若腰以下肿，当

A. 发汗　　　　　B. 利小便

C. 行气　　　　　D. 清热

E. 温阳

44. 诸有水者，腰以上肿，当

A. 发汗　　　　　B. 利小便

C. 行气　　　　　D. 清热

E. 温阳

45. 风水恶风，一身悉肿，脉浮而渴，续自汗出，无大热，应选用

A. 越婢汤　　　　　B. 麻黄附子汤

C. 杏子汤　　　　　D. 甘草麻黄汤

E. 越婢加术汤

46. 下列可用于治疗风水夹热证的方剂是

A. 越婢加术汤　　　B. 甘草麻黄汤

C. 越婢汤　　　　　D. 麻黄附子细辛汤

E. 桂枝加黄芪汤

47. 黄疸病中，湿热发黄病位在

A. 心　　　　　B. 肝

C. 肺　　　　　D. 脾

E. 肾

48. 半夏泻心汤症见

A. 干呕吐逆，吐涎沫

B. 呕而肠鸣，心下痞

C. 似喘不喘，似呕不呕，似哕不哕，心中烦乱

D. 胃反，吐而渴欲饮

E. 呕而发热

49. 寒热错杂呕吐应选

A. 黄芩加半夏生姜汤

B. 茯苓泽泻汤

C. 小柴胡汤

D. 半夏干姜散

E. 半夏泻心汤

50. 妇人有癥积而漏下不止应选

A. 干姜人参半夏丸

B. 四物汤

C. 附子汤

D. 桂枝茯苓丸

E. 胶艾汤

51. 桂枝茯苓丸的药物组成是

A. 桂枝、茯苓、当归、桃仁、芍药

B. 桂枝、茯苓、牡丹、川芎、芍药

C. 桂枝、茯苓、芍药、泽泻、当归

D. 桂枝、茯苓、牡丹、桃仁、芍药

E. 桂枝、茯苓、山药、当归、白术

52. 治疗妊娠肝脾不和腹痛宜选用

A. 丹栀逍遥丸　　　B. 当归散

C. 附子汤　　　　　D. 当归芍药散

E. 桂枝茯苓丸

53. 当归芍药散的功能是

A. 温阳散寒，暖宫安胎

B. 养血调肝，渗湿健脾

C. 调补冲任，补气养血

D. 下气开郁，清热除湿

E. 温中除湿，健脾安胎

54. 妇人产后容易发生的三种病症是

A. 郁冒、恶露不下、痉病

B. 郁冒、恶露不下、大便难

C. 恶露不下、大便难、小便难

D. 郁冒、大便难、痉病

E. 郁冒、痉病、小便难

55. 新产妇人有三病，其病因均为

A. 亡血伤津　　　　B. 中焦虚寒

C. 感受外邪　　　　D. 虚热躁扰

E. 气血郁滞

56. 半夏厚朴汤证的病机是

A. 阴虚火旺　　　　B. 痰凝气滞

C. 气滞血瘀　　　　D. 肝气郁结

E. 气血两虚

57. 半夏厚朴汤的功能是

A. 疏风清热，化痰利咽

B. 燥湿化痰，理气和中

C. 清热化痰，宽胸散结

D. 温肺化痰，降气消食

E. 解郁化痰，顺气降逆

58. "梅核气"的症状是

A. 咽中如有炙脔　　B. 呕吐涎沫

C. 喜悲伤欲哭　　　D. 漏下黑不解

E. 少腹满如敦状

59. 脏躁病的见证是

A. 少腹满如敦状，小便微难而不渴

B. 喜悲伤欲哭，象如神灵所作，数欠伸

C. 陷经，漏下黑不解

D. 带下，经水不利，少腹满痛

E. 少腹里急，腹满，手掌烦热，唇口干燥

【B1 型题】

(60～61 题共用备选答案)

A. 皮水夹热证　　　B. 风水夹热证

C. 风湿兼气虚证　　D. 风湿兼表阳虚证

E. 风湿兼表里阳虚证

60. 风湿，脉浮，身重，汗出，恶风者，属

61. 风水恶风，一身悉肿，脉浮不渴，续自汗出，无大热，属

(62～63 题共用备选答案)

A. 邪在于络　　　B. 邪在于脏

C. 邪在于经　　　D. 邪在于腑

E. 邪在于表

62. 中风病，出现"即重不胜"的症状是

63. 中风病，出现"即不识人"的症状

第八章 温病学

1. 温热病邪，致病易
   A. 困阻清阳，郁阻气机
   B. 先犯肺卫，易逆传心包
   C. 直犯阳明，易耗伤津气
   D. 阻滞血脉，形成肿毒
   E. 传染性强，病重多变

2. 《温热论》说：在表初用辛凉轻剂，挟风则加入
   A. 银花、桑叶之类
   B. 薄荷、荆芥之属
   C. 薄荷、牛蒡之属
   D. 豆豉、防风之属
   E. 薄荷、牛蒡之属

3. 《温热论》说：在表初用辛凉轻剂……挟湿则加入
   A. 厚朴、芦根之流　　B. 杏仁、甘草之流
   C. 茯苓、泽泻之流　　D. 芦根、滑石之流
   E. 滑石、厚朴之流

4. 《温热论》第 3 条中，"两阳相劫"中两阳指
   A. 太阳与风邪　　B. 少阳与阳明
   C. 火邪和热邪　　D. 风邪与热邪
   E. 燥邪与暑邪

5. 《温热论》第 3 条中，"浊邪害清"的临床表现是
   A. 神昏谵语　　B. 耳聋目瞑鼻塞
   C. 溲短尿浊　　D. 腹满胀痛
   E. 倦卧不语

6. 《温热论》第 4 条中提到"急急透斑为要"，其中"透斑"的治法是指
   A. 辛凉提透　　B. 辛温透邪
   C. 清泄热毒　　D. 清泄化湿
   E. 清气生津

7. 《温热论》第 5 条中，提示胃津亡的表现是
   A. 斑出热不解
   B. 舌苔白厚而干燥
   C. 脐以上大腹，或满或胀或痛
   D. 躁扰不卧，肤冷汗出
   E. 神昏谵语

8. 《温热论》第 5 条中提出，若斑出热不解合并患者素体肾水不足者，治疗宜
   A. 辛寒之中加入咸寒之品
   B. 苦寒之中加入咸寒之品
   C. 甘寒之中加入咸寒之品
   D. 甘寒之中加入清热之品
   E. 苦寒之中加入凉血寒之品

9. 《温热论》第 5 条中提出，"若斑出热不解者，胃津亡

也，主以甘寒"，病重应使用
   A. 麦门冬汤　　B. 栀子豉汤
   C. 生脉饮　　　D. 玉女煎
   E. 犀角地黄汤

10.《温热论》第 6 条中，"益胃"是指
   A. 益气健脾　　B. 补中益气
   C. 清气生津　　D. 益气生津
   E. 益气补血

11.《温热论》第 6 条中提到，战汗后可能出现气脱证，其临床表现是
   A. 脉虚软和缓，躁扰不卧，肤冷汗出
   B. 脉虚软和缓，蜷卧不语，汗出肤冷
   C. 脉虚软和缓，蜷卧不语，肤冷汗出
   D. 脉急疾，躁扰不卧，肤冷汗出
   E. 脉急疾，蜷卧不语，汗出肤冷

12. 下列各项，不属于气分证临床表现的是
   A. 发热　　　　B. 口渴
   C. 汗出　　　　D. 斑疹隐隐
   E. 舌红苔黄

13.《温热论》第 7 条中，温病邪留三焦，治疗宜选用
   A. 大柴胡汤　　B. 蒿芩清胆汤
   C. 温胆汤　　　D. 清脾饮
   E. 柴胡达原饮

14.《温热论》第 8 条中卫气营血证候传变的规律是
   A. 卫之后方言血，营之后方言气
   B. 卫之后方言气，营之后方言血
   C. 气之后方言卫，营之后方言血
   D. 卫之后方言血，营之后方言气
   E. 气之后方言血，卫之后方言营

15.《温热论》第 9 条中，"在阴盛之体，脾湿亦不少"的实质是
   A. 热重于湿　　　B. 湿重于热
   C. 湿热并重　　　D. 湿热化毒
   E. 湿阻脾胃

16. 根据《温热论》第 9 条，温病"通阳"的治疗重点为
   A. 通阳当用温，不在利小便
   B. 通阳当用温，而在津与汗
   C. 通阳不在温，而在利小便
   D. 通阳当用温，而在利大便
   E. 通阳不在温，而在津与汗

17. 根据《温热论》第 9 条，温病"救阴"的治疗重点为
   A. 补血　　　　B. 在津与汗
   C. 清热　　　　D. 活血
   E. 在液

18. 《温热论》第 10 条中，湿温病大便硬，应如何处理
    A. 寒下　　　　　　　B. 温下
    C. 润下　　　　　　　D. 忌用攻下
    E. 逐水

19. 根据《湿热病篇》第 1 条"湿热病属太阴阳明者居多"，但由于患者体质差异，所以临床中会表现为
    A. 中气实则病在少阴，中气虚则病在阳明
    B. 中气旺则病在阳明，中气虚则病在少阴
    C. 正气旺则病在阳明，正气虚则病在太阴
    D. 中气实则病在阳明，中气虚则病在太阴
    E. 正气旺则病在太阳，正气虚则病在少阴

20. 根据《湿热病篇》第 1 条，属于湿热病变的是
    A. 耳聋　　　　　　　B. 嗜睡
    C. 恶寒　　　　　　　D. 腹胀
    E. 便秘

21. 根据《湿热病篇》第 2 条、第 3 条，湿热表证有阴湿阳湿的关键区别点是
    A. 胸闷与否　　　　　B. 汗出与否
    C. 头痛与否　　　　　D. 恶寒与否
    E. 便秘与否

22. 根据《湿热病篇》第 8 条，湿热阻遏膜原的表现是
    A. 舌遍体白　　　　　B. 汗出胸痞
    C. 咳嗽昼夜不安　　　D. 眼欲闭，时谵语
    E. 寒热如疟

23. 根据《湿热病篇》第 9 条，数日后脘中微闷，知饥不食，属于
    A. 湿邪蒙绕三焦　　　B. 湿邪蒙蔽太阴
    C. 湿邪郁阻胸膈　　　D. 湿邪郁阻阳明
    E. 湿热阻遏膜原

24. 根据《湿热病篇》第 10 条，湿热证湿伏中焦的表现是
    A. 壮热口渴，自汗，身重，胸痞
    B. 胸痞发热，肌肉微疼，始终无汗
    C. 初起发热，汗出胸痞，口渴舌白
    D. 寒热如疟
    E. 舌遍体白，口渴

25. 《湿热病篇》第 13 条中提到"温热证，舌根白，舌尖红"，其临床意义为
    A. 湿邪郁阻阳明
    B. 湿邪郁阻胸膈
    C. 湿渐化热
    D. 湿轻热重
    E. 湿邪蒙绕三焦

26. 《温病条辨》上焦篇第 1 条所论温病范围不包括
    A. 风温　　　　　　　B. 温毒
    C. 温热　　　　　　　D. 秋燥
    E. 疫痧

27. 《温病条辨》上焦篇第 4 条中提到"太阴风温、温热、瘟疫、冬温，初起恶风寒者"，治疗宜选用
    A. 桑菊饮　　　　　　B. 银翘散
    C. 白虎汤　　　　　　D. 桂枝汤

    E. 达原饮

28. 《温病条辨》上焦篇中提到"太阴温病，血从上溢者"，治疗宜选用
    A. 犀角地黄汤合银翘散
    B. 犀角地黄汤合桑菊饮
    C. 清营汤
    D. 银翘散
    E. 桑菊饮

29. 根据《温病条辨》上焦篇："太阴温病，寸脉大，舌绛而干，法当渴，今反不渴者"，治法宜
    A. 宣肺清热　　　　　B. 凉血散瘀
    C. 清热生津　　　　　D. 清营泄热
    E. 清热利湿

30. 根据《温病条辨》上焦篇：温病邪入心包，舌謇肢厥，其治疗宜用
    A. 紫雪丹　　　　　　B. 犀角地黄汤
    C. 清营汤　　　　　　D. 三仁汤
    E. 白虎汤

31. 《温病条辨》中湿温初起，若误用发汗之药则会出现
    A. 洞泄　　　　　　　B. 神昏耳聋
    C. 病情加重　　　　　D. 右脉洪大
    E. 大便闭

32. 根据《温病条辨》上焦篇：具有"轻开上焦肺气，气化则湿亦化"作用的方剂是
    A. 银翘散　　　　　　B. 犀角地黄汤
    C. 桑菊饮　　　　　　D. 三仁汤
    E. 新加香薷饮

33. 根据《温病条辨》中焦篇中，阳明温病的共同表现不包括
    A. 面目俱赤　　　　　B. 舌苔老黄
    C. 小便涩　　　　　　D. 大便闭
    E. 身不热甚

34. 《温病条辨》中所论"阳明温病，下之不通"，若兼见"左尺牢坚，小便赤痛，时烦渴甚"，治宜选用
    A. 宣白承气汤　　　　B. 牛黄承气汤
    C. 增液承气汤　　　　D. 导赤承气汤
    E. 新加黄龙汤

35. 《温病条辨》中所论宣白承气汤主治症状不包括
    A. 喘促不宁　　　　　B. 肺气不降
    C. 小便赤痛　　　　　D. 痰涎壅滞
    E. 右寸实大

36. 根据《温病条辨》下焦篇，"真阴欲竭，壮火复炽，心中烦，不得卧者"，治疗宜选用
    A. 黄连阿胶汤　　　　B. 二甲复脉汤
    C. 加减复脉汤　　　　D. 小定风珠
    E. 益胃汤

37. 温病后期，青蒿鳖甲汤主治
    A. 夜热早凉，热退无汗，热自阴来者
    B. 神倦瘈疭，脉气虚弱，舌绛苔少，时时欲脱者

C. 热深厥甚，脉细促，心中憺憺大动，甚则心中痛者

D. 真阴欲竭，壮火复炽，心中烦，不得卧者

E. 邪入心包，舌謇肢厥

38. 《温病条辨》所提出的有关治病方法的论述，正确的是

A. 治上焦如权　　　　B. 治中焦如羽

C. 治内伤如相　　　　D. 治外感如衡

E. 治下焦如将

【B1 型题】

(39 ~ 40 题共用备选答案)

A. 牛蒡子　　　　　　B. 苍术皮

C. 薄荷　　　　　　　D. 香薷

E. 羌活

39. 湿热证，湿在表分，恶寒无汗，头不痛者，需去掉

40. 湿热证，湿在肌肉，发热，身重关节疼痛，不为汗解，不恶寒者，需去掉

(41 ~ 43 题共用备选答案)

A. 桂枝汤　　　　　　B. 银翘散

C. 新加黄龙汤　　　　D. 加减复脉汤

E. 新加香薷饮

41. 太阴风温、温热、瘟疫、冬温，但热不恶寒而渴者，治疗宜选用

42. 阳明温病，使用攻下法仍未取效，邪气留连，正气内虚者，治疗宜选

43. 温病邪入下焦，若脉虚大，手足心热甚于手足背者，治疗宜选用

中医临床

第九章　中医内科学

第一单元　肺系病证

【A1 型题】

1. 感冒的基本病机是
A. 邪犯于肺，肺气上逆
B. 风热犯表，卫表失和
C. 卫表不和，肺失宣肃
D. 风寒外束，卫阳被郁
E. 暑湿遏表，卫表不和

2. 内伤咳嗽主要的病理因素是
A. 痰与湿　　　　B. 痰与饮
C. 痰与火　　　　D. 实与虚
E. 痰与瘀

3. 感冒的治疗原则是
A. 辛凉解表　　　B. 疏风解表
C. 辛温解表　　　D. 解表达邪
E. 益气解表

4. 咳嗽缓解期的治疗，应坚持的原则是
A. 补肾固脱　　　B. 滋阴润肺
C. 补气健脾　　　D. 祛邪利肺
E. 扶正补虚

5. 哮病发作时的基本病理变化是
A. 肺失宣降　　　B. 肺气虚寒
C. 痰阻气闭　　　D. 肺经热盛
E. 痰气瘀阻

6. 哮病发作的宿根是
A. 瘀血　　　　　B. 痰
C. 寒　　　　　　D. 火
E. 气郁

7. 喘证的病位主要在
A. 肺肾　　　　　B. 肺脾
C. 脾肾　　　　　D. 肝肾
E. 肺肝

8. 喘证的辨证要点是首先辨
A. 外感内伤　　　B. 寒热
C. 虚实　　　　　D. 脏腑
E. 表里

9. 在肺痈的病理演变过程中，对临床判断预后最有意义、是病情顺逆转折点的阶段是
A. 初期　　　　　B. 成痈期
C. 溃脓期　　　　D. 恢复期

E. 转为慢性

10. 肺胀的辨证要点主要是
A. 辨气血　　　　B. 辨寒热
C. 辨表里　　　　D. 辨标本虚实
E. 辨病情缓急

11. 肺痿的最终病理变化是
A. 痰瘀伏肺　　　B. 肺叶痿弱
C. 肺气亏虚　　　D. 痰热壅肺
E. 肺阴亏虚

【A2 型题】

12. 患者发热，咳嗽，胸痛，咯吐腥臭浊痰，甚则脓血相兼，其诊断为
A. 风热咳嗽　　　B. 痰热咳嗽
C. 肝火犯肺咳嗽　D. 肺痈
E. 虚热肺痿

13. 患者恶寒较甚，发热，无汗，头痛身楚，咳嗽，痰白，咳痰无力，平素神疲体弱，气短懒言，汗出，反复易感，舌淡苔白，脉浮而无力，此属
A. 气虚感冒　　　B. 阴虚感冒
C. 风热感冒　　　D. 风寒感冒
E. 时行感冒

14. 患者咳嗽频剧，气粗或咳声嘶哑，喉燥咽痛，咳痰不爽，痰黏稠或黄，常伴鼻流黄涕，口渴，头痛，身痛，舌苔薄黄，脉浮数。当选用
A. 清金化痰汤加减
B. 桑杏汤加减
C. 桑菊饮加减
D. 杏苏散加减
E. 沙参麦冬汤加减

15. 患者喉中有哮鸣音，呼吸急促，咯痰色黄，发热，恶寒，无汗，烦躁，口干欲饮，舌苔黄腻、脉滑有力，辨证应属
A. 冷哮证　　　　B. 热哮证
C. 寒包热哮证　　D. 风痰哮证
E. 虚哮证

16. 患者，男，62 岁。身热较著，时时振寒，咳嗽气急，胸痛烦闷，咳时尤甚，痰色黄绿，有腥味，舌红苔黄腻，脉滑数。辨证应属于肺痈何期
A. 初期　　　　　B. 成痈期
C. 溃脓期　　　　D. 恢复期
E. 发作期

17. 患者肺痨迁延年余，咳嗽痰白质稀，声低气怯，午后潮红，面颧红赤，神疲，纳少，大便溏薄，自汗，盗汗，偶有痰中带血，面色少华，边有齿印，脉弱。方选
    A. 百合固金汤加减
    B. 参苓白术散加减
    C. 月华丸加减
    D. 秦艽鳖甲散加减
    E. 补天大造丸加减

18. 症见咳嗽痰多，白色泡沫痰，喘息不能平卧，胸部膨满，憋闷如塞，面色紫暗，唇甲发绀，舌质暗，舌下青筋明显，苔白腻，脉弦滑，属肺胀何种证型
    A. 痰热郁肺证　　B. 痰瘀阻肺证
    C. 痰蒙神窍证　　D. 肺肾气虚证
    E. 阳虚水泛证

【A3 型题】

(19～21 题共用题干)

患者，男，21 岁。哮喘 1 天，气粗息涌，喉中哮鸣，咳呛阵作，咳痰色黄，黏浊稠厚，烦闷不安，汗出，口苦，舌质红，苔黄腻，脉弦滑。

19. 其诊断是
    A. 哮病之热哮证
    B. 哮病之寒哮证
    C. 喘证之风寒闭肺证
    D. 喘证之痰热遏肺证
    E. 喘证之痰浊阻肺证

20. 其治法是
    A. 温肺散寒，化痰平喘
    B. 清热宣肺，化痰定喘
    C. 温阳利水，泻壅平喘
    D. 化痰降逆，宣肺定喘
    E. 开郁降气，宣肺平喘

21. 治疗应首选的方剂是
    A. 射干麻黄汤　　B. 胃苓汤
    C. 保和丸　　D. 平胃散
    E. 定喘汤

(22～24 题共用题干)

患者，男，66 岁。有哮喘发作病史。平素食少脘痞，大便不实，每于饮食不当时引发哮病，倦怠无力，气短声低，痰多质稀，自汗，怕风，舌质淡，苔白，脉细弱。

22. 其辨证是
    A. 肺脾气虚证　　B. 肺肾两虚证
    C. 脾肾两虚证　　D. 虚哮证
    E. 寒包热哮证

23. 其治法是
    A. 补肺纳肾，降气化痰
    B. 解表散寒，清化痰热
    C. 补脾益气，补土生金
    D. 益气养阴
    E. 补肺益肾

24. 治疗应首选的方剂是
    A. 生脉地黄汤加减
    B. 平喘固本汤加减
    C. 六君子汤加减
    D. 射干麻黄汤加减
    E. 定喘汤加减

(25～27 题共用题干)

患者，女，54 岁。有咳嗽病史 3 年。1 日前因食肥甘厚腻，出现喘促气涌，胸部胀痛，咳嗽痰多，质黏色黄，伴胸中烦闷，身热，口渴而喜冷饮，面赤，咽干，小便赤涩，大便秘结，舌质红，苔黄腻，脉滑数。

25. 其诊断是
    A. 肺痈　　B. 肺痨
    C. 咳嗽　　D. 哮病
    E. 喘证

26. 其治法是
    A. 清热化痰，宣肺平喘
    B. 扶阳固脱，镇摄肾气
    C. 祛痰降逆，宣肺平喘
    D. 解表清里，化痰平喘
    E. 开郁降气平喘

27. 治疗应首选的方剂是
    A. 二陈汤合三子养亲汤加减
    B. 参附汤加减
    C. 五磨饮子加减
    D. 桑白皮汤加减
    E. 麻黄杏仁甘草石膏汤加减

(28～30 题共用题干)

患者，男，65 岁。咳嗽20 余年，近半年来干咳为主，咳声短促，咯少量黏痰，痰中带有血丝，胸部隐隐闷痛，午后自觉手足心热，盗汗，口干咽燥。近期曾有与肺痨患者接触史。舌苔薄白，舌边尖红，脉细数。

28. 其诊断是
    A. 肺痨　　B. 肺痿
    C. 肺痈　　D. 肺胀
    E. 咳嗽

29. 其治法是
    A. 益气养阴　　B. 滋阴润肺
    C. 滋阴降火　　D. 滋阴补阳
    E. 补肺益肾

30. 治疗应首选的方剂是
    A. 麦门冬汤加减
    B. 参苓白术散加减
    C. 百合固金汤加减
    D. 月华丸加减
    E. 补天大造丸加减

【B1 型题】

(31～32 题共用备选答案)
    A. 辛温药物　　B. 发汗药物

C. 清热解毒药物　　D. 辛凉药物

E. 补敛药物

31. 治疗时行感冒，应用的药物是

32. 治疗感冒风寒束表证，应避免过用的药物是

（33～34 题共用备选答案）

A. 黄芩、知母

B. 干姜、细辛、白芥子

C. 北沙参、天冬、天花粉

D. 海浮石、知母、贝母

E. 丹皮、山栀、藕节

33. 咳嗽肺阴亏耗证，热伤肺络，痰中带血，应加用的药物是

34. 咳嗽痰湿蕴肺证，寒痰较重，痰黏白如沫，怯寒背冷，应加用的药物是

（35～37 题共用备选答案）

A. 补肺益肾

B. 补肺纳肾，降气化痰

C. 健脾益气，补土生金

D. 祛风涤痰，降气平喘

E. 解表散寒，清化痰热

35. 肺脾气虚哮证的治法是

36. 虚哮证的治法是

37. 肺肾两虚哮证的治法是

（38～39 题共用备选答案）

A. 桑白皮汤加减

B. 麻黄杏仁甘草石膏汤加减

C. 小青龙汤加减

D. 半夏白术天麻汤加减

E. 二陈汤合三子养亲汤加减

38. 喘证痰热郁肺证宜选

39. 喘证痰浊阻肺证宜选

（40～42 题共用备选答案）

A. 苇茎汤加减

B. 千金苇茎汤合如金解毒散加减

C. 桔梗白散加减

D. 加味桔梗汤加减

E. 银翘散加减

40. 肺痈初期的最佳选方是

41. 肺痈溃脓期的最佳选方是

42. 肺痈成痈期的最佳选方是

（43～44 题共用备选答案）

A. 补天大造丸加减

B. 百合固金汤合秦艽鳖甲散加减

C. 保真汤或参苓白术散加减

D. 桑杏汤加减

E. 月华丸加减

43. 肺痨肺阴亏损证宜选

44. 肺痨虚火灼肺证宜选

（45～47 题共用备选答案）

A. 清肺化痰，降逆平喘

B. 涤痰，开窍，息风

C. 温肾健脾，化饮利水

D. 化痰降气，健脾益肺

E. 补肺纳肾，降气平喘

45. 肺胀阳虚水泛证的治法是

46. 肺胀痰蒙神窍证的治法是

47. 肺胀肺肾气虚证的治法是

（48～49 题共用备选答案）

A. 炙甘草汤加减

B. 甘草干姜汤加减

C. 百合固金汤加减

D. 清燥救肺汤加减

E. 生脉散加减

48. 虚热型肺痿治疗宜选用

49. 虚寒型肺痿治疗宜选用

第二单元　心系病证

【A1 型题】

1. 治疗胸痹心血瘀阻证，应首选

A. 瓜蒌薤白白酒汤　　B. 瓜蒌薤白半夏汤

C. 血府逐瘀汤　　D. 八珍汤

E. 天王补心丹

2. 胸痹的病理变化主要表现是本虚标实，下列不是标实所指的是

A. 气滞　　B. 寒痰

C. 痰浊　　D. 阳虚

E. 血瘀

3. 心悸的辨证，应以何为主

A. 辨虚实　　B. 辨气血

C. 辨寒热　　D. 辨阴阳

E. 辨脏腑

4. 心悸心虚胆怯证的治法为

A. 镇惊定志，养心安神

B. 补血养心，益气安神

C. 滋阴清火，养心安神

D. 振奋心阳，宁心安神

E. 温补心阳，安神定悸

5. 胸痹的主要病机是

A. 气血瘀滞　　B. 阴阳失调

C. 痰火内盛　　D. 心脉痹阻

E. 阴寒凝滞

6. 胸痹发作期以标实表现为主，其中最为常见的是

A. 水饮　　B. 气滞

C. 瘀血　　D. 寒凝

E. 火毒

7. 关于心血瘀阻型胸痹的主症，错误的是

A. 心胸疼痛剧烈

B. 疼痛如刺如绞，痛有定处

C. 遇阴雨天气易发或加重

D. 可因暴怒而加重

E. 舌质紫暗，有瘀斑

8. 不寐的主要病位在心，与何脏密切相关

    A. 肺、胃、肾　　　　B. 肺、肝、脾

    C. 肝、脾、肾　　　　D. 胃、胆、小肠

    E. 肝、肺、肾

9. 不寐的病理变化总属

    A. 阳盛阴衰，阴阳失交

    B. 胃气不和，心神被扰

    C. 肝郁化火，风阳内扰

    D. 心虚胆怯，决断失权

    E. 郁痰生热，扰动心神

10. 治疗心悸心血不足证，应首选

    A. 天王补心丹加减

    B. 安神定志丸加减

    C. 桂枝甘草龙骨牡蛎汤加减

    D. 归脾汤加减

    E. 朱砂安神丸加减

【A2 型题】

11. 患者症见心悸气短，头晕目眩，失眠健忘，肢倦神疲，面色少华，脘闷纳呆，舌质淡，脉细弱，治疗的代表方是

    A. 桃仁红花煎加减　　B. 苓桂术甘汤加减

    C. 炙甘草汤加减　　　D. 归脾汤加减

    E. 黄连温胆汤加减

12. 患者有"冠心病"病史半年，昨日与邻居发生口角后即觉心痛阵发，痛无定处，脘腹胀闷，嗳气较舒，苔白，脉细弦。治疗宜选用

    A. 柴胡疏肝散加减　　B. 丹栀逍遥散加减

    C. 当归四逆散加减　　D. 甘麦大枣汤加减

    E. 炙甘草汤加减

13. 患者症见心烦不寐，胸闷泛恶，头重目眩，口苦，舌红苔黄腻，脉滑数。本证治法宜

    A. 清心泻火，安神宁心

    B. 清化痰热，和中安神

    C. 滋阴降火，养心安神

    D. 益气镇惊，安神定志

    E. 疏肝泻火，镇心安神

【A3 型题】

(14～16 题共用题干)

    患者，男，40 岁。心悸易惊，心烦失眠，五心烦热，口干，盗汗，思虑劳心则症状加重，伴耳鸣腰酸，头晕目眩，舌红少津，苔少，脉细数。

14. 其辨证是

    A. 痰火扰心证　　　　B. 心虚胆怯证

    C. 阴虚火旺证　　　　D. 瘀阻心脉证

    E. 心血不足证

15. 其治法是

    A. 清热化痰，宁心安神

B. 补血养心，益气安神

C. 滋阴清火，养心安神

D. 温补心阳，安神定悸

E. 镇惊定志，养心安神

16. 治疗应首选的方剂是

    A. 桂枝甘草龙骨牡蛎汤合参附汤加减

    B. 归脾汤加减

    C. 黄连温胆汤加减

    D. 安神定志丸加减

    E. 天王补心丹合朱砂安神丸加减

(17～19 题共用题干)

    患者，男，54 岁。2 小时前因家事不和突然出现心前区疼痛，为隐痛，呈阵发性，现已发作 3 次，每次持续数分钟。伴脘腹胀闷，嗳气则舒，时时叹息，苔薄白，脉细弦。

17. 其诊断是

    A. 胸痹　　　　　　　B. 真心痛

    C. 心悸　　　　　　　D. 郁证

    E. 癫证

18. 其治法是

    A. 豁痰化瘀，调畅气血

    B. 活血化瘀，息风通络

    C. 疏肝理气，活血通络

    D. 活血化瘀，通脉止痛

    E. 通阳泄浊，豁痰宣痹

19. 治疗应首选的方剂是

    A. 血府逐瘀汤加减

    B. 柴胡疏肝散加减

    C. 瓜蒌薤白半夏汤合涤痰汤加减

    D. 枳实薤白桂枝汤合当归四逆汤加减

    E. 生脉散合人参养荣汤加减

(20～22 题共用题干)

    患者，女，48 岁。近年来经常失眠多梦，以入睡困难为主，伴心悸，头晕耳鸣，腰膝酸软，五心烦热，午后面部潮红，舌红，苔少而干，脉细数。

20. 其辨证是

    A. 心脾两虚证　　　　B. 痰热扰心证

    C. 肝火扰心证　　　　D. 心肾不交证

    E. 心胆气虚证

21. 其治法是

    A. 益气镇惊，安神定志

    B. 清化痰热，和中安神

    C. 补益心脾，养血安神

    D. 滋阴降火，交通心肾

    E. 疏肝泻火，镇心安神

22. 治疗应首选的方剂是

    A. 归脾汤加减

    B. 安神定志丸加减

    C. 酸枣仁汤加减

D. 黄连温胆汤加减

E. 六味地黄丸合交泰丸加减

【B1 型题】

（23～24 题共用备选答案）

A. 清热化痰，宁心安神

B. 温补心阳，安神定悸

C. 振奋心阳，化气行水，宁心安神

D. 活血化瘀，理气通络

E. 补血养心，益气安神

23. 心悸心阳不振证的治法是

24. 心悸水饮凌心证的治法是

（25～27 题共用备选答案）

A. 柴胡疏肝散加减

B. 逍遥散加减

C. 枳实薤白桂枝汤合当归四逆汤加减

D. 血府逐瘀汤加减

E. 桃红四物汤加减

25. 胸痹寒凝心脉证最宜选

26. 胸痹气滞心胸证最宜选

27. 胸痹心血瘀阻证最宜选

（28～30 题共用备选答案）

A. 龙胆泻肝汤加减

B. 归脾汤加减

C. 黄连温胆汤加减

D. 安神定志丸合酸枣仁汤加减

E. 六味地黄丸合交泰丸加减

28. 不寐心肾不交证宜选

29. 不寐心胆气虚证宜选

30. 不寐痰热扰心证宜选

第三单元　脑系病证

【A1 型题】

1. 头痛牵引项背多属于

A. 太阳经头痛　　　　B. 厥阴经头痛

C. 少阳经头痛　　　　D. 阳明经头痛

E. 少阴经头痛

2. 治疗瘀血头痛，应首选

A. 通窍活血汤　　　　B. 桃红四物

C. 血府逐瘀汤　　　　D. 丹参饮

E. 失笑散

3. 治疗中风中脏腑的阴闭证，应选用

A. 参附汤　　　　　　B. 局方至宝丹

C. 苏合香丸　　　　　D. 镇肝熄风汤

E. 补阳还五汤

4. 少阴头痛，应选用的引经药是

A. 细辛　　　　　　　B. 吴茱萸

C. 羌活　　　　　　　D. 葛根

E. 川芎

5. 外感头痛的致病因素主要为

A. 风邪　　　　　　　B. 寒邪

C. 湿邪　　　　　　　D. 热邪

E. 燥邪

6. 下列不是外感头痛特征的是

A. 灼痛　　　　　　　B. 掣痛

C. 重痛　　　　　　　D. 空痛

E. 跳痛

7. 眩晕的治疗原则是

A. 滋养肝肾

B. 补虚泻实，调整阴阳

C. 健脾和胃

D. 化痰祛湿

E. 活血化瘀

8. 下列不属于眩晕主症的是

A. 头晕　　　　　　　B. 目眩

C. 视物旋转　　　　　D. 四肢厥冷

E. 耳鸣耳聋

9. 治疗风热头痛，应首选

A. 芎芷石膏汤　　　　B. 天麻钩藤饮

C. 大补元煎　　　　　D. 龙胆泻肝汤

E. 半夏白术天麻汤

10. 眩晕气血亏虚证，应首选

A. 养心汤　　　　　　B. 六味地黄丸

C. 归脾汤　　　　　　D. 大补元煎

E. 黄连阿胶汤

11. 中风的基本病机为

A. 阴阳失调，气血逆乱

B. 气血不足，清窍失养

C. 痰浊瘀血，闭阻清窍

D. 头颅因外伤受损

E. 气机逆乱，升降失常

12. 中风的病理基础是

A. 肝肾阴虚　　　　　B. 心肝火旺

C. 肝脾血虚　　　　　D. 脾肾阳虚

E. 心脾两虚

13. 中风之中经络与中脏腑的辨证要点是

A. 口眼歪斜　　　　　B. 语言不利

C. 半身不遂　　　　　D. 神志不清

E. 猝然昏仆

14. 下列不属于痫病的发病特点的是

A. 有反复发作史

B. 突然仆倒，昏不知人

C. 口吐涎沫，或口中怪叫

D. 两目上视，四肢抽搐

E. 醒后半身不遂，口眼歪斜

15. 痫病心肾亏虚证的代表方为天王补心丹合

A. 左归丸　　　　　　B. 右归丸

C. 八珍汤　　　　　　D. 左归饮

E. 右归饮

E. 活血化瘀，通窍止痛

【A2 型题】

16. 患者头痛经久不愈，痛处固定不移，痛如针刺，有头部外伤史，舌紫暗，苔薄白，脉细涩，治疗方剂首选
    A. 加味四物汤加减
    B. 天麻钩藤饮加减
    C. 半夏白术天麻汤加减
    D. 通窍活血汤加减
    E. 芎芷石膏汤加减

17. 患者，女，68 岁。症见突然昏仆，不省人事，目合口张，鼻鼾息微，手撒肢冷，汗多，大小便自遗，肢体软瘫，舌痿，脉细弱。治疗宜
    A. 豁痰息风，辛温开窍
    B. 祛风除痰，宣窍通络
    C. 祛风养血通络
    D. 回阳救阴，益气固脱
    E. 滋阴潜阳，息风通络

18. 患者症见精神抑郁，沉默痴呆，时时太息，言语无序，舌红苔腻而白，脉弦滑。应辨证为
    A. 痰气郁结证　　B. 心脾两虚证
    C. 痰火扰神证　　D. 痰热瘀结证
    E. 火盛伤阴证

19. 患者症见突然跌倒，神志不清，抽搐吐涎，平时急躁易怒，心烦失眠，舌质红，苔黄腻，脉弦滑而数。应辨证为
    A. 心脾两虚型痫病
    B. 风痰闭阻型痫病
    C. 瘀阻脑络型痫病
    D. 痰火扰神型痫病
    E. 心肾亏虚型痫病

20. 患者眩晕，动则加剧，劳累即发，心悸少寐，面色苍白，神疲懒言，饮食减少，舌淡，脉细弱。治疗应首选
    A. 黄连温胆汤加减　　B. 天麻钩藤饮加减
    C. 左归丸加减　　　　D. 半夏白术天麻汤加减
    E. 归脾汤加减

【A3 型题】

(21～23 题共用题干)

患者，女，56 岁。头痛 2 年，痛处固定不移，痛如锥刺，舌紫暗，苔薄白，脉细涩。

21. 其辨证是
    A. 风寒头痛　　B. 肝阳头痛
    C. 痰浊头痛　　D. 风热头痛
    E. 瘀血头痛

22. 其治法是
    A. 平肝潜阳，息风止痛
    B. 疏散风寒，通络止痛
    C. 疏风清热，和络止痛
    D. 健脾燥湿，化痰降逆

23. 治疗应首选的方剂是
    A. 芎芷石膏汤加减　　B. 半夏白术天麻汤加减
    C. 天麻钩藤饮加减　　D. 通窍活血汤加减
    E. 川芎茶调散加减

(24～26 题共用题干)

患者，男，65 岁。患者平素性情急躁。3 天前因故与邻居争吵后出现眩晕，如坐车船，旋转不定，耳鸣，头目胀痛，口苦，失眠多梦，颜面潮红，易怒，肢麻震颤，舌红苔黄，脉弦。

24. 其诊断是
    A. 眩晕　　　　B. 头痛
    C. 中风　　　　D. 狂病
    E. 痫病

25. 其辨证是
    A. 痰火扰神证　　B. 痰湿中阻证
    C. 肝阳上亢证　　D. 肾精不足证
    E. 痰热腑实证

26. 治疗应首选
    A. 半夏白术天麻汤加减
    B. 天麻钩藤饮加减
    C. 桃仁承气汤加减
    D. 生铁落饮加减
    E. 左归丸加减

(27～29 题共用题干)

患者，男，65 岁。猝然晕倒，醒后舌强语謇，口角歪斜，左侧肢体半身不遂，肢体麻木，舌紫暗，苔薄白，脉弦滑。

27. 其诊断是
    A. 中风　　　　B. 痉证
    C. 厥证　　　　D. 痫病
    E. 面瘫

28. 其辨证是
    A. 风阳上扰证　　B. 风痰入络证
    C. 风痰瘀阻证　　D. 阴虚风动证
    E. 气虚络瘀证

29. 治疗应首选的方剂是
    A. 天麻钩藤饮加减
    B. 半夏白术天麻汤合桃仁红花煎加减
    C. 补阳还五汤加减
    D. 真方白丸子加减
    E. 镇肝熄风汤加减

(30～32 题共用题干)

患者，女，16 岁。其素有"精神病"史。因与同学不和，心情抑郁，闷闷不乐，近 5 天来逐渐出现语无伦次，表情淡漠，对周围事物漠不关心，时而自喜，时而喃喃独语，太息，饮食极少，舌红苔白腻，脉弦滑。

30. 其辨证是
    A. 心脾两虚证　　B. 痰气郁结证

C. 痰火扰神证　　D. 火盛伤阴证

E. 痰热瘀结证

31. 其治法是

A. 理气解郁，化痰醒神

B. 健脾益气，养心安神

C. 育阴潜阳，交通心肾

D. 豁痰化痰，调畅气血

E. 清心泻火，涤痰醒神

32. 治疗应首选的方剂是

A. 温胆汤合朱砂安神丸加减

B. 生铁落饮加减

C. 癫狂梦醒汤加减

D. 二阴煎合琥珀养心丹加减

E. 逍遥散合顺气导痰汤加减

(33～35 题共用题干)

　　患者，男，38 岁。患"精神病"半年，性情急躁，骂詈号叫，时作时止，精神疲惫，睡眠不佳，形体消瘦，面红口干，大便秘结，舌红无苔，脉细数。

33. 其辨证是

A. 心脾两虚证　　B. 痰热瘀结证

C. 肝肾阴虚证　　D. 心肾不交证

E. 火盛伤阴证

34. 其治法是

A. 健脾益气，养心安神

B. 理气解郁，化痰醒神

C. 清心泻火，涤痰醒神

D. 豁痰化瘀，调畅气血

E. 育阴潜阳，交通心肾

35. 治疗应首选的方剂是

A. 黄连阿胶汤加减

B. 天王补心丹加减

C. 生脉散合人参养荣汤加减

D. 六味地黄丸合交泰丸加减

E. 二阴煎合琥珀养心丹加减

【B1 型题】

(36～38 题共用备选答案)

A. 吴茱萸、藁本

B. 羌活、蔓荆子、川芎

C. 川芎、柴胡、黄芩

D. 白芷、葛根、知母

E. 细辛、天麻、吴茱萸

36. 少阳头痛的引经药为

37. 太阳头痛的引经药为

38. 阳明头痛的引经药为

(39～40 题共用备选答案)

A.《内经》　　　　B.《景岳全书》

C.《丹溪心法》　　D.《金匮要略》

E.《医学正传》

39. "无痰不作眩"出自

40. "无虚不作眩"出自

(41～43 题共用备选答案)

A. 平肝潜阳，清火息风

B. 补益气血，调养心脾

C. 滋养肝肾，益精填髓

D. 化痰祛湿，健脾和胃

E. 祛瘀生新，活血通窍

41. 眩晕瘀血阻窍证的治法是

42. 眩晕痰湿中阻证的治法是

43. 眩晕肾精不足证的治法是

(44～46 题共用备选答案)

A. 桃仁承气汤加减　B. 天麻钩藤饮加减

C. 真方白丸子加减　D. 镇肝熄风汤加减

E. 参附汤合生脉饮加减

44. 中风风阳上扰证最宜选用

45. 中风阴虚风动证最宜选用

46. 中风脱证最宜选用

(47～49 题共用备选答案)

A. 逍遥散合顺气导痰汤加减

B. 生铁落饮加减

C. 二阴煎合琥珀养心丹加减

D. 归脾汤加减

E. 癫狂梦醒汤加减

47. 火盛伤阴型狂证治疗宜选

48. 痰火扰神型狂证治疗宜选

49. 痰热瘀结型狂证治疗宜选

(50～52 题共用备选答案)

A. 七福饮加减　　　B. 肾气丸加减

C. 通窍活血汤加减　D. 血府逐瘀汤加减

E. 还少丹加减

50. 髓海不足型痴呆宜选

51. 瘀血内阻型痴呆宜选

52. 脾肾两虚型痴呆宜选

第四单元　脾胃病证

【A1 型题】

1. 治疗胃痛瘀血停胃证，应首选的方剂是

A. 失笑散和丹参饮　B. 血府逐瘀汤

C. 少腹逐瘀汤　　　D. 一贯煎

E. 芍药汤

2. 呕吐的病机是

A. 胃失和降，胃气上逆

B. 中焦气机不利

C. 饮食伤胃

D. 脾胃素虚

E. 情志不畅

3. 治疗胃痛脾胃虚寒证，应首选的方剂是

A. 补中益气汤　　　B. 附子理中丸

C. 黄芪建中汤　　　D. 一贯煎

E. 温胆汤

4. 下列哪项不是噎膈的治疗原则
- A. 理气开郁
- B. 化痰
- C. 滋阴润燥
- D. 消瘀
- E. 滋阴补肾

5. 胃痞的病机是
- A. 外邪内陷胃脘，阻塞中焦气机
- B. 中焦气机不利，脾胃升降失职
- C. 饮食停滞胃肠，气机痞塞不通
- D. 脾虚健运失职，气机升降失司
- E. 痰浊阻滞脾胃，中焦气机不和

6. 呕吐的治疗原则为
- A. 化浊和中
- B. 和胃降逆
- C. 疏肝理气
- D. 理气和中
- E. 调中消痞

7. 噎膈的病位在
- A. 脾
- B. 胃
- C. 肝
- D. 食管
- E. 肺

8. 腹痛之饮食积滞证的代表方剂是
- A. 枳实导滞丸
- B. 大承气汤
- C. 小承气汤
- D. 增液汤
- E. 大建中汤

9. 下列不属于鼓胀气滞湿阻特征的是
- A. 嗳气或矢气则舒
- B. 腹部按之空空然
- C. 腹部膨隆
- D. 腹皮青筋显露
- E. 叩之如鼓

10. 呃逆的基本治法是
- A. 温补脾胃
- B. 理气和胃
- C. 降逆和胃
- D. 理气和胃，降逆止呃
- E. 和中止呕

11. 与腹痛有关的脏腑不包括下列哪项
- A. 肝
- B. 大肠
- C. 胃
- D. 膀胱
- E. 肺

12. 寒邪内阻型腹痛的主要特点是
- A. 腹部胀痛，攻窜不定
- B. 腹痛绵绵，时痛时止
- C. 饥则痛甚，得温稍减
- D. 腹痛急暴，得温痛减
- E. 腹痛拒按，嗳腐吞酸

13. 泄泻的治疗大法为
- A. 散寒化湿
- B. 消食导滞
- C. 健脾益气
- D. 运脾化湿

E. 固涩止血

14. 痢疾的主要症状不包括
- A. 里急后重
- B. 下痢赤白脓血
- C. 便意频繁
- D. 腹痛
- E. 肛门下坠感

15. 便秘的基本病机是
- A. 肠胃不和
- B. 肝气郁结
- C. 湿热下注
- D. 大肠传导失常
- E. 肠道传送无力

【A2 型题】

16. 胃痛隐隐，绵绵不休，喜温喜按，空腹痛甚，得食则缓，劳累后加重，泛吐清水，神疲纳呆，四肢倦怠，手足不温，大便溏薄，舌淡苔白，脉虚弱，其治疗宜
- A. 温中散寒，降逆和胃
- B. 温中健脾，和胃止痛
- C. 温中健脾，降逆和胃
- D. 温胃健脾，行气和中
- E. 温胃健脾，行气止痛

17. 胃脘隐隐灼痛，饥不欲食，口燥咽干，五心烦热，消瘦乏力，口渴欲饮，大便干结，舌红少津，脉细数。其代表方是
- A. 一贯煎合芍药甘草汤加减
- B. 沙参麦冬汤合失笑散加减
- C. 玉女煎合生脉散加减
- D. 增液汤合芍药甘草汤加减
- E. 黄芪建中汤合香砂六君子加减

18. 患者因进食油腻饮食后出现脘腹痞闷而胀，食后尤甚，腹胀拒按，嗳腐吞酸，矢气频作，臭如败卵，苔白厚腻，脉滑，其治疗方宜选
- A. 枳术丸加减
- B. 健脾丸加减
- C. 平胃散加减
- D. 保和丸加减
- E. 泻心汤加减

19. 患者平素痰多形胖，近来呕吐清水痰涎量多，脘闷不食，头晕心悸，舌苔白腻，脉滑，其辨证属
- A. 痰饮内阻型呕吐
- B. 痰湿中阻型呕吐
- C. 湿热内停型呕吐
- D. 饮停中焦型呕吐
- E. 外邪犯胃型呕吐

20. 患者症见吞咽梗阻，胸膈痞满，甚则疼痛，情志舒畅时可减轻，情志抑郁时则加重，嗳气呃逆，呕吐痰涎，口干咽燥，大便艰涩，舌质红，苔薄腻，脉弦滑，其辨证为
- A. 肝郁气滞证
- B. 痰气交阻证
- C. 气阴两虚证
- D. 痰热中阻证
- E. 气虚阳微证

21. 患者，男，30 岁。受凉后突发呃声沉缓有力，胸膈及胃脘不舒，得热则减，遇寒加重，进食减少，喜食热饮，口淡不渴，舌苔白滑，脉迟缓，其治法宜
- A. 温补脾胃，降逆止呃

B. 和胃健脾，降逆止呃

C. 温中散寒，降逆止呃

D. 温补脾肾，降逆止呃

E. 养胃生津，降逆止呕

22. 患者症见脘腹胀痛，嗳腐吞酸，恶食呕恶，痛而欲泻，泻后痛减，或大便秘结，宜用

A. 枳实导滞丸加减　　B. 小承气汤加减

C. 大承气汤加减　　　D. 枳术丸加减

E. 保和丸加减

23. 患者症见泄泻腹痛，泻下急迫不爽，粪色黄褐而臭，肛门灼热，尿短赤，苔黄腻，脉濡数。治疗宜选

A. 保和丸加减

B. 白头翁汤加减

C. 葛根黄芩黄连汤加减

D. 枳实导滞丸加减

E. 参苓白术散加减

24. 患者症见痢下赤白黏胨，白多赤少，或纯为白胨，伴有腹痛，里急后重，饮食乏味，胃脘饱闷，头身困重，舌质淡，苔白腻，脉濡缓。证属

A. 虚寒痢　　　　　　B. 寒湿痢

C. 休息痢　　　　　　D. 噤口痢

E. 阴虚痢

【A3 型题】

(25 ~ 27 题共用题干)

患者，女，30 岁。昨晚不慎受凉，突然出现呕吐，吐胃内容物及清水，伴有恶寒发热，头身疼痛，无汗，口不渴，胸脘满闷，舌苔白腻，脉濡缓。

25. 其诊断

A. 脾胃阳虚型呕吐　　B. 食滞内停型呕吐

C. 痰饮内阻型呕吐　　D. 外邪犯胃型呕吐

E. 肝气犯胃型呕吐

26. 其治法是

A. 疏邪解表，化浊和中

B. 消食化滞，和胃降逆

C. 温中化饮，和胃降逆

D. 温中健脾，和胃降逆

E. 疏肝理气，和胃降逆

27. 治疗应首选的方剂是

A. 藿香正气散加减

B. 理中丸加减

C. 小半夏汤加减

D. 四七汤加减

E. 保和丸加减

(28 ~ 30 题共用题干)

患者，男，70 岁。吞咽困难 2 年，加重 3 个月。食入格拒不下，入而复出，水饮难进，心烦口干，胃脘灼热，大便干结如羊屎，形体消瘦，皮肤干枯，小便短赤，舌质光红，干裂少津，脉细数。

28. 其证候是

A. 痰气交阻证　　　　B. 瘀血内结证

C. 湿热阻胃证　　　　D. 津亏热结证

E. 气虚阳微证

29. 其治法是

A. 开郁化痰，润燥降气

B. 滋阴养血，破血行瘀

C. 清热化湿，和胃消痞

D. 滋阴养血，润燥生津

E. 温补脾肾

30. 治疗应首选的方剂是

A. 沙参麦冬汤加减　　B. 启膈散加减

C. 补气运脾汤加减　　D. 通幽汤加减

E. 连朴饮加减

(31 ~ 33 题共用题干)

患者，男，25 岁。1 天前因工作不顺利而暴饮暴食，晚上腹痛拒按，烦渴引饮，大便秘结，潮热汗出，小便短黄，舌质红，苔黄腻，脉滑数。

31. 其辨证是

A. 气滞腹痛证　　　　B. 寒积腹痛证

C. 湿热壅滞证　　　　D. 中阳不足证

E. 瘀血阻滞证

32. 其治法是

A. 理气止痛

B. 温中散寒，健脾和胃

C. 泻热通腑，行气导滞

D. 温补脾胃，缓急止痛

E. 活血化瘀

33. 治疗应首选的方剂是

A. 木香顺气散加减　　B. 良附丸加减

C. 大承气汤加减　　　D. 黄芪建中汤加减

E. 少腹逐瘀汤加减

(34 ~ 36 题共用题干)

患者，女，45 岁。素体虚弱，常出现大便溏薄，近日加重，症见大便稀薄，每日 5 ~ 6 次，腹痛隐隐喜按，进食减少，食则闷胀，自述进食油腻易发作。面色萎黄，神疲乏力，舌淡，苔白，脉细弱。

34. 其诊断是

A. 泄泻　　　　　　　B. 胃痛

C. 腹痛　　　　　　　D. 痞满

E. 噎膈

35. 其治法是

A. 芳香化湿，解表散寒

B. 消食导滞，和中止泻

C. 健脾益气，化湿止泻

D. 温肾健脾，固涩止泻

E. 抑肝扶脾

36. 治疗应首选的方剂是

A. 藿香正气散加减　　B. 四神丸加减

C. 痛泻要方加减　　　D. 参苓白术散加减

E. 保和丸加减

【B1 型题】

（37～39 题共用备选答案）
　　A. 香苏散合良附丸加减
　　B. 血府逐瘀汤加减
　　C. 清中汤加减
　　D. 失笑散合丹参饮加减
　　E. 黄芪建中汤加减

37. 胃痛之脾胃虚寒证最宜选用
38. 胃痛之瘀血停胃证最宜选用
39. 胃痛之湿热中阻证最宜选用

（40～41 题共用备选答案）
　　A. 枳实导滞丸加减
　　B. 枳实消痞丸加减
　　C. 越鞠丸合枳术丸加减
　　D. 泻心汤合连朴饮加减
　　E. 二陈平胃汤加减

40. 胃痞之湿热阻胃证最宜选用
41. 胃痞之肝胃不和证最宜选用

（42～43 题共用备选答案）
　　A. 沙参麦冬汤加减
　　B. 麦门冬汤加减
　　C. 藿香正气散加减
　　D. 小半夏合苓桂术甘汤加减
　　E. 四七汤加减

42. 治疗肝气犯胃型呕吐宜选用
43. 治疗外邪犯胃型呕吐宜选用

（44～46 题共用备选答案）
　　A. 启膈散加减　　B. 通幽汤加减
　　C. 沙参麦冬汤加减　D. 补气运脾汤加减
　　E. 补天大造丸加减

44. 噎膈之痰气交阻证的代表方是
45. 噎膈之津亏热结证的代表方是
46. 噎膈之气虚阳微证的代表方是

（47～49 题共用备选答案）
　　A. 理中丸加减
　　B. 吴茱萸汤加减
　　C. 竹叶石膏汤加减
　　D. 五磨饮子加减
　　E. 益胃汤合橘皮竹茹汤加减

47. 呃声沉缓有力，胸膈及胃脘不舒，得热则减，遇寒加重，进食减少，喜食热饮，口淡不渴，舌苔白滑，脉迟缓。其治疗的代表方是
48. 呃声洪亮有力，冲逆而出，口臭烦渴，喜冷饮，脘腹满闷，大便秘结，小便短赤，苔黄燥，脉滑数。其治疗的代表方是
49. 呃声短促而不得续，口干咽燥，烦躁不安，不思饮食，食后腹胀，大便干结，舌质红，苔少而干，脉细数。其治疗的代表方是

（50～52 题共用备选答案）
　　A. 柴胡疏肝散加减

　　B. 逍遥散加减
　　C. 良附丸合正气天香散加减
　　D. 木香顺气丸加减
　　E. 小建中汤加减

50. 寒邪内阻型腹痛最宜选用
51. 肝郁气滞型腹痛最宜选用
52. 中虚脏寒型腹痛最宜选用

（53～55 题共用备选答案）
　　A. 大便清稀，完谷不化，腹部喜温
　　B. 大便色黄褐而臭，泻下急迫，肛门灼热
　　C. 泻下腹痛，痛势急迫拒按，泻后痛减
　　D. 大便时溏时泻，腹痛不甚，喜温喜按
　　E. 因情绪抑郁或紧张时，发生腹痛泄泻

53. 泄泻肾阳虚衰证的临床特点是
54. 泄泻肝气乘脾证的临床特点是
55. 泄泻湿热伤中证的临床特点是

（56～58 题共用备选答案）
　　A. 桃花汤加减
　　B. 连理汤加减
　　C. 不换金正气散加减
　　D. 芍药汤加减
　　E. 驻车丸加减

56. 治疗寒湿痢最宜选用
57. 治疗休息痢最宜选用
58. 治疗湿热痢最宜选用

（59～60 题共用备选答案）
　　A. 化肝煎加减　　B. 木香顺气丸加减
　　C. 六磨汤加减　　D. 麻子仁丸加减
　　E. 黄芪汤加减

59. 气虚便秘宜选用
60. 气秘便秘宜选用

（61～63 题共用备选答案）
　　A. 大便干结，小便短赤
　　B. 大便秘结，欲便不得
　　C. 虽有便意，努挣乏力
　　D. 大便艰涩，排出困难
　　E. 大便艰涩，手足不温

61. 热秘的特征为
62. 冷秘的特征为
63. 气虚秘的特征为

第五单元　肝胆病证

【A1 型题】

1. 与胁痛发生关系最密切的脏腑是
　　A. 心、肺　　　　B. 脾、胃
　　C. 肝、胆　　　　D. 肝、肾
　　E. 脾、肾

2. 胁痛的基本治则是
　　A. 疏肝理气止痛　　B. 疏肝和络止痛

C. 祛瘀通络止痛　　　D. 养阴柔肝止痛

E. 理气通络止痛

3. 黄疸辨证以何为纲

A. 阴阳　　　　　　　B. 寒热

C. 虚实　　　　　　　D. 气血

E. 表里

4. 用于积聚之气机阻滞证的方剂是

A. 柴胡疏肝散　　　　B. 五磨饮子

C. 大承气汤　　　　　D. 木香顺气丸

E. 六磨汤

5. 黄疸湿重于热证的特点不包括

A. 黄疸不鲜明　　　　B. 头重身困

C. 大便秘结　　　　　D. 胸脘痞闷

E. 脉濡

6. 疟疾的治疗原则是

A. 祛邪截疟　　　　　B. 辛温达邪

C. 扶正截疟　　　　　D. 清热除瘴

E. 温阳达邪

【A2 型题】

7. 患者症见腹大胀满，形似蛙腹，朝宽暮急，面色苍黄，神疲怯寒，肢冷浮肿，小便短少不利，舌体胖，质紫，苔淡白，脉沉细无力。治疗首选

A. 柴胡疏肝散合胃苓汤加减

B. 附子理苓汤或济生肾气丸加减

C. 调营饮加减

D. 实脾饮加减

E. 六味地黄丸合一贯煎加减

8. 患者症见腹大胀满，面色晦滞，口干而燥，心烦失眠，时或鼻衄，牙龈出血，小便短少，舌质红绛少津，苔少，脉弦细数。治疗首选

A. 柴胡疏肝散合胃苓汤加减

B. 中满分消丸合茵陈蒿汤加减

C. 调营饮加减

D. 六味地黄丸合一贯煎加减

E. 附子理苓汤或济生肾气丸加减

9. 患者，女，30 岁。胸闷纳呆，胁痛口苦，纳呆泛酸，目黄溲赤，苔黄而腻，小便黄赤，大便不爽，脉弦数。应当采取的治法为

A. 疏肝理气　　　　　B. 祛瘀活血

C. 清热利湿　　　　　D. 养阴柔肝

E. 养血柔肝

【A3 型题】

（10～12 题共用题干）

　　患者，男，55 岁。患者 3 日前出现右胁肋灼热疼痛，痛有定处，触痛明显。口苦口黏，胸闷纳呆，恶心呕吐，小便黄赤，大便不爽，身目发黄，舌红，苔黄腻，脉弦滑数。

10. 其诊断是

A. 胸痹　　　　　　　B. 真心痛

C. 胁痛　　　　　　　D. 郁证

E. 噎膈

11. 其治法是

A. 疏肝理气　　　　　B. 祛瘀通络

C. 养阴柔肝　　　　　D. 清热利湿

E. 疏肝泄热，利胆退黄

12. 治疗应首选的方剂是

A. 血府逐瘀汤加减

B. 龙胆泻肝汤加减

C. 柴胡疏肝散加减

D. 大柴胡汤加减

E. 一贯煎加减

【B1 型题】

（13～15 题共用备选答案）

A. 胁肋胀痛，走窜不定

B. 胁肋灼热胀痛，口苦口黏

C. 胁肋刺痛，入夜痛甚

D. 胁肋隐痛，悠悠不休

E. 胁肋闷痛，痰多气短

13. 肝郁气滞型胁痛的特点是

14. 肝胆湿热型胁痛的特点是

15. 瘀血阻络型胁痛的特点是

（16～18 题共用备选答案）

A. 一贯煎加减　　　　B. 龙胆泻肝汤加减

C. 血府逐瘀汤加减　　D. 柴胡疏肝散加减

E. 六味地黄丸加减

16. 胁痛肝络失养证的代表方是

17. 胁痛瘀血阻络证的代表方是

18. 胁痛肝胆湿热证的代表方是

（19～20 题共用备选答案）

A. 茵陈蒿汤加减　　　B. 柴胡疏肝散加减

C. 茵陈术附汤加减　　D. 茵陈五苓散加减

E. 大柴胡汤加减

19. 阳黄湿重于热最宜选的方剂是

20. 阳黄热重于湿最宜选的方剂是

（21～23 题共用备选答案）

A. 清热解毒，凉血开窍

B. 调和肝脾，助气化运

C. 温中化湿，健脾和胃

D. 疏肝泄胆，利胆退黄

E. 健脾养血，利湿退黄

21. 黄疸胆腑郁热证的治法是

22. 黄疸疫毒炽盛证的治法是

23. 黄疸寒湿阻遏证的治法是

（24～26 题共用备选答案）

A. 香砂六君子汤合四物汤加减

B. 六磨汤加减

C. 柴胡疏肝散合失笑散加减

D. 逍遥散加减

E. 膈下逐瘀汤合六君子汤加减

24. 腹部积块质软不坚，固定不移，胀痛不适，舌苔薄，脉弦。治疗宜选用

25. 腹中结块柔软，时聚时散，攻窜胀痛，脘胁满闷不舒，舌苔薄，脉弦。治疗宜选用

26. 腹胀或痛，腹部时有条索状物聚起，按之胀痛更甚，便秘，纳呆舌苔腻，脉弦。治疗宜选用

（27～29 题共用备选答案）

A. 聚证，肝气郁结证
B. 聚证，食滞痰阻证
C. 积证，气滞血阻证
D. 积证，正虚瘀结证
E. 积证，瘀血内结证

27. 腹部积块质软不坚，固定不移，胀痛不适，舌质暗，有瘀斑瘀点，舌苔薄，脉弦，辨病辨证是

28. 腹部结块明显，质地较硬，固定不移，饮食减少，形体消瘦，面色晦暗黧黑，面颈胸臂有血痣赤缕，舌质紫，有瘀斑瘀点，脉细涩，辨病辨证是

29. 腹中结块柔软，时聚时散，攻窜胀痛，脘胁满闷不舒，苔薄，脉弦，辨病辨证是

（30～32 题共用备选答案）

A. 鼓胀气滞湿阻证 B. 鼓胀阳虚水盛证
C. 鼓胀阴虚水停证 D. 鼓胀水湿困脾证
E. 鼓胀瘀结水留证

30. 腹胀按之不坚，胁下胀满或疼痛，得嗳气、矢气稍减，辨证为

31. 脘腹坚满，青筋显露，胁下癥结痛如针刺，辨证为

32. 腹大胀满，按之如囊裹水，甚则颜面微浮，下肢浮肿，脘腹痞胀，辨证为

（33～35 题共用备选答案）

A. 柴胡截疟饮加减
B. 白虎加桂枝汤加减
C. 柴胡桂枝干姜汤合截疟七宝饮加减
D. 加味不换金正气散加减
E. 何人饮加减

33. 治疗寒疟，最佳选方是
34. 治疗温疟，最佳选方是
35. 治疗劳疟，最佳选方是

第六单元　肾系病证

【A1 型题】

1. 水肿发病涉及的脏腑是
   A. 心、肝、脾　　　　B. 肝、脾、肾
   C. 肺、脾、肾　　　　D. 脾、肾、心
   E. 心、肝、肾

2. 水肿病证首先当辨
   A. 阳水、阴水　　　　B. 病变脏腑
   C. 病邪性质　　　　　D. 病程长短
   E. 感邪轻重

3. 淋证与癃闭共有的临床特征是
   A. 排尿困难
   B. 滴沥刺痛
   C. 每日排尿总量正常
   D. 尿频尿急
   E. 小腹拘急

4. 淋证基本治则为
   A. 实则清利，虚则补益
   B. 清热利湿通淋
   C. 理气疏导通淋
   D. 清热凉血通淋
   E. 利湿排石通淋

5. 癃闭的治疗原则为
   A. "腑以通为用"　　B. 分阴阳而治之
   C. 开鬼门，洁净府　　D. 标本兼治
   E. 针灸、探吐、导尿

6. 以下病证不会发展为关格的是
   A. 水肿　　　　　　B. 消渴
   C. 淋证　　　　　　D. 癃闭
   E. 内伤发热

【A2 型题】

7. 患者身肿日久，腰以下为甚，按之凹陷不易恢复，脘腹胀闷，面色不华，神疲乏力，小便短少，苔白腻，脉沉缓，证属
   A. 脾阳虚衰之阴水
   B. 脾气虚弱之阴水
   C. 水湿浸渍之阴水
   D. 脾肾两虚之阴水
   E. 肺肾两虚之阴水

8. 患者身发疮痍，发热，继则眼睑浮肿，延及四肢，小便不利，舌质红，苔薄黄，脉滑数，证属
   A. 湿热壅盛之阳水　　B. 水湿浸渍之阳水
   C. 风水泛滥之阳水　　D. 湿毒浸淫之阳水
   E. 瘀水互结之阳水

9. 患者劳作后出现小便不甚赤涩，溺痛不甚，淋沥不已，时作时止，腰膝酸软，神疲乏力，舌淡，脉细无力，证属
   A. 气淋　　　　　　B. 劳淋
   C. 热淋　　　　　　D. 血淋
   E. 石淋

10. 患者症见小便点滴不通，咽干，烦渴欲饮，呼吸急促，时而咳嗽，舌质红，苔黄，脉数，证属
    A. 膀胱湿热型癃闭　　B. 浊瘀阻塞型癃闭
    C. 肺热壅盛型癃闭　　D. 脾气不升型癃闭
    E. 肾阳虚衰型癃闭

11. 患者症见小便量极少，短赤灼热，小腹胀满，口苦口黏，不欲饮，大便不畅，舌质红，苔黄腻，脉数。方选
    A. 黄连温胆汤加减
    B. 小蓟饮子加减

C. 清肺饮加减

D. 八正散加减

E. 代抵当丸加减

【A3 型题】

(12～14 题共用题干)

患者，男，30 岁。因"全身浮肿，眼睑部尤甚 1 周"入院。症见：眼睑浮肿明显，延及全身，小便不利，身发疮痍，恶风发热，舌质红，苔薄黄，脉浮数。

12. 其诊断是

A. 淋证　　　　　　B. 癃闭

C. 水肿　　　　　　D. 鼓胀

E. 消渴

13. 其辨证是

A. 风水泛滥证　　　B. 湿毒浸淫证

C. 水湿浸渍证　　　D. 脾阳虚衰证

E. 肾阳衰微证

14. 治疗应首选的方剂是

A. 麻黄连翘赤小豆汤合五味消毒饮加减

B. 疏凿饮子加减

C. 实脾饮加减

D. 真武汤加减

E. 五皮饮加减

(15～17 题共用题干)

患者，女，23 岁。1 个月前曾发热咽痛，2 周前发现颜面、下肢浮肿，按之没指，伴小便短少，纳呆泛恶，身体困重，胸闷，苔白腻，脉沉缓。

15. 其辨证是

A. 阳水风水泛滥证　B. 阳水湿毒浸淫证

C. 阳水湿热壅盛证　D. 阳水水湿浸渍证

E. 阴水脾阳虚衰证

16. 其治法是

A. 健脾温阳利水

B. 宣肺解毒，利湿消肿

C. 运脾化湿，通阳利水

D. 疏风清热，宣肺行水

E. 温肾助阳，化气行水

17. 治疗应首选的方剂是

A. 麻黄连翘赤小豆汤加减

B. 越婢加术汤加减

C. 真武汤加减

D. 五皮饮合胃苓汤加减

E. 实脾饮加减

(18～20 题共用题干)

患者，男，60 岁。小便混浊如米泔水 1 周，偶有血块，尿道热涩疼痛，排尿困难有阻塞感，口干，舌红，苔黄腻，脉濡数。

18. 其辨证是

A. 膏淋　　　　　　B. 气淋

C. 石淋　　　　　　D. 热淋

E. 血淋

19. 其治法是

A. 清热利湿，排石通淋

B. 清热利湿，分清泄浊

C. 补脾益肾，利湿通淋

D. 清热利湿，通利小便

E. 理气疏导，通淋利尿

20. 治疗应首选的方剂是

A. 无比山药丸加减　B. 石韦散加减

C. 八正散加减　　　D. 程氏萆薢分清饮加减

E. 沉香散加减

(21～23 题共用题干)

患者，女，60 岁。有反复尿路感染病史 5 年，3 天前因劳累而复发。症见：小便淋沥不已，遇劳即发，时作时止，伴腰膝酸软，神疲乏力，舌淡，脉细弱。

21. 其辨证是

A. 热淋　　　　　　B. 血淋

C. 气淋　　　　　　D. 膏淋

E. 劳淋

22. 其治法是

A. 清热利湿，分清泄浊

B. 补脾益肾

C. 清热利湿通淋

D. 清热通淋，凉血止血

E. 理气疏导，通淋利尿

23. 治疗应首选的方剂是

A. 无比山药丸加减　B. 八正散加减

C. 小蓟饮子加减　　D. 程氏萆薢分清饮加减

E. 沉香散加减

【B1 型题】

(24～25 题共用备选答案)

A. 温脾汤加减　　　B. 参苓白术散加减

C. 实脾饮加减　　　D. 胃苓汤加减

E. 济生肾气丸合真武汤加减

24. 患者水肿，腰以下为甚，脘闷纳呆，面色不华，神疲乏力，四肢倦怠，尿少便溏，舌质淡，苔白腻，脉沉缓，最佳选方为

25. 患者水肿反复消长，面浮身肿，腰以下为甚，按之凹陷不起，腰酸冷痛，气短神疲，形寒肢冷，甚至心悸胸闷，腹大胀满，舌质淡胖，脉沉细，最佳选方为

(26～28 题共用备选答案)

A. 八正散加减　　　B. 石韦散加减

C. 萆薢分清饮加减　D. 八正散合小柴胡汤加减

E. 小蓟饮子加减

26. 患者小便频急涩痛，尿黄赤，伴寒热，口苦，呕恶，最佳选方为

27. 患者小便热涩刺痛，尿色深红，或夹有血块，苔黄，脉滑数，最佳选方为

28. 患者小便混浊，如米泔水，尿道热涩疼痛，尿时阻塞不畅，口干，苔黄腻，舌质红，脉濡数，最佳选方为

第七单元　气血津液病证

【A1 型题】

1. 郁证的主要病因是
- A. 情志内伤
- B. 感受外邪
- C. 饮食所伤
- D. 肝气上逆
- E. 心失所养

2. 下列不是郁证痰气郁结证的临床表现的是
- A. 精神抑郁
- B. 咽中有物梗阻感
- C. 胁肋胀满
- D. 苔白腻，脉弦滑
- E. 悲忧善哭，喜怒无常

3. 血证的治疗原则是
- A. 治火、治气、治血
- B. 治肝、治肺、治心
- C. 止血、宁血、化瘀
- D. 补肝、降气
- E. 补气、降火

4. 痰饮的治疗原则是
- A. 发汗
- B. 温化
- C. 利尿
- D. 攻逐
- E. 宣肺

5. 痰饮的病理性质是
- A. 寒热错杂
- B. 阴虚阳盛
- C. 阴盛阳虚
- D. 阴阳虚衰
- E. 正虚邪盛

6. 消渴病的病理变化主要是
- A. 肾阴亏损
- B. 胃热炽盛
- C. 肺热津伤
- D. 阴虚燥热
- E. 肺胃阴虚

7. 下列不是消渴病常见病因的是
- A. 饮食不节
- B. 禀赋不足
- C. 情志失调
- D. 药物损伤
- E. 劳欲过度

8. 汗证总的病机是
- A. 卫外不固，腠理疏松，汗液外泄
- B. 阴液亏虚，虚火内炽，逼汗外泄
- C. 阳虚气弱，摄纳无权，汗液外泄
- D. 肝火湿热，邪热相争，逼汗外泄
- E. 阴阳失调，营卫失和，腠理不固

9. 虚劳的辨证以何为纲
- A. 气滞血瘀
- B. 五脏虚候
- C. 气血不足
- D. 气血阴阳
- E. 阴阳失调

10. 癌病的治疗原则为
- A. 扶正祛邪
- B. 扶正固脱
- C. 扶正为主
- D. 攻邪为主
- E. 调畅情志

11. 厥证发生的基本病机是
- A. 外邪内侵，扰乱心神
- B. 气虚血亏，不能荣养

- C. 气机逆乱，气血阴阳不能顺接
- D. 脾虚无力运化，痰湿内生
- E. 肝郁不舒，气机上逆

【A2 型题】

12. 患者症见吐血，色红或紫暗，脘腹胀闷，甚则作痛，口臭，便秘，舌红苔黄腻，脉滑数。治疗应首选
- A. 白虎汤加减
- B. 泻心汤合十灰散加减
- C. 玉女煎合十灰散加减
- D. 失笑散加减
- E. 丹参饮合十灰散加减

13. 患者症见鼻衄，头痛，目眩，耳鸣，烦躁易怒，两目红赤，口苦，舌红，脉弦数。最佳治疗方剂是
- A. 玉女煎加减
- B. 泻心汤加减
- C. 龙胆泻肝汤加减
- D. 加味清胃散合泻心汤加减
- E. 丹栀逍遥丸加减

14. 患者症见反复发生肌衄，久病不愈，神疲乏力，头晕目眩，面色苍白，舌质淡，脉细弱。最佳治疗方剂是
- A. 百合固金汤加减
- B. 十灰散加减
- C. 无比山药丸加减
- D. 归脾汤加减
- E. 炙甘草汤加减

15. 患者症见齿衄，血色淡红，齿摇不坚，舌质红，苔少，脉细数。最佳治疗方剂是
- A. 知柏地黄丸加减
- B. 六味地黄丸加减
- C. 六味地黄丸合茜根散加减
- D. 六味地黄丸合十灰散加减
- E. 六味地黄丸合泻心汤加减

16. 患者出现咳逆喘满不得卧，恶寒，无汗，痰吐白沫，量多，伴肢体浮肿，舌苔白滑，脉弦紧。最佳选方是
- A. 十枣汤加减
- B. 甘遂半夏汤加减
- C. 己椒苈黄丸加减
- D. 小青龙汤加减
- E. 苓桂术甘汤加减

17. 患者症见寒热往来，咳嗽，痰少，气急，胸胁刺痛，呼吸转侧疼痛加剧，心下痞硬，舌苔薄白，脉弦紧。首选方药是
- A. 甘遂半夏汤加减
- B. 柴枳半夏汤加减
- C. 小柴胡汤加减
- D. 十枣汤加减
- E. 香附旋覆花汤加减

18. 患者症见口渴多饮，口舌干燥，尿频量多，烦热多汗，舌边尖红，苔薄黄，脉洪数。辨证属
- A. 上消 – 肺热津伤证
- B. 中消 – 胃热炽盛证
- C. 中消 – 气阴亏虚证
- D. 下消 – 肾阴亏虚证
- E. 下消 – 阴阳两虚证

19. 患者症见大汗淋漓，汗出如珠，常同时出现声低息微，精神疲惫，四肢厥冷，脉微欲绝，诊断为

A. 自汗　　　　　　　B. 盗汗
C. 战汗　　　　　　　D. 绝汗
E. 黄汗

20. 患者症见盗汗，五心烦热，午后潮热，两颧色红，口渴，舌红少苔，脉细数，方选
　　A. 龙胆泻肝汤加减　B. 归脾汤加减
　　C. 当归六黄汤加减　D. 玉屏风散加减
　　E. 桂枝加黄芪汤加减

21. 患者症见低热，头晕眼花，心悸不宁，面白少华，唇甲淡白，舌质淡，脉细。其治法为
　　A. 益气养血　　　　B. 益气健脾
　　C. 滋阴清热　　　　D. 活血化瘀
　　E. 疏肝清热

【A3 型题】

(22~24 题共用题干)

　　患者，女，46 岁。1 周前因与邻居吵架，出现精神恍惚，心神不宁，悲忧善哭，喜怒无常，舌质淡，脉弦。中医诊断为郁证。

22. 其辨证是
　　A. 心脾两虚证　　　B. 心肾阴虚证
　　C. 心神失养证　　　D. 痰气郁结证
　　E. 心肾不交证

23. 其治法是
　　A. 疏肝解郁，清肝泻火
　　B. 甘润缓急，养心安神
　　C. 健脾养心，补益气血
　　D. 疏肝解郁，理气畅中
　　E. 滋养心肾

24. 治疗应首选的方剂是
　　A. 甘麦大枣汤加减　B. 半夏厚朴汤加减
　　C. 天王补心丹加减　D. 丹栀逍遥散加减
　　E. 归脾汤加减

(25~27 题共用题干)

　　患者，女，28 岁。症见小便黄赤灼热，尿血鲜红，心烦口渴，面赤口疮，夜寐不安，舌质红，脉数。

25. 其诊断是
　　A. 淋证　　　　　　B. 尿浊
　　C. 尿血　　　　　　D. 癃闭
　　E. 关格

26. 其治法是
　　A. 清热利湿，通利小便
　　B. 清热利湿，通淋排石
　　C. 清热利湿通淋
　　D. 滋阴清热，补虚止血
　　E. 清热利湿，凉血止血

27. 治疗应首选的方剂是
　　A. 槐角丸加减　　　B. 八正散加减
　　C. 小蓟饮子加减　　D. 导赤散加减
　　E. 知柏地黄丸加减

(28~30 题共用题干)

　　患者，女，28 岁。反复出现皮肤青紫斑点或斑块，并有鼻出血，发热，口渴，大便秘结，舌红苔黄，脉弦数。

28. 其辨证是
　　A. 胃热炽盛证　　　B. 肝火上炎证
　　C. 阴虚火旺证　　　D. 血热妄行证
　　E. 热邪犯肺证

29. 其治法是
　　A. 补气摄血
　　B. 清热解毒，凉血止血
　　C. 滋阴降火，宁络止血
　　D. 健脾温中，养血止血
　　E. 清胃泻火，化瘀止血

30. 治疗应首选的方剂是
　　A. 桑菊饮加减　　　B. 玉女煎加减
　　C. 茜根散加减　　　D. 犀角地黄汤加减
　　E. 十灰散加减

(31~33 题共用题干)

　　患者，女，53 岁。发热而欲近衣，形寒怯冷，四肢不温，少气懒言，面色白，舌质淡胖，边有齿痕，苔白润，脉沉细无力。

31. 其证候是
　　A. 气虚发热证　　　B. 血虚发热证
　　C. 阴虚发热证　　　D. 阳虚发热证
　　E. 血瘀发热证

32. 其治法是
　　A. 滋阴清热
　　B. 益气养血
　　C. 温补阳气，引火归元
　　D. 益气健脾，甘温除热
　　E. 活血化瘀

33. 治疗应首选的方剂是
　　A. 补中益气汤加减　B. 金匮肾气丸加减
　　C. 清骨散加减　　　D. 归脾汤加减
　　E. 血府逐瘀汤加减

【B1 型题】

(34~36 题共用备选答案)

　　A. 丹栀逍遥散加减　B. 甘麦大枣汤加减
　　C. 半夏厚朴汤加减　D. 滋水清肝饮加减
　　E. 天王补心丹加减

34. 郁证痰气郁结证的治疗，应选用
35. 郁证气郁化火证的治疗，应选用
36. 郁证心肾阴虚证的治疗，应选用

(37~39 题共用备选答案)

　　A. 消渴方加减　　　B. 玉女煎加减
　　C. 七味白术散加减　D. 六味地黄丸加减
　　E. 金匮肾气丸加减

37. 消渴病，口渴多饮，口舌干燥，尿频量多，舌边尖红，苔薄黄，脉数。宜选上述何方加减治疗

38. 消渴病，口渴引饮，能食与便溏并见，精神不振，四肢乏力，舌质淡，苔白而脉弱。宜选上述何方加减治疗

39. 消渴病，尿频量多，混浊如脂膏，尿有甜味，腰膝酸软，乏力，头晕耳鸣，口干唇燥，皮肤干燥，瘙痒，舌红苔少，脉细数。宜选上述何方加减治疗

（40～42 题共用备选答案）

 A. 金匮肾气丸加减 B. 补中益气汤加减

 C. 清骨散加减   D. 血府逐瘀汤加减

 E. 归脾汤加减

40. 阴虚发热证宜选

41. 血瘀发热证宜选

42. 阳虚发热证宜选

（43～44 题共用备选答案）

 A. 脾气虚   B. 心气虚

 C. 肺气虚   D. 肾气虚

 E. 脾胃阴虚

43. 虚劳，症见咳嗽无力，痰液清稀，短气自汗，声音低怯，面白乏力，舌淡，苔白，脉弱。证属

44. 虚劳，症见口干唇燥，不思饮食，大便燥结，甚至干呕，呃逆，面色潮红，舌红干少苔，脉细数。证属

（45～47 题共用备选答案）

 A. 气厥实证   B. 气厥虚证

 C. 血厥实证   D. 血厥虚证

 E. 痰厥

45. 厥证，由精神刺激而致，见突然昏仆，牙关紧闭，面赤唇紫，舌质暗红，脉弦有力，辨证为

46. 厥证，由精神刺激而致，见突然昏仆，呼吸气粗，口噤拳握，头晕头痛，舌苔薄白，脉沉而弦，辨证为

47. 厥证，素有咳喘宿痰，恼怒或剧烈咳嗽后突然昏厥，喉有痰声，或呕吐涎沫，呼吸气粗，舌苔白腻，脉沉滑，辨证为

第八单元　肢体经络病证

【A1 型题】

1. 痹证与痿证的鉴别要点不包括

 A. 肢体活动情况 B. 有无肌肉萎缩

 C. 痛与不痛   D. 发病部位

 E. 晨起有无僵硬感

2. 肺热津伤型痿证的治法是

 A. 补益肝肾，滋阴清热

 B. 健脾益气

 C. 清热燥湿，通利筋脉

 D. 清热润肺，濡养筋脉

 E. 益气养营，活血行瘀

3. 颤证的基本病机是

 A. 热急生风，筋脉失养

 B. 肝风内动，筋脉失养

 C. 虚风内动，筋脉失养

 D. 髓海不足，筋脉失养

 E. 血虚不荣，筋脉失养

4. 腰痛的基本病机为

 A. 外邪痹阻经脉，气血运行不畅

 B. 肾精亏虚，腰府失养

 C. 筋脉痹阻，腰府失养

 D. 气滞血瘀，不通则痛

 E. 肾阳不足，腰府失于温煦

5. 下列不属于湿热腰痛特点的是

 A. 腰部重着而热 B. 暑湿阴雨天气加重

 C. 身体困重   D. 腰部冷痛

 E. 苔黄腻，脉濡数

【A2 型题】

6. 患者，女，38 岁。恶风，发热，咽痛 3 日，现多个肢体关节肌肉酸楚疼痛，屈伸不利，疼痛呈游走性，舌苔薄白，脉浮缓。治宜

 A. 祛风通络，散寒除湿

 B. 散寒通络，祛风除湿

 C. 除湿通络，祛风散寒

 D. 清热通络，祛风除湿

 E. 培补肝肾，舒筋止痛

7. 患者症见肢体关节肌肉疼痛酸楚，屈伸不利，可涉及肢体多个关节，疼痛呈游走性，初起可有恶风发热等表证，舌苔薄白，脉浮或脉缓。证属

 A. 着痹   B. 痛痹

 C. 行痹   D. 风湿热痹

 E. 骨痹

8. 患者，女，57 岁。头摇不止，肢麻震颤，头晕目眩，胸脘痞闷，口苦口黏，舌体胖大，有齿痕，舌质红，苔黄腻，脉弦滑数，证属颤证之

 A. 阳气虚衰证   B. 气血亏虚证

 C. 痰热风动证   D. 髓海不足证

 E. 风阳内动证

9. 患者因过劳而反复腰痛，痛有定处。1 天前左腰痛剧烈，不能转侧，日轻夜重，痛处拒按，舌质暗紫，苔薄白，脉涩，治宜首选

 A. 身痛逐瘀汤加减 B. 独活寄生汤加减

 C. 左归丸加减   D. 肾着汤加减

 E. 四妙丸加减

【A3 型题】

（10～12 题共用题干）

 患者，女，45 岁。体型偏瘦，双膝关节疼痛，反复发作 3 年，诊断为痹证。现症见双膝关节游走性疼痛，活动不便，局部灼热红肿，痛不可触，得冷则舒，伴发热、恶风、汗出、口渴，舌红，苔黄腻，脉滑数。

10. 其辨证是

A. 痛痹　　　　　　　B. 着痹

C. 风湿热痹　　　　　D. 痰瘀痹阻证

E. 肝肾亏虚证

11. 其治法是

A. 清热通络，祛风除湿

B. 除湿通络，祛风散寒

C. 化痰行瘀，蠲痹通络

D. 散寒通络，祛风除湿

E. 培补肝肾，舒筋止痛

12. 治疗应首选的方剂是

A. 乌头汤加减

B. 白虎加桂枝汤加减

C. 独活寄生汤加减

D. 薏苡仁汤加减

E. 双合汤加减

（13~15题共用题干）

患者，女，54岁。发热数日，热退后出现下肢软弱无力，行走不便，伴心烦口渴，咽干不利，呛咳阵作，小便黄赤，大便干燥，舌红少津，苔黄，脉细数。

13. 其诊断是

A. 痿证　　　　　　　B. 痉证

C. 痹证　　　　　　　D. 厥证

E. 中风

14. 其辨证是

A. 脾胃亏虚证　　　　B. 肺热津伤证

C. 湿热浸淫证　　　　D. 肝肾亏虚证

E. 阴虚血瘀证

15. 治疗应首选的方剂是

A. 百合固金汤加减

B. 虎潜丸加减

C. 清燥救肺汤加减

D. 加味二妙散加减

E. 半夏厚朴汤加减

（16~18题共用题干）

患者，男，50岁。腰部隐痛半年余，酸软无力，心烦少寐，口燥咽干，面色潮红，手足心热，舌红少苔，脉弦细数。

16. 其辨证是

A. 肾阳虚证　　　　　B. 肾气虚证

C. 肾阴虚证　　　　　D. 气阴两虚证

E. 肝肾阴虚证

17. 其治法是

A. 滋补肾阴，濡养筋脉

B. 补肾壮阳，温煦筋脉

C. 滋补肝肾，温通经脉

D. 益气补肾，疏通气血

E. 益气滋阴，柔筋止痛

18. 治疗应首选的方剂是

A. 右归丸加减

B. 左归丸加减

C. 甘姜苓术汤加减

D. 身痛逐瘀汤加减

E. 四妙丸加减

【B1 型题】

（19~20题共用备选答案）

A. 桑杏汤加减

B. 六味地黄丸加减

C. 加味二妙散加减

D. 清燥救肺汤加减

E. 虎潜丸加减

19. 病起发热，热后突然出现肢体软弱无力，肌肉瘦削，皮肤干燥，心烦口渴，咳呛少痰，咽干不利，舌红苔黄，脉细数，治疗该证的代表方为

20. 肢体困重，痿软无力，下肢痿弱为甚，手足麻木，扪之微热，喜凉恶热，胸脘痞闷，小便赤涩热痛，舌红苔黄，脉濡数，治疗该证的代表方为

（21~22题共用备选答案）

A. 甘姜苓术汤加减

B. 四妙丸加减

C. 左归丸加减

D. 身痛逐瘀汤加减

E. 青娥丸加减

21. 治疗寒湿腰痛，应首选的方剂是

22. 治疗肾虚腰痛无明显阴阳偏盛者，可选的方剂是

第十章　中医外科学

第一单元　中医外科疾病的病因病机

【A1 型题】

1. 以下不属于外科特殊之毒的是
　A. 蛇毒　　　　　　B. 疫毒
　C. 冻伤　　　　　　D. 药毒
　E. 漆毒

2. 色紫青暗，不红不热，其肿木硬，肿势散漫，痛有定处，得暖则缓，化脓迟缓，其成因为
　A. 火　　　　　　　B. 寒
　C. 风　　　　　　　D. 湿
　E. 气

3. 夏秋季节发生的疮疡其病因多为
　A. 风邪　　　　　　B. 寒邪
　C. 暑湿　　　　　　D. 热邪
　E. 燥邪

4. 风为
　A. 阳邪　　　　　　B. 阴邪
　C. 内生之邪　　　　D. 特殊之毒
　E. 外来伤害

5. 外科疾病由多种原因引起，其中最主要的是
　A. 湿邪、虫积　　　B. 火毒、热毒
　C. 气滞、血瘀　　　D. 风寒、暑湿
　E. 外来伤害

6. 燥邪易伤人体的
　A. 阴液　　　　　　B. 阳气
　C. 气　　　　　　　D. 血
　E. 精

7. 情志内伤所致外科疾病的特点是
　A. 可直接伤害人体，引起局部气血凝滞
　B. 常有循行肝经部位夹郁夹痰的表现
　C. 一般发病迅速，有的可具有传染性
　D. 导致脏腑气血受损
　E. 大多具有一定的季节性

8. 下列各项中，不能反映脏腑功能与外科疾病关系的是
　A. 脾胃湿热、火毒蕴结，可以发为疮疡
　B. 诸痛痒疮，皆属于心
　C. 体表的疮疡可以影响脏腑而发生病变
　D. 五善、七恶均是脏腑功能失常的表现
　E. 脏腑的病变可以反映于体表

9. 痰饮瘀血为
　A. 仅是病理产物
　B. 既是病理产物，在一定的条件下又为病因
　C. 任何情况下都是病因

　D. 痰饮常常单独为病
　E. 瘀血常常单独为病

10. 以病因命名的中医外科疾病是
　A. 肺痈　　　　　　B. 漆疮
　C. 对口疽　　　　　D. 膻中疽
　E. 鹅掌风

11. 瘀阻皮肤可发生
　A. 瘰疬　　　　　　B. 肢体结节肿块
　C. 白疕、瓜藤缠　　D. 痈肿
　E. 恶脉、胸痹

12. 决定疮疡的发展和转归的是
　A. 阴阳盛衰　　　　B. 疮疡病期
　C. 发病部位　　　　D. 正邪交争
　E. 发病年龄

【B1 型题】

(13 ~ 14 题共用备选答案)
　A. 皮、肉　　　　　B. 筋、骨
　C. 皮下、关节　　　D. 皮里膜外
　E. 皮肤、筋脉、关节

13. 因火而致的疮疡好发部位是

14. 因痰而致的疮疡好发部位是

第二单元　中医外科疾病辨证

【A1 型题】

1. 外科七恶辨证的主要依据是
　A. 局部症状
　B. 全身症状
　C. 局部和全身症状
　D. 全身症状为主，局部症状为次
　E. 所属经络

2. 外科辨脾恶哪项是错误的
　A. 形容消瘦　　　　B. 不思饮食
　C. 纳药呕吐　　　　D. 时渴引饮
　E. 疮陷脓臭

3. 下列各项中不属外科疾病发病机制的是
　A. 邪正盛衰　　　　B. 气血凝滞
　C. 经络阻塞　　　　D. 痰饮瘀血
　E. 脏腑失和

4. 下列不属于辨心善依据的是
　A. 精神爽快　　　　B. 言语清亮
　C. 舌润不渴　　　　D. 身体轻便
　E. 寝寐安宁

5. 下列症状哪项属于阴证的表现

A. 高肿突起

B. 根盘收束

C. 坚硬如石或柔软如棉

D. 有脓，脓质稠厚

E. 肉芽红活润泽

6. 发于人体下部的疮疡，其病因多为

A. 风温、风热　　　B. 风寒、风湿

C. 湿热、寒湿　　　D. 气滞、血瘀

E. 气郁、火郁

7. 手太阳经的引经药是

A. 羌活、升麻　　　B. 黄柏、藁本

C. 柴胡、连翘　　　D. 青皮、附子

E. 桂枝、白芷

8. 皮肉重垂胀急，深按凹陷的是

A. 热肿　　　　　　B. 寒肿

C. 风肿　　　　　　D. 湿肿

E. 痰肿

9. 痰肿的特点是

A. 漫肿宣浮，游走不定，不红微热

B. 肿势软如棉，或硬如馒

C. 肿势平塌，根盘散漫

D. 肿势胀急，色初暗褐，后转青紫

E. 肿而皮肉重垂胀急

10. 初起隐痛、胀痛，皮色不变或暗紫的是

A. 气痛　　　　　　B. 湿痛

C. 痰痛　　　　　　D. 化脓痛

E. 瘀血痛

11. 下列症状哪项属于半阴半阳证的肿块表现

A. 色苍白或青暗　　B. 皮温凉或不变

C. 高肿突起　　　　D. 根盘散漫

E. 肿而不甚

12. 外科三焦辨证中，下部辨证包括的部位是

A. 臀部、前后阴、腰背

B. 臀部、前后阴、胸腹

C. 臀部、前后阴、下肢

D. 臀部、胸腰背、颈项

E. 臀部、胸腰背、下肢

13. 下列不属于皮肤作痒主要原因的是

A. 风　　　　　　　B. 湿

C. 热　　　　　　　D. 血瘀

E. 虫

14. 下列关于辨脓的方法，错误的是

A. 按触法　　　　　B. 透光法

C. 切开法　　　　　D. 穿刺法

E. 点压法

15. 辨疼痛性质，病变在皮肉者多表现为

A. 胀痛　　　　　　B. 裂痛

C. 灼痛　　　　　　D. 绞痛

E. 抽掣痛

16. 虫淫作痒的特点是

A. 浸淫四窜，黄水淋漓

B. 走窜不定，遍体作痒，多为干性

C. 皮肤瘾疹，焮红灼热作痒

D. 瘙痒剧烈，最易传染

E. 痒而脱屑，皮肤干燥

17. 压迫性溃疡的主要临床表现不含

A. 初期皮肤暗红

B. 肿块散漫、坚硬

C. 滋水、液化、腐烂

D. 深及肌肉和骨膜

E. 脓汁多有臭味

18. 血虚作痒的特点是

A. 浸淫四窜，黄水淋漓

B. 走窜不定，遍体作痒，多为干性

C. 皮肤瘾疹，焮红灼热作痒

D. 瘙痒剧烈，最易传染

E. 痒而脱屑，皮肤干燥

19. 关于深部脓肿的描述，不正确的是

A. 肿块散漫坚硬，按之隐隐软陷

B. 肿块高突坚硬，中有软陷

C. 重按方痛

D. 皮肤微热或不热

E. 皮色不红或微红

20. "按之牢硬未有脓，按之半软半硬已成脓，大软方是脓成"的论述出自

A.《外科理例》　　　B.《外台秘要》

C.《疡医大全》　　　D.《外科精义》

E.《外科正宗》

21. 痛势急胀，无止时，如同鸡啄的是

A. 气痛　　　　　　B. 湿痛

C. 痰痛　　　　　　D. 化脓痛

E. 瘀血痛

22. 脓液黄白稠厚表明

A. 气血充足　　　　B. 气火有余

C. 血虚　　　　　　D. 血络受伤

E. 余毒日久，损伤筋骨

23. 脓液绿黑稀薄表明

A. 气血充足　　　　B. 气火有余

C. 血虚　　　　　　D. 血络受伤

E. 余毒日久，损伤筋骨

24. 外科局部辨证的主要内容不含

A. 辨痛　　　　　　B. 辨肿

C. 辨痒　　　　　　D. 辨脓

E. 辨气血

25. 属于足太阳膀胱经的引经药是

A. 黄柏　　　　　　B. 细辛

C. 羌活　　　　　　D. 柴胡

E. 石膏

26. 下列对岩性溃疡的描述，不正确的是

A. 疮面多呈翻花状

B. 夹有败絮状物

C. 溃疡底部可见珍珠样结节

D. 内有紫黑色坏死组织

E. 常伴腥臭味

27. 下列关于阴阳辨证的说法，错误的是

A. 高肿突起，根盘收束者，多为阳证

B. 皮温不高，肿势不显者一定是阴证

C. 坚硬如石或柔软如棉，皮色不变或紫暗者，多为阴证

D. 阴阳是外科疾病辨证的总纲

E. 阳证溃疡多见肉芽红活润泽，脓质稠厚

28. 以下表现属于逆证的是

A. 疮疡初起疮顶平塌，根脚散漫，不痛不热

B. 疮疡初起疮顶高突，根脚不散，灼热疼痛

C. 疮疡疮面红活鲜润，新肉易生，疮口易敛

D. 疮疡溃后脓稠黄白，色鲜不臭，肿消痛减

E. 疮疡顶高根收，皮薄光亮，易脓易腐

29. 疮疡顶高根收，皮薄光亮，易脓易腐。属于

A. 脓已成顺证　　　B. 脓已成逆证

C. 溃后顺证　　　　D. 溃后逆证

E. 收口期逆证

【B1 型题】

(30 ~ 31 题共用备选答案)

A. 破血、补托　　　B. 行气、滋养

C. 行气、活血　　　D. 温阳、散寒

E. 清热、除湿

30. 外科疾病发于多血少气之经者，治宜

31. 外科疾病发于多血多气之经者，治宜

A. 上部　　　　　　B. 下部

C. 中部　　　　　　D. 上肢

E. 背部

(32 ~ 33 题共用备选答案)

32. 湿邪所致外科疾病好发于人体的

33. 气郁、火郁之邪所致外科疾病好发于人体的

第三单元　中医外科疾病的治法

【A1 型题】

1. 外科内治法总的治疗原则是

A. 消、托、补　　　B. 解表、通里

C. 清热、行气　　　D. 和营、内托

E. 行气、内托

2. 属于消散药的是

A. 九一丹　　　　　B. 生肌散

C. 八宝丹　　　　　D. 黄芪六一散

E. 黑退消

3. 切开法的适应症是

A. 一切外疡，确已成脓者

B. 一切外疡，成脓前期

C. 部分肿疡患者

D. 疮疡清浅者

E. 疮疡溃后

4. 关于外治法，下列说法错误的是

A. 酊剂一般用于疮疡未溃者

B. 洗剂一般用于急性皮肤病

C. 冲和膏适用于半阴半阳证

D. 回阳玉龙膏适用于阴证

E. 消散药适用于肿疡中晚期

5. 溃疡脓出不畅，有少量袋脓者，首选的治法为

A. 内服清热解毒药　B. 扩创法

C. 垫棉法　　　　　D. 飞针法

E. 大剂量抗生素

6. 外治法一般可分为

A. 膏药法、提脓法、生肌法

B. 敷药法、洗涤法、手术法

C. 药物疗法、手术疗法、其他疗法

D. 膏药法、箍围法、掺药法

E. 围敷、腐蚀、生肌

7. 肿疡毒势方盛，正气已虚，不能托毒外出者，内治方药宜选用

A. 透脓散　　　　　B. 仙方活命饮

C. 黄连解毒汤　　　D. 托里消毒散

E. 清肝解郁汤

8. 疏风化痰法的代表方剂是

A. 异功散　　　　　B. 平胃散

C. 逍遥散　　　　　D. 牛蒡解肌汤合二陈汤

E. 四君子汤

9. 和营法的代表方剂为

A. 透脓散　　　　　B. 八珍汤

C. 六味地黄丸　　　D. 五味消毒饮

E. 桃红四物汤

10. 痈疡切开，切口的选择是

A. 脓腔最高点　　　B. 脓腔初起时

C. 脓腔中央　　　　D. 脓腔边缘

E. 脓腔最低点

11. 清热法中清热解毒的代表方是

A. 五味消毒饮　　　B. 清胃散

C. 清营汤　　　　　D. 黄连解毒汤

E. 麻黄汤

12. 温通法中温经通阳的代表方是

A. 独活寄生汤　　　B. 桂附八味丸

C. 香贝养荣汤　　　D. 阳和汤

E. 托里消毒散

13. 下列不属于祛痰法的是

A. 燥湿化痰　　　　B. 疏风化痰

C. 清热化痰　　　　D. 解郁化痰

E. 养营化痰

14. 阳证肿疡初期外敷首选油膏是

A. 冲和膏　　　　　B. 金黄膏

C. 生肌白玉膏　　　D. 生肌玉红膏

E. 青黛膏

15. 阴证肿疡初期外敷宜用

A. 太乙膏　　　　　B. 回阳玉龙膏

C. 千捶膏　　　　　D. 冲和膏

E. 玉露膏

16. 下列药物为提脓祛腐药的是

A. 九一丹　　　　　B. 红灵丹

C. 八宝丹　　　　　D. 白降丹

E. 生肌散

17. 溃疡腐肉已脱，新肉不生，可选用

A. 生肌散　　　　　B. 青黛散

C. 桂麝散　　　　　D. 八二丹

E. 白降丹

18. 性偏寒凉，能消肿、解毒、提脓、祛腐、止痛的药物是

A. 咬头膏　　　　　B. 金黄膏

C. 千捶膏　　　　　D. 冲和膏

E. 玉露膏

19. 对升丹过敏者，提脓祛腐时宜选用

A. 红灵丹　　　　　B. 八宝丹

C. 平胬丹　　　　　D. 黑虎丹

E. 白降丹

20. 挂线法常用于治疗

A. 内痔　　　　　　B. 脱肛

C. 瘰疬　　　　　　D. 肛瘘

E. 息肉痔

21. 垫棉法不适用于

A. 溃疡脓出不畅有袋脓者

B. 疮孔窦道形成，脓水不易排出者

C. 脓肿溃脓迟缓者

D. 急性炎症红肿热痛者

E. 溃疡脓腐已尽，皮肉一时难以黏合者

22. 太乙膏的功效是

A. 清热消肿，散瘀化痰

B. 活血祛腐，解毒止痛

C. 消肿止痛，提脓祛腐

D. 消肿清火，解毒生肌

E. 温经和阳，祛风散寒

【B1 型题】

(23～24 题共用备选答案)

A. 外疡中期，正虚毒盛者

B. 初期肿疡

C. 溃疡后期

D. 肿疡疮形已成者

E. 外科非化脓性肿块性疾病

23. 补法可运用于

24. 消法可运用于

第四单元　疮　疡

【A1 型题】

1. 疖肿多生于儿童头部，日久头皮窜空，溃破脓出久不收口等。为

A. 热疖　　　　　　B. 疖病

C. 痤疮　　　　　　D. 蝼蛄疖

E. 疖

2. 下列关于疔的说法，错误的是

A. 颜面部疔疮易走黄

B. 颜面部疔疮指发生于颜面部的急性化脓性疾病

C. 蛇肚疔发生于指腹

D. 疔发病缓慢

E. 手足疔疮宜及早切开排脓

3. 疔的疮形特点是

A. 如脐凹陷

B. 疮大如梅李，相连三五枚

C. 疮口如蜂窝状

D. 颜色黑，凹形如碟，容易腐烂

E. 根脚坚硬，如钉丁之状

4. 痈的病因病机是

A. 营卫不和，气血凝滞，经络壅遏，化火而成

B. 风温毒邪客于肺胃，积热上蕴，挟痰凝结

C. 心脾湿热，火毒流于小肠，结于脐中，以致血凝毒滞而成

D. 湿热火毒蕴结，营气不从，逆于肉里

E. 肾虚骨骼空虚，风寒痰浊乘隙入侵

5. 下列选项中，说法正确的是

A. 锁喉痈是痈的一种

B. 臀痈是发的一种

C. 颈痈是发的一种

D. 发的病变范围较痈小

E. 手足部疔疮宜等脓熟透后再切开排脓

6. 有头疽的病因病机不包括

A. 感受风温，湿热之毒

B. 情志内伤，气郁化火

C. 肾阴亏损，火邪炽盛

D. 外感风寒，肺失宣降

E. 平素恣食膏粱厚味

7. 流注的含义是

A. 在病变较近处形成脓肿，破溃后脓液稀薄

B. 是发于肌肉深部的急性化脓性疾病

C. 好发于骨与关节，溃后不易收口

D. 相当于西医的寒性脓肿

E. 是散在身体各处反复发作的疾病

8. 疔的病因是

A. 暑邪   B. 燥邪

C. 火热之毒   D. 风邪

E. 湿邪

9. 颜面部疖和疔，初起局部有粟米样硬结，拟诊为疔的主要依据是

A. 红热高肿   B. 痒痛兼作

C. 发热恶寒   D. 疼痛剧烈

E. 顶硬根深

10. 手掌肿胀，失去正常凹陷，疼痛剧烈者为

A. 蛇肚疔   B. 托盘疔

C. 蛇头疔   D. 蛀节疔

E. 泥鳅疔

11. 下列关于托盘疔成脓期切开引流的要求，正确的是

A. 沿甲旁 0.2cm 挑开引流

B. 在指掌面一侧作纵行切口

C. 在手指侧面作纵行切口

D. 依掌横纹切开

E. 在手指侧面作横行切口

12. 痈的热盛肉腐证应选的方剂是

A. 清瘟败毒饮

B. 黄连解毒汤

C. 普济消毒饮

D. 仙方活命饮合五味消毒饮

E. 透脓散

13. 发相当于西医的

A. 毛囊炎

B. 皮肤浅表脓肿

C. 急性化脓性淋巴结炎

D. 蜂窝织炎

E. 气性坏疽

14. 发的痰热蕴结证应选用的方剂是

A. 仙方活命饮加减

B. 黄连解毒汤加减

C. 桃红四物汤加减

D. 八珍汤加减

E. 普济消毒饮加减

15. 下列对臀痈描述不正确的是

A. 病位深   B. 范围大

C. 形势急骤   D. 收口快

E. 可有局部肌内注射史

16. 有头疽的阴虚火旺证应选用的方剂是

A. 仙方活命饮   B. 托里消毒散

C. 竹叶黄芪汤   D. 黄连解毒汤

E. 五味消毒饮

17. 背部皮肤结块疼痛，初起有粟米样脓头，继而增大坚硬，肿胀作痛，脓头多个，状如蜂窝，诊断应为

A. 疔   B. 痈

C. 有头疽   D. 发

E. 脂瘤染毒

18. 具有此处未愈、他处又起特点的疾病是

A. 丹毒   B. 发

C. 痄腮   D. 流注

E. 有头疽

19. 流注肿而有块者，外治宜用

A. 金黄膏外敷   B. 太乙膏掺红灵丹外敷

C. 玉露膏外敷   D. 切开引流

E. 红油膏外敷

20. 由疔、疖后引起的流注一般称为

A. 暑湿流注   B. 髂窝流注

C. 余毒流注   D. 瘀血流注

E. 湿痰流注

21. 丹毒的主要病因病机是

A. 风温夹痰凝结经络

B. 风温湿热蕴结肌肤

C. 火邪侵犯，血分有热，郁于肌肤

D. 经络阻塞，气血凝滞

E. 暑湿热毒流注肌间

22. 新生儿丹毒称

A. 赤游丹毒   B. 抱头火丹

C. 流火   D. 内发丹毒

E. 腿游风

23. 蛇肚疔切开时，应在哪做何切口

A. 患指侧面做横切口

B. 患指侧面做纵切口，不越过上下关节

C. 指端掌面做纵切口

D. 指端侧面做纵切口

E. 沿指腹做弧形切口

24. 火陷形成的主要原因是

A. 火毒炽盛   B. 阴液不足

C. 气血亏虚   D. 脾肾阳虚

E. 肺卫不固

25. 疔疮走黄的主要病机是

A. 正虚   B. 邪实

C. 阴伤   D. 腑实

E. 表虚

26. 走黄外治的治疗原则是

A. 局部引流   B. 外敷

C. 砭镰   D. 垫棉

E. 处理原发病灶

【A2 型题】

27. 患者，男，50 岁。1 周前项后发际处突发一肿块，红肿热痛，渐渐加剧，其后出现多个粟米样脓头，部分溃破溢脓。其治法为

A. 凉血祛风，行瘀通络

B. 凉血清热，解毒利湿

C. 和营托毒，清热利湿

D. 清热解毒，活血通络

E. 养阴清热，托毒透邪

【B1 型题】

（28～29 题共用备选答案）

 A. 凉血清热解毒 B. 疏风清热解毒

 C. 清肝泻火利湿 D. 利湿清热解毒

 E. 清肝泻火解毒

28. 肝脾湿火型丹毒的治法为

29. 胎火毒蕴型丹毒的治法为

（30～31 题共用备选答案）

 A. 五味消毒饮 B. 柴胡清肝汤

 C. 普济消毒饮 D. 犀角地黄汤

 E. 五神汤合草薢渗湿汤

30. 丹毒风热毒蕴证治疗宜选用的方剂是

31. 丹毒湿热毒蕴证治疗宜选用的方剂是

（32～33 题共用备选答案）

 A. 竹叶黄芪汤 B. 五味消毒饮

 C. 黄连解毒汤 D. 仙方活命饮

 E. 竹叶石膏汤

32. 治疗湿热壅滞型有头疽首选的方剂是

33. 治疗阴虚火炽型有头疽首选的方剂是

（34～35 题共用备选答案）

 A. 火陷   B. 毒陷

 C. 干陷   D. 邪陷

 E. 虚陷

34. 发生于疽证 1～2 候毒盛期的称为

35. 发生于疽证 4 候收口期的称为

第五单元　乳房疾病

【A1 型题】

1. 下列关于乳房疾病的描述，正确的是

 A. 乳痈的最常见原因是情志不畅

 B. 乳痈初起宜切开排脓

 C. 乳癖的特点是乳房见肿块，质地不硬，不随喜怒消长，肿块一般不痛

 D. 乳核相当于现代医学的乳腺增生症

 E. 女性单侧乳房发红、轻度糜烂、渗液反复半年余，应首先考虑乳岩的可能

2. 进行乳房检查的最佳时间是

 A. 月经期

 B. 月经来潮的第 7～10 天

 C. 月经前 1 周

 D. 排卵期

 E. 任何时期

3. 下列关于乳痈的描述，错误的是

 A. 多见于产后 3～4 周

B. 治疗以消为贵

C. 应尽早切开

D. 致病菌多为金黄色葡萄球菌

E. 切开排脓用放射状切口

4. 以下人群中不易患乳癖的是

 A. 社会经济地位高 B. 学历高

 C. 月经初潮早，低产 D. 多产，正常哺乳

 E. 初次怀孕年龄大，绝经迟

5. 乳房部疾病症见经前乳房胀痛者为

 A. 内吹乳痈   B. 乳痈

 C. 乳核   D. 乳癖

 E. 乳痨

6. 乳核的好发年龄为

 A. 15～25 岁   B. 40～60 岁

 C. 20～40 岁   D. 20～25 岁

 E. 60 岁以上

7. 乳核的临床特点是

 A. 乳房胀痛，月经前期为甚

 B. 乳房肿块，月经前期增大，经后期缩小

 C. 乳房中结核，形如丸卵，边界清楚，活动，表面光滑

 D. 乳房结节，形态不规则，数目不清，活动，表面不平

 E. 乳晕下肿块，质软，时有时无

8. 经事紊乱，素有经前期乳房胀痛，乳房结块坚硬，舌淡苔白，脉弦细。此属于乳岩的

 A. 肝郁痰凝证 B. 冲任失调证

 C. 正虚毒炽证 D. 阴虚火旺证

 E. 气滞血瘀证

9. 乳岩肝郁痰凝证的内治方剂是

 A. 瓜蒌牛蒡汤合逍遥散

 B. 神效瓜蒌散合开郁散

 C. 四海舒郁丸合逍遥散

 D. 二仙汤合开郁散

 E. 八珍汤合二陈汤

10. 乳岩与乳腺增生症鉴别中，最具价值的是

 A. 乳头内陷   B. 乳头溢液

 C. 乳房内肿块 D. 乳房疼痛

 E. 乳房皮色改变

11. 正确的乳房检查方法是

 A. 以手掌平放于乳房上轻轻按摩

 B. 四指并拢，用指腹平放于乳房上轻柔按摩

 C. 以食指先触到肿物，并仔细区别与周围组织的关系

 D. 以食指首先触摸是否有肿物存在，并注意是否活动

 E. 以手托起乳房，用另一手仔细触摸

12. 导致乳痈发生的主要致病菌是

 A. 结核杆菌   B. 铜绿假单胞菌

 C. 大肠埃希菌 D. 肺炎球菌

 E. 金黄色葡萄球菌

13. 粉刺性乳痈溃破后脓中常夹有

    A. 败絮样物　　　　　B. 毛发样物

    C. 粉渣样物　　　　　D. 腐肉样物

    E. 果冻样物

14. 乳癖多发于

    A. 少年女性　　　　　B. 青中年妇女

    C. 未育妇女　　　　　D. 老年妇女

    E. 青壮年男性

15. 可帮助明确乳岩诊断的辅助检查是

    A. 钼靶 X 线　　　　　B. 高频 B 超

    C. X 线造影　　　　　D. 病理切片

    E. 红外线扫描

16. 乳癖肝郁痰凝证，方选

    A. 化坚二陈汤

    B. 逍遥贝蒌散

    C. 二仙汤合四物汤

    D. 柴胡疏肝散

    E. 胆星汤

17. 下列关于乳岩的描述，正确的是

    A. 火毒外侵，肝、胃二经湿热蕴结而成

    B. 初起形寒发热，结块木硬者，宜疏肝清胃，软坚散结

    C. 初期可用冲和膏加红灵丹外贴

    D. 多发于 40～60 岁绝经期前后的妇女

    E. 青壮年妇女乳房部常见的慢性肿块

18. 乳岩中恶性程度高、进展快、预后差的是

    A. 硬癌　　　　　　　B. 湿疹样癌

    C. 炎性癌　　　　　　D. 黏液腺癌

    E. 髓样癌

【A2 型题】

19. 患者，女，20 岁。左乳发现 2 枚肿块已半年，无痛。肿块呈卵圆形，表面光滑，活动，边界清楚，质地坚实。伴情绪抑郁，喜叹息，舌淡，脉弦，苔薄白。首先考虑的诊断为

    A. 乳癖　　　　　　　B. 乳核

    C. 乳疬　　　　　　　D. 乳衄

    E. 乳岩

【A3 型题】

(20～21 题共用题干)

    患者，女，25 岁。产后 23 天，乳汁排出不畅，乳房局部疼痛，肿胀，结块直径 2cm，皮肤焮红灼热，发热，口渴，便秘，舌红苔少，脉数。

20. 其诊断是

    A. 乳癖　　　　　　　B. 乳发

    C. 乳疬　　　　　　　D. 乳痈

    E. 乳核

21. 其辨证是

    A. 热毒炽盛证　　　　B. 气滞热壅证

    C. 冲任失调证　　　　D. 正虚毒恋证

    E. 肝郁痰凝证

22. 治疗应首选的方剂是

    A. 瓜蒌牛蒡汤加减

    B. 透脓散加减

    C. 二仙汤加减

    D. 逍遥蒌贝散加减

    E. 托里消毒散加减

(23～25 题共用题干)

    患者，女，50 岁。左乳外上象限包块，质硬表面欠光滑，表皮呈橘皮样改变，无压痛，伴情志不舒，胸闷胁胀，苔薄，脉弦。

23. 其诊断是

    A. 乳痈　　　　　　　B. 乳癖

    C. 粉刺性乳痈　　　　D. 乳岩

    E. 乳核

24. 其辨证是

    A. 心脾火郁证　　　　B. 脾胃火毒证

    C. 肝郁痰凝证　　　　D. 冲任失调证

    E. 脾虚胃弱证

25. 治疗应首选的方剂是

    A. 神效瓜蒌散合开郁散加减

    B. 二仙汤合开郁散加减

    C. 八珍汤加减

    D. 人参养荣汤加减

    E. 参苓白术散加减

【B1 型题】

(26～27 题共用备选答案)

    A. 逍遥蒌贝散　　　　B. 柴胡疏肝散

    C. 瓜蒌牛蒡汤　　　　D. 托里消毒散

    E. 桃红四物汤

26. 治疗乳痈气滞热壅证首选

27. 治疗乳痈正虚毒恋证首选

(28～29 题共用备选答案)

    A. 20～40 岁　　　　　B. 25～45 岁

    C. 40～60 岁　　　　　D. 50～70 岁

    E. 20～25 岁

28. 乳癖的好发年龄是

29. 乳岩的好发年龄是

(30～31 题共用备选答案)

    A. 逍遥散加减

    B. 逍遥蒌贝散加减

    C. 柴胡疏肝散加减

    D. 四海舒郁丸加减

    E. 神效瓜蒌散合开郁散加减

30. 治疗乳癖肝郁痰凝证的首选方剂是

31. 治疗乳岩肝郁痰凝证的首选方剂是

（32～33题共用备选答案）

　A. 胃　　　　　　B. 肝

　C. 脾　　　　　　D. 肺

　E. 肾

32. 女子乳房部属

33. 男子乳房部属

第六单元　瘿

【A1 型题】

1. 气瘿肝郁气滞证的首选方剂是

　A. 四海疏郁丸　　B. 逍遥散

　C. 柴胡疏肝散　　D. 海藻玉壶汤

　E. 生脉散

2. 肉瘿的病因病机不包括

　A. 忧思郁怒　　　B. 气虚

　C. 气滞　　　　　D. 痰浊

　E. 瘀血

3. 气瘿的临床症状特点是

　A. 颈部漫肿，肿块柔软无痛，可随喜怒而消长

　B. 颈前结喉一侧结块，柔韧而圆，能随吞咽动作而上下移动，发展缓慢

　C. 喉结两侧结块、肿胀、灼热、疼痛，急性发病

　D. 甲状腺单侧或双侧肿大

　E. 肿块形如鸡卵，质硬不痛

4. 肉瘿常用的治疗原则为

　A. 化痰软坚，开郁行瘀

　B. 理气解郁，化痰软坚

　C. 理气健脾，化痰软坚

　D. 调摄冲任，化痰软坚

　E. 益气活血，化痰软坚

5. 下列选项中不属于肉瘿特点的是

　A. 如肉之团　　　B. 发展缓慢

　C. 柔韧而圆　　　D. 漫肿质软

　E. 喉结一侧或两侧结块

6. 瘿痈的临床特点是

　A. 颈部红、肿、热、痛，疼痛波及耳和枕部

　B. 颈侧红、肿、热、痛，部位局限

　C. 颈部漫肿，皮色不变，皮宽而软

　D. 颈部结块坚硬如石，推之不动

　E. 急性发病，颈部呈弥漫性分布

7. 瘿痈最常用的辅助检查为

　A. 查血白细胞和分类计数、甲状腺超声

　B. 同位素^{131}I检查

　C. 基础代谢率测定

　D. T_3、T_4测定

　E. 甲状腺CT扫描

8. 石瘿的病因病机为

　A. 忧思郁怒，湿痰凝结

　B. 气郁、湿痰、瘀血凝滞

　C. 一为忧患，二为水土不佳

　D. 平素饮水和饮食中含碘不足

　E. 产后亏虚，外邪侵入

9. 颈前区单个肿块，表面凹凸不平，质坚如石，不随吞咽动作上下移动。应诊断为

　A. 气瘿　　　　　B. 肉瘿

　C. 筋瘿　　　　　D. 血瘿

　E. 石瘿

10. 气瘿的临床表现，不包括

　A. 呼吸困难　　　B. 吞咽不适

　C. 颈胸部青丝赤缕　D. 面部潮红

　E. 声音嘶哑

11. 气瘿的病因是

　A. 忧郁多怒，痰湿凝结

　B. 气郁、湿痰、瘀血凝结

　C. 一为忧郁，二为水土

　D. 肺气失宣，痰浊凝结

　E. 脾失健运，痰气内生，气血凝结

12. 肉瘿的病因病机是

　A. 忧思郁怒，痰湿凝结

　B. 气郁湿痰，瘀血凝结

　C. 筋脉不和，气血阻滞

　D. 痰浊凝结，营卫不和

　E. 痰湿内生，气血凝结

13. 肉瘿相当于西医的

　A. 甲状腺恶性肿瘤

　B. 甲状腺良性肿瘤

　C. 甲状腺功能亢进症

　D. 颈部淋巴结肿大

　E. 颈部转移性淋巴结癌

14. 瘿痈相当于西医的

　A. 甲状腺癌

　B. 甲状腺良性肿瘤

　C. 甲状腺功能亢进症

　D. 颈部淋巴结肿大

　E. 急性或者亚急性甲状腺炎

15. 瘿痈患者，局部疼痛明显，伴恶寒发热，头痛口干，脉浮数。其辨证为

　A. 肝郁气滞证　　B. 风热痰凝证

　C. 血瘀化热证　　D. 痰瘀内结证

　E. 气滞痰凝证

16. 石瘿相当于西医学的

　A. 甲状腺癌

　B. 甲状腺良性肿瘤

　C. 甲状腺功能亢进症

　D. 颈部淋巴结肿大

　E. 颈部转移性淋巴结癌

【A2 型题】

17. 患者，女，40 岁。1 周前患上呼吸道感染，经治疗好转。3 天前觉咽痛，发热，全身不适，今日晨起发现颈前部弥漫性肿大，疼痛明显，头痛、口干，苔薄黄，脉浮数。查体：T：38.6℃，甲状腺肿大，皮色略红，质硬，表面光滑，明显触痛，皮温高。血常规：WBC 17.1 × 10^9/L、N 86.7％。血沉：60mm/h。^{131}I 扫描：甲状腺显影浅淡稀疏，分布不均匀。应选用方剂为
    A. 四海疏郁丸加减
    B. 海藻玉壶汤加减
    C. 牛蒡解肌汤加减
    D. 柴胡疏肝散加减
    E. 通窍活血汤加减

【A3 型题】

(18 ~ 20 题共用题干)

患者，女，35 岁。结喉正中偏左有一半圆形包块，初期如雀蛋大，现如鸡蛋大，边界清楚，表面光滑，皮色如常，能随吞咽上下移动。苔薄腻，脉弦滑。

18. 其诊断是
    A. 气瘿   B. 肉瘿
    C. 颈痈   D. 瘿痈
    E. 石瘿

19. 其治法是
    A. 理气解郁，化痰软坚
    B. 化痰软坚，开郁行气
    C. 疏风清热，化痰解郁
    D. 疏肝清热，化痰消肿
    E. 疏肝理气，解郁消肿

20. 治疗应首选的方剂是
    A. 丹栀逍遥散加减
    B. 四海舒郁丸加减
    C. 逍遥散合海藻玉壶汤加减
    D. 牛蒡解肌汤加减
    E. 柴胡清肝饮加减

【B1 型题】

(21 ~ 22 题共用备选答案)
    A. 失荣   B. 肉瘤
    C. 石瘿   D. 血瘤
    E. 肉瘿

21. 甲状腺肿物坚硬如石，高低不平，推之不宜。中医学称为

22. 甲状腺肿物表面光滑，可随吞咽上下移动，按之不痛，生长缓慢。中医学称为

第七单元 瘤、岩

【A1 型题】

1. 关于血瘤，下列描述正确的是
    A. 分囊状、条状两型
    B. 湿痰内生、气血凝结而成
    C. 病变局部色泽鲜红或暗紫
    D. 在出生后不久出现
    E. 瘤的大小随年龄增大而增长

2. 与血瘤的产生关系密切的脏腑是
    A. 心、肝、脾、肾   B. 肺、脾、肾
    C. 心、肺、脾   D. 肝、胆、胃
    E. 肝、胆、脾

3. 治疗气郁痰凝型肉瘤宜用
    A. 化坚二陈丸合十全流气饮
    B. 海藻玉壶汤
    C. 逍遥散
    D. 十全大补汤
    E. 柴胡疏肝散

4. 血瘤相当于西医的
    A. 皮下血肿   B. 皮下瘀斑
    C. 血管瘤   D. 皮下紫癜
    E. 皮肤红斑

5. 血瘤的特点没有下列哪一项
    A. 边界不清   B. 触之如海绵状
    C. 柔软   D. 色泽鲜红或暗紫
    E. 盘曲如蚯蚓状

6. 脾统失司证之血瘤宜用何方治疗
    A. 顺气归脾丸   B. 芩连二母丸
    C. 四君子汤   D. 凉血地黄汤
    E. 黄连阿胶汤

7. 瘤体色泽鲜红，按之灼热，伴烦躁不安，口舌生疮，面赤口渴，小便短赤，大便秘结，舌红苔薄黄，脉数有力。证属
    A. 心肾火毒证   B. 火热烧伤证
    C. 肾中伏火证   D. 热毒炽盛证
    E. 肝郁化火证

8. 肉瘤的构成组织为
    A. 肌肉   B. 脂肪
    C. 结缔组织   D. 淋巴
    E. 恶性肿瘤

9. 发于皮里膜外，柔软如绵，其形如馒，属于
    A. 气瘤   B. 血瘤
    C. 筋瘤   D. 肉瘤
    E. 骨瘤

10. 失荣阴毒结聚证的治法是
    A. 疏肝解郁，化痰散结
    B. 温阳散寒，化痰散结
    C. 益气养荣，化痰散结
    D. 调补气血
    E. 补肾摄精，益气止血

【A2 型题】

11. 患者左前臂有一肿块，呈扁平隆起，质地柔软，状如海绵，皮色略紫，按之肿块可缩小，其诊断是

A. 气瘤　　　　　　　B. 脂瘤

C. 筋瘤　　　　　　　D. 血瘤

E. 肉瘤

【B1 型题】

(12～14 题共用备选答案)

A. 肉瘤　　　　　　　B. 气瘤

C. 血瘤　　　　　　　D. 脂瘤

E. 失荣

12. 男性，45 岁。背部肿块如核桃大，质软如绵，皮色正常，按之不紧不宽，如肉之隆起，活动度好，无压痛。应考虑为

13. 患者皮下肿块，质软，呈分叶状，无压缩性。应考虑为

14. 患者颈部肿物坚硬如石，皮色如常，推之不移，不痛不痒，溃后腐烂无脓，越溃越坚，形体消瘦。首先应考虑为

第八单元　皮肤及性传播疾病

【A1 型题】

1. 蛇串疮的典型皮损为

A. 簇集性水疱　　　　B. 散在性水疱

C. 簇集性脓疱　　　　D. 散在性脓疱

E. 红斑、丘疹、疱疹

2. 热疮局部外用药的治则是

A. 清热解毒　　　　　B. 祛腐生肌

C. 活血通络　　　　　D. 清热解毒，燥湿收敛

E. 清热凉血

3. 带状疱疹的临床特征是

A. 皮疹多形性，无一定部位

B. 皮损为簇集性水疱，呈带状分布

C. 皮损红斑有鳞屑

D. 在潮红的基础上出现脓疱，无疼痛

E. 粟粒大小的丘疹

4. 下列疾病中不属于疣的是

A. 尖锐湿疣　　　　　B. 扁平疣

C. 寻常疣　　　　　　D. 跖疣

E. 传染性软疣

5. 亚急性湿疮的外治原则为

A. 清热安抚，避免刺激

B. 消炎止痒，燥湿收敛

C. 止痒润肤

D. 收敛润肤

E. 清热润肤止痒

6. 接触性皮炎的诊断最关键的是

A. 常见于暴露部位

B. 皮损呈多形性

C. 发病前均有明显的接触史

D. 病因去除后 1～2 周内自愈

E. 无明显全身症状

7. 药毒中症状最重的一型是

A. 固定红斑型　　　　B. 荨麻疹型

C. 湿疹皮炎型　　　　D. 大疱性表皮松解型

E. 剥脱性皮炎型

8. 药毒初次发病的潜伏期为

A. 5～20 天　　　　　B. 1 周内

C. 3～4 天　　　　　D. 1 个月以上

E. 24 小时以内

9. 引发热疮的原因多为外感

A. 暑热　　　　　　　B. 血热

C. 热毒　　　　　　　D. 风热

E. 血瘀

10. 蛇串疮皮疹消退后疼痛不止，舌暗，苔白，脉弦细，内治可选用

A. 龙胆泻肝汤合消风散加减

B. 柴胡疏肝散合桃红四物汤加减

C. 除湿胃苓汤加减

D. 消风散加减

E. 当归饮子加减

11. 体癣的临床表现不包括

A. 溃疡瘢痕

B. 皮损为圆形或环形

C. 红斑丘疹，水疱鳞屑

D. 中心消退

E. 边界清楚

12. 头部呈片状糠秕状鳞屑，易脱落，基底轻度潮红，皮损不超过发际，应诊为

A. 白屑风　　　　　　B. 油风

C. 白秃疮　　　　　　D. 白疕

E. 花斑癣

13. 黄水疮的皮损特点是

A. 瘙痒性风团，发无定处，骤起骤退

B. 皮肤黏膜交界处成群的水疱

C. 皮肤上浅在性脓疱和脓痂，有传染性和自体接种的特性

D. 带状分布的红斑上成簇的水疱

E. 对称分布，多形性损害，剧烈瘙痒

14. 患儿，9 岁。因蚊虫叮咬后，右手出现成片的红肿，且有较大的水疱，伴瘙痒，患儿出现发热，口干，头痛，苔黄，舌红，脉数。宜选用

A. 除湿胃苓汤加减　　B. 清瘟败毒饮加减

C. 清暑汤加减　　　　D. 化斑解毒汤加减

E. 黄连解毒汤合五味消毒饮加减

15. 疥疮的皮损特点是

A. 皮肤呈丘疹样风团，上有针头大小的瘀点、丘疹或水疱

B. 多见于皮肤薄嫩和皱褶处，夜间剧痒，在皮损处有灰白色或普通皮色的隧道

C. 皮肤上有浅表性脓疱和脓痂，有传染性和自体接种的特性

D. 躯干部位皮肤瘙痒及血痂

E. 对称分布，多形性损害，剧烈瘙痒

16. 不符合接触性皮炎皮损特点的是

A. 皮损一般为红斑、肿胀、丘疹、水疱等

B. 一般急性发病

C. 有一定的接触史

D. 对称分布，皮损以丘疹、结痂、鳞屑为主

E. 皮疹不仅局限于接触部位，还可泛发全身

17. 药毒症状不具备的特点是

A. 发病前有用药史

B. 病情反复，易转为慢性

C. 皮损呈多形性，分布全身，对称分布，可泛发或仅限于局部

D. 发病往往突然

E. 有一定的潜伏期

18. 以下药毒类型中，属于重型的药毒是

A. 荨麻疹样型　　B. 麻疹样型

C. 大疱性表皮松解型　D. 湿疹皮炎样型

E. 固定红斑型

19. 牛皮癣的皮疹是

A. 初起为米粒至黄豆大小红色丘疹或斑丘疹，以后扩大成片

B. 扁平多角形丘疹，融合扩大成片，极易形成苔藓样变

C. 皮疹色鲜红，针头至米粒大小丘疹或斑丘疹

D. 皮疹为黄豆大至钱币大小、圆形或椭圆形、轻度水肿的紫红色斑疹，中央色素较深

E. 皮损为基底呈淡红色，上覆银白色鳞屑，剥后有薄膜现象和点状出血

20. 白疕反复不愈，皮疹呈斑块状，鳞屑较厚，颜色暗红，舌紫暗，脉细缓，证属

A. 血热内蕴证　　B. 血虚风燥证

C. 气血瘀滞证　　D. 湿毒蕴阻证

E. 火毒炽盛证

21. 不符合尖锐湿疣特点的是

A. 又称"性病疣"

B. 多发于外阴及肛周

C. 乳头状或菜花状赘生物

D. 易继发感染

E. 梅毒血清试验阳性

【A2 型题】

22. 患者入冬后全身皮疹逐渐增多，呈点滴状，颜色鲜红，层层鳞屑，刮去鳞屑有点状出血，发展迅速，瘙痒剧烈，伴口干舌燥，咽喉疼痛，大便干燥，小便短赤；舌质红，舌苔薄黄，脉弦滑。其诊断及证候属于

A. 白疕，湿毒蕴阻证

B. 白疕，气血瘀滞证

C. 白疕，血虚风燥证

D. 白疕，火毒炽盛证

E. 白疕，血热内蕴证

【A3 型题】

(23～25 题共用题干)

患者，男，24 岁。1 周前外出旅游。回来 2 天，出现双手指缝间针尖样丘疹和水疱，并可见隧道，奇痒难忍，遇热及夜间更甚。

23. 其诊断是

A. 湿疮　　　　　B. 虫咬皮炎

C. 疥疮　　　　　D. 油风

E. 接触性皮炎

24. 本病的主要治法是

A. 杀虫止痒　　　B. 清热解毒止痒

C. 清热利湿止痒　D. 养血润燥

E. 清暑利湿

25. 治疗应选用的外用药物是

A. 金黄膏　　　　B. 风油膏

C. 青黛膏　　　　D. 硫黄膏

E. 黄柏霜

(26～28 题共用题干)

患者，女，32 岁。双小腿红斑、丘疹、糜烂、渗液、瘙痒 5 天，伴心烦口渴，身热不扬，便秘，溲赤，舌质红，苔黄腻，脉滑。

26. 其诊断是

A. 接触性皮炎　　B. 丹毒

C. 牛皮癣　　　　D. 瘾疹

E. 湿疮

27. 其辨证是

A. 热毒炽盛证　　B. 湿热蕴肤证

C. 血虚风燥证　　D. 脾虚湿蕴证

E. 风热蕴肤证

28. 治疗应首选的方剂是

A. 五味消毒饮加减　B. 当归饮子加减

C. 萆薢渗湿汤加减　D. 除湿胃苓汤加减

E. 消风散加减

【B1 型题】

(29～30 题共用备选答案)

A. 白癣　　　　　B. 黄癣

C. 白疕　　　　　D. 白屑风

E. 油风

29. 头皮上堆积较厚的银白色鳞屑，头发成束，疑诊为

30. 头皮部有较多的鳞屑，瘙痒、出现红斑白屑，脱而复生，疑诊为

(31～32 题共用备选答案)

A. 硬下疳　　　　B. 树胶样肿

C. 杨梅疮　　　　D. 玫瑰疹

E. 生殖器疱疹

31. 下列选项中属于一期梅毒主要表现的是

32. 下列选项中属于二期梅毒主要表现的是

第九单元 肛门直肠疾病

【A1 型题】

1. 混合痔的临床特点是
- A. 既有外痔也有内痔
- B. 内痔并血栓外痔
- C. 内痔部分与外痔部分结合
- D. 严重的内痔嵌顿
- E. 内痔部分与外痔部分形成

2. 肛漏的临床特点为
- A. 疼痛、便血
- B. 流脓、疼痛、瘙痒
- C. 疼痛、瘙痒
- D. 流脓、瘙痒、便血
- E. 无痛性便血

3. 脱肛的临床特点是
- A. 直肠黏膜及直肠反复脱出肛门外伴肛门松弛
- B. 内痔脱出不能回纳
- C. 便血伴肿物脱出
- D. 疼痛
- E. 合并腹部胀痛

4. 锁肛痔最常见和最早出现的两个症状是
- A. 便血和排便习惯改变
- B. 里急后重和肛门内不适或下坠
- C. 排便困难和大便变细、变扁
- D. 腹胀、腹痛
- E. 直肠或骶部疼痛

5. 内痔最常见的早期症状是
- A. 脱出
- B. 便血
- C. 便秘
- D. 嵌顿
- E. 疼痛

6. 对有便血、排便习惯改变的患者，首选进行简便而又十分重要的检查是
- A. 直肠指诊
- B. 乙状结肠检查
- C. 纤维结肠镜检查
- D. 钡剂灌肠透视
- E. 超声波检查

7. 肛漏切开疗法手术成败的关键在于
- A. 切除瘘管管壁
- B. 避免损伤内括约肌
- C. 正确找到内口并切开或切除
- D. 将外口及瘘管切除
- E. 引流通畅

8. 挂线疗法治疗高位肛漏的优点主要是
- A. 疗程短
- B. 无疼痛
- C. 不影响肛门功能
- D. 出血少
- E. 操作简单

9. 肛裂的主要症状是
- A. 疼痛，出血，便秘
- B. 疼痛，出血，瘙痒
- C. 瘙痒，疼痛，便秘
- D. 疼痛，坠胀，便秘
- E. 出血，坠胀，脱垂

10. 陈旧性肛裂伴肛管狭窄者手术时多选用
- A. 扩肛法
- B. 纵切横缝法
- C. 肛裂侧切术
- D. 切开疗法
- E. 挂线疗法

11. 直肠全层脱出，长 5～10cm，呈圆锥状，色淡红，表面为环状而有层次的黏膜皱襞，触之较厚有弹性，肛门松弛，便后有时需用手托回，分级为
- A. Ⅰ度脱垂
- B. Ⅱ度脱垂
- C. Ⅲ度轻度脱垂
- D. Ⅲ度重度脱垂
- E. Ⅳ度脱垂

12. 下列哪种疾病无脱垂症状
- A. Ⅱ期内痔
- B. 肛裂
- C. 混合痔
- D. 息肉痔
- E. 脱肛

【A2 型题】

13. 肛门肿痛剧烈，持续数日，痛如鸡啄，难以入寐，伴有恶寒发热，口干，便秘，小便困难，肛周红肿，按之有波动感或穿刺有脓，舌红，苔黄，脉弦滑。辨证为
- A. 湿毒蕴结证
- B. 阴虚毒恋证
- C. 火毒炽盛证
- D. 湿热下注证
- E. 阴虚火旺证

【A3 型题】

(14～16 题共用题干)

患者，男，45 岁。便时出血 2 个月，色鲜红，量多，伴有块状物自肛门内脱出，能自行复位，肛门灼热，舌质红，苔黄腻，脉弦数。

14. 其诊断是
- A. 内痔
- B. 肛裂
- C. 肛漏
- D. 脱肛
- E. 锁肛痔

15. 首选的外敷药物是
- A. 金黄膏
- B. 白玉膏
- C. 冲和膏
- D. 消痔散
- E. 青黛膏

16. 内治应首选的方剂是
- A. 补中益气汤加减
- B. 槐花散加减
- C. 脏连丸加减
- D. 仙方活命饮加减
- E. 透脓散加减

第十单元 泌尿男性疾病

【A1 型题】

1. 子痈病名首见于
- A.《外科证治全生集》
- B.《外科大成》

C. 《外科医案汇编》　D. 《外科理例》

E. 《外科启玄》

2. 子痰肾子与阴囊皮肤粘连，色转暗红，按之有轻微波动，伴午后潮热、盗汗、消瘦，舌红，脉细数。治宜选用

A. 阳和汤　　　　　B. 丹栀逍遥散

C. 橘核丸　　　　　D. 滋阴除湿汤合透脓散

E. 补天大造丸合小金丹

3. 阴茎痰核的主要病机为

A. 肝郁痰阻　　　　B. 痰浊凝结

C. 气滞血瘀　　　　D. 阴虚痰凝

E. 脾虚痰阻

4. 阴茎痰核，局部不红不热，阴茎勃起时可发生弯曲或疼痛，舌淡边有齿痕，苔薄白，脉濡。治宜选用

A. 柴胡疏肝散　　　B. 化坚二陈丸合阳和汤

C. 大补阴丸加消核丸　D. 海藻玉壶汤

E. 参苓白术散

5. 湿热下注证的子痈内治宜用

A. 枸橘汤　　　　　B. 橘核丸

C. 小金丹　　　　　D. 透脓散

E. 仙方活命饮

6. 急性子痈未成脓，外治宜采用

A. 切开引流　　　　B. 金黄散外敷

C. 针灸　　　　　　D. 按摩

E. 导尿

7. 子痰好发于

A. 婴幼儿　　　　　B. 少年儿童

C. 中年　　　　　　D. 中青年

E. 青年

8. 子痰相当于西医的

A. 睾丸炎　　　　　B. 睾丸囊肿

C. 睾丸增生症　　　D. 附睾结核

E. 附睾症

9. 子痰中期治疗的常用方是

A. 滋阴除湿汤合透脓散

B. 普济消毒饮合金铃子散

C. 龙胆泻肝汤合透脓散

D. 阳和汤合小金丹

E. 十全大补汤

10. 以下不是阴茎痰核的临床表现的是

A. 痰核生于阴茎腹侧

B. 阴茎皮下有条索状或斑块样结节

C. 一般不会溃破

D. 勃起时阴茎弯曲疼痛

E. 影响性生活

11. 下列关于阴茎痰核的外治措施，错误的是

A. 局部注射氢化可的松

B. 理疗

C. 阳和解凝膏外敷

D. 黑虎丹外敷

E. 黑退消贴敷

12. 尿石症初起治疗宜

A. 宣通泄利　　　　B. 行气导滞

C. 清热利湿　　　　D. 化痰散结

E. 补肾活血

13. 与尿石症病机关系最密切的是

A. 风热　　　　　　B. 血瘀

C. 痰凝　　　　　　D. 气滞

E. 湿热

14. 老年男性患者发生急性尿潴留，首选考虑为

A. 子痈　　　　　　B. 精癃

C. 阴茎痰核　　　　D. 精浊

E. 子痰

【A2 型题】

15. 患者，男，26 岁，工人。昨日饮酒，晨起时自觉右侧阴囊胀痛，下坠感，牵引少腹隐痛，触按右侧睾丸肿大，阴囊皮色正常，伴发热恶寒，舌红苔黄腻，脉滑数。血常规示白细胞 14.0×10^9/L。可诊断为

A. 子痰　　　　　　B. 囊痈

C. 子痈　　　　　　D. 水疝

E. 卵子瘟

16. 患者，男，45 岁。阴茎背面触及硬结，无压痛，大小不一，发展缓慢，阴茎勃起时有疼痛或弯曲变形。应诊断为

A. 子痰　　　　　　B. 慢性子痈

C. 阴茎痰核　　　　D. 肾岩

E. 囊痈

17. 患者，男，35 岁。尿频、尿道灼热，会阴部隐痛不适，前列腺液镜检白细胞增多，卵磷脂小体减少。应诊断为

A. 精浊　　　　　　B. 水疝

C. 子痰　　　　　　D. 子痈

E. 精癃

18. 患者，男，75 岁。尿频，进行性排尿困难，尿线细，直肠指诊前列腺如鸡蛋大小，中央沟变平。应诊断为

A. 精浊　　　　　　B. 子痰

C. 阴茎痰核　　　　D. 子痈

E. 精癃

【B1 型题】

(19 ~ 20 题共用备选答案)

A. 子痈　　　　　　B. 子痰

C. 阴茎痰核　　　　D. 精癃

E. 精浊

19. 青年患者附睾有肿块，溃后脓液稀薄，首先考虑为

20. 发生于阴茎海绵体的纤维性硬结是

第十一单元　周围血管疾病

【A1 型题】

1. 下列选项中不属于股肿诱发因素的是
 A. 产后   B. 腹部手术
 C. 外伤   D. 肿瘤
 E. 受凉

2. 下列选项中不属于股肿病因病机的是
 A. 气血运行不畅 B. 瘀血阻于络道
 C. 肝郁气滞   D. 脉络滞塞不通
 E. 营血回流受阻

3. 脱疽发病的主要病因是
 A. 脾肾亏虚，寒冷刺激
 B. 气血衰弱，寒冷侵袭
 C. 寒痰凝滞
 D. 寒郁化热
 E. 气血两虚

4. 血液在深静脉血管内发生异常凝固，而引起静脉阻塞、血液回流障碍的疾病称做
 A. 股肿   B. 筋瘤
 C. 臁疮   D. 脱疽
 E. 血栓闭塞性脉管炎

5. 股肿最大的危险性是
 A. 局部疼痛   B. 发热
 C. 肺栓塞   D. 水肿
 E. 患肢增粗

6. 以筋脉色紫、盘曲突起如蚯蚓状、形成团块为主要表现的浅表静脉病变是
 A. 臁疮   B. 脱疽
 C. 股肿   D. 筋瘤
 E. 褥疮

7. 筋瘤患者久站时瘤体增大，下肢下坠不适感加重。伴气短乏力，腰酸，舌质淡，苔薄白，脉细无力。证属
 A. 寒湿凝筋证 B. 外伤瘀滞证
 C. 湿热蕴结证 D. 劳倦伤气证
 E. 血瘀湿阻证

8. 下列关于臁疮的描述，正确的是
 A. 好发于易受压迫及摩擦的部位
 B. 气血亏虚，或因局部受压，肌肤失养
 C. 多由湿热下注，瘀血凝滞经络所致
 D. 好发于儿童与少年
 E. 痰浊凝聚，风寒侵袭是病因

9. 不属于脱疽早期表现的是
 A. 患肢发凉
 B. 患肢麻木
 C. 患肢酸痛
 D. 间歇性跛行
 E. 静止痛

【A3 型题】

(10～12 题共用题干)
 患者，男，42 岁。脚趾酸胀疼痛，皮色暗红或紫暗，皮肤发凉干燥、肌肉萎缩。夜难入寐，趺阳脉搏动消失。舌暗红，脉弦涩。

10. 其诊断是
 A. 脱疽寒湿阻络证
 B. 脱疽血脉瘀阻证
 C. 痹证痰瘀痹阻证
 D. 脱疽热毒伤阴证
 E. 痹证风热湿痹证

11. 其治法是
 A. 温阳散寒，活血通络
 B. 清热解毒，养阴活血
 C. 活血化瘀，通络止痛
 D. 化痰行瘀，蠲痹通络
 E. 清热通络，祛风除湿

12. 治疗应首选的方剂是
 A. 阳和汤加减
 B. 顾步汤加减
 C. 白虎加桂枝汤加减
 D. 双合汤加减
 E. 桃红四物汤加减

第十二单元　其他外科疾病

【A1 型题】

1. 关于冻疮复温解冻后，损伤程度的判断，下列说法错误的是
 A. Ⅰ度冻疮损伤在表皮层
 B. Ⅰ度冻伤愈后不留瘢痕
 C. Ⅱ度冻伤深达真皮层，红肿更加明显，出现水疱或大疱，愈后一定会形成瘢痕
 D. Ⅲ度冻伤深达皮肤全层或皮下组织，一般呈干性坏疽，愈后形成瘢痕
 E. Ⅳ度冻伤又称坏死性冻疮，深达肌肉、骨骼

2. 破伤风的潜伏期一般为
 A. 4 天   B. 1～2 天
 C. 4～14 天   D. 半个月
 E. 2 个月

3. 破伤风的内治法则为
 A. 息风镇痉解毒 B. 滋水涵木
 C. 清热解毒   D. 疏风通络解毒
 E. 平肝潜阳解毒

4. 严重全身性冻疮在急救复温时不宜采用
 A. 用 38～42℃恒温热水浸泡伤肢或全身
 B. 给予姜汤、糖水、茶水等温热饮料
 C. 脱去冰冷的衣服
 D. 采用雪搓、火烤或冷水浴

E. 输入加温葡萄糖溶液

5. 冻疮的全身表现是

A. 皮肤呈苍白、发凉，自觉疼痛

B. 损伤在表皮层，局部皮肤红斑、水肿

C. 损伤在真皮层，皮肤红肿，有水疱

D. 损伤在全层皮肤，皮下组织、肌肉、骨骼坏疽

E. 血管收缩，寒战，疼痛性发冷、发绀，直觉迟钝

6. 按中国烧伤九分法，双下肢包括臀部的烧伤面积为

A. 2×9% = 18%

B. 3×9% = 27%

C. 4×9% = 36%

D. 5×9% + 1% = 46%

E. 5×9% − 1% = 44%

7. 烧伤的内治原则是

A. 清热解毒，益气养阴

B. 回阳救逆，益气护阴

C. 清营凉血解毒

D. 补气益血，兼清余毒

E. 补气健脾，益胃养阴

8. 肢体部位及中小面积烧伤创面的处理方法是

A. 包扎疗法　　　　B. 暴露疗法

C. 浸泡疗法　　　　D. 湿敷疗法

E. 半暴露疗法

9. 患者外伤 2 周后，出现全身肌肉强直性痉挛和阵发性抽搐，应考虑为

A. 化脓性脑膜炎　　B. 癫痫

C. 下颌关节炎　　　D. 破伤风

E. 狂犬病

【A2 型题】

10. 患者，女，32 岁。症见转移性右下腹疼痛，腹痛逐渐加剧。查体：右下腹压痛明显、反跳痛，局限性腹壁紧张，右下腹可扪及包块，壮热纳呆，恶心呕吐，舌红苔黄腻，脉弦数。治疗当

A. 通腑泄热

B. 行气活血，通腑泄热

C. 清热解毒，活血化瘀

D. 通腑排脓，养阴清热

E. 通腑泄热，利湿解毒

【A3 型题】

(11 ~ 12 题共用题干)

患者，男，40 岁。烧伤后 3 小时入院。疼痛剧烈，感口渴，面色苍白，心率 150 次/分，BP 80/60mmHg，头颈部、躯干部布满大小不等水疱，可见潮红创面，两上肢呈焦黄色，无水疱。

11. 该患者的烧伤总面积估计为

A. 7×9%　　　　　B. 6×9%

C. 5×9%　　　　　D. 4×9%

E. 3×9%

12. 其中Ⅲ度烧伤创面的处理原则是

A. 休克期常规切痂

B. 开始补液后 2 小时内切痂

C. 休克期过后半周内切痂

D. 创面早期保持焦痂完整干燥，争取早期切痂植皮

E. 常规分次切痂

【B1 型题】

(13 ~ 14 题共用备选答案)

A. 竹叶青蛇　　　　B. 尖吻蝮蛇

C. 眼镜王蛇　　　　D. 烙铁头蛇

E. 银环蛇

13. 主要含神经毒的毒蛇是

14. 主要含混合毒的毒蛇是

(15 ~ 16 题共用备选答案)

A. 仙方活命饮加减

B. 黄连解毒汤合五味消毒饮加减

C. 大黄牡丹汤加减

D. 复方大柴胡汤加减

E. 大黄牡丹汤合红藤煎剂加减

15. 治疗肠痈瘀滞证的代表方剂是

16. 治疗肠痈湿热证的代表方剂是

第十一章 中医妇科学

第一单元 绪 论

【B1 型题】

（1~2 题共用备选答案）

   A. 秦代   B. 唐代

   C. 宋代   D. 汉代

   E. 明代

1. 妇产科最早的病案见于哪个朝代

2. 妇产科发展为独立专科的时期是哪个朝代

第二单元 女性生殖器官

【A1 型题】

1. 下列与胞宫没有直接联系的是

   A. 胞脉   B. 冲脉

   C. 任脉   D. 督脉

   E. 带脉

2. "子处" 又称为

   A. 血海   B. 血室

   C. 胞络   D. 胞脉

   E. 天癸

3. 下列除哪项外，均是 "玉门" 的别称

   A. 胞门   B. 阴门

   C. 产门   D. 子门

   E. 龙门

4. "属心而络于胞中" 的经脉是

   A. 冲脉   B. 胞脉

   C. 任脉   D. 督脉

   E. 带脉

【B1 型题】

（5~6 题共用备选答案）

   A. 女子胞   B. 胞胎

   C. 阴户   D. 阴器

   E. 阴门

5. "四边" 又称为

6. 男女之外生殖器称为

第三单元 女性生殖生理

【A1 型题】

1. 临产调护六字要诀是

   A. 惜力、忍痛、勿慌

   B. 睡、忍痛、慢临盆

   C. 安静、忍痛、整洁

   D. 安静、睡眠、忍痛

   E. 睡、忍痛、少活动

2. 妊娠足月，胎位下移，腰腹阵痛，有便意或 "见红" 者，是

   A. 临产   B. 试胎

   C. 弄胎   D. 分娩

   E. 激经

3. 妊娠八九个月时，或腹中痛，痛定仍然如常者，称为

   A. 试胎   B. 弄胎

   C. 垢胎   D. 盛胎

   E. 滑胎

4. 下列哪项不是 "天癸" 成熟的条件

   A. 肾气充盛   B. 脾气健旺

   C. 年已 18 岁   D. 精血充实

   E. 肾阴充盛

5. 与月经产生没有直接关系的脏腑是

   A. 肾   B. 肺

   C. 胆   D. 脾

   E. 胃

6. 每次月经总量是

   A. 3~50ml   B. 30~50ml

   C. 50~200ml   D. 10~300ml

   E. 200~400ml

【B1 型题】

（7~8 题共用备选答案）

   A. 居经   B. 暗经

   C. 激经   D. 暗产

   E. 避年

7. 终生不来月经而能受孕者，称

8. 受孕初期仍按月行少量月经而无损于胎儿者，称

第四单元 妇科疾病的病因病机

【A1 型题】

1. 不能直接导致冲任损伤的因素是

   A. 邪毒感染   B. 郁怒悲伤

   C. 房劳多产   D. 跌仆闪挫

   E. 寒湿之邪

2. 导致妇产科疾病最重要的病理机制的是

   A. 脏腑功能失常   B. 气分病变

   C. 直中   D. 血分病变

   E. 冲任损伤

3. 不属于妇科常见病因的是

   A. 寒热湿邪   B. 七情内伤

   C. 房事失度   D. 体质因素

E. 阴阳失衡

4. 与妇产科疾病关系最不密切的脏腑的是

A. 心   B. 肝

C. 脾   D. 肾

E. 肺

第五单元　妇科疾病的诊断

【A1 型题】

1. 带下病的辨证，结合全身症状、舌脉。应以下列哪项的变化为依据

A. 量、色、质、味   B. 期、量、色、味

C. 期、量、色、质   D. 期、色、味、质

E. 期、量、味、质

【B1 型题】

（2～3 题共用备选答案）

A. 滑利   B. 虚缓和平

C. 细滑而缓   D. 六脉平和

E. 弦滑略数

2. 正常月经可见到的脉象特点是

3. 产后常见的脉象特点是

（4～5 题共用备选答案）

A. 滑利而尺脉按之不绝

B. 浮数散乱

C. 弦滑略数

D. 沉迟而数

E. 洪大滑数

4. 正常妊娠脉的特点是

5. 正常临产脉的特点是

第六单元　妇科疾病的治疗

【A1 型题】

1. 温补肾阳的代表方剂是

A. 温胞饮   B. 肾气丸

C. 寿胎丸   D. 补肾固冲丸

E. 加减苁蓉菟丝子丸

第七单元　月经病

【A1 型题】

1. 下列选不是月经先期肝郁血热证主症的是

A. 月经提前 8 天   B. 经量或多或少

C. 经色淡、质稀   D. 心烦易怒

E. 口苦咽干

2. 经期延长阴虚血热证的发病机制是

A. 阴虚失守，冲任不固

B. 肝郁气滞，疏泄失常

C. 肾阴不足，封藏失职

D. 阴虚内热，热扰冲任

E. 湿热下注，血热妄行

3. 绝经前后诸证产生的机制主要是

A. 肝血不足，冲任亏虚

B. 脾气虚弱，冲任失养

C. 肾气虚衰，天癸渐竭

D. 心肾不交，冲任失调

E. 心脾血虚，冲任俱虚

4. 治疗痛经湿热下注证，应首选

A. 清热调血汤   B. 龙胆泻肝汤

C. 知柏地黄汤   D. 血府逐瘀汤

E. 加味逍遥散

5. 闭经与痛经的共同病机不含

A. 气血虚弱   B. 气滞血瘀

C. 肺肾阴虚   D. 肾气亏虚

E. 寒凝血瘀

6. 下列不是月经后期虚寒证主症的是

A. 经期延后，量少色淡、质清稀

B. 小腹空痛，心悸失眠

C. 腰无力

D. 小便清长，大便稀溏

E. 脉沉迟或细弱无力

7. 月经先后无定期的主要发病机制是

A. 寒凝血瘀，冲任不畅

B. 气虚统摄无权

C. 水亏火旺，热扰冲任

D. 痰阻经脉，血行不畅

E. 气血失于调节，血海蓄溢失常

8. 下列不是经期延长阴虚血热证主症的是

A. 月经持续八九日，量少、色红、质稠

B. 小腹疼痛拒按

C. 咽干口燥

D. 手足心热

E. 舌红少苔，脉细数

9. 治疗痛经气滞血瘀证，应首选

A. 血府逐瘀汤   B. 膈下逐瘀汤

C. 少腹逐瘀汤   D. 身痛逐瘀汤

E. 通窍活血汤

10. 崩漏的治疗原则是

A. 塞流与澄源结合   B. 澄源与复旧结合

C. 复旧与塞流结合   D. 固本与澄源结合

E. 急则治标，缓则治本

11. 治宜选用清热固经汤的崩漏类型是

A. 虚热   B. 实热

C. 肾阴虚   D. 血瘀

E. 脾虚

12. 治崩三法是指

A. 止血、固脱、调经

B. 调经、固本、善后

C. 补肾、扶脾、调肝

D. 塞流、澄源、复旧

E. 祛痰、除湿、益气

13. 闭经虚证的发病机制是

A. 多产房劳或久病伤肾

B. 血海空虚，无以下聚

C. 脾胃虚弱，化源不足

D. 思虑过度，损伤心脾

E. 素体阴虚或久病伤血

14. 痛经阳虚内寒证的治法是

A. 理气化瘀止痛

B. 温经暖宫止痛

C. 温经活血，调经止痛

D. 温经扶阳，暖宫止痛

E. 温经化痰，利湿止痛

15. 下列不是经期延长血瘀证主症的是

A. 经行 8～10 天始净

B. 月经量少、色暗、有块

C. 小腹疼痛拒按

D. 腰酸腿软

E. 舌紫暗，脉弦细

16. 月经先期脾气虚证的临床特点不包括

A. 月经量多　　　B. 月经色淡

C. 月经质稀　　　D. 舌淡，脉弱

E. 头晕耳鸣

17. 大补元煎的组成是

A. 人参、熟地黄、山药、山萸肉、菟丝子、炙甘草、远志、五味子

B. 人参、熟地黄、山药、山萸肉、枸杞子、炙甘草、杜仲、当归

C. 人参、熟地黄、黄芪、白术、茯神、远志、酸枣仁、当归

D. 人参、熟地黄、黄芪、白术、茯苓、甘草、白芍、当归

E. 人参、熟地黄、黄芪、白术、陈皮、柴胡、升麻、当归

18. 温经汤（《妇人大全良方》）的组成有

A. 白芍、生地黄、当归、麦冬、沙参、枸杞子

B. 白芍、当归、丹皮、川芎、牛膝、莪术

C. 白芍、熟地黄、丹皮、黄柏、青蒿、茯苓

D. 白芍、生地黄、地骨皮、麦冬、玄参、阿胶

E. 白芍、生地黄、当归、丹皮、沙参、茯苓

19. 两地汤的组成有

A. 白芍、生地黄、当归、麦冬、沙参、枸杞子

B. 白芍、当归、丹皮、川芎、牛膝、莪术

C. 白芍、熟地黄、丹皮、黄柏、青蒿、茯苓

D. 白芍、生地黄、地骨皮、麦冬、玄参、阿胶

E. 白芍、生地黄、当归、丹皮、沙参、茯苓

20. 痛经的治疗原则主要是

A. 调理冲任气血　　　B. 理气化瘀止痛

C. 益气补血止痛　　　D. 温经暖宫止痛

E. 益肾养肝止痛

21. 治疗月经先期肝郁血热证，首选的方剂是

A. 清热固经汤　　　B. 龙胆泻肝汤

C. 失笑散　　　　　D. 清经散

E. 丹栀逍遥散

22. 月经后期虚寒证的主症是

A. 量少色淡，质清稀

B. 小腹空痛，心悸失眠

C. 腹痛拒按，脉沉紧

D. 小便短赤，大便秘结

E. 舌质红苔黄腻

23. 经期延长血瘀证的主症是

A. 月经持续八九日，量少、色红、质稠

B. 小腹疼痛拒按

C. 咽干口燥

D. 手足心热

E. 舌红少苔，脉细数

24. 不属于清热调血汤组成药物的是

A. 当归、川芎、白芍、生地黄

B. 元胡、香附

C. 黄柏

D. 桃仁、红花、莪术、丹皮

E. 黄连

25. 不属于虚性闭经病因病机的是

A. 肝肾不足　　　B. 痰湿阻滞

C. 气血虚弱　　　D. 阴虚血燥

E. 脾虚血少

26. 良方温经汤可用于治疗月经后期的类型是

A. 虚寒型　　　B. 实寒型

C. 血虚型　　　D. 寒湿型

E. 肾虚型

27. 固本止崩汤的药物组成是

A. 人参、黄芪、白术、熟地黄、当归、干姜

B. 人参、黄芪、白术、熟地黄、当归、生姜

C. 人参、黄芪、白术、生地黄、当归、干姜

D. 人参、黄芪、白术、熟地黄、当归、黑姜

E. 人参、黄芪、白术、生地黄、当归、黑姜

28. 清经散的药物组成是

A. 丹皮、赤芍、地骨皮、黄芩、黄柏、茯苓、生地黄

B. 丹皮、地骨皮、青蒿、黄柏、茯苓、黄芩、麦冬

C. 丹皮、青蒿、黄芩、黄柏、茯苓、赤芍、地骨皮

D. 丹皮、地骨皮、白芍、熟地黄、青蒿、黄柏、茯苓

E. 丹皮、地榆、白芍、生地黄、黄柏、茯苓、青蒿

【A2 型题】

29. 患者，女，28 岁，已婚。月经 50 天一行，量少、色淡、质稀，小腹隐痛，喜热喜按，腰酸无力，大便溏薄，小便清长，舌淡苔白，脉沉细而迟。治疗应首选

A. 温经汤（《金匮要略》）加减

B. 艾附暖宫丸加减

C. 温胞饮加减

D. 大补元煎加减

E. 人参养荣汤加减

30. 患者，女，35 岁，已婚。1 年来月经后期，40～50 天一行，量少、色暗、时有血块，小腹较胀，乳房胀痛，舌略暗苔薄，脉弦。其证候是

A. 血寒　　　　　B. 血虚

C. 肾虚　　　　　D. 气滞

E. 血瘀

31. 患者，女，38 岁，已婚。近半年来，月经 23～25 天一行，量少、色红、质稠，持续 12～14 天，咽干，潮热，舌红少苔，脉细数。应首先考虑的是

A. 经期延长　　　B. 月经先期

C. 月经量少　　　D. 漏下

E. 绝经前后诸证

32. 患者，女，28 岁，已婚。每于行经小腹冷痛，得热痛减，月经量少，持续 2～3 天，色暗、质稀，腰腿酸软，舌淡胖，苔白润，脉沉。应首选

A. 膈下逐瘀汤加减

B. 温经汤《金匮要略》加减

C. 少腹逐瘀汤加减

D. 清热调血汤加减

E. 圣愈汤加减

33. 患者，女，28 岁。近 2 年月经量渐减，现点滴即止，胸闷呕恶，带下量多，形体肥胖，舌淡苔白腻，脉滑。其诊断是

A. 月经过少，血瘀证

B. 带下病，脾虚证

C. 月经过少，痰湿证

D. 月经过少，阴虚证

E. 月经过少，血虚证

34. 患者，女，46 岁，已婚。经来无期，现已持续 20 天未止，开始量多，现淋漓不尽，色淡、质稀，腰酸腿软，溲频清冷，舌淡苔白，脉沉细。应予止血调经，其治法是

A. 温肾固冲　　　B. 滋水益阴

C. 补气养血　　　D. 健脾益气

E. 滋阴固肾

35. 患者，女，29 岁，已婚。近 1 年月经后期量少，现已停经 4 个月，伴五心烦热，潮热颧红，舌红少苔，脉细数。尿妊娠试验阴性。其治法是

A. 养阴清热调经　　B. 理气活血通经

C. 豁痰活血通经　　D. 益气养血调经

E. 补肾养肝调经

36. 患者，女，45 岁。月经不规律 8 个月，现阴道出血 40 天，量时多时少，近 3 天量极多、色淡、质稀，伴气短神疲，面浮肢肿，舌淡苔薄白，脉缓弱。治疗应首选

A. 举元煎加减　　　B. 补中益气汤加减

C. 固本止崩汤加减　D. 清热固经汤加减

E. 保阴煎加减

37. 患者，女，35 岁。月经周期正常，但月经量少、色红、质稠，经期鼻衄，量不多，色暗红，伴手足心热，潮热颧红，舌红少苔，脉细数。其证型是

A. 肝经郁火证　　　B. 阴虚内热证

C. 心肝火旺证　　　D. 阴虚阳亢证

E. 肺肾阴虚证

38. 患者，女，36 岁，已婚。近 3 个月来，月经提前 6～7 天，量少、色红，每于经期鼻衄，血量少、色红，潮热盗汗，两颧潮红，咽干，口渴，舌红苔花剥，脉细数，应引血下行，其治法是

A. 滋阴清热　　　B. 清热凉血

C. 疏肝清热　　　D. 滋肾平肝

E. 滋肾润肺

39. 患者，女，26 岁，已婚。月经 35 天一行，量少、色淡、质稀，每于行经出现大便泄泻，腰酸畏寒，四肢不温，带下清稀如水，舌淡苔白，脉沉迟。其证候是

A. 脾虚　　　　　B. 肾虚

C. 湿热　　　　　D. 寒湿

E. 肝木乘脾

40. 患者，女，34 岁，已婚。2 年来月经量逐渐减少，现闭经半年，带下量少，五心烦热，盗汗失眠，口干欲饮，舌红少苔，脉细数。其证型是

A. 肝肾不足证　　　B. 气血虚弱证

C. 肾阳虚弱证　　　D. 脾虚证

E. 阴虚血燥证

41. 患者，女，32 岁，已婚。患痛经 2 年，每于行经第 1～2 天，小腹冷痛，喜热，拒按，经量少、色暗、有块，舌苔白腻，脉沉紧。其证型是

A. 气滞血瘀证　　　B. 阳虚内寒证

C. 湿热下注证　　　D. 肝肾虚损证

E. 寒湿凝滞证

42. 患者，女，18 岁，未婚。月经初潮 1 年，每于经行小腹绵绵作痛，经净渐除，经量少、质稀，腰酸腿软，舌苔薄白，脉细弱。其治法是

A. 益气止痛　　　B. 补血止痛

C. 滋阴止痛　　　D. 益肾养肝止痛

E. 疏肝止痛

43. 患者，女，18 岁，未婚。月经尚未初潮，体质虚弱，腰酸腿软，头晕目眩，舌红少苔，脉沉细尺弱。其治法是

A. 补气养血　　　B. 滋阴益气

C. 补肾养肝　　　D. 健脾生血

E. 补中益气

44. 患者，女，25 岁，已婚。月经周期先后不定，近日疑似月经来潮，量多如注，持续 10 余日不净，婚后 1 年半，未避孕未孕。可诊断为

A. 月经先后无定期　B. 崩漏

C. 月经过多　　　D. 经期延长

E. 不孕

45. 患者，女，42 岁。月经紊乱 6 个月余，先后不定期，量少色鲜红，伴虚烦盗汗，腰脊酸痛，头晕耳鸣，舌红少苔，脉细数。治疗应首选

A. 左归丸加减

B. 六味地黄丸加减

C. 左归饮合二至丸加减

D. 知柏地黄丸加减

E. 归肾丸加减

46. 患者，女，20 岁，未婚。每于经期鼻衄，量多、色深红，心烦易怒，口苦咽干，尿黄便结。近 3 个月来，月经提前 7 天，量少、色红，舌红苔黄，脉弦数。其诊断是

A. 逆经，肺肾阴虚证

B. 月经先期，血热证

C. 逆经，肝经郁火证

D. 月经先期，肝郁化热证

E. 月经过少，血虚证

47. 患者，女，35 岁。月经周期正常，但月经量少、色红、质稠，经期常有两胁胀痛、易太息伴腰膝酸软，手足心热，潮热颧红，舌红少苔，脉细数。其证型是

A. 肝经郁火证   B. 阴虚内热证

C. 心肝火旺证   D. 阴虚阳亢证

E. 肝肾阴虚证

48. 患者，女，30 岁，已婚。月经先后无定期，质稀、量少，腰痛，头晕，舌淡少苔，脉沉细尺弱。其证型是

A. 肝郁证   B. 肝血不足证

C. 阴虚证   D. 肾虚证

E. 气血虚弱证

49. 患者，女，22 岁，未婚。经期延后，量少、色暗、有血块，腹痛喜热，畏寒，舌暗苔白，脉沉紧。其治法是

A. 暖宫止痛调经   B. 理气止痛调经

C. 活血行气调经   D. 扶阳祛寒调经

E. 温经散寒调经

50. 患者，女，20 岁，未婚。近 4 个月月经提前 8～10 天，量多、色淡、质稀，神疲肢倦，小腹空坠，舌淡，脉缓弱，诊断为月经先期。其证型是

A. 气虚证   B. 实热证

C. 虚热证   D. 肝郁血热证

E. 阳盛血热证

51. 患者，女，19 岁，未婚。月经提前，量少、色红、质黏稠，伴手足心热，两颧潮红，舌红少苔，脉细数。治疗应首选

A. 大补元煎加减   B. 丹栀逍遥散加减

C. 清经散加减   D. 保阴煎加减

E. 两地汤加减

52. 患者，女，51 岁。月经不规律，精神萎靡，头晕耳鸣，腰痛如折，腹冷阴坠，形寒肢冷，舌淡苔白滑，脉沉细而迟。其治法是

A. 滋肾益阴   B. 滋阴潜阳

C. 益肾清肝   D. 补肾扶阳，益养冲任

E. 温肾壮阳，填精养血

53. 患者，女，35 岁，已婚。患崩漏 1 年余，经血非时而至，经量甚多、色淡、质稀，面色苍白，气短懒言，大便不成形，舌淡苔薄白，脉沉弱。其证型是

A. 肾阴虚证   B. 肾阳虚证

C. 脾虚证   D. 血瘀证

E. 血热证

54. 患者，女，33 岁，已婚。每于经期大便溏泄，脘腹胀满，神疲肢软，舌淡苔薄白，脉濡滑。治疗应首选

A. 参苓白术散加减   B. 健固汤加减

C. 柴胡疏肝散加减   D. 痛泻要方加减

E. 四苓散加减

55. 患者，女，23 岁，已婚。月经周期先后不定，量不多，色淡，质稀，未避孕未孕。可诊断为

A. 月经先后无定期   B. 崩漏

C. 月经过多   D. 经期延长

E. 不孕症

56. 患者，女，30 岁，已婚。1 年前因产后大失血，月经逐渐后延，量少、色淡、质稀，现停经 6 个月余，头晕目眩，心悸气短，毛发脱落，皮肤干燥，舌淡红，苔薄白，脉虚细。治疗应首选

A. 人参养荣汤加减   B. 归脾汤加减

C. 加减一阴煎加减   D. 举元煎加减

E. 归肾丸加减

57. 患者，女，45 岁，已婚。月经提前，量多、色淡、质稀，纳少便溏，气短懒言，舌淡苔白，脉缓弱。其治法是

A. 健脾和胃   B. 补气摄血调经

C. 养血调经   D. 益气活血

E. 补血止血

58. 患者，女，29 岁，已婚。近 4 个月来月经提前 6～7 天，量不多，色红，质稠，平素易生气，每于经期乳房胀痛明显，善太息，口干口苦，舌质红苔黄腻，脉弦数。其治法是

A. 滋阴清热   B. 清热凉血

C. 疏肝清热   D. 滋肾平肝

E. 滋肾润肺

【A3 型题】

(59～61 题共用题干)

患者，女，30 岁，已婚。月经周期正常，经期 7 天，近 3 个月来每于经净 8 天左右，阴道见少量出血，色紫黑有块，持续 3～4 天，自净，伴少腹两侧刺痛，情志抑郁，胸闷烦躁，舌质紫，脉细弦。

59. 其诊断是

A. 经间期出血   B. 痛经

C. 闭经   D. 胎动不安

E. 崩漏

60. 其治法是

    A. 活血化瘀调经

    B. 清热利湿，固冲止血

    C. 健脾益气，固冲摄血

    D. 滋肾养阴，固冲止血

    E. 化瘀止血

61. 治疗应首选的方剂是

    A. 膈下逐瘀汤加减   B. 逐瘀止血汤加减

    C. 少腹逐瘀汤加减   D. 桃红四物汤合失笑散加减

    E. 两地汤合二至丸加减

(62～64 题共用题干)

    患者，女，25 岁，已婚。近半年经来无期，经量时多时少，经期延长或时出时止，此次停经 2 个月后突然月经量多如泉涌，经色暗有血块，伴小腹疼痛，舌质紫暗，脉弦细。

62. 其诊断是

    A. 肾气虚型崩漏   B. 肾阳虚型崩漏

    C. 脾虚型崩漏   D. 血瘀型崩漏

    E. 血热型崩漏

63. 其治法是

    A. 活血化瘀，固冲止血

    B. 清热凉血，固冲止血

    C. 补肾益气，固冲止血

    D. 滋肾益阴，固冲止血

    E. 养阴清热，固冲止血

64. 治疗应首选的方剂是

    A. 左归丸合二至丸加减

    B. 逐瘀止血汤加减

    C. 清热固经汤加减

    D. 固本止崩汤加减

    E. 参附汤加减

(65～67 题共用题干)

    患者，女，30 岁，已婚。患者于半年前不慎经期洗冷水浴后，即出现经行腹痛，以后每值经前或经期发作。现症：行经期间小腹冷痛，拒按，得热痛减，月经量少，经色暗，有血块，伴畏寒肢冷，面色青白，舌暗苔白，脉沉紧。

65. 其病证诊断是

    A. 寒凝血瘀型痛经   B. 气滞血瘀型痛经

    C. 湿热瘀阻型痛经   D. 气血虚弱型痛经

    E. 肾气亏损型痛经

66. 其治法是

    A. 补肾益精，养血止痛

    B. 清热除湿，化瘀止痛

    C. 理气行滞，化瘀止痛

    D. 温经散寒，化瘀止痛

    E. 益气养血，调经止痛

67. 治疗应首选的方剂是

    A. 膈下逐瘀汤加减

    B. 少腹逐瘀汤加减

    C. 黄芪建中汤加减

    D. 益肾调经汤加减

    E. 圣愈汤加减

【B1 型题】

(68～69 题共用备选答案)

    A. 滋血汤加减   B. 归肾丸加减

    C. 桃红四物汤加减   D. 乌药汤加减

    E. 苍附导痰丸加减

68. 治疗月经过少血瘀证，应首选

69. 治疗月经过少痰湿证，应首选

(70～71 题共用备选答案)

    A. 理气化瘀止痛

    B. 温经暖宫止痛

    C. 益气养血止痛

    D. 清热除湿，化瘀止痛

    E. 益肾养肝止痛

70. 痛经气滞血瘀证的治法是

71. 痛经气血虚弱证的治法是

(72～73 题共用备选答案)

    A. 两地汤合二至丸加减

    B. 逐瘀止血汤加减

    C. 清肝止淋汤加减

    D. 清热固经汤加减

    E. 燥湿化痰汤加减

72. 治疗经间期出血肾阴虚证，应首选

73. 治疗经间期出血湿热证，应首选

(74～75 题共用备选答案)

    A. 补中益气汤加减

    B. 香砂六君子汤加减

    C. 人参养营汤加减

    D. 参苓白术散加减

    E. 健固汤合四神丸加减

74. 治疗经行泄泻肾虚证，应首选

75. 治疗经行泄泻脾虚证，应首选

(76～77 题共用备选答案)

    A. 加减一阴煎加减

    B. 调肝汤加减

    C. 保阴煎加减

    D. 大补元煎加减

    E. 右归丸加减

76. 肾气不足型闭经的最佳选方是

77. 肝肾虚损型痛经的最佳选方是

(78～79 题共用备选答案)

    A. 冲任虚衰，胞脉失于濡养，不荣则痛

    B. 冲任阻滞，胞脉失畅，不通则痛

    C. 肝血不足，冲任失荣

    D. 肾阳虚衰，胞脉失于温煦

    E. 气血亏虚，冲任失养

78. 实性妇人腹痛与痛经的共同病机是

79. 虚性妇人腹痛与痛经的共同病机是

（80～81 题共用备选答案）

　　A. 肾气虚衰　　　B. 肝肾阴虚

　　C. 心肾不交　　　D. 肝气郁结

　　E. 冲任损伤

80. 绝经前后出现烘热汗出，烦躁易怒，月经失调，主因是

81. 经行前后出现情绪不宁，胸闷胁胀，不思饮食，主因是

（82～83 题共用备选答案）

　　A. 周期延后，经量少，色淡，质清稀

　　B. 周期延后，经量少，色暗，有块

　　C. 周期延后，经量少，色淡，质黏

　　D. 周期延后，经量多，色淡，质清稀

　　E. 周期延后，经量多，色深，质粘稠

82. 虚寒型月经后期的临床表现是

83. 血虚型月经后期的临床表现是

（84～85 题共用备选答案）

　　A. 调肝汤加减　　　B. 膈下逐瘀汤加减

　　C. 少腹逐瘀汤加减　D. 失笑散加减

　　E. 通窍活血汤加减

84. 气滞血瘀型痛经的首选方是

85. 气滞血瘀型闭经的首选方是

（86～87 题共用备选答案）

　　A. 人参、当归、川芎、白芍、肉桂、莪术、丹皮、牛膝、甘草

　　B. 人参、当归、川芎、桂枝、莪术、丹皮、吴茱萸、小茴香、甘草

　　C. 人参、当归、川芎、赤芍、肉桂、丹皮、半夏、牛膝、甘草

　　D. 人参、当归、川芎、肉桂、桃仁、丹皮、吴茱萸、半夏、麦冬、阿胶、甘草

　　E. 人参、当归、川芎、赤芍、桂枝、吴茱萸、麦冬、丹皮、半夏、生姜、阿胶、甘草

86. 《妇人大全良方》温经汤的药物组成是

87. 《金匮要略》温经汤的药物组成是

第八单元　带下病

【A1 型题】

1. 带下病的主要发病机制是

　　A. 外感湿邪，损及任、带，约固无力

　　B. 肾气不足，封藏失职，阴液滑脱而下

　　C. 湿邪影响任、带，任脉不固，带脉失约

　　D. 脾虚生湿，流注下焦，伤及任、带

　　E. 肝经湿热，流注下焦，伤及任、带

2. 完带汤适用于带下病的证候类型是

　　A. 脾虚　　　　　B. 肾阴虚

　　C. 肾阳虚　　　　D. 湿热

　　E. 热毒

3. 止带方适用于带下病的证候类型是

　　A. 肾阳虚　　　　B. 肾阴虚

　　C. 脾虚　　　　　D. 湿热

　　E. 湿毒

4. "带下" 首见于

　　A.《诸病源候论》　B.《金匮要略》

　　C.《脉经》　　　　D.《素问·骨空论》

　　E.《千金要方》

5. 提出 "带下俱是湿证" 的是

　　A.《诸病源候论》　B.《金匮要略》

　　C.《傅青主女科》　D.《女科撮要》

　　E.《千金要方》

【A2 型题】

6. 患者，女，48 岁。平时白带量多，终日不断，质稀清冷，腰膝怕冷，小腹发凉，小便清长，夜尿频多，舌淡苔薄白，脉沉迟。治疗应首选

　　A. 完带汤加减　　　B. 金匮肾气丸加减

　　C. 内补丸加减　　　D. 止带方加减

　　E. 易黄汤加减

7. 患者，女，40 岁。月经规律，平时带下量多、色黄白、有臭气，纳呆，大便黏腻不爽，舌苔黄腻，脉濡数。其证型是

　　A. 脾虚证　　　　　B. 肾阳虚证

　　C. 肾阴虚证　　　　D. 湿热证

　　E. 热毒证

8. 患者，女，27 岁，已婚。近几个月来带下量多、黏稠、色黄、有臭气，胸闷心烦，纳少便溏，舌淡红苔黄略腻，脉细滑。其治法是

　　A. 清热利湿止带　　B. 健脾利湿止带

　　C. 健脾益气止带　　D. 清热解毒止带

　　E. 补肾健脾止带

9. 患者，女，40 岁。带下量多、色黄或白、质黏稠、有臭气，小腹作痛，或阴痒，便秘溲赤，舌红苔黄厚腻，脉滑数。治疗应首选

　　A. 五味消毒饮加减　B. 龙胆泻肝汤加减

　　C. 萆薢渗湿汤加减　D. 止带方加减

　　E. 易黄汤加减

【A3 型题】

（10～12 题共用题干）

　　患者，女，28 岁。因产后过早性生活等因素导致带下增多，色黄绿如脓，臭秽难闻；小腹疼痛，腰骶酸痛；舌红，苔黄腻，脉滑数。

10. 其诊断是

　　A. 带下过多，热毒蕴结证

　　B. 带下过多，湿热下注证

　　C. 带下过多，阴虚夹湿证

　　D. 带下过多，肾阳虚证

　　E. 带下过多，脾虚证

11. 其治法是

　　A. 清热解毒

B. 清热利湿，解毒杀虫

C. 滋肾益阴，清热利湿

D. 温肾培元，固涩止带

E. 健脾益气，升阳除湿

12. 治疗应首选的方剂是

A. 五味消毒饮加减

B. 龙胆泻肝汤加减

C. 易黄汤加减

D. 知柏地黄汤加减

E. 内补丸加减

【B1 型题】

(13 ～ 14 题共用备选答案)

A. 山药、熟地黄、茯苓、黄柏、知母、丹皮

B. 白芍、熟地黄、茯苓、黄柏、地骨皮、丹皮

C. 白芍、当归、川芎、莪术、牛膝、丹皮

D. 赤芍、猪苓、茯苓、车前子、牛膝、丹皮

E. 白芍、白术、苍术、车前子、柴胡、陈皮

13. 完带汤的组成成分有

14. 止带方的组成成分有

(15 ～ 16 题共用备选答案)

A. 脾阳虚型带下病

B. 肾阳虚型带下病

C. 湿热型带下病

D. 湿毒型带下病

E. 肝郁脾虚型带下病

15. 带下量多，色淡黄，质稀薄，无臭气。多属

16. 带下量多，色黄质黏稠，有臭气。多属

(17 ～ 18 题共用备选答案)

A. 完带汤加减   B. 易黄汤加减

C. 内补丸加减   D. 止带方加减

E. 知柏地黄丸加减

17. 症见带下量多，色黄黏稠，有臭气。应选

18. 症见带下量多，色白质稀，淋漓不断，纳少便溏。应选

(19 ～ 20 题共用备选答案)

A. 脾虚失运，痰浊内生

B. 脾胃虚弱，胃失和降

C. 脾虚湿盛，流注下焦

D. 脾失健运，水湿泛滥

E. 脾虚下陷，统摄无权

19. 脾虚带下的病机是

20. 脾虚子肿的病机是

(21 ～ 22 题共用备选答案)

A. 宜清宜利   B. 宜升宜燥

C. 宜补宜涩   D. 宜泻宜通

E. 宜凉宜宣

21. 带下过多治脾当

22. 带下过多治肾当

第九单元   妊娠病

【A1 型题】

1. 下列各项中，不是子痫急症处理原则的是

A. 吸氧   B. 解痉

C. 镇静   D. 适时终止妊娠

E. 合理扩容

2. 寿胎丸的组成药物不包括

A. 菟丝子   B. 杜仲

C. 桑寄生   D. 川断

E. 阿胶

3. 妊娠恶阻的主要发病机制是

A. 脾胃虚弱，化源不足

B. 肝郁气滞，失于条达

C. 痰湿内停，中焦受阻

D. 重伤津液，胃阴不足

E. 冲气上逆，胃失和降

4. 妊娠病的发病机制不包括

A. 血聚养胎，阴血偏虚，阳气偏亢

B. 胎体渐大，气机升降失调

C. 寒湿停聚，冲任受阻

D. 肾气不足，无力系胞，胎元不固

E. 脾胃虚弱，化源不足，影响胎元

5. 不属于妊娠病的是

A. 胞阻   B. 转胞

C. 子脏   D. 子嗽

E. 恶阻

6. 不属于胎萎不长病因的是

A. 气血不足   B. 气滞血瘀

C. 脾虚   D. 血寒宫冷

E. 肾虚

7. 妊娠病的治疗应

A. 下胎安母   B. 先治病后安胎

C. 治病与安胎并举   D. 先安胎后治病

E. 活血化瘀为主

8. 不属于妊娠生理表现的是

A. 月经停闭   B. 头晕、恶心欲吐等

C. 脉滑   D. 白带稍多，体倦嗜睡

E. 尿少便溏

【A2 型题】

9. 患者，女，26 岁，已婚。停经 2 个月，尿妊娠试验阳性。恶心呕吐 10 天，加重 3 天，食入即吐，口淡无味，时时呕吐清涎，倦怠嗜卧，舌淡苔白润，脉缓滑无力。其证候是

A. 脾胃虚弱   B. 痰湿中阻

C. 肝胃不和   D. 肝脾不和

E. 气阴两伤

10. 患者，女，32 岁，已婚。现停经 45 天，尿妊娠试验阳性。2 小时前因与爱人吵架出现左下腹撕裂样剧痛，伴肛门坠胀，面色苍白。查体：血压 80/50mmHg（10.7/6.7kPa），左下腹压痛、反跳痛明显，有移动性浊音，阴道有少量出血。应首先考虑的是
　　A. 小产　　　　　　　B. 堕胎
　　C. 胎动不安　　　　　D. 异位妊娠
　　E. 妊娠腹痛

11. 患者，女，27 岁，已婚。孕 7 个月，面目四肢浮肿，皮薄光亮，按之凹陷，气短懒言，纳少便溏，舌质胖嫩，边有齿痕，舌苔白腻，脉缓滑。治疗应首选
　　A. 真武汤加减
　　B. 苓桂术甘汤加减
　　C. 白术散（《全生指迷方》）加减
　　D. 天仙藤散加减
　　E. 四苓散加减

12. 患者，女，30 岁，已婚。怀孕 3 个月，近 3 天尿频、尿急、尿道灼热刺痛，两颧潮红，五心烦热，舌红苔薄黄，脉细滑数。治疗应首选
　　A. 五皮饮加减　　　　B. 加味五淋散加减
　　C. 知柏地黄汤加减　　D. 六味地黄汤加减
　　E. 导赤散加减

13. 患者，女，23 岁，已婚。孕期突然小便频数而急，艰涩不利，灼热刺痛，口干不欲饮，舌红苔黄腻，脉滑数。治疗应首选
　　A. 导赤散加减　　　　B. 知柏地黄汤加减
　　C. 加味五淋散加减　　D. 清热通淋汤加减
　　E. 五苓散加减

14. 患者，女，23 岁，已婚。妊娠 7 个月，面浮肢肿，下肢尤甚，心悸气短，腰酸无力，舌淡苔薄润，脉沉细，其诊断是
　　A. 子肿，脾虚证　　　B. 子肿，肾虚证
　　C. 子肿，气滞证　　　D. 胎动不安，肾虚证
　　E. 胎水肿满，脾虚证

15. 患者，女，22 岁，已婚。妊娠 6 个半月，面目四肢浮肿，皮薄光亮，按之没指，纳呆便溏，舌质胖嫩苔薄腻，脉滑缓无力。治疗应首选
　　A. 茯苓导水汤加减　　B. 真武汤加减
　　C. 天仙藤散加减　　　D. 猪苓汤加减
　　E. 白术散加减

16. 患者，女，31 岁，已婚。曾孕 3 次，均自然流产，平日头晕耳鸣，腰膝酸软，精神萎靡，现又妊娠 33 天，夜尿频多，面色晦暗，舌淡苔白，脉沉弱。治疗应首选
　　A. 加味阿胶汤加减　　B. 补肾安胎饮加减
　　C. 泰山磐石散加减　　D. 补肾固冲丸加减
　　E. 桂枝茯苓丸加减

17. 患者，女，32 岁，已婚。孕后腰酸腹痛，胎动下坠，伴阴道少量出血，头晕耳鸣，小便频数，舌淡苔白，脉沉细滑。治疗应首选

　　A. 加味圣愈汤加减　　B. 胎元饮加减
　　C. 举元煎加减　　　　D. 补肾安胎饮加减
　　E. 寿胎丸加减

18. 患者，女，26 岁，已婚。妊娠 8 个月，面浮肢肿，食少乏力，便溏，舌质淡，脉细软，其诊断是
　　A. 子肿，脾虚证　　　B. 子肿，肾虚证
　　C. 子肿，气滞证　　　D. 子肿，血瘀证
　　E. 胎水肿满，脾虚证

19. 患者，女，27 岁，已婚。停经 46 天，妊娠试验（＋），恶心呕吐，食入即吐，呕吐清涎，神疲思睡，舌淡苔白，脉滑缓，诊为妊娠恶阻。其证型是
　　A. 痰滞证　　　　　　B. 脾胃虚弱证
　　C. 肝热证　　　　　　D. 肝胃不和证
　　E. 血瘀证

20. 患者，女，26 岁，已婚。妊娠 3 个月，尿少色黄，尿时艰涩而痛，心烦，口舌生疮，舌红少苔，脉数。治疗应首选
　　A. 导赤散加减　　　　B. 加味五淋散加减
　　C. 知柏地黄汤加减　　D. 清热通淋汤加减
　　E. 六味地黄丸加减

21. 患者，女，32 岁，已婚。曾孕 4 次均自然流产，平日头晕眼花，心悸气短，现又妊娠 32 天，面色苍白，舌淡苔白，脉细弱。治疗应首选
　　A. 补肾固冲丸加减　　B. 补肾安胎饮加减
　　C. 泰山磐石散加减　　D. 加味阿胶汤加减
　　E. 桂枝茯苓丸加减

22. 患者，女，32 岁，已婚。妊娠 2 个月，近日因恶阻而恶心呕吐，呕吐酸苦水，不能进食，胸满胁痛，舌红苔黄，脉弦滑。其证型是
　　A. 肝胃不和证　　　　B. 胃虚证
　　C. 胃热证　　　　　　D. 痰滞证
　　E. 血瘀证

23. 患者，女，29 岁，已婚。妊娠 8 个半月，头晕胀痛，面目肢体肿胀，但皮色不变，压痕不明显，舌苔薄腻，脉弦滑。治疗应首选
　　A. 镇肝熄风汤加减　　B. 杞菊地黄丸加减
　　C. 天仙藤散加减　　　D. 羚角钩藤汤加减
　　E. 半夏白术天麻汤加减

【A3 型题】

（24～26 题共用题干）

　　患者，女，29 岁，已婚。妊娠 5 个月，肢体肿胀，始于两足，渐延于腿，皮色不变，随按随起，胸闷胁胀，头晕胀痛，舌苔薄腻，脉弦滑。

24. 其诊断是
　　A. 子满　　　　　　　B. 子晕
　　C. 子肿　　　　　　　D. 子痫
　　E. 胎漏

25. 其辨证是
　　A. 气滞证　　　　　　B. 肾虚证

C. 脾虚证   D. 湿热下注证

E. 阴虚津亏证

26. 治疗应首选的方剂是

 A. 加味五苓散加减 B. 知柏地黄丸加减

 C. 白术散加减 D. 真武汤加减

 E. 正气天香散加减

【B1 型题】

(27~28 题共用备选答案)

 A. 胞阻   B. 胎动不安

 C. 半产   D. 暗产

 E. 胎漏

27. 妊娠期间，出现以小腹痛为主症的临床表现称为

28. 妊娠期间，小腹痛，腰酸，或有少量阴道出血的临床表现称为

(29~30 题共用备选答案)

 A. 胎漏   B. 胎动不安

 C. 堕胎   D. 小产

 E. 滑胎

29. 妊娠早期，感小腹胀痛，腰酸，阴道有少量出血者，诊断为

30. 连续发生堕胎或小产 3 次以上者，诊断为

(31~32 题共用备选答案)

 A. 健脾和胃，降逆止呕

 B. 健脾豁痰，降逆止呕

 C. 清肝和胃，降逆止呕

 D. 益气养阴，和胃止呕

 E. 化痰除湿，降逆止呕

31. 脾胃虚弱型恶阻的治法是

32. 肝胃不和型恶阻的治法是

(33~34 题共用备选答案)

 A. 妊娠初期，呕吐不食，或呕吐清涎

 B. 妊娠初期，恶心欲吐，晨起尤甚

 C. 妊娠初期，呕吐酸水或苦水

 D. 妊娠初期，呕吐痰涎

 E. 妊娠初期，胸胁满闷

33. 肝胃不和型恶阻的辨证要点是

34. 脾胃虚弱型恶阻的辨证要点是

第十单元 产后病

【A1 型题】

1. 产后"三病"是指

 A. 呕吐、泄泻、盗汗

 B. 尿失禁、缺乳、大便难

 C. 血晕、发热、痉证

 D. 病痉、病郁冒、大便难

 E. 腹痛、恶露不下、发热

2. 产后用药三禁是指

 A. 活血、通便、消导

 B. 大汗、峻下、利小便

C. 清热、凉血、滋阴

D. 祛寒、开郁、化瘀

E. 温补、理气、祛湿

3. 生化汤的组成药物不含

 A. 当归   B. 川芎

 C. 桃仁   D. 炮姜

 E. 赤芍

4. 产后"三急"是指

 A. 呕吐、泄泻、盗汗

 B. 高热、昏迷、自汗

 C. 心悸、气短、抽搐

 D. 尿闭、便难、冷汗

 E. 下血、腹痛、心悸

5. 产妇新产后，是指

 A. 产后 24 小时 B. 产后 7 天内

 C. 产后 21 天 D. 产后 42 天

 E. 产后 3 个月

【A2 型题】

6. 患者，女，24 岁，已婚。产后 4 周恶露过期不止，量多、色淡红、质稀，小腹空坠，面色苍白，舌淡，脉缓弱。治疗应首选

 A. 归脾汤加减 B. 补中益气汤加减

 C. 圣愈汤加减 D. 人参养营汤加减

 E. 参附汤加减

7. 患者，女，26 岁，已婚。产后月余，遍身关节疼痛，四肢酸楚麻木，头晕心悸，舌淡红苔白，脉细无力。其证候是

 A. 肝阴虚   B. 气虚

 C. 肾虚   D. 风寒

 E. 血虚

8. 患者，女，27 岁。恶露过期不尽，量多，色淡，质稀，无臭气，面色白，神疲懒言，四肢无力，小腹空坠，舌淡苔薄白，脉细弱。宜选用补中益气汤，可加入的药物是

 A. 丹参、艾叶、当归

 B. 炮姜、丹参、益母草

 C. 艾叶、阿胶、益母草

 D. 干姜、小茴香、川芎

 E. 当归、柴胡、五灵脂

9. 患者，女，26 岁，已婚。分娩时失血较多，产后小腹隐隐作痛，喜按，恶露量少、色淡，头晕耳鸣，大便干燥，舌淡苔薄，脉虚细。应首先考虑的是

 A. 产后血晕 B. 产后腹痛

 C. 产后大便不通 D. 产后恶露过少

 E. 产后身痛

10. 患者产后高热，小腹剧痛，恶露有臭气，大便秘结。治疗应首选

 A. 少腹逐瘀汤加减 B. 生化汤加减

 C. 清热调血汤加减 D. 大黄牡丹皮汤加减

E. 大柴胡汤加减

11. 患者，女，26岁，已婚。产后3天高热寒战，小腹疼痛拒按，恶露初时量多、后量少，色紫暗如败酱，有臭气，烦躁口渴，溺赤便结，舌红苔黄，脉滑数有力。其诊断是

A. 产后发热外感证

B. 产后发热血瘀证

C. 产后腹痛血瘀证

D. 产后恶露过少血瘀证

E. 产后发热感染邪毒证

12. 患者，女，27岁，已婚。产后恶露35天不止，色深红、质黏稠、有臭气，口燥咽干，舌红，脉虚细而数。治疗应首选

A. 清热固经汤加减　　B. 保阴煎加减

C. 清热调血汤加减　　D. 清经散加减

E. 牡丹散加减

13. 患者，女，27岁，已婚。产后小腹疼痛，拒按，恶露少、色暗、有块、行而不畅，胸胁胀痛，舌暗苔白滑，脉弦涩。其诊断是

A. 产后恶露过少血瘀证

B. 产后血晕血瘀证

C. 产后腹痛血瘀证

D. 产后胁痛血瘀证

E. 产后身痛血瘀证

14. 患者，女，28岁，已婚。产时失血较多，产后小腹隐隐作痛，喜按，恶露量少、色淡，头晕耳鸣，大便干燥，舌淡苔薄，脉虚细。治疗应首选

A. 肠宁汤加减　　　　B. 生化汤加减

C. 十全大补汤加减　　D. 人参养荣汤加减

E. 八珍汤加减

15. 患者，女，29岁，已婚。因分娩时受寒，产后小腹疼痛，拒按，恶露量少、行而不畅、色暗、有块，四肢不温，面色青白，脉沉紧。治疗应首选

A. 温经汤（《妇人大全良方》）加减

B. 肠宁汤加减

C. 温胞饮加减

D. 生化汤加减

E. 川楝汤加减

16. 患者产后寒热时作，恶露甚少，色紫暗，腹痛拒按，口干不欲饮。多属

A. 血瘀产后发热　　B. 感染邪毒产后发热

C. 外感产后发热　　D. 血虚产后发热

E. 产后蒸乳发热

【A3 型题】

（17～19 题共用题干）

　　患者，女，24岁，已婚。自产一女婴后，低热不退，腹痛绵绵，喜按，恶露量少，色淡质稀，自汗，头晕心悸，舌质淡，苔薄白，脉细数。

17. 其诊断为

A. 产后郁冒　　　　B. 产后血晕

C. 产后身痛　　　　D. 产后发热

E. 产后腹痛

18. 其治法为

A. 清热解毒，凉血化瘀

B. 活血化瘀，和营退热

C. 养血祛风，疏散表邪

D. 补血益气，和营退热

E. 柔肝养阴，和营退热

19. 治疗应首选的方剂是

A. 归脾汤加减　　　　B. 四物汤加减

C. 生脉饮加减　　　　D. 八珍汤加减

E. 参苏饮加减

（20～22 题共用题干）

　　患者，女，25岁。分娩后，小腹隐隐作痛，数天不止，喜按喜揉，恶露量少，色淡红，质稀无块，面色苍白，头晕眼花，心悸怔忡，大便干结，舌质淡，苔薄白，脉细弱。

20. 其诊断是

A. 产后发热　　　　B. 产后小便不通

C. 产后血晕　　　　D. 产后身痛

E. 产后腹痛

21. 其辨证是

A. 气血两虚证　　　　B. 瘀滞子宫证

C. 感染邪毒证　　　　D. 外感风寒证

E. 肝气郁结证

22. 治疗应首选的方剂是

A. 生化汤加减　　　　B. 散结定痛汤加减

C. 归脾汤加减　　　　D. 肠宁汤加减

E. 身痛逐瘀汤加减

【B1 型题】

（23～24 题共用备选答案）

A. 少腹逐瘀汤加减

B. 生化汤加减

C. 清热调血汤加减

D. 大黄牡丹皮汤加减

E. 大柴胡汤加减

23. 患者产后高热，小腹剧痛，恶露有臭气，大便秘结。治疗应首选

24. 患者产后寒热时作，恶露甚少，色紫暗，小腹疼痛拒按，口干不欲饮。治疗应首选

（25～26 题共用备选答案）

A. 养血活血　　　　B. 补血益气

C. 行气养血　　　　D. 活血止痛

E. 活血化瘀

25. 产后腹痛血虚证的治法是

26. 产后腹痛血瘀证的治法是

（27～28 题共用备选答案）

A. 气血运行不畅，迟滞而痛

B. 气血不足，冲任、胞脉失于濡养，不荣则痛

C. 瘀血内停，阻滞冲任、子宫，不通则痛

D. 感染邪毒，邪毒与血搏结，阻滞而痛

E. 产后血虚，经脉失养

27. 产后腹痛气血两虚证的病机是

28. 产后腹痛瘀滞子宫证的病机是

(29～30 题共用备选答案)

A. 解毒活血汤加减　B. 大黄牡丹汤加减

C. 保阴煎加减　D. 丹栀逍遥散加减

E. 生化汤加减

29. 患者产后发热恶寒，连续 2 天体温 38℃以上，腹痛拒按，恶露或多或少，色紫暗，气臭秽，烦躁口渴，尿少而赤，大便秘结，舌红苔黄，脉弦数。首选方剂为

30. 患者产后，恶露过期不止，量多，色紫红有块，有臭味，面红，口燥咽干，舌红，脉细数。首选方剂为

(31～32 题共用备选答案)

A. 营阴下夺，气随血脱

B. 失血伤津，筋脉失养

C. 冲任胞宫的不荣则痛和不通则痛

D. 阴血骤虚，阳易浮散，腠理不实，营卫不固

E. 胞宫藏泄失度，冲任不固，血海不宁

31. 产后恶露不绝的发病机制是

32. 产后腹痛的发病机制是

(33～34 题共用备选答案)

A. 产后发热　B. 产后血晕

C. 产后身痛　D. 产后痉证

E. 产后腹痛

33. 产妇分娩后，突然头晕眼花，不能坐起，甚至昏厥不省人事。应诊为

34. 新产后，发生手足抽搐，项背强直，甚至口噤，角弓反张。应诊为

(35～36 题共用备选答案)

A. 疼痛剧烈，宛如锥刺

B. 肢体肿胀，麻木重着

C. 关节疼痛，痛无定处

D. 遍身关节疼痛，肢体酸楚麻木

E. 四肢关节肿胀，发热疼痛

35. 产后身痛风邪偏胜，其疼痛特点是

36. 产后身痛血虚经脉失养，其疼痛特点是

(37～38 题共用备选答案)

A. 小腹疼痛拒按，恶露量少

B. 小腹绵绵作痛，恶露量少

C. 月经将至，小腹胀痛

D. 寒热时作，腹痛拒按，恶露量少

E. 月经 3 个月未行，腹痛拒按

37. 产后腹痛血瘀证的主症是

38. 产后发热血瘀证的主症是

(39～40 题共用备选答案)

A. 血府逐瘀汤加减　B. 少腹逐瘀汤加减

C. 生化汤加减　D. 桃红四物汤加减

E. 失笑散加减

39. 恶露不绝血瘀证的最佳选方是

40. 产后发热血瘀证的最佳选方是

第十一单元　妇科杂病

【A1 型题】

1. 治疗不孕症之肝郁证，应首选

A. 柴胡疏肝散　B. 加味逍遥丸

C. 开郁种玉汤　D. 桃红四物汤

E. 少腹逐瘀汤

2. 治疗阴痒肝肾阴虚证，应首选

A. 左归丸　B. 保阴煎

C. 固阴煎　D. 知柏地黄汤

E. 龙胆泻肝汤

3. 桂枝茯苓丸的组成是

A. 桂枝、茯苓、丹皮、芍药、红花

B. 桂枝、茯苓、丹皮、芍药、桃仁

C. 桂枝、茯苓、丹皮、芍药、牛膝

D. 桂枝、茯苓、丹皮、芍药、丹参

E. 桂枝、茯苓、丹皮、芍药、莪术

【A2 型题】

4. 患者，女，30 岁。发现下腹包块 1 个月，小腹胀痛，痛无定处，舌苔薄润，脉沉弦。其证候是

A. 血瘀　B. 寒凝

C. 气滞　D. 痰湿

E. 湿郁

5. 患者，女，32 岁。小腹及少腹疼痛拒按，有灼热感，伴腰骶疼痛，低热起伏，带下量多、色黄、质稠，溲黄，舌红苔黄腻，脉弦滑。其治法是

A. 清热除湿，化瘀止痛

B. 行气活血，化瘀止痛

C. 疏肝理气，化瘀止痛

D. 凉血活血，化瘀止痛

E. 健脾利湿，化瘀止痛

6. 患者，女，30 岁，已婚。3 年不孕，月经 2～3 月一行，头晕耳鸣，腰酸腿软，畏寒肢冷，性欲淡漠，舌淡苔白，脉沉细而迟。治疗应首选

A. 大补元煎加减　B. 固阴煎加减

C. 补肾固冲丸加减　D. 毓麟珠加减

E. 温胞饮加减

7. 患者，女，56 岁。阴部奇痒干涩 7 天，五心烦热，腰酸腿软，舌红少苔，脉细数。治疗应首选

A. 知柏地黄汤　B. 保阴煎

C. 两地汤　D. 六味地黄丸

E. 左归丸

8. 患者，女，38 岁。结婚 3 年，夫妇同居未孕，月经先后不定期，经行乳房胀痛，善太息，舌淡红苔薄白，脉弦细。其证型是

A. 肝肾阴虚证　B. 肝郁脾虚证

C. 肝阳上亢证　　　　D. 肝气郁结证

E. 气滞血瘀证

【A3 型题】

（9～11 题共用题干）

患者，女，40 岁，已婚。近半年来，下腹部有结块，触之不坚，固定难移，经行量多，带下量多，胸脘痞闷，腰痛，舌体胖大、紫暗，苔白厚腻，脉沉涩。

9. 其诊断是

A. 盆腔炎　　　　　　B. 阴疮

C. 癥瘕　　　　　　　D. 不孕症

E. 异位妊娠

10. 其治法是

A. 化痰除湿，活血消癥

B. 清热利湿，化瘀消癥

C. 活血化瘀，行气利水

D. 活血化瘀，理气止痛

E. 补肾活血，消癥散结

11. 治疗应首选的方剂是

A. 香棱丸加减　　　　B. 大黄䗪虫丸加减

C. 补肾祛瘀方加减　　D. 大黄牡丹汤加减

E. 苍附导痰丸加减

（12～14 题共用题干）

患者，女，24 岁。3 个月前行清宫术，术后反复小腹坠胀疼痛，喜热恶寒，得热痛缓，经行错后，量少，色暗，带下淋沥，小便频数，舌红，苔白腻，脉沉迟。妇科检查：子宫触压痛，活动受限，宫体一侧附件增厚、压痛，并触及肿块。

12. 其诊断是

A. 肾阳虚衰型盆腔炎

B. 气滞血瘀型盆腔炎

C. 血虚失荣型盆腔炎

D. 寒湿凝滞型盆腔炎

E. 湿热瘀结型盆腔炎

13. 其治法是

A. 清热除湿，活血化瘀止痛

B. 祛寒除湿，活血化瘀

C. 补血养营，和中止痛

D. 行气活血，化瘀止痛

E. 温补肾阳，暖宫止痛

14. 应首选的方剂是

A. 清热调血汤加减　　B. 当归芍药散加减

C. 温胞饮加减　　　　D. 膈下逐瘀汤加减

E. 少腹逐瘀汤加减

（15～17 题共用题干）

患者，女，28 岁，已婚。结婚 2 年多未孕，月经 2～3 月一潮，量少，色淡，面色晦暗，腰膝酸软，性欲冷淡，小腹冷，带下量多，夜尿多。舌质淡暗，苔白，脉沉细。

15. 其诊断是

A. 肾气虚型不孕症　　B. 肾阳虚型不孕症

C. 肾阴虚型不孕症　　D. 痰湿内阻型不孕症

E. 肝气郁结型不孕症

16. 其治法是

A. 燥湿化痰，化滞调经

B. 滋肾养血，调补冲任

C. 温肾暖宫，调补冲任

D. 疏肝解郁，理血调经

E. 补肾益气，温养冲任

17. 中医治疗应首选的方剂是

A. 启宫丸加减　　　　B. 养精种玉汤加减

C. 开郁种玉汤加减　　D. 温胞饮加减

E. 毓麟珠加减

（18～20 题共用题干）

患者，女，36 岁。外阴部痒痛 1 周，伴带下量多，色黄如脓，有臭味，心烦易怒，胸闷不适，食欲不振，小便黄赤，舌体胖大，舌红，苔黄腻，脉弦滑。

18. 其辨证是

A. 热毒蕴结证　　　　B. 肝肾阴虚证

C. 肝经湿热证　　　　D. 阴虚夹湿证

E. 阴虚内热证

19. 其治法是

A. 清热解毒，化湿止痒

B. 行气祛湿止带

C. 滋阴降火止带

D. 清热利湿，杀虫止痒

E. 健脾益气，升阳除湿

20. 治疗应首选的方剂是

A. 二妙散加减　　　　B. 知柏地黄汤加减

C. 止带方加减　　　　D. 五味消毒饮加减

E. 龙胆泻肝汤加减

【B1 型题】

（21～22 题共用备选答案）

A. 开郁二陈汤加减　　B. 苍附导痰丸加减

C. 香棱丸加减　　　　D. 桂枝茯苓丸加减

E. 血府逐瘀汤加减

21. 治疗癥瘕气滞证，应首选

22. 治疗癥瘕痰湿证，应首选

（23～24 题共用备选答案）

A. 破瘀散结　　　　　B. 理气行滞

C. 先攻后补　　　　　D. 攻补兼施

E. 先补后攻

23. 体质较强的癥瘕患者，其治法是

24. 久病体弱的癥瘕患者，其治法是

（25～26 题共用备选答案）

A. 加味逍遥丸加减　　B. 养精种玉汤加减

C. 开郁种玉汤加减　　D. 启宫丸加减

E. 毓麟珠加减

25. 婚久不孕，月经初潮较迟，月经后期，量少，色淡，腰膝酸软。应首选

26. 婚久不孕，月经周期先后不定，经期腹痛，经量少，色暗有块，经前乳胀。应首选

第十二单元　计划生育

【A1 型题】

1. 放置宫内节育器的时间是

A. 月经期内

B. 月经干净后 3 天内

C. 月经干净后 3 ~ 7 天内

D. 月经干净后 7 ~ 10 天内

E. 月经干净前 3 ~ 7 天内

2. 下列不属于放置宫内节育器禁忌证的是

A. 滴虫性阴道炎　　　B. 月经过多

C. 妊娠　　　　　　　D. 宫颈口松

E. 足月产后 3 个月

第十三单元　女性生殖功能的调节与周期性变化

【A1 型题】

1. 排卵在下次月经来潮前的

A. 5 天左右　　　　　B. 7 天左右

C. 14 天左右　　　　 D. 21 天左右

E. 24 天左右

2. 下列各项，对子宫内膜由增殖期变为分泌期起作用的是

A. 雌激素

B. 孕激素

C. 促卵泡激素（FSH）

D. 黄体生成素（LH）

E. 促性腺激素释放激素（GnRH）

第十四单元　妇产科特殊检查与常用诊断技术

【A1 型题】

1. 基础体温是指

A. 静息状态下的体温

B. 排卵前的体温

C. 排卵后的体温

D. 月经期的体温

E. 月经前期的体温

2. 不属于宫颈活组织检查适应证的是

A. 宫颈溃疡

B. 白带增多

C. 宫颈有接触性出血

D. 宫颈特异性炎症

E. 宫颈有赘生物需明确诊断

3. 诊断性刮宫的禁忌证是

A. 子宫异常出血

B. 月经失调

C. 疑有子宫内膜结核者

D. 急性生殖道炎症

E. 不孕症，了解有无排卵

第十二章　中医儿科学

第一单元　儿科学基础

【A1型题】

1. 出生28天后至1周岁称为
- A. 新生儿期
- B. 学龄前期
- C. 幼儿期
- D. 婴儿期
- E. 青春期

2. 前囟的正常闭合时间是
- A. 1～3个月
- B. 3～6个月
- C. 6～12个月
- D. 12～18个月
- E. 18～24个月

3. 小儿，3岁。站立位测身高92cm，体重20kg，精神好，食欲佳。应首先考虑的诊断是
- A. 营养不良
- B. 侏儒症
- C. 佝偻病
- D. 肥胖者
- E. 性早熟

4. 小儿的舒张压正常值应为收缩压的
- A. 1/3
- B. 1/4
- C. 1/5
- D. 2/3
- E. 1/6

5. "脏腑娇嫩，形气未充"说明小儿体质的特点是
- A. 纯阳
- B. 阴亏
- C. 稚阴
- D. 稚阴稚阳
- E. 阳亢

6. 小儿易患五迟五软、遗尿、解颅等病是因为
- A. 肺常不足
- B. 脾常不足
- C. 肾常虚
- D. 纯阳之体
- E. 稚阴稚阳

7. 新生儿牙龈上出现的白色斑点斑块是
- A. 鹅口疮
- B. 口疮
- C. 乳牙
- D. 马牙
- E. 螳螂子

8. 婴幼儿大便呈果酱色，伴阵发性哭闹，可能的疾病是
- A. 痢疾
- B. 肠套叠
- C. 肠梗阻
- D. 小儿腹泻
- E. 克罗恩病

9. 中医诊断小儿疾病最重要的诊法是
- A. 按诊
- B. 闻诊
- C. 望诊
- D. 问诊
- E. 切诊

10. 舌红无苔常见于
- A. 新生儿舌象
- B. 乳幼儿舌象
- C. 幼儿舌象
- D. 进食后舌象

- E. 脾肾阳虚患儿

【A2型题】

11. 患儿，8岁。皮肤出现瘀斑瘀点2周，双下肢对称分布，斑色淡红，压之不褪色，伴神疲乏力，气短懒言，大便稀溏，舌淡苔薄白，脉细弱。其治法是
- A. 疏风解表
- B. 清热解毒
- C. 活血化瘀
- D. 益气养阴
- E. 健脾益气

12. 小儿，3岁。站位测身高90cm，体重14kg。评价其生长发育状况是
- A. 正常范围
- B. 身高体重低于正常
- C. 身高正常，体重低于标准
- D. 体重正常，身高低于标准
- E. 身高体重超过正常

13. 患儿，5个月。突然听到异声后，夜间哭闹不安2周，每夜均有发作，每次约持续15分钟。其可能的病因是
- A. 感受外邪
- B. 内伤饮食
- C. 暴受惊恐
- D. 环境污染
- E. 禀赋不足

14. 患儿，男，4岁。1周前患儿患感冒，现在突然出现血尿，眼睑浮肿，小便短少，伴恶寒发热，微咳，苔白，脉浮。证属
- A. 水毒内闭证
- B. 风水相搏证
- C. 湿热内侵证
- D. 邪陷心肝证
- E. 脾肾亏虚证

【B1型题】

(15～16题共用备选答案)
- A. 3个月
- B. 4个月
- C. 5个月
- D. 6～7个月
- E. 8～9个月

15. 婴儿开始会爬的正常月龄一般是

16. 婴儿开始会用手撑起上半身的正常月龄一般是

(17～18题共用备选答案)
- A. 实热内结
- B. 内伤乳食
- C. 湿热积滞
- D. 脾肾阳虚
- E. 肠套叠

17. 大便稀薄，夹有白色凝块。多为

18. 小儿下利清谷，洞泄不止。多为

(19～20题共用备选答案)
- A. 饥饿
- B. 咽喉红肿
- C. 口疮
- D. 腹痛
- E. 常态

19. 小儿哭声尖锐，难以安抚。多为

20. 小儿哭而拒食，流涎烦躁。多为

（21~22题共用备选答案）

    A. 消食导滞法   B. 健脾益气法

    C. 培元补肾法   D. 利水消肿法

    E. 活血化瘀法

21. 水湿停聚，小便短少的水肿病，宜给予

22. 胎禀不足，肾气虚弱及肾不纳气，宜给予

第二单元　儿童保健

【A1 型题】

1. 儿童断奶的时间宜在

    A. 2~3 个月   B. 4~5 个月

    C. 6~7 个月   D. 8~12 个月

    E. 13~18 个月

2. 下列各项中，不属于胎毒常见并发症的是

    A. 丹毒   B. 湿疹

    C. 胎黄   D. 硬肿症

    E. 口疮

3. 关于母乳的优点，下列说法错误的是

    A. 蛋白质生物价值高

    B. 不饱和脂肪酸较多

    C. 乳糖含量高，且以乙型乳糖为主

    D. 牛磺酸含量较多

    E. 含矿物质锌、铁、钙较低

【A2 型题】

4. 患儿，女，出生后 4 天。家长发现婴儿双侧乳房隆起如鸽子蛋大小，活动性好。其诊断及治疗方法是

    A. 乳房发育，立即手术

    B. 乳房发育，用力挤压

    C. 正常生理现象，挤压

    D. 正常生理现象，服药治疗

    E. 正常生理现象，不予处理

第三单元　新生儿疾病

【A1 型题】

1. 胎怯的病变脏腑是

    A. 心、脾   B. 脾、胃

    C. 心、肾   D. 脾、肾

    E. 肝、肾

2. 新生儿硬肿症寒凝血涩证，首选的方剂是

    A. 当归四逆汤   B. 参附汤

    C. 理中丸   D. 十全大补汤

    E. 肾气丸

3. 下列各项中不属于生理性黄疸特征的是

    A. 黄疸出现时间晚   B. 黄疸程度较轻

    C. 黄疸进展慢   D. 无伴随症状

    E. 黄疸持续时间较长

【A2 型题】

4. 患儿，出生 7 天。全身冰冷，僵卧少动，反应极差，气息微弱，哭声低弱，口吐白沫，呼吸不匀，肌肤板硬而肿，范围波及全身，少尿，肌肤暗红，唇舌色淡，指纹淡红。治疗应首选的方剂是

    A. 四逆散加减   B. 理中汤加减

    C. 阳和汤加减   D. 当归四逆汤加减

    E. 参附汤加减

5. 患儿，出生后 3 天，体重 2000g，啼哭无力，多卧少动，皮肤干皱，肌肉瘠薄，四肢不温，吮乳乏力，呛乳溢乳，腹胀腹泻，甚而水肿，指纹淡。其证机概要为

    A. 肾精薄弱，元阳未充

    B. 脾肾阳虚，水湿停聚

    C. 阳气薄弱，复感外邪

    D. 阳气虚衰，血脉瘀滞

    E. 阳气虚衰，邪气亢盛

6. 患儿，出生 5 小时即出现目黄、身黄，色泽晦暗，精神萎靡，四肢不温，大便灰白，小便短少，舌淡苔白腻。治疗首选的方剂是

    A. 茵陈蒿汤加减   B. 血府逐瘀汤加减

    C. 羚角钩藤汤加减   D. 茵陈理中汤加减

    E. 参附汤合生脉饮加减

7. 患儿，出生 30 天。黄疸持续不退，面目皮肤发黄，晦暗无光泽，右胁下痞块，腹胀，青筋暴露，口唇暗红。辨证为气滞血瘀证，最主要的辨证依据是

    A. 腹胀   B. 黄疸持续不退

    C. 面目皮肤发黄   D. 右胁下痞块

    E. 面目晦暗无光泽

【B1 型题】

（8~9题共用备选答案）

    A. 温经散寒，活血通络

    B. 温中化湿，化瘀消积

    C. 益气温阳，通经活血

    D. 大补元气，温阳固脱

    E. 健脾益肾，温运脾阳

8. 新生儿硬肿症之寒凝血涩证，宜选用的治法是

9. 新生儿硬肿症之阳气虚衰证，宜选用的治法是

（10~11题共用备选答案）

    A. 茵陈蒿汤加减   B. 羚角钩藤汤加减

    C. 血府逐瘀汤加减   D. 茵陈五苓散加减

    E. 栀子豉汤加减

10. 新生儿黄疸胎黄动风证的治疗方剂为

11. 新生儿黄疸气滞血瘀证的治疗方剂为

第四单元　肺系病证

【A1 型题】

1. 小儿感冒的病机关键是

    A. 肺胃不和   B. 肺失宣降

C. 肺卫失宣　　　　D. 气机不畅

E. 肺失清肃

2. 小儿感冒可出现的兼夹证是

A. 夹火、夹痰、夹湿

B. 夹风、夹惊、夹食

C. 夹风、夹痰、夹滞

D. 夹风、夹湿、夹食

E. 夹惊、夹痰、夹滞

3. 小儿急性支气管炎风寒咳嗽证的临床特点是

A. 喉间痰声辘辘，痰稀色白

B. 干咳痰少不易咯出，痰中带有血丝

C. 咳嗽不爽，吐黄色黏稠痰，不易咯出

D. 咳嗽频作，咳声较急、重浊，有少量白色稀痰

E. 音哑，口干，咽痛

4. 小儿肺炎喘嗽的基本病机是

A. 肺失宣肃　　　　B. 肺卫失宣

C. 肺气郁闭　　　　D. 肺脾气虚

E. 肺失宣降

5. 肺炎喘嗽邪陷厥阴证的治法是

A. 清热涤痰，开肺定喘

B. 清热解毒，泻肺开闭

C. 补肺益气，健脾化痰

D. 清心开窍，平肝息风

E. 平肝息风，清热涤痰

6. 支气管肺炎的主要肺部体征为

A. 干性啰音　　　　B. 粗湿啰音

C. 中细湿啰音　　　D. 呼吸音粗糙

E. 哮鸣音

7. 肺炎喘嗽痰热闭肺证的首选方剂是

A. 麻黄杏仁甘草石膏汤

B. 麻黄杏仁甘草石膏汤合葶苈大枣泻肺汤

C. 华盖散

D. 黄连解毒汤

E. 银翘散合麻黄杏仁甘草石膏汤

8. 寒性哮喘证治疗首选方是

A. 小青龙汤合三子养亲汤

B. 金匮肾气丸

C. 麻黄杏仁甘草石膏汤合苏葶丸

D. 苏子降气汤

E. 定喘汤

9. 寒性哮喘证的临床表现不包括

A. 咳嗽气喘　　　　B. 喉间痰鸣

C. 恶寒无汗　　　　D. 动则喘甚

E. 泛吐痰涎

10. 小儿哮喘的主要临床特点不包括

A. 喘息气促　　　　B. 咳嗽咯痰

C. 恶寒发热　　　　D. 反复发作

E. 缠绵难愈

11. 哮喘反复发作的最主要内在因素是

A. 肺脾肾虚　　　　B. 外感诱发

C. 先天禀赋不足　　D. 痰饮留伏

E. 病因不明

12. 哮喘缓解期肺气虚弱证的证候特征不包括

A. 面色苍白　　　　B. 气短懒言

C. 倦怠乏力　　　　D. 自汗盗汗

E. 舌红苔黄

【A2 型题】

13. 患儿，男，1 岁。发热有汗，鼻塞流涕，咽部充血，口渴，苔薄黄，兼见脘腹胀满，呕吐酸腐，大便酸臭。其诊断应是

A. 感冒夹痰　　　　B. 风寒感冒

C. 感冒夹食滞　　　D. 感冒夹惊

E. 时行感冒

14. 患儿，女，5 岁。无明显诱因出现发热，少汗，鼻塞，鼻流浊涕，喷嚏，咳嗽，咽红肿痛，口干渴，舌质红，苔薄黄，脉浮数。其治法应是

A. 辛温解表　　　　B. 辛凉解表

C. 清暑解表　　　　D. 清热解毒

E. 宣肺止咳

15. 患儿，5 岁，咳嗽 5 天。症见咳嗽痰多，痰黄黏稠，难咯，喉间时有痰鸣，发热口渴，尿少色黄，舌质红，苔黄腻，脉滑数。治疗应首选的方剂是

A. 清金化痰汤加减

B. 桑菊饮加减

C. 沙参麦冬汤加减

D. 麻黄杏仁甘草石膏汤加减

E. 黄连解毒汤合三拗汤加减

16. 患儿，3 岁 8 个月。症见口渴咽痛，鼻塞流涕，咳嗽不爽，痰稠难咯，汗出恶风，舌红苔黄，脉浮数。治疗首选方剂是

A. 杏苏散加减　　　B. 荆防败毒散加减

C. 沙参麦冬汤加减　D. 桑菊饮加减

E. 二陈汤加减

17. 患儿，2 岁。发热咳嗽 3 天，症见高热持续不退，咳嗽剧烈，气急鼻扇，烦躁喘憋，涕泪俱无，面红唇赤，大便秘结，舌红苔黄，指纹紫滞。治疗的最佳选方是

A. 银翘散加减

B. 五虎汤合葶苈大枣泻肺汤加减

C. 华盖散加减

D. 人参五味子汤加减

E. 黄连解毒汤合麻黄杏仁甘草石膏汤加减

18. 患儿，3 岁。发热咳嗽 2 天，高热烦躁，咳嗽喘促，气急鼻扇，呼吸困难，突见嗜睡、神昏，四肢抽搐，双目上翻，舌质红绛，苔黄厚，指纹紫滞。其证候是

A. 风热闭肺　　　　B. 痰热闭肺

C. 邪陷厥阴　　　　D. 心阳虚衰

E. 毒热闭肺

19. 患儿，男，3岁。诊断为肺炎，症见：突然发热，咳嗽，鼻扇，突然出现面色苍白，口唇青紫，呼吸困难，四肢厥冷，烦躁不安，右胁下出现痞块并逐渐增大，舌质略紫，苔薄白，脉细弱而数，指纹青紫。其属于
   - A. 心阳虚衰证
   - B. 邪陷厥阴证
   - C. 痰热闭肺证
   - D. 毒热闭肺证
   - E. 风热闭肺证

20. 患儿，7岁。哮喘病史2年。2天前出现发热，鼻流浊涕。今日起咳嗽喘鸣，痰稠色黄，胸闷膈满，声高息涌，呼气延长，面红口渴，大便干燥，小便黄赤，舌苔薄黄，脉滑数。治疗首选方剂是
   - A. 定喘汤合猴枣散加减
   - B. 麻黄杏仁甘草石膏汤合苏葶丸加减
   - C. 银翘散合礞石滚痰丸加减
   - D. 消气化痰丸加减
   - E. 清宁散加减

21. 患儿，9岁。哮喘病史4年。现喘促无力，动则气喘，心悸气短，形体消瘦，面白少华，腹胀纳差，夜尿多，便溏，舌淡苔薄白，脉细弱。其治法是
   - A. 温补脾肾，固摄纳气
   - B. 补肺固表，健脾益气
   - C. 养阴清热，敛肺补肾
   - D. 泻肺平喘，补肾纳气
   - E. 解表清里，止咳定喘

【A3 型题】

（22 ~ 24 题共用题干）

患儿，女，2岁。春季发病，发热2天，体温38 ~ 38.5℃之间，有汗，口渴喜饮，咳嗽，流黄涕，打喷嚏，恶心，呕吐2次，吐物酸腐，不思饮食，时有腹痛，大便酸臭，夹有不消化食物，溲黄。查体：咽红肿痛，心肺（－），腹胀拒按，稀便。舌质红，苔黄腻，指纹紫滞至风关。

22. 其诊断是
   - A. 咳嗽之痰热闭肺证
   - B. 感冒之风热感冒夹滞证
   - C. 肺炎喘嗽之痰热闭肺证
   - D. 泄泻之伤食泻证
   - E. 积滞之乳食内积证

23. 其治法是
   - A. 消食化积
   - B. 和胃导滞
   - C. 消食导滞
   - D. 辛凉解表，兼以消导
   - E. 宣肺止咳

24. 治疗应首选的方剂是
   - A. 桑菊饮加减
   - B. 枳实导滞丸加减
   - C. 香砂平胃散加减
   - D. 健脾丸加减
   - E. 银翘散合保和丸加减

（25 ~ 27 题共用题干）

患儿，女，4岁。咽痛6天。喉核肿大暗红，咽干咽痒，日久不愈，干咳少痰，大便干结，小便黄少，舌质红，苔少，脉细数。

25. 其诊断是
   - A. 反复呼吸道感染
   - B. 肺炎喘嗽
   - C. 鹅口疮
   - D. 乳蛾
   - E. 口疮

26. 其辨证是
   - A. 肺胃阴虚证
   - B. 热毒炽盛证
   - C. 肺脾阴虚证
   - D. 虚火上浮证
   - E. 风热乘脾证

27. 应首选的方剂是
   - A. 生脉散合沙参麦冬汤加减
   - B. 牛蒡甘桔汤加减
   - C. 养阴清肺汤加减
   - D. 银翘散加减
   - E. 知柏地黄丸加减

（28 ~ 30 题共用题干）

患儿，女，7岁。反复发作咳嗽2年余。昨日突然咳嗽气促，喉间有哮鸣声，咳痰清稀色白，呈泡沫状，形寒无汗，口不渴，小便清长，大便溏薄，咽不红，舌质淡红，苔白滑，脉浮紧。

28. 其诊断是
   - A. 肺炎喘嗽
   - B. 顿咳
   - C. 哮喘
   - D. 咳嗽
   - E. 感冒

29. 其治法是
   - A. 清肺涤痰，止咳平喘
   - B. 辛温解表，宣肺化痰
   - C. 疏风散寒，宣肺止咳
   - D. 温肺散寒，涤痰定喘
   - E. 辛温宣肺，化痰止咳

30. 治疗应首选的方剂是
   - A. 麻黄杏仁甘草石膏汤合苏葶丸加减
   - B. 小青龙汤合三子养亲汤加减
   - C. 华盖散加减
   - D. 定喘汤加减
   - E. 杏苏散加减

【B1 型题】

（31 ~ 32 题共用备选答案）
   - A. 疏风解表
   - B. 辛凉解表
   - C. 清暑解表
   - D. 辛温解表
   - E. 清瘟解表

31. 时疫感冒的治法是
32. 暑邪感冒的治法是

（33 ~ 34 题共用备选答案）
   - A. 桑菊饮加减
   - B. 金沸草散加减
   - C. 麻黄杏仁甘草石膏汤加减
   - D. 六君子汤加减

E. 清金化痰汤加减

33. 治疗小儿风寒咳嗽，最宜选方是

34. 治疗小儿气虚咳嗽，最宜选方是

（35～36 题共用备选答案）

　　A. 麻黄汤加减　　　B. 桑菊饮加减

　　C. 五虎汤加减　　　D. 桑杏汤加减

　　E. 银翘散加减

35. 治疗小儿风热咳嗽，最宜选方是

36. 治疗小儿肺炎喘嗽风寒闭肺证，最宜选方是

（37～38 题共用备选答案）

　　A. 人参五味子汤加减

　　B. 沙参麦冬汤加减

　　C. 小青龙汤加减

　　D. 麻黄杏仁甘草石膏汤加减

　　E. 大青龙汤加减

37. 肺炎喘嗽风热郁肺证的治疗首选方剂是

38. 肺炎喘嗽阴虚肺热证的治疗首选方剂是

（39～40 题共用备选答案）

　　A. 三拗汤加减

　　B. 都气丸加减

　　C. 大青龙汤加减

　　D. 麻黄杏仁甘草石膏汤合苏葶丸加减

　　E. 小青龙汤合三子养亲汤加减

39. 治疗风寒束肺型哮喘的首选方是

40. 治疗痰热阻肺型哮喘的首选方是

第五单元　脾系病证

【A1 型题】

1. 小儿鹅口疮口腔局部的临床特征是

　　A. 口腔黏膜出现单个或成簇的小疱疹

　　B. 口腔黏膜充血，水肿，可有疱疹

　　C. 口腔创面有纤维素渗出物形成的灰白色假膜，易擦去

　　D. 口腔黏膜表面覆盖白色乳凝块样物，不易擦去

　　E. 口腔黏膜出现大小不等的糜烂或溃疡

2. 小儿口腔、舌上满布白屑，周围鲜红较重，面红唇赤，舌质红，大便干，小便黄。治疗首选

　　A. 清热泻脾汤

　　B. 知柏地黄丸

　　C. 麻黄杏仁甘草石膏汤

　　D. 泻黄散

　　E. 导赤汤

3. 口疮的病变脏腑是

　　A. 心、肝、脾、肾

　　B. 心、肺、肝、肾

　　C. 心、脾、胃、肾

　　D. 肺、脾、胃、肾

　　E. 心、脾、肺、肝

4. 下列有关口疮的说法，正确的是

　　A. 口疮就是鹅口疮

　　B. 口疮的患儿应清淡饮食，不宜食用辛辣刺激性的食物

　　C. 口疮的发生以冬季为主

　　D. 口疮常见于新生儿、体弱多病的小儿

　　E. 预后较差

5. 小儿泄泻最重要的病因是

　　A. 湿　　　　　　　B. 寒

　　C. 风　　　　　　　D. 火

　　E. 食

6. 治疗小儿泄泻气阴两伤证的首选方剂是

　　A. 生脉饮　　　　　B. 葛根黄芩黄连汤

　　C. 藿香正气散　　　D. 参苓白术散

　　E. 人参乌梅汤

7. 小儿厌食的病因不包括

　　A. 喂养不当　　　　B. 气血不足

　　C. 情志失调　　　　D. 他病伤脾

　　E. 先天不足

8. 小儿厌食的基本治疗原则是

　　A. 开胃运脾　　　　B. 健脾益气

　　C. 消食导滞　　　　D. 理气醒脾

　　E. 滋养胃阴

9. 积滞的病变脏腑主要是

　　A. 脾、小肠　　　　B. 脾、胃

　　C. 脾、大肠　　　　D. 胃、小肠

　　E. 胃、大肠

10. 小儿积滞的治疗原则是

　　A. 清热通腑　　　　B. 消食导滞

　　C. 健脾益气　　　　D. 和胃运脾

　　E. 调和肝脾

11. 治疗眼疳证的首选方剂是

　　A. 杞菊地黄丸　　　B. 石斛夜光丸

　　C. 养肝明目丸　　　D. 泻心导赤散

　　E. 防己黄芪汤

12. 小儿疳证最为常见的病因为

　　A. 喂养不当　　　　B. 久病吐泻

　　C. 早产、多胎　　　D. 疾病影响

　　E. 先天胎禀不足

13. 气滞便秘证的首选方剂是

　　A. 六磨汤　　　　　B. 黄芪汤

　　C. 麻子仁丸　　　　D. 枳实导滞丸

　　E. 大山楂丸

14. 营养性缺铁性贫血的补铁治疗，停药时间是

　　A. 血红蛋白达正常水平

　　B. 血红蛋白达正常水平后 2 周左右

　　C. 血红蛋白达正常水平后 1 个月左右

　　D. 血红蛋白达正常水平后 2 个月左右

　　E. 血红蛋白达正常水平后 3 个月左右

15. 治疗贫血肝肾阴虚证，首选方剂是

　　A. 六味地黄丸　　　B. 知柏地黄丸

C. 右归丸　　　　　D. 左归丸

E. 归脾汤

【A2 型题】

16. 患儿，女，3 个月。腹泻时曾长期使用抗生素，现症见满口白屑，状如雪花。应首先考虑的诊断是

A. 乳垢　　　　　　B. 鹅口疮

C. 正常　　　　　　D. 幼儿急疹

E. 麻疹

17. 患儿，男，7 岁。口腔溃疡，呈灰白色，周围色不红，口臭不甚，反复发作，神疲颧红，口干不渴，舌红，苔少，脉细数，指纹淡紫。其治法是

A. 疏风清热，泻火解毒

B. 清心泻火

C. 滋阴降火，引火归元

D. 清心泻脾，解毒泻火

E. 清热生津，泻火解毒

18. 患儿，8 个月。啼哭不安，阵阵捧腹啼叫，已解清稀大便 4 次，便多泡沫，臭气轻，可闻肠鸣，指纹淡红。其证候是

A. 湿热泻　　　　　B. 风寒泻

C. 伤食泻　　　　　D. 脾虚泻

E. 脾肾阳虚泻

19. 患儿，9 个月。腹泻 1 周，经治疗仍泻下不止，日行 10~12 次，突然出现精神萎靡，哭声微弱，面色青灰，四肢厥冷，脉微细欲绝。其证候是

A. 脾阳虚弱　　　　B. 肾阳虚衰

C. 气阴两伤　　　　D. 阴竭阳脱

E. 脾肾阳虚

20. 患儿，3 岁。近 2 个月来食欲不振，厌恶进食，食而乏味，嗳气无酸腐，大便不调，但无酸臭，形体尚可，精神正常，舌质淡红，苔薄白，脉尚无力。其证候是

A. 脾失健运　　　　B. 脾胃气虚

C. 脾胃阴虚　　　　D. 积滞化热

E. 脾胃虚寒

21. 患儿，3 岁。平素形体消瘦，面色萎黄，乏力食少，近日过食甜点后，进食更少，且稍食则饱胀，腹满喜按，大便溏，酸臭，夹有不消化食物，舌淡红，苔白腻，指纹紫淡。治疗的最佳选方是

A. 保和丸加减　　　B. 消乳丸加减

C. 健脾丸加减　　　D. 八珍汤加减

E. 肥儿丸加减

22. 小儿证见形体明显消瘦，肚腹膨胀，面色萎黄无华，毛发稀疏结穗，性情烦躁，食欲减退，舌淡苔腻，脉沉细而滑。应诊断为

A. 疳证—疳气证　　B. 疳证—疳积证

C. 疳证—干疳证　　D. 厌食—脾虚证

E. 积滞—脾虚夹积证

23. 患儿，7 岁。营养性缺铁性贫血，症见长期纳食不振，神疲乏力，形体消瘦，面色苍黄，唇淡甲白，大便不

调，舌淡苔白，脉细无力，指纹淡红。其治疗宜

A. 滋养肝肾，益精生血

B. 补脾养心，益气生血

C. 健脾消积，理气除胀

D. 温补脾肾，益阴养血

E. 健运脾胃，益气养血

24. 5 个月患儿，母乳喂养，未加辅食，食欲不振，有异食癖，皮肤黏膜渐苍白，肝肋下 3cm，脾肋下 1.5cm，血红蛋白 70g/L，红细胞 3.5×10^{12}/L。最可能的诊断是

A. 营养性大细胞性贫血

B. 生理性贫血

C. 营养性感染性贫血

D. 营养性缺铁性贫血

E. 先天性再生低下性贫血

【A3 型题】

(25~27 题共用题干)

患儿，男，4 岁。长期消瘦，近来形体明显消瘦，面色萎黄，肚腹膨胀，青筋暴露，毛发稀疏结穗，性情烦躁，夜卧不安，吮指磨牙，动作异常，善食易饥，舌淡苔腻，脉沉细而滑。

25. 其辨证是

A. 疳肿胀证　　　　B. 口疳证

C. 疳气证　　　　　D. 疳积证

E. 干疳证

26. 其治法是

A. 消积理脾

B. 补益气血

C. 健脾温阳，利水消肿

D. 调脾健运

E. 清心泻火，滋阴生津

27. 治疗应首选的方剂是

A. 八珍汤加减　　　B. 资生健脾丸加减

C. 泻心导赤散加减　D. 防己黄芪汤加减

E. 肥儿丸加减

【B1 型题】

(28~29 题共用备选答案)

A. 银翘散加减　　　B. 清热泻脾散加减

C. 泻心导赤散加减　D. 知柏地黄丸加减

E. 六味地黄丸加肉桂加减

28. 治疗鹅口疮心脾积热证的首选方剂是

29. 治疗口疮心火上炎证的首选方剂是

(30~31 题共用备选答案)

A. 大便稀薄，夹有残渣，泻后痛减

B. 便下急迫，便色黄褐，气味秽臭

C. 大便稀溏，色淡不臭，食后易泻

D. 大便清稀，完谷不化，澄澈清冷

E. 便稀多沫，臭气不重，肠鸣腹痛

30. 伤食泻，症见

31. 脾肾阳虚泻，症见

（32～33 题共用备选答案）

A. 调和脾胃，运脾开胃

B. 健脾益气，佐以助运

C. 滋脾养胃，佐以助运

D. 消乳化食，和中导滞

E. 健脾助运，消食化滞

32. 厌食脾失健运证的治法是

33. 积滞乳食内积证的治法是

（34～35 题共用备选答案）

A. 面色少华，精神尚好

B. 脘腹胀满，舌苔厚腻

C. 形体消瘦，精神萎靡

D. 腹痛拒按，嗳气泛酸

E. 神疲肢倦，大便不调

34. 积滞的主要症状有不思饮食，伴见

35. 疳证的主要症状有不思饮食，伴见

（36～37 题共用备选答案）

A. 脾胃失和，纳化失健

B. 脾胃虚损，积滞内停

C. 脾胃虚衰，津液消亡

D. 脾胃阴虚，精血不足

E. 脾胃阳虚，运化无力

36. 疳积的主要病机是

37. 干疳的主要病机是

（38～39 题共用备选答案）

A. 归脾汤加减
B. 左归丸加减

C. 右归丸加减
D. 六君子汤加减

E. 河车大造丸加减

38. 营养性缺铁性贫血，心脾两虚证治疗的首选方是

39. 营养性缺铁性贫血，脾肾阳虚证治疗的首选方是

第六单元 心肝病证

【A1 型题】

1. 治疗慢惊风脾肾阳衰证，应首选的方剂是

A. 理中汤

B. 四逆汤

C. 附桂八味丸

D. 木香肉桂逐寒方

E. 固真汤合逐寒荡惊汤

2. 急惊风的病位主要在

A. 三焦
B. 肝

C. 脾
D. 肺

E. 肾

3. 多发性抽搐症，面红耳赤，烦躁易怒，皱眉眨眼，张口歪嘴，摇头耸肩，发作频繁，抽动有力，大便秘结，小便短赤，舌红苔黄，脉弦数。其辨证属

A. 风热动风证
B. 脾虚痰聚证

C. 阴虚动风证
D. 气郁化火证

E. 邪陷心肝证

4. 下列各项，不属于多发性抽搐症的抽动特征的是

A. 不自主
B. 无目的

C. 反复性
D. 固定性

E. 多部位

5. 治疗多发性抽搐症气郁化火证的首选方剂是

A. 黄连温胆汤
B. 丹栀逍遥丸

C. 清肝达郁汤
D. 知柏地黄丸

E. 甘麦大枣汤

6. 下列各项，不属于惊风八候的是

A. 搐
B. 引

C. 搦
D. 摇

E. 反

7. 急惊风湿热疫毒证的治法是

A. 疏风清热，息风定惊

B. 清热凉营，息风开窍

C. 清心开窍，平肝息风

D. 镇静安神，平肝息风

E. 清热化湿，解毒息风

8. 痫证风痫证的治法是

A. 豁痰开窍
B. 镇惊息风

C. 镇惊安神
D. 息风止痉

E. 平肝息风

9. 痫证发作时惊叫，吐舌，啼哭，神志恍惚，面色时红时白，惊惕不安，如人将捕之状，四肢抽搐，大便黏稠，舌淡红，舌苔白，脉弦滑。辨证属

A. 风痫证
B. 惊痫证

C. 痰痫证
D. 瘀血痫证

E. 脾虚痰盛证

【A2 型题】

10. 患儿，5 岁。以自汗为主，或伴盗汗，汗出遍身而不温，畏寒恶风，不发热，或伴有低热，精神疲倦，胃纳不振，舌质淡红，苔薄白，脉缓。辨证为

A. 肺卫不固
B. 营卫失调

C. 气阴亏虚
D. 湿热迫蒸

E. 阳随阴脱

11. 患儿，7 岁。平素挤眉眨眼，摇头耸肩，噘嘴，抽动有力，喉中时有发声，性情急躁，大便干结，小便黄，舌红苔黄，脉弦数。其可能的诊断是

A. 抽动障碍，阴虚风动证

B. 注意力缺陷多动障碍，痰火内扰证

C. 急惊风，风热动风证

D. 注意力缺陷多动障碍，肝肾阴虚证

E. 抽动障碍，气郁化火证

12. 患儿，男，8 岁。面色萎黄，精神疲惫，胸闷不适，食欲不振，睡卧露睛，喉中作声，肌肉抽动，时作时止，时轻时重，舌质淡，苔白或腻，脉沉弦无力。其治法是

A. 清肝泻火，息风镇惊

B. 泻火涤痰，清心安神

C. 益气健脾，平肝息风

D. 清热化痰，镇惊开窍

E. 滋阴潜阳，柔肝息风

13. 患儿，8 岁。突然出现四肢抽搐，昏迷，持续约 4 分钟，自行缓解，体温正常。粪常规：未见异常。脑电图：棘慢波。其诊断最可能是

A. 疫毒痢   B. 急惊风

C. 慢惊风   D. 暑瘟

E. 痫证

14. 患儿，3 岁。突然惊叫大哭，神志恍惚，惊惕不安，四肢抽搐，抽搐有力，发作前曾闻及异声。舌红苔白，指纹青。其治法是

A. 镇惊安神   B. 豁痰开窍

C. 息风止痉   D. 化瘀通窍

E. 健脾化痰

15. 患儿，男，6 岁。突然出现全身肢体抽搐，伴神志丧失，持续约 5 分钟，自行缓解。发病前呕吐 1 次，为胃内容物。无发热，大便稀溏。便常规：未见红、白细胞。脑电图：可见棘、尖慢波，呈爆发现象。既往曾因感冒高热惊厥 3 次。其诊断是

A. 急惊风   B. 慢惊风

C. 疫毒痢   D. 痫证

E. 暑温

16. 患儿，8 岁。患心肌炎 2 年，症见神疲乏力，畏寒肢冷，面色苍白，头晕多汗，舌质淡胖，脉缓无力。治疗应首选的方剂是

A. 失笑散加减

B. 银翘散加减

C. 生脉散加减

D. 葛根黄芩黄连汤加减

E. 桂枝甘草龙骨牡蛎汤加减

【A3 型题】

(17 ~ 19 题共用题干)

患儿，女，1 岁 6 个月。平时易感冒，体质较虚弱，近 1 个月来，患儿常常汗出，以头部及肩部明显，活动后加重，伴神倦乏力，面色少华，舌质淡，苔薄白，脉弱。

17. 其辨证是

A. 肺卫不固证   B. 营卫失调证

C. 气阴两虚证   D. 脾胃积热证

E. 肝肾阴虚证

18. 其治法是

A. 调和营卫   B. 益气固表

C. 益气养阴   D. 清暑祛湿

E. 滋补肝肾

19. 治疗应首选的方剂是

A. 桂枝汤加减

B. 黄芪桂枝五物汤加减

C. 玉屏风散合牡蛎散加减

D. 当归六黄汤加减

E. 生脉散加减

(20 ~ 22 题共用题干)

患儿，男，9 岁。心悸、气短 10 天。3 周前有发热、咽痛病史。现症见寒热起伏，全身肌肉酸痛，恶心呕吐，腹痛泄泻，心悸胸闷，肢体乏力，舌红，苔黄腻，脉结代。体格检查：心界向左下扩大，心音低钝。心电图：窦性心动过速、频发室性期前收缩。心肌肌钙蛋白（cTnT）阳性。

20. 其辨证是

A. 风热犯心证   B. 心阳虚弱证

C. 痰瘀阻络证   D. 湿热侵心证

E. 气阴亏虚证

21. 其治法是

A. 清热化湿，宁心复脉

B. 益气养阴，宁心复脉

C. 清热解毒，宁心复脉

D. 豁痰化瘀，宁心通络

E. 温振心阳，宁心复脉

22. 治疗应首选的方剂是

A. 炙甘草汤合生脉散加减

B. 瓜蒌薤白半夏汤合失笑散加减

C. 桂枝甘草龙骨牡蛎汤加减

D. 葛根黄芩黄连汤加减

E. 银翘散加减

(23 ~ 25 题共用题干)

患儿，男，10 岁。平素嗜食肥甘厚味，多动多语，烦躁不宁，冲动任性，难以制约，注意力不集中，懊恼不眠，纳少口苦，便秘尿赤，舌红，苔黄腻，脉滑数。查体：翻手试验、指鼻试验阳性。

23. 其诊断是

A. 狂证   B. 痫证

C. 急惊风   D. 抽动障碍

E. 注意力缺陷多动障碍

24. 其辨证是

A. 心脾两虚证   B. 气郁化火证

C. 阴虚风动证   D. 痰火内扰证

E. 肝肾阴虚证

25. 治疗应首选的方剂是

A. 黄连温胆汤加减

B. 甘麦大枣汤加减

C. 杞菊地黄丸加减

D. 清肝达郁汤加减

E. 大定风珠加减

【B1 型题】

(26 ~ 27 题共用备选答案)

A. 自汗为主，以头颈、胸背部明显，动则尤甚

B. 自汗为主，汗出遍身而抚之不温

C. 盗汗为主，形体消瘦，汗出较多，手足心灼热

D. 额、心胸部汗出较多，汗出肤热，汗渍色黄

E. 不分寤寐皆汗出

26. 汗证营卫失调证的汗出特点是

27. 汗证气阴两虚证的汗出特点是

（28~29 题共用备选答案）

  A. 清肝达郁汤加减

  B. 琥珀抱龙丸加减

  C. 十味温胆汤加减

  D. 羚角钩藤汤加减

  E. 大定风珠加减

28. 多发性抽搐症，脾虚痰聚证治疗的首选方是

29. 多发性抽搐症，气郁化火证治疗的首选方是

（30~31 题共用备选答案）

  A. 银翘散加减

  B. 羚角钩藤汤加减

  C. 清瘟败毒饮加减

  D. 黄连解毒汤合白头翁汤加减

  E. 琥珀抱龙丸加减

30. 急惊风之惊恐惊风证，治疗的首选方是

31. 急惊风之暑热疫毒证，治疗的首选方是

（32~33 题共用备选答案）

  A. 六君子汤加减 B. 河车八味丸加减

  C. 定痫丸加减 D. 通窍活血汤加减

  E. 镇惊丸加减

32. 风痫的治疗首选方是

33. 瘀血痫的治疗首选方是

第七单元　肾系病证

【A1 型题】

1. 阳水水肿最先出现的部位是

  A. 面部   B. 眼睑

  C. 腰部   D. 胫骨前

  E. 踝部

2. 下列各项中，不属于急性肾小球肾炎临床特征的是

  A. 多数患者都有血尿

  B. 病程早期常有高血压

  C. 部分病例可出现急性肾功能不全

  D. 血压急剧升高时可出现高血压脑病

  E. 浮肿为可凹性、上行性

3. 急性肾小球肾炎患儿，在病程早期突然发生惊厥。合并以下哪项并发症的可能性最大

  A. 高热惊厥 B. 中毒性脑病

  C. 高血压脑病 D. 急性肾功能不全

  E. 低钙血症

4. 小儿遗尿的病机主要是

  A. 肝经郁热，疏泄失司

  B. 心肾失交，水火不济

  C. 肾气不足，膀胱虚寒

  D. 脾肾气虚，下元不固

  E. 肺脾气虚，水道失约

5. 下列不属于小儿急性肾小球肾炎（阳水）的变证水气上凌心肺证临床特征的是

  A. 肢体水肿

  B. 烦躁不能平卧

  C. 呼吸平稳，心率正常

  D. 口唇青紫，指甲发绀

  E. 脉细数无力

6. 下列各项，不属于肾病综合征临床特征的是

  A. 低蛋白血症 B. 大量蛋白尿

  C. 高脂血症   D. 心悸气粗

  E. 明显水肿

7. 小儿水肿脾肾阳虚证的治法是

  A. 益气健脾，利水消肿

  B. 清热解毒，利水消肿

  C. 活血化瘀，利水消肿

  D. 温肾健脾，化气利水

  E. 滋阴补肾，化气行水

8. 小儿尿频的病机主要是

  A. 肾阳虚   B. 肾气不足

  C. 膀胱湿热 D. 膀胱虚寒

  E. 膀胱气化功能失常

9. 小儿尿频的辨证要点关键在于辨

  A. 寒热   B. 表里

  C. 虚实   D. 阴阳

  E. 病程长短

10. 尿频湿热下注证的治法是

  A. 清热利湿，通利膀胱

  B. 清热泻火，利湿通淋

  C. 清热利湿，升提固摄

  D. 滋阴补肾，清热降火

  E. 利湿通淋，清肝泻火

11. 小儿水肿的主要病位是

  A. 肺、脾、肾 B. 心、脾、肾

  C. 肝、肺、肾 D. 心、肝、肾

  E. 心、脾、肾

12. 治疗小儿遗尿肾气不足证的首选方剂是

  A. 菟丝子散 B. 缩泉丸

  C. 金匮地黄丸 D. 补中益气汤

  E. 补肾丸

13. 立迟和手足软的主要病机是

  A. 心脾不足 B. 脾肝肾不足

  C. 心肝肾不足 D. 心脾肾不足

  E. 肝脾不足

14. 治疗五迟、五软心脾两虚证的首选方剂是

  A. 归脾丸   B. 六味地黄丸

  C. 补中益气汤 D. 调元散

  E. 补肾地黄丸

【A2 型题】

15. 患儿，男，6 岁。颜面眼睑浮肿，皮肤光亮，尿少，伴发热咽痛，舌红苔薄黄，脉浮数。实验室检查：尿蛋白（＋＋＋），镜下红细胞 20 ～ 30 个/HP，血清补体明显下降。治疗首选青霉素后应加用的药物是
    A. 麻黄连翘赤小豆汤加减
    B. 五味消毒饮加减
    C. 五皮饮加减
    D. 真武汤加减
    E. 导赤散加减

16. 患儿，男，7 岁。水肿 5 天，血压 100/80mmHg，小便量少，色如浓茶。尿常规：尿蛋白（＋＋），红细胞 50 个/HP。血检查：血清总补体明显低于正常。首先应考虑的诊断是
    A. 急性肾小球肾炎　　B. 急进性肾炎
    C. 隐匿性肾炎　　　　D. 慢性肾炎
    E. 单纯性肾炎

17. 患儿，5 岁。反复水肿 3 个月，五心烦热，面色潮红，口干唇赤，腰膝酸软，汗多便干，脉弦细数。实验室检查：尿蛋白（＋＋＋），镜检（－），尿蛋白定量 >250mg/（kg·d），血白蛋白 20g/L，胆固醇 >5.7mmol/L。其诊断是
    A. 急性肾炎，湿热内侵证
    B. 急性肾炎，风水相搏证
    C. 肾病综合征，脾肾阳虚证
    D. 肾病综合征，肝肾阴虚证
    E. 急性肾炎，肝肾阴虚证

18. 患儿，8 岁。全身高度水肿，下肢肿甚，按之深陷难起，面色白，神倦乏力，脘腹闷胀，大便溏，小便少，舌淡胖，苔白，脉沉细。其治法是
    A. 健脾益气，利水消肿
    B. 温肾健脾，化气行水
    C. 滋阴补肾，清热利湿
    D. 化湿泄浊，利气行水
    E. 通腑泄浊，解毒利尿

19. 患儿，5 岁。夜间遗尿，日间尿频且尿量多，平素易感冒，面色少华，神疲乏力，食欲不振，大便稀溏，舌淡苔薄白，脉沉。其诊断是
    A. 尿频，脾肾气虚证
    B. 遗尿，肾气不足证
    C. 遗尿，肺脾气虚证
    D. 尿频，脾肾阳虚证
    E. 遗尿，心肾失交证

20. 患儿，6 岁。每晚尿床 1 次以上，小便清长，面白少华，神疲乏力，智力较同龄人稍差，肢冷畏寒，舌质淡，苔白滑，脉沉无力。治疗应首选的方剂是
    A. 桑螵蛸散加减　　B. 缩泉丸加减
    C. 补肾地黄丸加减　D. 菟丝子散加减
    E. 桂枝加龙骨牡蛎汤加减

21. 患儿，5 岁。现仅能说 2 字词语，不能连成句，智力较同龄儿童低下，四肢痿软，口角常流涎，发稀萎黄，纳食欠佳，大便秘结，舌淡胖，苔少，脉细缓无力。其治法是
    A. 益气健脾，化痰开窍
    B. 补肾填髓，养肝强筋
    C. 补益肝肾，养血活血
    D. 涤痰开窍，活血通络
    E. 健脾养心，补益气血

【A3 型题】

（22 ～ 24 题共用题干）
患儿，女，6 岁。因尿血，稍有浮肿 3 天入院。查体：浮肿不显，小便黄赤短少，发热口渴，烦躁，头痛头晕，大便干结，舌红，苔黄腻，脉滑数。

22. 其诊断是
    A. 水肿之风水相搏证
    B. 水肿之湿热内侵证
    C. 水肿之肺脾气虚证
    D. 水肿之肝肾阳虚证
    E. 水肿之气阴两虚证

23. 其治法是
    A. 疏风解表，利水消肿
    B. 益气养阴，利水消肿
    C. 益气健脾，利水消肿
    D. 清热解毒，利水消肿
    E. 温肾健脾，利水消肿

24. 治疗应首选的方剂是
    A. 麻黄连翘赤小豆汤加减
    B. 六味地黄丸加减
    C. 真武汤加减
    D. 参苓白术散合玉屏风散加减
    E. 五味消毒饮合五皮饮加减

（25 ～ 27 题共用题干）
患儿，男，6 岁。睡后经常遗尿，醒后方觉。平素经常感冒，面色少华，少气懒言，食欲不振，大便溏薄，舌质淡红，苔薄白，脉沉无力。

25. 其辨证是
    A. 肾气不足证　　　B. 脾肾气虚证
    C. 肝经湿热证　　　D. 肺脾气虚证
    E. 心肾失交证

26. 其治法是
    A. 补肺益脾，固涩膀胱
    B. 清热利湿，泻肝止遗
    C. 温补肾阳，固涩膀胱
    D. 清心滋肾，安神固脬
    E. 温补脾肾，升提固摄

27. 治疗应首选的方剂是
    A. 补中益气汤合缩泉丸加减
    B. 交泰丸合导赤散加减

C. 龙胆泻肝汤加减

D. 缩泉丸加减

E. 菟丝子散加减

【B1 型题】

（28 ~ 29 题共用备选答案）

A. 水肿、血尿、少尿、高血压

B. 水肿、血尿、蛋白尿、低蛋白血症

C. 水肿、血尿、少尿、高脂血症

D. 水肿、蛋白尿、低蛋白血症、高血压

E. 水肿、蛋白尿、低蛋白血症、高脂血症

28. 急性肾小球肾炎的临床特点是

29. 单纯型肾病的临床特点是

（30 ~ 31 题共用备选答案）

A. 真武汤合黄芪桂枝五物汤加减

B. 五皮饮加减

C. 杞菊地黄丸加减

D. 知柏地黄丸加减

E. 桃红四物汤加减

30. 治疗肾病综合征脾肾阳虚证，应首选的方剂是

31. 治疗肾病综合征肝肾阴虚证，应首选的方剂是

（32 ~ 33 题共用备选答案）

A. 血液高凝状态和血栓形成

B. 严重循环充血和急性心力衰竭

C. 酸中毒

D. 营养不良

E. 中毒性脑病

32. 肾病综合征的常见并发症是

33. 急性肾小球肾炎的常见并发症是

（34 ~ 35 题共用备选答案）

A. 八正散加减　　　B. 缩泉丸加减

C. 菟丝子散加减　　D. 龙胆泻肝汤加减

E. 桑螵蛸散加减

34. 治疗尿频脾肾气虚证，应首选的方剂是

35. 治疗尿频湿热下注证，应首选的方剂是

（36 ~ 37 题共用备选答案）

A. 八正散加减

B. 知柏地黄丸加减

C. 菟丝子散加减

D. 补中益气汤合缩泉丸加减

E. 桑螵蛸散加减

36. 治疗尿频阴虚内热证，最宜选方是

37. 治疗遗尿肾气不足证，最宜选方是

（38 ~ 39 题共用备选答案）

A. 涤痰开窍，活血通络

B. 补益肝肾，养血活血

C. 健脾化痰，活血化瘀

D. 补肾填精，养肝强筋

E. 益气行血，通经活络

38. 五迟五软肝肾亏损证的治法是

39. 五迟五软痰瘀阻滞证的治法是

第八单元　传染病

【A1 型题】

1. 下列关于麻疹的描述，正确的是

A. 发热 1 ~ 2 天出疹　　B. 疹出热退

C. 发疹有一定顺序　　D. 疹间无正常皮肤

E. 疹退后皮肤有色素沉着及大片脱皮

2. 关于麻疹的治法，错误的是

A. 初热期，辛凉透表

B. 见形期，清凉解毒透疹

C. 恢复期，益气健脾

D. 初热期，忌用攻下

E. 见形期，忌用大苦大寒

3. 治疗风痧邪入气营证的首选方剂是

A. 清营汤　　　　　B. 银翘散

C. 透疹凉解汤　　　D. 凉营清气汤

E. 清解透表汤

4. 妇女妊娠 3 个月内患风痧最易导致的是

A. 流产　　　　　　B. 妊娠期高血压疾病

C. 子痫　　　　　　D. 妊娠水肿

E. 胎死宫内

5. 下列各项，不属于猩红热临床特点的是

A. 发热数小时至 1 天内出疹

B. 病初高热，伴咽部红肿疼痛

C. 皮疹鲜红细小，先于颈、胸、背部出现

D. 疹退后无色素沉着及脱屑

E. 病程中伴有环口苍白圈、帕氏线及杨梅舌

6. 病后常易并发心悸、水肿、痹症的疾病是

A. 麻疹　　　　　　B. 风痧

C. 水痘　　　　　　D. 丹痧

E. 奶麻

7. 水痘的主要病位是

A. 肺卫　　　　　　B. 肺脾

C. 脾肾　　　　　　D. 脾胃

E. 肺胃

8. 下列各项，不属水痘早期诊断依据的是

A. 起病后 1 ~ 2 天出现皮疹

B. 发热，流涕

C. 疹色红润，疱浆清亮

D. 疱疹以躯干为多

E. 丘疹、疱疹 1 次出齐

9. 手足口病的病变脏腑主要在

A. 心肝　　　　　　B. 脾胃

C. 肺脾　　　　　　D. 脾肾

E. 心肾

10. 关于手足口病的描述，正确的是

A. 皮疹呈向心性分布

B. 以口腔、四肢疱疹为主

C. 疱疹质地坚硬，疱浆清亮

D. 皮疹消退后留有瘢痕

E. 皮疹消退后留有色素沉着

11. 下列各项，属于痄腮常见变证的是

A. 疫毒攻喉　　　B. 毒窜睾腹

C. 邪毒闭肺　　　D. 水气凌心

E. 阴竭阳脱

12. 痄腮主要是由于邪气侵犯

A. 手太阴肺经　　B. 手少阳三焦经

C. 足厥阴肝经　　D. 足阳明胃经

E. 足少阳胆经

13. 关于痄腮腮肿临床表现的描述，下列错误的是

A. 以耳垂为中心的漫肿

B. 多发于病后，两腮部同时肿胀

C. 边缘不清楚

D. 不破不溃

E. 局部疼痛

14. 顿咳的好发季节是

A. 冬春　　　　　B. 春夏

C. 秋冬　　　　　D. 夏秋

E. 春秋

15. 麻疹的好发年龄是

A. 6 个月以内　　B. 6 ~ 7 岁

C. 6 个月至 5 岁　D. 8 ~ 9 岁

E. 10 ~ 12 岁

16. 麻疹的特殊体征是

A. 高热　　　　　B. 咳嗽

C. 麻疹黏膜斑　　D. 眼泪汪汪

E. 高热

【A2 型题】

17. 患儿，2 岁。发热 1 天，壮热口渴，烦躁哭闹，疹色鲜红，疹点稠密，小便短赤，大便秘结，舌红苔黄糙，指纹紫。其治法是

A. 疏风清热透疹　　B. 疏风清热解毒

C. 清热解毒透疹　　D. 清气凉营解毒

E. 清气凉营化湿

18. 患儿，4 岁。发热 2 天，咳嗽咽痛，烦躁不安，全身及面部可见鲜红皮疹，枕部淋巴结肿大，舌红，苔黄，脉数。其诊断是

A. 风痧　　　　　B. 奶麻

C. 麻疹　　　　　D. 丹痧

E. 水痘

19. 患儿，6 岁。发热，咽痛 1 天后出疹，舌红，苔黄燥，脉数。查体：T39.5℃，颜面潮红，环口苍白圈，咽红、可见脓液，颈部、躯干、四肢见弥漫性红色皮疹，以皮肤褶皱处为多，其诊断是

A. 麻疹，邪犯肺卫证

B. 风痧，邪入气营证

C. 丹痧，邪侵肺卫证

D. 丹痧，毒炽气营证

E. 丹痧，疹后阴伤证

20. 患儿，2 岁。发热 2 天，鼻塞流涕，咳嗽剧烈，气息喘急，全身皮肤见红色丘疹、疱疹，躯干部密集，肺部听诊闻及干湿性啰音。其诊断是

A. 丹痧，毒炽气营证

B. 水痘，邪伤肺卫证

C. 水痘，邪毒闭肺证

D. 麻疹，邪犯肺卫证

E. 风痧，邪毒闭肺证

21. 患儿，女，3 岁。以发热 1 天，臀部及双手见红色皮疹为主诉就诊，查体：T 37.8℃，咽部充血，口腔上颌及咽峡部可见多个疱疹，双足可见数个疱疹，患儿口腔疼痛，纳差。首先考虑的诊断是

A. 疱疹性咽峡炎　　B. 手足口病

C. 口疮　　　　　　D. 鹅口疮

E. 水痘

22. 患儿，7 岁。患痄腮，双侧腮腺肿胀消退后出现一侧睾丸肿痛，伴少腹疼痛拒按，舌红苔黄，脉数。其治法除清肝泻火外，还应

A. 活血止痛　　　B. 活血化瘀

C. 软坚散结　　　D. 清热凉血

E. 消肿止痛

23. 患儿，5 岁。患顿咳后，痉咳缓解，出现低热干咳，盗汗，夜寐不安，舌质红，苔光剥。治疗首选的方剂是

A. 桑白皮汤加减

B. 养阴清肺汤加减

C. 沙参麦冬汤加减

D. 人参五味子汤加减

E. 清燥救肺汤加减

24. 某儿，1 岁。发热 1 天，全身散在细小淡红色皮疹，喷嚏，流涕，偶有咳嗽，精神不振，胃纳欠佳，耳后骨核肿大，咽红，舌苔薄白。其诊断是

A. 麻疹　　　　　B. 奶麻

C. 风痧　　　　　D. 丹痧

E. 水痘

【A3 型题】

(25 ~ 27 题共用题干)

患儿，女，5 岁。持续高热 4 天，咳嗽阵作，肤有微汗，烦躁不安，目赤眵多，耳后发际处可见红色细小疹点，继而头面部渐渐增多，疹色先红后暗，摸之碍手，压之退色，大便干结，小便短少，舌红，苔黄腻，脉数有力。

25. 此患儿为麻疹的哪一期

A. 邪入肺胃证（出疹期）

B. 邪犯肺卫证（初热期）

C. 阴津耗伤证（收没期）

D. 邪毒闭肺证

E. 邪陷心肝证

26. 治疗应首选的方剂是

A. 解肌透痧汤加减　　B. 宣毒发表汤加减

C. 清解透表汤加减　　D. 透疹凉解汤加减

E. 清胃解毒汤加减

27. 麻疹疹点最先出现的部位是

A. 头面部　　　　　　B. 耳后发际及颈部

C. 胸部　　　　　　　D. 腹部

E. 四肢

（28~30 题共用题干）

患儿，女，2 岁。突然高热，壮热不解，烦躁口渴，咽喉肿痛，伴有糜烂白腐，皮疹密布，色红如丹，紫如瘀点。疹由颈、胸开始，继而弥漫全身，压之退色，舌红起刺，舌苔黄糙，3~4 天后舌苔剥脱，舌面光红起刺，状如草莓，脉数有力。

28. 其诊断是

A. 丹痧　　　　　　　B. 奶麻

C. 麻疹　　　　　　　D. 风痧

E. 水痘

29. 其治法是

A. 辛凉宣透，清热利咽

B. 清气凉营，泻火解毒

C. 养阴生津，清热润喉

D. 清凉解毒，透疹达邪

E. 宣肺开闭，清热解毒

30. 治疗应首选的方剂是

A. 沙参麦冬汤加减

B. 解肌透痧汤加减

C. 凉营清气汤加减

D. 清解透表汤加减

E. 麻黄杏仁甘草石膏汤加减

【B1 型题】

（31~32 题共用备选答案）

A. 黄连解毒汤加减

B. 宣毒发表汤加减

C. 清咽下痰汤加减

D. 清解透表汤加减

E. 羚角钩藤汤加减

31. 治疗麻疹初热期，应首选的方剂是

32. 治疗麻疹出疹期，应首选的方剂是

（33~34 题共用备选答案）

A. 麻疹　　　　　　　B. 风痧

C. 丹痧　　　　　　　D. 奶麻

E. 水痘

33. 前驱期目赤、畏光、眼泪汪汪的疾病是

34. 前驱期发热、咽喉红肿、有糜烂的疾病是

（35~36 题共用备选答案）

A. 发热 3~4 天，热退疹出

B. 发热 3~4 天，皮疹出现，热度增高

C. 发热 1~2 天，出现斑疹、丘疹、水痘及结痂

D. 发热 1~2 天出疹，疹点细小有痒感

E. 发热半天至 1 天出疹，疹点细小鲜红，颜面无疹

35. 麻疹的特点是

36. 风痧的特点是

（37~38 题共用备选答案）

A. 宣毒发表汤加减　　B. 银翘散加减

C. 解肌透痧汤加减　　D. 清胃解毒汤加减

E. 透疹凉解汤加减

37. 治疗风痧邪犯肺卫证的首选方剂是

38. 治疗水痘邪伤肺卫证的首选方剂是

（39~40 题共用备选答案）

A. 甘露消毒丹加减　　B. 清瘟败毒饮加减

C. 清胃凉解汤加减　　D. 普济消毒饮加减

E. 清营凉气汤加减

39. 治疗水痘邪炽气营证的首选方剂是

40. 治疗手足口病湿热蕴盛证的首选方剂是

（41~42 题共用备选答案）

A. 疏风清热，散结消肿

B. 清热解毒，息风开窍

C. 清热解毒，软坚散结

D. 清气凉营，泻火解毒

E. 清肝泻火，活血止痛

41. 痄腮邪陷心肝证的治法是

42. 痄腮毒窜睾腹证的治法是

（43~44 题共用备选答案）

A. 养阴清肺汤加减

B. 沙参麦冬汤加减

C. 人参五味子汤加减

D. 玉女煎加减

E. 一贯煎加减

43. 治疗顿咳恢复期肺阴亏损证，应首选的方剂是

44. 治疗顿咳恢复期肺胃气虚证，应首选的方剂是

第九单元 虫 证

【A1 型题】

1. 蛔虫病的主要疼痛部位是

A. 左下腹　　　　　　B. 右下腹

C. 脐周部　　　　　　D. 胃脘部

E. 痛无定处

2. 蛲虫病的主要特征是

A. 阵发性腹痛　　　　B. 夜寐磨牙

C. 夜间肛门奇痒　　　D. 腹部有移动性包块

E. 食欲异常

【A2 型题】

3. 患儿，5 岁。突然腹部绞痛，弯腰屈背，辗转不安，恶心，呕吐，肢冷汗出，常吐出胆汁，腹部绞痛时作时止，疼痛主要在胃脘部及右胁下，痛止后可如常人，舌苔黄腻，脉弦数。其诊断是

A. 钩虫病　　　　　　B. 蛔虫病，肠虫证

C. 蛲虫病　　　　　　D. 蛔虫病，蛔厥证

E. 绦虫病

【B1 型题】

(4～5 题共用备选答案)

A. 安蛔定痛，继则驱虫

B. 驱蛔杀虫，调理脾胃

C. 行气通腑

D. 健脾和胃

E. 散结杀虫

4. 肠蛔虫证的治法是

5. 蛔厥证的治法是

第十单元　其他疾病

【A1 型题】

1. 不属于夏季热临床特征的是

A. 发热　　　　　　B. 口渴

C. 多饮　　　　　　D. 少尿

E. 少汗

2. 夏季发热的好发年龄是

A. 3～6 个月　　　B. 6 个月至 1 岁

C. 6 个月至 2 岁　　D. 6 个月至 3 岁

E. 5 岁以上

3. 不属于过敏性紫癜临床特征的是

A. 紫癜多见于下肢伸侧及臀部、关节周围

B. 多呈对称性分布

C. 红色斑丘疹高出皮肤

D. 压之褪色

E. 可伴腹痛及关节痛

4. 不属于血小板减少性紫癜临床特点的是

A. 紫癜可遍及全身　　B. 多呈对称性分布

C. 不高出皮肤　　　　D. 压之不褪色

E. 血小板计数减少

5. 下列关于紫癜病的说法，错误的是

A. 是小儿常见的出血性疾病之一

B. 皮肤可见瘀斑、瘀点，压之褪色

C. 瘀斑、瘀点多见于躯干部及四肢

D. 常伴有鼻衄、齿衄，甚则呕血、尿血、便血

E. 多见于 2～5 岁小儿或学龄儿童

6. 紫癜血热妄行证的治法是

A. 清热解毒，凉血止血

B. 疏风散邪，清热凉血

C. 健脾养心，益气摄血

D. 活血化瘀，理气止血

E. 滋阴降火，凉血止血

7. 皮肤黏膜淋巴结综合征的发病早期，首选的治疗方法是

A. 阿司匹林　　　　B. 双嘧达莫

C. 丙种球蛋白　　　D. 强的松

E. 肾上腺素

8. 下列各项中，不属于皮肤黏膜淋巴结综合征临床表现的是

A. 持续发热　　　　B. 球结膜充血

C. 口唇皲裂　　　　D. 手足硬肿

E. 蝶形红斑

【A2 型题】

9. 患儿，1 岁。入夏以来发热日久不退，朝盛暮轻，精神萎靡，面色苍白，小便清长，频数，大便稀溏，口渴多饮，舌淡苔薄黄，脉细数无力。其诊断是

A. 消渴　　　　　　B. 夏季热

C. 暑瘟　　　　　　D. 疰夏

E. 暑邪感冒

10. 患儿，7 岁。双下肢及臀部出现瘀斑瘀点 2 天，色鲜红，瘙痒感明显，伴腹痛、呕吐、便血。实验室检查：血液检查：血小板计数稍高，凝血时间、血块收缩时间均正常。尿常规：尿蛋白（＋），红细胞（＋＋）。其诊断是

A. 急性肾小球肾炎　B. 血小板减少性紫癜

C. 风痧　　　　　　D. 荨麻疹

E. 过敏性紫癜

11. 某女，5 岁。持续发热 2 周，口唇潮红、皲裂，眼睛发红，草莓舌，发热 4 天后出现躯干多形性皮疹、手足硬肿，第 10 天在甲床皮肤交界处出现指趾端脱皮，曾用多种抗生素治疗无效。其诊断是

A. 猩红热　　　　　B. 传染性单核细胞增多症

C. 上呼吸道感染　　D. 病毒性心肌炎

E. 皮肤黏膜淋巴结综合征

【A3 型题】

(12～14 题共用题干)

患儿，男，12 岁。紫癜反复出现 2 年余。现症见皮肤散在瘀点、瘀斑，色淡紫，时有鼻衄、齿衄，伴面色苍黄，神疲纳呆，头晕心悸，舌淡苔薄，脉细无力。

12. 其辨证是

A. 气不摄血证　　　B. 血热妄行证

C. 阴虚火旺证　　　D. 风热伤络证

E. 气营两燔证

13. 其治法是

A. 滋阴降火，凉血止血

B. 健脾养心，益气摄血

C. 清热解毒，凉血止血

D. 疏风散邪，清热凉血

E. 清气凉营，解毒化瘀

14. 治疗应首选的方剂是

A. 连翘败毒散加减　B. 知柏地黄汤加减

C. 大补阴丸加减　　D. 犀角地黄汤加减

E. 归脾汤加减

【B1 型题】

(15～16 题共用备选答案)

A. 温补肾阳，清心护阴

B. 辛凉解表，清暑化湿

C. 养阴清热，生津除烦

D. 清暑益气，养阴生津

E. 清暑解表，行气和中

15. 夏季热暑伤肺胃证的治法是

16. 夏季热上盛下虚证的治法是

（17~18 题共用备选答案）

    A. 头面部   B. 四肢

    C. 下肢伸侧及臀部   D. 四肢及头面部

    E. 躯干

17. 过敏性紫癜皮疹的常见部位是

18. 血小板减少性紫癜皮疹的常见部位是

（19~20 题共用备选答案）

    A. 银翘败毒散加减   B. 犀角地黄汤加减

    C. 四妙散加味   D. 葛根黄芩黄连汤加味

    E. 茜根散加减

19. 中医治疗过敏性紫癜风热伤络证的首选方是

20. 中医治疗过敏性紫癜血热妄行证的首选方是

（21~22 题共用备选答案）

    A. 银翘散加减

    B. 清瘟败毒饮加减

    C. 甘露消毒丹加减

    D. 沙参麦冬汤加减

    E. 生脉饮加减

21. 治疗皮肤黏膜淋巴结综合征气营两燔证的首选方剂是

22. 治疗皮肤黏膜淋巴结综合征气阴两虚证的首选方剂是

第十三章　针灸学

第一单元　经络系统的组成

【A1 型题】

1. 足三阳经在下肢的分布特点是
- A. 太阳在前，阳明在中，少阳在后
- B. 太阳在前，少阳在中，阳明在后
- C. 阳明在前，太阳在中，少阳在后
- D. 阳明在前，少阳在中，太阳在后
- E. 少阳在前，阳明在中，太阳在后

2. 十二经脉中阴经与阳经的交接部位在
- A. 头面
- B. 腹
- C. 四肢末端
- D. 颈
- E. 胸

3. 在经络系统中，具有离、入、出、合循行特点的是
- A. 奇经八脉
- B. 十二经别
- C. 十二经筋
- D. 十二皮部
- E. 十五络脉

4. 足三阴经从开始部位至内踝上 8 寸段的分布是
- A. 太阴在前，厥阴在中，少阴在后
- B. 厥阴在前，少阴在中，太阴在后
- C. 少阴在前，太阴在中，厥阴在后
- D. 厥阴在前，太阴在中，少阴在后
- E. 太阴在前，少阴在中，厥阴在后

5. "阳脉之海"指的是
- A. 冲脉
- B. 任脉
- C. 督脉
- D. 带脉
- E. 阳维脉

6. "调节六阴经经气"的是
- A. 阴跷脉
- B. 阴维脉
- C. 阳跷脉
- D. 阳维脉
- E. 冲脉

7. 主持阳动阴静，共司下肢运动与寤寐的经脉是
- A. 阴阳跷脉
- B. 阴阳维脉
- C. 冲、带脉
- D. 任、督脉
- E. 足太阳与足少阴经脉

8. 十五络脉指十二经脉之别络，以及
- A. 带脉之络、冲脉之络、脾之大络
- B. 带脉之络、冲脉之络、胃之大络
- C. 任脉络、督脉络、脾之大络
- D. 任脉络、督脉络、胃之大络
- E. 任脉络、督脉络、冲脉之络

9. 下列说法错误的是
- A. 手三阴经从胸走手
- B. 手三阳经从头走足
- C. 手三阳经从手走头
- D. 足三阳经从头走足
- E. 足三阴经从足走腹

10. "调节肢体运动，司眼睑开合"的是
- A. 任脉
- B. 维脉
- C. 跷脉
- D. 督脉
- E. 冲脉

【B1 型题】

(11～12 题共用备选答案)
- A. 调节全身阴经经气
- B. 调节全身阳经经气
- C. 调节肢体运动
- D. 约束纵行诸经
- E. 涵蓄十二经脉气血

11. 任脉的功能是

12. 带脉的功能是

第二单元　经络的作用和经络学说的临床运用

【A1 型题】

1. 以下哪项不是经络的生理功能
- A. 联系脏腑
- B. 沟通内外
- C. 营养全身
- D. 抗御病邪
- E. 蓄积渗灌气血

第三单元　腧穴的分类

【A1 型题】

1. 首次把任脉、督脉和十二经脉并称"十四经"的是
- A. 孙思邈
- B. 滑伯仁
- C. 王惟一
- D. 杨继洲
- E. 李学川

2. 阿是穴具备以下哪项特性
- A. 归经
- B. 固定位置
- C. 固定名称
- D. 局部功效
- E. 全身特殊功效

3. 腧穴可分为
- A. 十二经穴、天应穴、阿是穴
- B. 十二经穴、奇穴、阿是穴
- C. 十四经穴、奇穴、阿是穴
- D. 十四经穴、不定穴、阿是穴
- E. 十四经穴、天应穴、阿是穴

【B1 型题】

(4～5 题共用备选答案)
- A. 无固定名称
- B. 无固定位置
- C. 无特定主治疾病

D. 多数对某些特定疾病有效

E. 又称为天应穴

4. 有关阿是穴，描述错误的是

5. 有关经外奇穴，描述正确的是

（6~8 题共用备选答案）

    A. 160 个   B. 349 个

    C. 354 个   D. 359 个

    E. 361 个

6.《针灸大成》共记载穴位的数量是

7.《针灸甲乙经》共记载穴位的数量是

8.《十四经发挥》共记载穴位的数量是

第四单元　腧穴的主治特点和规律

【A1 型题】

1. 腧穴的主治特点，除了近治作用、远治作用。还包括

    A. 调节作用   B. 平衡作用

    C. 特殊作用   D. 疏通作用

    E. 扶正作用

2. 手厥阴心包经的主治范围是

    A. 心、胃病   B. 心病

    C. 肝、脾病   D. 胆、头部病

    E. 大肠、咽喉、牙齿病

3. 双向调整作用属于腧穴的

    A. 近治作用   B. 远治作用

    C. 特殊作用   D. 位置特点

    E. 特异治疗作用

4. 挑四缝治疗小儿疳积是指穴位的

    A. 近治作用   B. 远治作用

    C. 特殊作用   D. 位置特点

    E. 特异治疗作用

5. 建里穴治疗胃痛是腧穴的

    A. 近治作用   B. 远治作用

    C. 特殊作用   D. 位置特点

    E. 特异治疗作用

6. 阿是穴治疗所在部位的局部疼痛是腧穴的

    A. 近治作用   B. 远治作用

    C. 特殊作用   D. 位置特点

    E. 特异治疗作用

7. 少商穴治疗咽喉肿痛是腧穴的

    A. 近治作用   B. 远治作用

    C. 特殊作用   D. 位置特点

    E. 特异治疗作用

8. 阳陵泉治疗经筋病是腧穴的

    A. 近治作用   B. 远治作用

    C. 特殊作用   D. 位置特点

    E. 特异治疗作用

9. 委中穴治疗膝部疼痛是腧穴的

    A. 近治作用   B. 远治作用

    C. 特殊作用   D. 位置特点

    E. 特异治疗作用

10. 腹泻和便秘均可应用天枢穴治疗是腧穴的

    A. 近治作用   B. 远治作用

    C. 特殊作用   D. 位置特点

    E. 特异治疗作用

11. 大椎治疗颈部疼痛是腧穴的

    A. 近治作用   B. 远治作用

    C. 特殊作用   D. 位置特点

    E. 特异治疗作用

12. 至阴穴可矫正胎位是腧穴的

    A. 近治作用   B. 远治作用

    C. 特殊作用   D. 位置特点

    E. 局部治疗作用

13. "宁失其穴，勿失其经"强调的是腧穴的

    A. 近治作用   B. 远治作用

    C. 特殊作用   D. 分经主治规律

    E. 分部主治规律

14. 手太阴经主治

    A. 喉病   B. 心病

    C. 胃病   D. 神志病

    E. 耳病

15. 手阳明经主治

    A. 前头病   B. 侧头病

    C. 后头病   D. 胁肋病

    E. 神志病

16. 手三阴经共同主治

    A. 前头病   B. 侧头病

    C. 后头病   D. 胸部病

    E. 神志病

17. 足三阴经共同主治

    A. 脾胃病   B. 肝病

    C. 肾病   D. 肺病

    E. 妇科病

18. 足三阳经共同主治

    A. 前头病   B. 侧头病

    C. 后头病   D. 神志病

    E. 背腰病

19. 任督二脉共同主治

    A. 虚劳   B. 中风

    C. 妇科病   D. 热病

    E. 头面病

【B1 型题】

（20~21 题共用备选答案）

    A. 中风、昏迷、热病、头面部疾病

    B. 前头、口齿、胃肠病

    C. 目病、咽喉病、热病

    D. 脱证、虚寒、下焦病

E. 后头、神智、肩胛部

20. 任脉主治

21. 督脉主治

第五单元　特定穴

【A1 型题】

1. 阴经以哪个五输穴为原穴
   A. 井穴　　　　　　B. 荥穴
   C. 输穴　　　　　　D. 经穴
   E. 合穴

2. 下列腧穴在五行配伍中，属"火"的是
   A. 少府　　　　　　B. 大陵
   C. 侠溪　　　　　　D. 曲泉
   E. 经渠

3. 在五输穴中，井穴主要治疗
   A. 心下满　　　　　B. 身热
   C. 体重节痛　　　　D. 喘咳寒热
   E. 逆气而泄

4. 在五输穴中，经穴主要治疗
   A. 心下满　　　　　B. 身热
   C. 体重节痛　　　　D. 喘咳寒热
   E. 逆气而泄

5. 在五输穴中，输穴主要治疗
   A. 心下满　　　　　B. 身热
   C. 体重节痛　　　　D. 喘咳寒热
   E. 逆气而泄

6. 胆经的下合穴是
   A. 飞扬　　　　　　B. 阳陵泉
   C. 光明　　　　　　D. 丰隆
   E. 胆囊穴

7. 足阳明胃经的原穴是
   A. 内庭　　　　　　B. 合谷
   C. 冲阳　　　　　　D. 太白
   E. 神门

8. 心包经的荥穴是
   A. 中冲　　　　　　B. 少府
   C. 劳宫　　　　　　D. 大陵
   E. 曲泽

9. 心经的荥穴是
   A. 中冲　　　　　　B. 少府
   C. 劳宫　　　　　　D. 大陵
   E. 曲泽

10. 脾之大络，名为
    A. 天池　　　　　　B. 长强
    C. 鸠尾　　　　　　D. 大包
    E. 虚里

11. 多分布于腕踝关节附近的是
    A. 井穴　　　　　　B. 合穴

C. 原穴　　　　　　D. 络穴
E. 下合穴

12. 郄穴中，不位于肘膝关节以下的是
    A. 孔最　　　　　　B. 梁丘
    C. 地机　　　　　　D. 阴郄
    E. 养老

13. 肺经的郄穴是
    A. 列缺　　　　　　B. 鱼际
    C. 太渊　　　　　　D. 孔最
    E. 手三里

14. 下列关于八会穴的叙述，错误的是
    A. 脏会章门　　　　B. 气会太渊
    C. 血会膈俞　　　　D. 筋会阳陵泉
    E. 骨会大杼

15. 膀胱经的募穴是
    A. 中都　　　　　　B. 外丘
    C. 梁丘　　　　　　D. 地机
    E. 中极

16. 胆经的募穴是
    A. 期门　　　　　　B. 章门
    C. 日月　　　　　　D. 天枢
    E. 京门

17. 三焦经的下合穴位于
    A. 胃经　　　　　　B. 胆经
    C. 膀胱经　　　　　D. 大肠经
    E. 三焦经

18. 既属八脉交会穴，又是络穴的是
    A. 太渊　　　　　　B. 列缺
    C. 悬钟　　　　　　D. 养老
    E. 足临泣

19. 八脉交会穴中，与阳跷脉相通的是
    A. 后溪　　　　　　B. 列缺
    C. 照海　　　　　　D. 申脉
    E. 足三里

20. 与公孙穴相通的奇经是
    A. 冲脉　　　　　　B. 带脉
    C. 任脉　　　　　　D. 阴维脉
    E. 阴跷脉

【A2 型题】

21. 患儿，女，10 岁。阵发性右上腹绞痛，伴恶心呕吐，腹部平软。用特定穴治疗，应首选
    A. 经穴　　　　　　B. 合穴
    C. 原穴　　　　　　D. 郄穴
    E. 下合穴

22. 患者，男，73 岁。耳聋、耳鸣，腰膝酸软，潮热盗汗。应首选
    A. 肺俞　　　　　　B. 三焦俞
    C. 肝俞　　　　　　D. 脾俞

E. 肾俞

23. 患者，女，15 岁。大便次数增多，粪中带有黏液脓血，腹痛，里急后重。当用下合穴中的
   A. 足三里　　　　　　　B. 上巨虚
   C. 下巨虚　　　　　　　D. 委中
   E. 阳陵泉

【B1 型题】

（24～25 题共用备选答案）
   A. 井穴　　　　　　　　B. 荥穴
   C. 输穴　　　　　　　　D. 经穴
   E. 合穴

24. 隐白在五输穴中属于
25. 尺泽在五输穴中属于

（26～28 题共用备选答案）
   A. 井穴　　　　　　　　B. 荥穴
   C. 输穴　　　　　　　　D. 经穴
   E. 合穴

26. 行间在五输穴中，属于
27. 阳溪在五输穴中，属于
28. 委中在五输穴中，属于

（29～31 题共用备选答案）
   A. 中脘　　　　　　　　B. 天枢
   C. 日月　　　　　　　　D. 章门
   E. 巨阙

29. 大肠经的募穴是
30. 胃经的募穴是
31. 脾经的募穴是

第六单元 腧穴的定位方法

【A1 型题】

1. 前臂，肘横纹到腕横纹之间的骨度分寸是
   A. 3 寸　　　　　　　　B. 5 寸
   C. 8 寸　　　　　　　　D. 9 寸
   E. 12 寸

2. 胸部，剑突下到肚脐的骨度分寸是
   A. 3 寸　　　　　　　　B. 5 寸
   C. 8 寸　　　　　　　　D. 9 寸
   E. 12 寸

3. 两乳头连线的骨度分寸是
   A. 3 寸　　　　　　　　B. 5 寸
   C. 8 寸　　　　　　　　D. 9 寸
   E. 12 寸

4. 以下的骨度分寸不是 9 寸的是
   A. 两头维之间
   B. 两完骨之间
   C. 胸剑联合中点（歧骨）至脐中
   D. 天突至歧骨
   E. 腋前、后纹头至肘横纹

5. 印堂的定位标志是
   A. 眼睛　　　　　　　　B. 眉毛
   C. 鼻子　　　　　　　　D. 额纹
   E. 前发际

6. 以下哪个穴位是用活动取穴法定位
   A. 睛明　　　　　　　　B. 足三里
   C. 养老　　　　　　　　D. 印堂
   E. 神阙

7. 以下不用于横指同身寸测量的是
   A. 拇指　　　　　　　　B. 食指
   C. 中指　　　　　　　　D. 无名指
   E. 小指

8. 中指同身寸的距离是以中指何部位两端纹头之间距离测量
   A. 中节尺侧　　　　　　B. 中节桡侧
   C. 末节尺侧　　　　　　D. 末节桡侧
   E. 指间关节

9. "一夫法"确定的长度是
   A. 1 寸　　　　　　　　B. 2 寸
   C. 3 寸　　　　　　　　D. 4 寸
   E. 5 寸

10. 可以用简便定位法确定的穴位是
    A. 天枢　　　　　　　　B. 曲池
    C. 颊车　　　　　　　　D. 风市
    E. 阳陵泉

【B1 型题】

（11～13 题共用备选答案）
   A. 8 寸　　　　　　　　B. 9 寸
   C. 16 寸　　　　　　　D. 18 寸
   E. 19 寸

11. 股骨大转子到腘横纹的骨度分寸是
12. 腘横纹到外踝尖的骨度分寸是
13. 耳后两乳突连线的骨度分寸是

（14～15 题共用备选答案）
   A. 12 寸　　　　　　　B. 13 寸
   C. 16 寸　　　　　　　D. 18 寸
   E. 19 寸

14. 横骨上廉至内辅骨上廉的骨度分寸是
15. 膝中至外踝尖的骨度分寸是

第七单元 手太阴肺经、腧穴

【A1 型题】

1. 手太阴肺经的起止穴是
   A. 少商、中府　　　　　B. 中府、少商
   C. 商阳、中府　　　　　D. 中府、商阳
   E. 商阳、迎香

2. 手太阴肺经穴共有
   A. 20 个　　　　　　　B. 12 个

C. 11 个　　　　　　　D. 24 个

E. 28 个

3. 下列腧穴归经错误的是

A. 合谷——大肠经　　B. 太溪——肝经

C. 列缺——肺经　　　D. 阳陵泉——胆经

E. 阴陵泉——脾经

4. "环循胃口"的"胃口"指的是

A. 幽门　　　　　　　B. 贲门

C. 阑门　　　　　　　D. 飞门

E. 魄门

5. "起于中焦，下络大肠"的经脉是

A. 足阳明胃经　　　　B. 足太阴脾经

C. 手少阴心经　　　　D. 手阳明大肠经

E. 手太阴肺经

6. 下列不属于手太阴肺经主治的是

A. 咳喘　　　　　　　B. 咯血

C. 感冒　　　　　　　D. 咽喉痛

E. 目痛

7. 肺经的合穴是

A. 列缺　　　　　　　B. 孔最

C. 尺泽　　　　　　　D. 曲泽

E. 太渊

8. 腕掌侧横纹桡侧，桡动脉搏动处的穴位是

A. 大陵　　　　　　　B. 间使

C. 少府　　　　　　　D. 商阳

E. 太渊

9. 下列不符合太渊穴的是

A. 脉会　　　　　　　B. 输穴

C. 原穴　　　　　　　D. 络穴

E. 八会穴

10. 孔最位于

A. 肘横纹下 3 寸　　　B. 肘横纹下 4 寸

C. 肘横纹上 3 寸　　　D. 肘横纹上 4 寸

E. 肘横纹下 5 寸

11. 手太阴肺经中，可用于治疗小儿疳积的是

A. 中府　　　　　　　B. 尺泽

C. 鱼际　　　　　　　D. 列缺

E. 少商

12. 少商穴位于

A. 拇指尺侧指甲根角旁

B. 拇指桡侧指甲根角旁

C. 食指尺侧指甲根角旁

D. 食指桡侧指甲根角旁

E. 拇指指尖

13. 手太阴肺经的荥穴是

A. 少商　　　　　　　B. 商阳

C. 鱼际　　　　　　　D. 经渠

E. 尺泽

【**A2 型题**】

14. 患者外感风热，咽喉赤肿疼痛，吞咽困难，咽干、咳嗽。治疗应首选的主穴是

A. 列缺　　　　　　　B. 内庭

C. 太溪　　　　　　　D. 少商

E. 廉泉

15. 患者因肺肾阴虚，虚火妄动，脉络受伤而致咯血。治疗应首选的主穴是

A. 孔最　　　　　　　B. 梁丘

C. 隐白　　　　　　　D. 曲泽

E. 定喘

【**B1 型题**】

（16 ~ 18 题共用备选答案）

A. 少商　　　　　　　B. 列缺

C. 鱼际　　　　　　　D. 经渠

E. 中府

16. 肺经的募穴是

17. 肺经的络穴是

18. 肺经的井穴是

（19 ~ 20 题共用备选答案）

A. 孔最　　　　　　　B. 尺泽

C. 太渊　　　　　　　D. 鱼际

E. 少商

19. 操作时，需要避开桡动脉的是

20. 操作时，需要浅刺的是

第八单元　手阳明大肠经、腧穴

【**A1 型题**】

1. 手阳明大肠经在上肢的分布是

A. 内侧前廉　　　　　B. 外侧前廉

C. 内侧中行　　　　　D. 外侧后廉

E. 内侧后廉

2. 商阳穴位于

A. 无名指末节尺侧，距指甲角 0.1 寸

B. 小指末节尺侧，距指甲角 0.1 寸

C. 拇指末节桡侧，距指甲角 0.1 寸

D. 中指末节尺侧，距指甲角 0.1 寸

E. 食指末节桡侧，距指甲角 0.1 寸

3. "合谷两骨"指的是

A. 第 1、2 掌骨　　　B. 第 2、3 掌骨

C. 第 1、2 指骨　　　D. 第 2、3 指骨

E. 第 2 掌骨

4. "出髃骨之前廉，上出于柱骨之会上"的经脉是

A. 足阳明胃经　　　　B. 手阳明大肠经

C. 手少阳三焦经　　　D. 足太阳膀胱经

E. 足少阳胆经

5. 位于手食指第 2 掌指关节后，桡侧凹陷处的穴位是

A. 阳溪　　　　　　　B. 合谷

C. 二间　　　　　　　D. 三间

E. 中渚

6. 以下不属于手阳明大肠经循行的是

A. 起于大指次指之端

B. 出合谷两骨之间

C. 左之右，右之左，上夹鼻孔

D. 络肺，属大肠

E. 下络大肠

7. 治疗滞产，应首选的穴位是

A. 合谷　　　　　　　B. 太冲

C. 足三里　　　　　　D. 血海

E. 至阴

8. 下列关于三间穴的说法，正确的是

A. 为本经之原穴　　　B. 位于第 2 掌指关节前

C. 为本经之荥穴　　　D. 为本经之输穴

E. 为本经之经穴

9. 手阳明大肠经的络穴为

A. 合谷　　　　　　　B. 阳溪

C. 偏历　　　　　　　D. 温溜

E. 曲池

10. 下列关于合谷穴的说法，正确的是

A. 以治疗大肠的疾患见长

B. 在第 2 掌骨尺侧的中点处

C. 为本经之输穴

D. 为八脉交会穴

E. 以治疗头面五官的疾患见长

11. 关于手阳明大肠经的经穴说法，正确的是

A. 在指长伸肌腱和拇长伸肌腱之间

B. 为阳池

C. 为阳溪

D. 在腕背横纹的尺侧

E. 在指长伸肌腱和拇短伸肌腱之间

12. 治疗胆道蛔虫病，应首选的穴位是

A. 合谷　　　　　　　B. 太冲

C. 曲池　　　　　　　D. 迎香

E. 至阴

13. 偏历位于

A. 阳溪与曲泽的连线上，腕横纹上 5 寸

B. 阳谷与曲池的连线上，腕横纹上 3 寸

C. 阳池与曲池的连线上，腕横纹上 3 寸

D. 阳溪与曲池的连线上，腕横纹上 3 寸

E. 阳溪与曲池的连线上，腕横纹上 5 寸

14. 位于三角肌下，肩峰外侧前端与肱骨大结节两骨间凹陷中的穴位是

A. 肩髃　　　　　　　B. 臂臑

C. 肩井　　　　　　　D. 臑俞

E. 肩髎

15. 位于解剖学"鼻烟窝"凹陷中的穴位是

A. 肩髃　　　　　　　B. 臂臑

C. 阳溪　　　　　　　D. 偏历

E. 曲池

16. 下列经脉循行中"交人中"的是

A. 足阳明胃经　　　　B. 手少阴心经

C. 手阳明大肠经　　　D. 手太阳小肠经

E. 足少阳胆经

17. 以下可以用于颈部手术针麻的穴位是

A. 肩髃　　　　　　　B. 阳溪

C. 扶突　　　　　　　D. 天鼎

E. 人迎

18. 曲池位于

A. 肘横纹内侧端，屈肘，曲泽与肱骨内上髁连线的中点

B. 肘横纹外侧端，屈肘，尺泽与肱骨内上髁连线的中点

C. 肘横纹内侧端，屈肘，曲池与肱骨内上髁连线的中点

D. 肘横纹内侧端，屈肘，曲泽与肱骨外上髁连线的中点

E. 肘横纹外侧端，屈肘，尺泽与肱骨外上髁连线的中点

19. 以下不能治疗瘰疬的穴位是

A. 肩髃　　　　　　　B. 臂臑

C. 扶突　　　　　　　D. 天鼎

E. 曲池

20. 以下不宜使用电针的穴位是

A. 肩髃　　　　　　　B. 臂臑

C. 扶突　　　　　　　D. 偏历

E. 曲池

【A2 型题】

21. 患者外感风寒，吞咽困难，咽干，咳嗽。治疗应首选

A. 合谷　　　　　　　B. 内庭

C. 太溪　　　　　　　D. 鱼际

E. 廉泉

【B1 型题】

（22～24 题共用备选答案）

A. 手太阴肺经　　　　B. 手阳明大肠经

C. 手少阴心经　　　　D. 足阳明胃经

E. 足太阴脾经

22. "入上齿"的经脉为

23. "入下齿"的经脉为

24. "连舌本，散舌下"的经脉为

（25～27 题共用备选答案）

A. 曲池　　　　　　　B. 合谷

C. 偏历　　　　　　　D. 手三里

E. 二间

25. 大肠经的合穴是

26. 大肠经的络穴是

27. 大肠经的荥穴是

第九单元　足阳明胃经、腧穴

【A1 型题】

1. 足阳明胃经在下肢的主要分布是
   A. 内侧前廉　　　　B. 外侧前廉
   C. 内侧中行　　　　D. 外侧后廉
   E. 内侧后廉

2. 足阳明胃经的终止穴位是
   A. 大包　　　　　　B. 睛明
   C. 承泣　　　　　　D. 四白
   E. 厉兑

3. 分布于胸腹第二侧线的经脉是
   A. 足太阴脾经　　　B. 足少阴肾经
   C. 足阳明胃经　　　D. 足厥阴肝经
   E. 足少阳胆经

4. 入上齿中，还出挟口的经脉是
   A. 手阳明大肠经　　B. 足阳明胃经
   C. 督脉　　　　　　D. 足厥阴肝经
   E. 足太阳膀胱经

5. 足阳明胃经循行中的"客主人"指的是
   A. 承泣　　　　　　B. 四白
   C. 上关　　　　　　D. 下关
   E. 巨髎

6. 在胸部，任脉旁开 4 寸的经脉是
   A. 足太阴脾经　　　B. 足少阴肾经
   C. 足阳明胃经　　　D. 足厥阴肝经
   E. 足太阳膀胱经

7. 以下不在瞳孔直下的腧穴是
   A. 承泣　　　　　　B. 四白
   C. 上关　　　　　　D. 巨髎
   E. 地仓

8. 可向颊车穴透刺的腧穴是
   A. 承泣　　　　　　B. 四白
   C. 上关　　　　　　D. 巨髎
   E. 地仓

9. 分布在腹部的阳经是
   A. 足少阳胆经　　　B. 足阳明胃经
   C. 手阳明大肠经　　D. 手太阳小肠经
   E. 足太阳膀胱经

10. 在腹部从前正中线由内向外，经脉的排列顺序为
    A. 任脉、足阳明胃经、足太阴脾经、足少阴肾经
    B. 任脉、足少阴肾经、足阳明胃经、足太阴脾经
    C. 任脉、足太阴脾经、足阳明胃经、足少阴肾经
    D. 任脉、足少阴肾经、足太阴脾经、足阳明胃经
    E. 任脉、足少阴肾经、足厥阴肝经、足太阴脾经

11. 大肠募穴位于
    A. 手阳明大肠经上　B. 足阳明胃经上

C. 足太阴脾经上　　D. 距前正中线 4 寸
E. 距前正中线 6 寸

12. 归来位于
    A. 脐中下 1 寸，距前正中线 4 寸
    B. 脐中下 2 寸，距前正中线 2 寸
    C. 脐中下 3 寸，距前正中线 4 寸
    D. 脐中下 4 寸，距前正中线 2 寸
    E. 脐中下 5 寸，距前正中线 4 寸

13. 伏兔位于
    A. 髀枢与腘横纹的连线上，髌底上 4 寸
    B. 髂前上棘与髌底内侧端的连线上，髌底上 5 寸
    C. 髂前上棘与髌底外侧端的连线上，髌底上 6 寸
    D. 髂前上棘与髌底外侧端的连线上，髌底上 8 寸
    E. 髂棘高点与髌底外侧端的连线上，髌底上 4 寸

14. 解溪位于
    A. 足背最高处，拇长伸肌腱与趾长伸肌腱之间
    B. 足背与小腿交界处的横纹中央凹陷中，拇长伸肌腱与趾长伸肌腱之间
    C. 足背与小腿交界处的横纹中央凹陷中，拇短伸肌腱与趾短伸肌腱之间
    D. 足背最高处，拇短伸肌腱与趾长伸肌腱之间
    E. 足背与小腿交界处的横纹中央凹陷中，拇短伸肌腱与趾短伸肌腱之间

15. 在大腿前面，髌骨外上缘 2 寸，股外侧肌和股直肌肌腱之间的腧穴是
    A. 髀关　　　　　　B. 伏兔
    C. 阴市　　　　　　D. 梁丘
    E. 血海

16. 足阳明胃经的郄穴是
    A. 髀关　　　　　　B. 伏兔
    C. 阴市　　　　　　D. 梁丘
    E. 血海

17. 下列关于足三里的说法，正确的是
    A. 位于梁丘下 3 寸　B. 位于上巨虚上 2 寸
    C. 位于犊鼻下 3 寸　D. 是胃经的合穴
    E. 是胃经的郄穴

18. 下列各穴中，常用于保健并具有强壮作用的腧穴是
    A. 关元俞　　　　　B. 肾俞
    C. 脾俞　　　　　　D. 足三里
    E. 气海俞

19. 可作为体表固定标志的腧穴是
    A. 梁丘　　　　　　B. 犊鼻
    C. 足三里　　　　　D. 上巨虚
    E. 丰隆

20. 被称为"治痰要穴"的腧穴是
    A. 梁丘　　　　　　B. 犊鼻
    C. 足三里　　　　　D. 上巨虚
    E. 丰隆

21. 可用于治疗前额痛的腧穴是
    A. 犊鼻   B. 足三里
    C. 上巨虚   D. 解溪
    E. 内庭

22. 足阳明胃经穴位，擅长治疗急性胃痛的是
    A. 髀关   B. 伏兔
    C. 阴市   D. 梁丘
    E. 血海

【A2 型题】

23. 患者牙痛剧烈，伴口臭，口渴，便秘，舌苔黄，脉洪。治疗应首选
    A. 风池   B. 外关
    C. 足三里   D. 地仓
    E. 内庭

24. 下合穴中可治疗肠痈、痢疾的是
    A. 足三里   B. 上巨虚
    C. 下巨虚   D. 委中
    E. 阳陵泉

25. 患者，男，47岁。下肢弛缓无力1年余，肌肉明显萎缩，功能严重受限，并感麻木，发凉，腰酸，头晕，舌红少苔，脉细数。治疗应首选
    A. 阳明经穴   B. 太阳经穴
    C. 督脉经穴   D. 少阳经穴
    E. 厥阴经穴

【B1 型题】

(26~27题共用备选答案)
    A. 幽门   B. 贲门
    C. 阑门   D. 飞门
    E. 魄门

26. 手太阴肺经循行的"环循胃口"的"胃口"为
27. 足阳明胃经循行的"起于胃口"的"胃口"为

(28~30题共用备选答案)
    A. 石门   B. 条口
    C. 天枢   D. 丰隆
    E. 解溪

28. 大肠经的募穴是
29. 胃经的络穴是
30. 胃经的经穴是

(31~32题共用备选答案)
    A. 地机   B. 养老
    C. 外丘   D. 郄门
    E. 梁丘

31. 手太阳小肠经的郄穴是
32. 足阳明胃经的郄穴是

(33~35题共用备选答案)
    A. 足太阴脾经   B. 手太阴肺经
    C. 手少阴心经   D. 足少阴肾经
    E. 足厥阴肝经

33. "……从肺出络心，注胸中"的经脉是
34. "……复从胃别上膈，注心中"的经脉是
35. "……别贯膈，上注肺"的经脉是

第十单元 足太阴脾经、腧穴

【A1 型题】

1. 足太阴脾经的荥穴是
    A. 足三里   B. 太白
    C. 大都   D. 隐白
    E. 内侧后廉

2. 足太阴脾经的络穴是
    A. 足三里   B. 太白
    C. 隐白   D. 公孙
    E. 阴陵泉

3. 在腹部，循行距任脉旁开4寸的经脉是
    A. 足少阴肾经   B. 手太阴肺经
    C. 足太阴脾经   D. 足阳明胃经
    E. 足厥阴肝经

4. 足内踝前下方，当舟骨结节与内踝尖连线的中点的穴位是
    A. 中封   B. 然谷
    C. 商丘   D. 解溪
    E. 太白

5. 以下不属于足太阴脾经的主治病证是
    A. 脾胃病   B. 妇科病
    C. 腹部病   D. 后阴病
    E. 足大指痛

6. 有止血之功，能治疗生殖系统血证的腧穴是
    A. 隐白   B. 太白
    C. 公孙   D. 大都
    E. 商丘

7. 既是输穴，又是原穴的腧穴是
    A. 隐白   B. 太白
    C. 公孙   D. 大都
    E. 商丘

8. 在八脉交会穴中，通冲脉的是
    A. 列缺   B. 公孙
    C. 内关   D. 商丘
    E. 后溪

9. 内踝尖与阴陵泉的连线上，阴陵泉下3寸的穴位是
    A. 漏谷   B. 阴市
    C. 地机   D. 石门
    E. 冲门

10. 能够治疗奔豚气的腧穴是
    A. 隐白   B. 太白
    C. 公孙   D. 大都
    E. 商丘

11. 不属于三阴交穴主治病证的是
    A. 脾胃虚弱证

B. 妇产科病证

C. 生殖泌尿系统病证

D. 心悸、失眠

E. 阳虚诸症

12. 三阴交属于哪三条经脉交汇的腧穴

A. 肝、心、肾 　　 B. 肝、脾、肾

C. 肝、心、肺 　　 D. 脾、心、肾

E. 肺、脾、肾

13. 足太阴脾经的郄穴为

A. 商丘 　　 B. 三阴交

C. 漏谷 　　 D. 地机

E. 阴陵泉

14. 足太阴脾经的合穴为

A. 商丘 　　 B. 梁丘

C. 漏谷 　　 D. 地机

E. 阴陵泉

15. 屈膝，在髌骨内上缘上 2 寸，当股四头肌内侧头的隆起处的腧穴是

A. 商丘 　　 B. 三阴交

C. 血海 　　 D. 地机

E. 阴陵泉

16. 以下不位于足太阴脾经的腧穴是

A. 丰隆 　　 B. 隐白

C. 阴陵泉 　　 D. 公孙

E. 三阴交

17. 大横位于

A. 脐中上 2 寸，距前正中线 4 寸

B. 平脐中，距前正中线 4 寸

C. 脐中下 2 寸，距前正中线 4 寸

D. 脐中上 2 寸，距前正中线 2 寸

E. 脐中下 2 寸，距前正中线 2 寸

18. 三阴交位于

A. 内踝尖上 4 寸，胫骨内侧缘后方

B. 外踝尖上 3 寸，胫骨外侧缘后方

C. 内踝尖上 3 寸，胫骨内侧缘前方

D. 内踝尖上 3 寸，胫骨内侧缘后方

E. 外踝尖上 4 寸，胫骨外侧缘前方

19. 侧胸部腋中线上，当第 6 肋间隙处的穴位是

A. 章门 　　 B. 期门

C. 府舍 　　 D. 大包

E. 极泉

20. 足太阴脾经的起始穴位是

A. 隐白 　　 B. 公孙

C. 大敦 　　 D. 至阴

E. 至阳

【A2 型题】

21. 患者，女，45 岁。失眠 2 个月，近日来入睡困难，有时睡后易醒，醒后不能再睡，甚至彻夜不眠，舌苔薄，

脉沉细。治疗应首选的穴位是

A. 神门、内关 　　 B. 神门、胆俞

C. 神门、三阴交 　　 D. 心俞、脾俞

E. 心俞、足三里

22. 患者，女，25 岁。痛经 2 年，经行不畅，小腹胀痛拒按，经色紫红，夹有瘀块，血块下后痛可缓解，舌有瘀斑，脉沉涩。治疗应以哪组经脉腧穴为主

A. 任脉、足少阴经 　　 B. 任脉、足阳明经

C. 督脉、足厥阴经 　　 D. 任脉、足太阴经

E. 督脉、足阳明经

【B1 型题】

（23～25 题共用备选答案）

A. 大横 　　 B. 中脘

C. 梁门 　　 D. 天枢

E. 中极

23. 膀胱经的募穴是

24. 属于脾经的穴位是

25. 胃经的募穴是

（26～27 题共用备选答案）

A. 隐白 　　 B. 大都

C. 太白 　　 D. 公孙

E. 商丘

26. 足太阴脾经的井穴为

27. 足太阴脾经的经穴为

第十一单元　手少阴心经、腧穴

【A1 型题】

1. 起于本脏的经脉是

A. 手少阳三焦经 　　 B. 足厥阴肝经

C. 手少阴心经 　　 D. 足少阴肾经

E. 足太阳膀胱经

2. 手少阴心经的穴个数是

A. 20 个 　　 B. 9 个

C. 11 个 　　 D. 24 个

E. 28 个

3. 位于小指末节桡侧，指甲角旁 0.1 寸处的穴位是

A. 少海 　　 B. 小海

C. 少泽 　　 D. 少冲

E. 中冲

4. 通里位于

A. 前臂掌侧，当桡侧腕屈肌腱的桡侧缘腕横纹上 1 寸

B. 前臂掌侧，当桡侧腕屈肌腱的尺侧缘腕横纹上 1 寸

C. 前臂掌侧，当尺侧腕屈肌腱的尺侧缘腕横纹上 2 寸

D. 前臂掌侧，当尺侧腕屈肌腱的桡侧缘腕横纹上 1 寸

E. 前臂掌侧，当掌长肌腱的桡侧缘腕横纹上 1 寸

5. 少海位于

A. 屈肘，肘横纹上，肱二头肌腱尺侧的凹陷中

B. 屈肘，肘横纹外侧端与肱骨外上髁连线的中点

C. 屈肘，肘横纹上，肱二头肌腱桡侧的凹陷中

D. 屈肘，肘横纹内侧端与肱骨内上髁连线的中点

E. 屈肘，肘横纹内侧端与尺骨鹰嘴连线的中点

6. "出属心系"的经脉是

A. 手厥阴心包经   B. 手太阴肺经

C. 手少阴心经   D. 任脉

E. 足少阴肾经

7. 手少阴心经的荥穴是

A. 少冲   B. 少泽

C. 少府   D. 少商

E. 通里

8. 手少阴心经的井穴是

A. 少冲   B. 少泽

C. 少府   D. 少商

E. 通里

9. 既是络穴，又是八脉交会穴的是

A. 内关   B. 少冲

C. 通里   D. 神门

E. 足临泣

10. 手少阴心经的输穴是

A. 少冲   B. 神门

C. 关冲   D. 少府

E. 少泽

11. 在第4、5掌骨之间，握拳时当小指与无名指之间的腧穴是

A. 少冲   B. 少泽

C. 少府   D. 少商

E. 通里

12. 阴郄穴位于尺侧腕屈肌腱的桡侧缘，腕横纹上

A. 0.5寸   B. 1寸

C. 1.5寸   D. 2寸

E. 2.5寸

13. 在胸部没有穴位的经脉是

A. 手太阴肺经   B. 手少阴心经

C. 手厥阴心包经   D. 足少阴肾经

E. 足太阴脾经

14. 手少阴心经的起止穴是

A. 极泉、少府   B. 中府、少冲

C. 天池、少冲   D. 极泉、少冲

E. 中府、少泽

15. 以下不属于少府穴主治的是

A. 心悸   B. 阴痒

C. 痈疡   D. 小指挛痛

E. 癫狂

【A2型题】

16. 患者，男，45岁。自觉心慌心烦，时息时作，健忘失眠。治疗应首选的穴位是

A. 三阴交   B. 神门

C. 足三里   D. 太溪

E. 合谷

【B1型题】

(17～19题共用备选答案)

A. 极泉   B. 少海

C. 通里   D. 阴郄

E. 少府

17. 常用于治疗阴痒、阴痛、痈疡的腧穴是

18. 常用于治疗吐血等血证的腧穴是

19. 常用于治疗腋臭的腧穴是

(20～22题共用备选答案)

A. 手少阴心经   B. 手少阳三焦经

C. 手太阳小肠经   D. 足少阳胆经

E. 手阳明大肠经

20. "出肩解，绕肩胛，交肩上，入缺盆"的经脉是

21. "复从心系却上肺"的经脉是

22. "起于小指次指之端，上出两指之间……上贯肘，循臑外上胃"的经脉是

第十二单元 手太阳小肠经、腧穴

【A1型题】

1. 手太阳小肠经在上肢的分布是

A. 内侧前廉   B. 外侧前廉

C. 内侧中行   D. 外侧后廉

E. 内侧后廉

2. 后溪是

A. 原穴

B. 络穴

C. 八脉交会穴，通于任脉

D. 输穴

E. 八会穴

3. 既到目外眦又到目内眦的经脉是

A. 手阳明大肠经   B. 足太阳膀胱经

C. 手太阳小肠经   D. 手少阳三焦经

E. 足少阳胆经

4. 直接入耳中的经脉有

A. 手太阳小肠经、手少阳三焦经、足少阳胆经

B. 任脉、督脉

C. 手太阴肺经、手厥阴心包经、足少阴肾经

D. 手太阳小肠经、手少阳三焦经、足少阳胆经、足阳明胃经

E. 足阳明胃经、足少阳胆经

5. 手太阳小肠经联系的脏腑，除心和小肠外，还有

A. 胃   B. 胆

C. 脾   D. 肝

E. 大肠

6. 以下不属于手太阳小肠经的腧穴是

A. 少泽   B. 少海

C. 腕骨   D. 养老

E. 支正

7. 以下属于手太阳小肠经的腧穴是
   A. 听会　　　　　　B. 听宫
   C. 耳门　　　　　　D. 神门
   E. 内关

8. 手太阳小肠经的起始穴位是
   A. 云门　　　　　　B. 中府
   C. 少商　　　　　　D. 列缺
   E. 少泽

9. 少泽穴的定位是
   A. 小指尺侧　　　　B. 小指桡侧
   C. 无名指尺侧　　　D. 无名指桡侧
   E. 小指指尖

10. 位于肩胛部冈上窝中央的穴位是
    A. 肩外俞　　　　　B. 肩中俞
    C. 天宗　　　　　　D. 秉风
    E. 曲垣

11. 下列井穴中，具有催乳作用的穴位是
    A. 少商　　　　　　B. 关冲
    C. 中冲　　　　　　D. 少泽
    E. 隐白

12. 手太阳小肠经的原穴是
    A. 少泽　　　　　　B. 前谷
    C. 后溪　　　　　　D. 腕骨
    E. 养老

13. 支正位于
    A. 阳池与少海的连线上，腕背横纹上5寸
    B. 阳溪与曲池的连线上，腕背横纹上5寸
    C. 阳谷与少海的连线上，腕背横纹上5寸
    D. 阳池与小海的连线上，腕背横纹上5寸
    E. 阳谷与小海的连线上，腕背横纹上5寸

14. 小海位于
    A. 肘外侧，当尺骨鹰嘴与肱骨外上髁之间的凹陷中
    B. 肘内侧，当肘内侧横纹头与肱骨内上髁之间的凹陷中
    C. 肘外侧，当肘外侧横纹头与尺骨鹰嘴之间的凹陷中
    D. 肘外侧，当肘外侧横纹头与肱骨外上髁之间的凹陷中
    E. 肘内侧，当尺骨鹰嘴与肱骨内上髁之间的凹陷中

15. 手太阳小肠经的合穴是
    A. 少泽　　　　　　B. 后溪
    C. 腕骨　　　　　　D. 支正
    E. 小海

16. 位于第5掌骨基底部与三角骨之间的凹陷处赤白肉际的腧穴是
    A. 少泽　　　　　　B. 后溪
    C. 腕骨　　　　　　D. 支正
    E. 小海

17. 位于耳屏前，下颌骨髁状突的后方，张口时呈凹陷的

穴位是
    A. 上关　　　　　　B. 下关
    C. 耳门　　　　　　D. 听宫
    E. 听会

18. 留针时，需要保持一定的张口姿势的腧穴是
    A. 下关　　　　　　B. 听会
    C. 听宫　　　　　　D. 耳门
    E. 颧髎

19. 下列经脉中，经穴数目最少的是
    A. 足阳明胃经　　　B. 足太阴脾经
    C. 手太阳小肠经　　D. 手阳明大肠经
    E. 手少阳三焦经

【B1 型题】

（20~21 题共用备选答案）
    A. 肺　　　　　　　B. 脾
    C. 肾　　　　　　　D. 胃
    E. 胆

20. 手少阴心经除属、络的脏腑外，循行中联络的脏腑还有

21. 手太阳小肠经除属、络的脏腑外，循行中联络的脏腑还有

（22~24 题共用备选答案）
    A. 大陵　　　　　　B. 神门
    C. 内关　　　　　　D. 足临泣
    E. 外关

22. 位于腕掌侧横纹尺侧端，尺侧腕屈肌腱的桡侧凹陷处的穴位是

23. 属手少阴心经的穴位是

24. 通于带脉的穴位是

第十三单元　足太阳膀胱经、腧穴

【A1 型题】

1. 以下不属于足太阳膀胱经循行的是
   A. 起于目内眦
   B. 从颠顶至耳上角
   C. 从腰中，下夹脊
   D. 以下髀关，抵伏兔
   E. 挟脊内，过髀枢

2. "循肩膊内，挟脊抵腰中"的经脉是
   A. 督脉　　　　　　B. 肾经
   C. 膀胱经　　　　　D. 胃经
   E. 小肠经

3. "京骨"位于
   A. 跟骨　　　　　　B. 足舟骨
   C. 距骨　　　　　　D. 第5跖骨粗隆
   E. 然骨

4. 以下不是膀胱经腧穴的是
   A. 睛明　　　　　　B. 攒竹
   C. 眉冲　　　　　　D. 承泣

E. 光明

5. 循行至头顶并入络脑的经脉是

A. 足阳明胃经   B. 足太阳膀胱经

C. 足少阴肾经   D. 足厥阴肝经

E. 足太阴脾经

6. 下列腧穴中，常用于治疗呃逆的是

A. 睛明   B. 攒竹

C. 承泣   D. 四白

E. 印堂

7. 膏肓穴的定位是

A. 第2胸椎棘突下，后正中线旁开3寸

B. 第4胸椎棘突下，后正中线旁开3寸

C. 第5胸椎棘突下，后正中线旁开3寸

D. 第6胸椎棘突下，后正中线旁开3寸

E. 第7胸椎棘突下，后正中线旁开3寸

8. 胃俞穴的定位是

A. 第8胸椎棘突下，后正中线旁开1.5寸

B. 第9胸椎棘突下，后正中线旁开1.5寸

C. 第10胸椎棘突下，后正中线旁开1.5寸

D. 第11胸椎棘突下，后正中线旁开1.5寸

E. 第12胸椎棘突下，后正中线旁开1.5寸

9. 肺俞与肾俞之间相差多少个椎体

A. 8个   B. 9个

C. 10个   D. 11个

E. 12个

10. 与膏肓穴处于同一水平的腧穴是

A. 心俞   B. 心包俞

C. 厥阴俞   D. 督俞

E. 膈俞

11. 具有调理下焦、活血调经作用的腧穴是

A. 睛明   B. 膈俞

C. 次髎   D. 承光

E. 承山

12. 治疗胎位不正最常用的腧穴是

A. 合谷   B. 至阴

C. 三阴交   D. 太冲

E. 足三里

13. 有关睛明穴的针刺操作，叙述不正确的是

A. 遇到阻力时，可继续进针，不必改变进针方向或退针

B. 不捻转，不提插

C. 出针后按压片刻

D. 针具宜细

E. 禁灸

14. 大杼穴被称为八会穴中的

A. 骨会   B. 髓会

C. 筋会   D. 气会

E. 血会

15. 膈俞穴被称为八会穴中的

A. 骨会   B. 髓会

C. 筋会   D. 气会

E. 血会

16. 下列腧穴与志室在同一水平线上的是

A. 大肠俞   B. 三焦俞

C. 肾俞   D. 气海俞

E. 关元俞

17. 下列腧穴中，既是合穴，又是下合穴的是

A. 委阳   B. 委中

C. 承山   D. 飞扬

E. 昆仑

18. 阳跷脉的郄穴是

A. 委阳   B. 委中

C. 承山   D. 飞扬

E. 跗阳

19. 膀胱经的荥穴是

A. 至阴   B. 足通谷

C. 京骨   D. 昆仑

E. 委中

20. 申脉通于八脉交会穴的

A. 任脉   B. 督脉

C. 阳跷脉   D. 阴跷脉

E. 阳维脉

21. 八会穴之血会是

A. 委阳   B. 委中

C. 承山   D. 飞扬

E. 膈俞

22. 膀胱经的输穴是

A. 束骨   B. 足通谷

C. 京骨   D. 昆仑

E. 委中

23. 足太阳膀胱经的郄穴是

A. 委中   B. 昆仑

C. 金门   D. 京骨

E. 束骨

24. 足太阳膀胱经的原穴是

A. 委中   B. 昆仑

C. 金门   D. 京骨

E. 束骨

25. 足太阳膀胱经的井穴是

A. 委中   B. 昆仑

C. 金门   D. 京骨

E. 至阴

【B1型题】

（26~28题共用备选答案）

A. 第3胸椎棘突下，后正中线旁开1.5寸

B. 第5胸椎棘突下，后正中线旁开1.5寸

C. 第 6 胸椎棘突下，后正中线旁开 1.5 寸

D. 第 7 胸椎棘突下，后正中线旁开 1.5 寸

E. 第 9 胸椎棘突下，后正中线旁开 1.5 寸

26. 心俞穴位于

27. 肝俞穴位于

28. 膈俞穴位于

（29～30 题共用备选答案）

    A. 足阳明胃经   B. 足太阳膀胱经

    C. 足少阴肾经   D. 足厥阴肝经

    E. 足少阳胆经

29. 起于目内眦的是

30. 起于目锐眦的是

（31～33 题共用备选答案）

    A. 腰背痛   B. 失眠

    C. 小腿转筋   D. 感冒

    E. 头痛

31. 委中穴的主治病症是

32. 承山穴的主治病症是

33. 申脉穴的主治病症是

第十四单元　足少阴肾经、腧穴

【A1 型题】

1. 以下不属于足少阴肾经联络的脏腑是

    A. 膀胱   B. 肝

    C. 肺   D. 胃

    E. 心

2. 腹部，循行距前正中线 0.5 寸的经脉是

    A. 胃经   B. 肾经

    C. 脾经   D. 胆经

    E. 膀胱经

3. 能用于治疗奔豚气的腧穴是

    A. 涌泉   B. 然谷

    C. 太溪   D. 大钟

    E. 照海

4. 能用于治疗小儿脐风的腧穴是

    A. 涌泉   B. 然谷

    C. 太溪   D. 大钟

    E. 照海

5. 足少阴肾经的合穴是

    A. 涌泉   B. 然谷

    C. 太溪   D. 复溜

    E. 阴谷

6. 足少阴肾经的荥穴是

    A. 涌泉   B. 然谷

    C. 太溪   D. 复溜

    E. 阴谷

7. 足少阴肾经的井穴是

    A. 涌泉   B. 然谷

    C. 太溪   D. 复溜

    E. 阴谷

8. 通于阴跷脉的八脉交会穴是

    A. 复溜   B. 太溪

    C. 照海   D. 大钟

    E. 阴谷

9. 阴跷脉的郄穴是

    A. 复溜   B. 照海

    C. 交信   D. 筑宾

    E. 阴谷

10. "循喉咙，挟舌本" 的经脉是

    A. 脾经   B. 肾经

    C. 胃经   D. 小肠经

    E. 大肠经

11. 下列腧穴擅长滋补肾阴的肾经腧穴是

    A. 三阴交   B. 关元

    C. 太溪   D. 肾俞

    E. 命门

12. 位于内踝高点与跟腱后缘连线的中点凹陷处的腧穴是

    A. 复溜   B. 太溪

    C. 照海   D. 大钟

    E. 阴谷

13. 以下擅长治疗痴呆的肾经腧穴是

    A. 悬钟   B. 百会

    C. 太溪   D. 大钟

    E. 神门

14. 肓俞位于脐旁

    A. 4 寸   B. 3 寸

    C. 2 寸   D. 0.5 寸

    E. 1.5 寸

15. 下列经脉中，在大腿部没有经穴分布的是

    A. 足阳明胃经

    B. 足少阳胆经

    C. 足太阴脾经

    D. 足厥阴肝经

    E. 足少阴肾经

16. 擅长治疗失眠的肾经腧穴是

    A. 内关   B. 三阴交

    C. 复溜   D. 申脉

    E. 照海

17. 照海穴的主治病证不包括

    A. 失眠、癫痫   B. 呕吐涎沫、吐舌

    C. 带下   D. 小便频数

    E. 目赤肿痛

【B1 型题】

（18～20 题共用备选答案）

A. 复溜 B. 丘墟

C. 照海 D. 申脉

E. 然谷

18. 位于外踝高点直下方凹陷中的腧穴是

19. 位于内踝高点正下缘凹陷处的腧穴是

20. 位于太溪穴上 2 寸，当跟腱前缘的腧穴是

（21～23 题共用备选答案）

A. 复溜 B. 关元

C. 太溪 D. 肾俞

E. 照海

21. 治疗汗证，首选的腧穴是

22. 治疗失眠，首选的腧穴是

23. 治疗阴虚火旺，首选的腧穴是

第十五单元 手厥阴心包经、腧穴

【A1 型题】

1. "下膈，历络三焦" 的经脉是

A. 手厥阴心包经 B. 手太阴肺经

C. 足少阴肾经 D. 手太阳小肠经

E. 足少阳胆经

2. 手厥阴心包经的起止穴是

A. 天池、中冲 B. 极泉、中冲

C. 天池、少冲 D. 极泉、少冲

E. 少府、少冲

3. 劳宫穴位于手掌心哪两个掌骨之间

A. 1、2 B. 2、3

C. 3、4 D. 4、5

E. 3、5

4. 在腕横纹中，掌长肌腱与桡侧腕屈肌肌腱之间的腧穴

A. 太渊 B. 郄门

C. 大陵 D. 神门

E. 腕骨

5. 手厥阴心包经的腧穴除主治心、心包、胸、神志病外，还主要用于治疗

A. 胃病 B. 肾病

C. 肝病 D. 胆病

E. 脾病

6. 曲泽穴的主治病症不含

A. 心痛、善惊 B. 胃痛、呕血

C. 咳嗽、胸满 D. 暑热病

E. 肘臂挛痛

7. 用于治疗心痛、心悸、呕血、咳血、疔疮的腧穴是

A. 内关 B. 孔最

C. 间使 D. 外关

E. 郄门

8. 内关穴位于掌长肌腱与桡侧腕屈肌肌腱之间，腕横纹上

A. 1 寸 B. 2 寸

C. 3 寸 D. 4 寸

E. 5 寸

9. 手厥阴心包经的合穴是

A. 中冲 B. 劳宫

C. 曲泽 D. 大陵

E. 间使

10. 手厥阴心包经的井穴是

A. 中冲 B. 劳宫

C. 内关 D. 大陵

E. 间使

11. 手厥阴心包经的输穴是

A. 劳宫 B. 曲泽

C. 中冲 D. 大陵

E. 间使

12. 下列可以作为保健穴，经常按压起到强心作用的腧穴是

A. 天池 B. 郄门

C. 曲泽 D. 大陵

E. 劳宫

13. 下列不属于中冲穴治疗的病症是

A. 中风昏迷 B. 舌强不语

C. 中暑 D. 感冒

E. 小儿惊风

【A2 型题】

14. 患者，女，50 岁。家属代诉：刚才与人争吵，突然昏倒，不省人事。见面色苍白，汗出，四肢逆冷，脉细缓。治疗应首选的穴位是

A. 百会、神庭、印堂、太阳

B. 百会、囟会、人中、承浆

C. 通天、四神聪、神门、液门

D. 人中、合谷、足三里、中冲

E. 三阴交、合谷、神门、大陵

【B1 型题】

（15～17 题共用备选答案）

A. 腕横纹上 5 寸，掌长肌腱与桡侧腕屈肌腱之间

B. 腕横纹上 4 寸，掌长肌腱与桡侧腕屈肌腱之间

C. 腕横纹上 3 寸，掌长肌腱与桡侧腕屈肌腱之间

D. 腕横纹上 2 寸，掌长肌腱与桡侧腕屈肌腱之间

E. 腕横纹上 1 寸，掌长肌腱与桡侧腕屈肌腱之间

15. 间使穴的定位为

16. 内关穴的定位为

17. 郄门穴的定位为

（18～20 题共用备选答案）

A. 内关 B. 劳宫

C. 曲泽 D. 大陵

E. 外关

18. 擅长治疗心痛、心悸、恶心、呕吐的腧穴是

19. 擅长醒神开窍，清泻心火，治疗五心烦热、口臭的腧

穴是

20. 擅长治疗神志病，为十三鬼穴之一的腧穴是

第十六单元　手少阳三焦经、腧穴

【A1 型题】

1. "下膈，遍属三焦"的经脉是
   A. 手厥阴心包经　　　B. 手少阳三焦经
   C. 足少阴肾经　　　　D. 手太阳小肠经
   E. 足少阳胆经

2. 手足少阳经的交接部位是
   A. 目内眦　　　　　　B. 目外眦
   C. 目上纲　　　　　　D. 目下纲
   E. 鼻根

3. 下列腧穴中，治疗便秘效果比较好的穴位是
   A. 关冲　　　　　　　B. 中渚
   C. 阳池　　　　　　　D. 支沟
   E. 外关

4. 外关穴与奇经八脉中哪条经脉相通
   A. 阳维脉　　　　　　B. 阴维脉
   C. 阳跷脉　　　　　　D. 阴跷脉
   E. 督脉

5. 位于乳突前下方与下颌角之间的凹陷中的腧穴是
   A. 角孙　　　　　　　B. 翳风
   C. 翳明　　　　　　　D. 牵正
   E. 头临泣

6. 支沟穴位于阳池与肘尖连线上，腕横纹上
   A. 2寸　　　　　　　B. 3寸
   C. 4寸　　　　　　　D. 5寸
   E. 6寸

7. 经脉循行"其支者，从耳后入耳中，出走耳前，过客主人，前交颊，至目锐眦"描述的是以下哪条经脉
   A. 足少阳胆经　　　　B. 足少阴肾经
   C. 足阳明大肠经　　　D. 手少阳三焦经
   E. 足太阴小肠经

8. 属于关冲穴主治病症的是
   A. 失眠　　　　　　　B. 癫狂
   C. 胃痛　　　　　　　D. 痫证
   E. 耳鸣

9. 下列腧穴中，手少阳三焦经的荥穴是
   A. 关冲　　　　　　　B. 液门
   C. 中渚　　　　　　　D. 阳池
   E. 天井

10. 下列腧穴中，属于手少阳三焦经原穴的是
    A. 天枢　　　　　　　B. 养老
    C. 阳池　　　　　　　D. 肝俞
    E. 少府

11. 下列腧穴中，不属于手少阳三焦经经穴的是
    A. 关冲　　　　　　　B. 中渚

C. 阳池　　　　　　　D. 合谷
E. 外关

12. 循行于上肢外侧中线，上达肩部的经脉是
    A. 手阳明大肠经　　　B. 手太阳小肠经
    C. 手少阴心经　　　　D. 手少阳三焦经
    E. 手太阴肺经

13. 下列腧穴中，属于手少阳三焦经合穴的是
    A. 小海　　　　　　　B. 少海
    C. 天井　　　　　　　D. 曲池
    E. 尺泽

14. 下列腧穴中，擅长治疗面瘫的三焦经腧穴是
    A. 合谷　　　　　　　B. 颊车
    C. 地仓　　　　　　　D. 翳风
    E. 太阳

15. 既是络穴，又是八脉交会穴的腧穴是
    A. 关冲　　　　　　　B. 中渚
    C. 阳池　　　　　　　D. 支沟
    E. 外关

16. 折耳廓向前，当耳尖直上入发际处的腧穴是
    A. 角孙　　　　　　　B. 翳风
    C. 百会　　　　　　　D. 翳明
    E. 头维

17. 眉梢凹陷处的腧穴是
    A. 睛明　　　　　　　B. 攒竹
    C. 太阳　　　　　　　D. 丝竹空
    E. 四白

18. 下列腧穴中，治疗偏头痛效果比较好的是
    A. 关冲　　　　　　　B. 中渚
    C. 阳池　　　　　　　D. 支沟
    E. 外关

19. 擅长治疗耳聋、耳鸣的三焦经腧穴是
    A. 耳门　　　　　　　B. 听宫
    C. 角孙　　　　　　　D. 听会
    E. 耳尖

【B1 型题】

（20~22 题共用备选答案）
    A. 耳门　　　　　　　B. 支沟
    C. 翳风　　　　　　　D. 外关
    E. 丝竹空

20. 以上腧穴中，擅长治疗便秘的是
21. 以上腧穴中，擅长治疗耳鸣、耳聋、面部不适的是
22. 以上腧穴中，擅长治疗前额头痛的是

（23~24 题共用备选答案）
    A. 阳溪　　　　　　　B. 阳池
    C. 照海　　　　　　　D. 中渚
    E. 支正

23. 常用于治疗消渴、手指屈伸不利、腕部疼痛的腧穴是
24. 常用于治疗耳鸣、耳聋、热病、肩肘臂酸痛的腧穴是

第十七单元 足少阳胆经、腧穴

【A1 型题】

1. "循颈，行手少阳之前，至肩上，却交出手少阳之后"的经脉是
   A. 三焦经 　　　 B. 大肠经
   C. 膀胱经 　　　 D. 小肠经
   E. 胆经

2. 胆经与肝经在足第几趾交接
   A. 1 　　　 B. 2
   C. 3 　　　 D. 4
   E. 5

3. 当耳前，颧弓上缘凹陷处的穴位是
   A. 耳门 　　　 B. 听宫
   C. 听会 　　　 D. 上关
   E. 角孙

4. 下列哪项不是足少阳胆经的腧穴
   A. 风市 　　　 B. 风门
   C. 风池 　　　 D. 足临泣
   E. 头临泣

5. 治疗半身不遂等腰腿疾患首选的腧穴是
   A. 太冲 　　　 B. 归来
   C. 环跳 　　　 D. 隐白
   E. 大敦

6. 环跳穴位于
   A. 股骨大转子最凸点与骶管裂孔连线中外 1/3 交点处
   B. 股骨大转子最凸点与骶管裂孔连线中内 1/3 交点处
   C. 股骨大转子最凸点与骶管裂孔连线中点处
   D. 股骨大转子最凸点
   E. 骶管裂孔处

7. 治疗偏头痛的局部要穴是
   A. 阳陵泉 　　　 B. 外关
   C. 翳风 　　　 D. 丝竹空透率谷
   E. 头临泣

8. 以耳后乳突为唯一标志进行定位的腧穴是
   A. 耳门 　　　 B. 完骨
   C. 翳风 　　　 D. 听宫
   E. 角孙

9. 位于头维和神庭连线中点处的穴位是
   A. 阳白 　　　 B. 足临泣
   C. 头临泣 　　　 D. 听宫
   E. 颅息

10. 胆之募穴是
    A. 带脉 　　　 B. 章门
    C. 期门 　　　 D. 日月
    E. 京门

11. 肾之募穴是
    A. 带脉 　　　 B. 章门
    C. 期门 　　　 D. 日月
    E. 京门

12. 下列不可以深刺的腧穴是
    A. 阳陵泉 　　　 B. 环跳
    C. 带脉 　　　 D. 风市
    E. 日月

13. 风市穴的定位是
    A. 大腿外侧正中，腘横纹上 4 寸
    B. 大腿外侧正中，腘横纹上 5 寸
    C. 大腿外侧正中，腘横纹上 6 寸
    D. 大腿外侧正中，腘横纹上 7 寸
    E. 大腿外侧正中，腘横纹上 8 寸

14. 以下不属于阳陵泉性质的是
    A. 合穴 　　　 B. 下合穴
    C. 八脉交会穴 　　　 D. 八会穴
    E. 筋会

15. 以下不属于风池穴治疗作用的是
    A. 疏经通络 　　　 B. 健脾和胃
    C. 祛风解表 　　　 D. 清利头窍
    E. 醒神开窍

16. 足少阳胆经的郄穴是
    A. 外丘 　　　 B. 阳陵泉
    C. 悬钟 　　　 D. 丘墟
    E. 足临泣

17. 足少阳胆经的合穴是
    A. 外丘 　　　 B. 阳陵泉
    C. 悬钟 　　　 D. 丘墟
    E. 足临泣

18. 足少阳胆经的络穴是
    A. 光明 　　　 B. 足临泣
    C. 阳陵泉 　　　 D. 悬钟
    E. 丘墟

19. 足少阳胆经的经穴是
    A. 足窍阴 　　　 B. 侠溪
    C. 足临泣 　　　 D. 丘墟
    E. 阳辅

20. 八会穴的髓会是
    A. 外丘 　　　 B. 阳陵泉
    C. 绝骨 　　　 D. 丘墟
    E. 足临泣

21. 既是输穴，又是八脉交会穴的腧穴是
    A. 外丘 　　　 B. 阳陵泉
    C. 悬钟 　　　 D. 丘墟
    E. 足临泣

22. 下列不属于侠溪穴主治病症的是
    A. 惊悸 　　　 B. 月经不调

C. 乳痈　　　　　　D. 热病

E. 耳鸣、耳聋

23. 足少阳胆经的井穴，五行属

A. 木　　　　　　　B. 火

C. 土　　　　　　　D. 金

E. 水

【B1 型题】

（24～25 题共用备选答案）

A. 侠溪　　　　　　B. 足窍阴

C. 足临泣　　　　　D. 丘墟

E. 悬钟

24. 常用来治疗中风、半身不遂、痴呆的穴位是

25. 常用来治疗足内翻的穴位是

（26～28 题共用备选答案）

A. 内踝前下方凹陷中，当舟骨结节与内踝尖连线的中点处

B. 外踝前下方，趾长伸肌腱的外侧凹陷中

C. 外踝高点上 3 寸，腓骨前缘

D. 外踝高点上 4 寸，腓骨前缘

E. 外踝高点上 5 寸，腓骨前缘

26. 丘墟穴的定位是

27. 悬钟穴的定位是

28. 光明穴的定位是

第十八单元　足厥阴肝经、腧穴

【A1 型题】

1. "去内踝一寸，上踝八寸，交出太阴之后"的经脉是

A. 三焦经　　　　　B. 肾经

C. 肝经　　　　　　D. 脾经

E. 胆经

2. 足厥阴肝经的募穴是

A. 太冲　　　　　　B. 行间

C. 期门　　　　　　D. 中封

E. 曲泉

3. 肝经的络穴是

A. 太冲　　　　　　B. 行间

C. 中封　　　　　　D. 蠡沟

E. 期门

4. 肝经的合穴是

A. 足临泣　　　　　B. 行间

C. 中封　　　　　　D. 期门

E. 曲泉

5. 足背，第 1、2 跖骨结合部之间的凹陷中是

A. 行间　　　　　　B. 太冲

C. 厉兑　　　　　　D. 陷谷

E. 侠溪

6. 肝经实证，采用"补母泻子法"，应泻

A. 太冲　　　　　　B. 曲泉

C. 行间　　　　　　D. 大敦

E. 中封

7. 章门位于

A. 第 12 肋游离端下方

B. 第 11 肋游离端下方

C. 第 10 肋间隙

D. 第 9 肋间隙

E. 第 8 肋间隙

8. 下列循行"环阴器"的是

A. 足太阴脾经　　　B. 足阳明胃经

C. 足太阳膀胱经　　D. 足厥阴肝经

E. 足少阳胆经

9. 肝经在循行中，未与以下何脏腑发生联系

A. 肝　　　　　　　B. 胆

C. 肺　　　　　　　D. 胃

E. 心

10. 当小腿内侧，胫骨内侧面中央，足内踝尖上 5 寸的穴位是

A. 光明　　　　　　B. 曲泉

C. 三阴交　　　　　D. 蠡沟

E. 膝关

11. 太冲穴的定位是

A. 足背，当第 1、2 趾间的趾蹼缘上方纹头处

B. 足背，当第 2、3 趾间的趾蹼缘上方纹头处

C. 足背，第 1、2 跖骨结合部之前凹陷中

D. 足背，第 2、3 跖骨结合部之前凹陷中

E. 内踝前 1 寸，胫骨前肌腱内缘凹陷中

12. 肝经的荥穴是

A. 太冲　　　　　　B. 行间

C. 中封　　　　　　D. 大敦

E. 期门

13. 下列哪组腧穴被称为"四关"穴

A. 内关、外关　　　B. 合谷、太冲

C. 曲池、足三里　　D. 外关、阳陵泉

E. 尺泽、委中

【B1 型题】

（14～15 题共用备选答案）

A. 大敦　　　　　　B. 行间

C. 太溪　　　　　　D. 隐白

E. 厉兑

14. 常用于治疗疝气的腧穴是

15. 常用于治疗崩漏的腧穴是

（16～17 题共用备选答案）

A. 章门　　　　　　B. 中脘

C. 膈俞　　　　　　D. 阳陵泉

E. 膻中

16. 八会穴中的脏会是

17. 八会穴中的血会是

第十九单元 督脉、腧穴

【A1 型题】

1. 督脉循行路线未经过的部位是
A. 小腹　　　　　B. 腰背部
C. 项部　　　　　D. 胸部
E. 头面部

2. 以下对百会穴描述不正确的是
A. 位于前发际正中直上 7 寸
B. 可治疗神志病
C. 可主治头面病证
D. 可治疗气虚下陷病证
E. 可用灸法

3. 督脉上对于缓解胃痉挛有特效的穴位是
A. 中脘　　　　　B. 胃俞
C. 命门　　　　　D. 筋缩
E. 足三里

4. 大椎穴的主治病证不包括
A. 热病、疟疾　　　B. 骨蒸潮热
C. 癫狂痫证　　　　D. 腹泻、痢疾、脱肛
E. 风疹、痤疮

5. 上星穴的定位是
A. 前发际正中
B. 前发际正中直上 0.5 寸
C. 前发际正中直上 1 寸
D. 前发际正中直上 1.5 寸
E. 前发际正中直上 2 寸

6. 位于鼻尖正中央的穴位是
A. 素髎　　　　　B. 迎香
C. 水沟　　　　　D. 睛明
E. 印堂

7. 命门位于第几腰椎棘突下
A. 1　　　　　　B. 2
C. 3　　　　　　D. 4
E. 5

8. 能够利胆退黄的督脉穴位是
A. 至阳　　　　　B. 腰阳关
C. 命门　　　　　D. 百会
E. 素髎

9. 神庭穴的定位是
A. 前发际线正中上 0.5 寸
B. 前发际线正中上 1 寸
C. 前发际线正中上 1.5 寸
D. 前发际线正中上 2 寸
E. 前发际线正中上 2.5 寸

10. 既能治疗痴呆、中风等神志病证，又能治疗脱肛、胃下垂等气失固摄而致的下陷病证的腧穴是
A. 神庭　　　　　B. 素髎

C. 百会　　　　　D. 上星
E. 水沟

【A2 型题】

11. 患者，女，59 岁。两膝关节红肿热痛，尤以右膝部为重，痛不可触，关节活动不利，并见身热，口渴，舌苔黄燥，脉滑数。治疗除选用犊鼻、梁丘、阳陵泉、膝阳关外，还应加
A. 大椎、曲池　　　B. 肾俞、关元
C. 脾俞、气海　　　D. 脾俞、胃俞
E. 肾俞、合谷

12. 患者，男，48 岁。腰痛，起病缓慢，隐隐作痛，绵绵不已，腰腿酸软乏力，腰冷，脉细。治疗除取主穴外，还应加
A. 风府、大杼、阳陵泉
B. 命门、志室、太溪
C. 人中、风府、足三里
D. 风府、三阴交、太冲
E. 风府、足三里

【B1 型题】

（13 ~ 14 题共用备选答案）
A. 百会　　　　　B. 水沟
C. 太溪　　　　　D. 大椎
E. 厉兑

13. 既能治疗急危重症，又能治疗急性腰扭伤的是

14. 既能治疗骨蒸潮热，又能治疗癫狂的是

（15 ~ 17 题共用备选答案）
A. 后正中线上，第 6 胸椎棘突下凹陷中
B. 后正中线上，第 5 胸椎棘突下凹陷中
C. 后正中线上，第 4 胸椎棘突下凹陷中
D. 后正中线上，第 3 胸椎棘突下凹陷中
E. 后正中线上，第 1 胸椎棘突下凹陷中

15. 灵台穴的定位是

16. 神道穴的定位是

17. 陶道穴的定位是

第二十单元 任脉、腧穴

【A1 型题】

1. 《素问》："男子内结、七疝，女子带下、瘕聚。"治疗应选的经脉是
A. 任脉　　　　　B. 肾经
C. 督脉　　　　　D. 脾经
E. 肝经

2. 下列各组腧穴中，相距不是 1 寸的是
A. 中极、关元　　　B. 下脘、上脘
C. 中脘、上脘　　　D. 内关、间使
E. 外关、支沟

3. 任脉起于
A. 胞中　　　　　B. 会阴
C. 前阴　　　　　D. 后阴

E. 头顶

4. 中极穴的主治病证不包括
- A. 泌尿系统疾病
- B. 男科疾病
- C. 妇科疾病
- D. 不孕、不育
- E. 癫狂病证

5. 任脉的起止穴位是
- A. 中极、承浆
- B. 中极、廉泉
- C. 会阴、承浆
- D. 会阴、廉泉
- E. 中极、水沟

6. 天突穴的功效不包括
- A. 健脾消食
- B. 清利咽喉
- C. 理气降逆
- D. 软坚散结
- E. 和胃止呕

7. 膀胱经的募穴是
- A. 膀胱俞
- B. 委中
- C. 中极
- D. 关元
- E. 曲骨

8. 小肠经的募穴是
- A. 小肠俞
- B. 关元
- C. 中极
- D. 天枢
- E. 神阙

9. 太溪穴为下列哪个脏腑之原穴
- A. 膀胱
- B. 小肠
- C. 大肠
- D. 三焦
- E. 肾

10. 三焦经的募穴是
- A. 石门
- B. 三焦俞
- C. 关元
- D. 中极
- E. 神阙

11. 既是募穴，又是八会穴的腧穴是
- A. 天枢
- B. 上巨虚
- C. 气海
- D. 关元
- E. 中脘

12. 巨阙为哪条经的募穴
- A. 任脉
- B. 督脉
- C. 心经
- D. 心包经
- E. 肝经

13. 下脘穴位于
- A. 脐上 1 寸
- B. 脐上 2 寸
- C. 脐上 4 寸
- D. 脐上 6 寸
- E. 脐上 8 寸

【A2 型题】

14. 患者，女，25 岁。痛经 2 年，经行不畅，小腹胀痛拒按，经色紫红，夹有瘀块，血块下后痛可缓解，舌有瘀斑，脉沉涩。治疗应以哪组经脉腧穴为主
- A. 任脉、足少阴经
- B. 任脉、足阳明经
- C. 督脉、足厥阴经

D. 任脉、足太阴经
E. 督脉、足阳明经

15. 患者，男，68 岁。家属代诉：患者于今日下午外出散步，突然昏仆，不省人事，半身不遂，目合口张，鼻鼾息微，遗尿，汗出，四肢厥冷，脉细弱。治疗应首选
- A. 督脉经穴，灸法
- B. 任脉经穴，灸法
- C. 背俞穴，灸法
- D. 足阳明经穴，灸法
- E. 足厥阴经穴，针刺用泻法

【B1 型题】

(16 ~ 18 题共用备选答案)
- A. 下脘
- B. 建里
- C. 中极
- D. 气海
- E. 关元

16. 善于治疗形体羸瘦、脏器衰惫、乏力等气虚病证的腧穴是

17. 善于治疗遗尿、小便不利、癃闭等泌尿系统病证的腧穴是

18. 具有强壮、保健作用的腧穴是

(19 ~ 20 题共用备选答案)
- A. 中脘
- B. 建里
- C. 关元
- D. 气海
- E. 上脘

19. 位于前正中线上，脐上 4 寸的是

20. 位于前正中线上，脐下 3 寸的是

第二十一单元 奇 穴

【A1 型题】

1. 治疗小儿疳积、百日咳以下首选的是
- A. 足三里
- B. 曲池
- C. 合谷
- D. 四缝
- E. 大椎

2. 治疗口咽干燥，声音嘶哑。奇穴中可以选
- A. 太溪
- B. 廉泉
- C. 金津、玉液
- D. 三阴交
- E. 天突

3. 球后穴位于眶下缘的
- A. 外 1/3 与内 2/3 交点处
- B. 内 1/3 与外 2/3 交点处
- C. 直对瞳孔处
- D. 外 1/4 与内 3/4 交点处
- E. 内 1/4 与外 3/4 交点处

4. 眉毛中央，瞳孔直上的穴位是
- A. 阳白
- B. 四白
- C. 丝竹空
- D. 晴明
- E. 鱼腰

5. 胃脘下俞位于第几胸椎棘突下，旁开 1.5 寸

A. 第 7 胸椎棘突下　B. 第 8 胸椎棘突下

C. 第 9 胸椎棘突下　D. 第 10 胸椎棘突下

E. 第 11 胸椎棘突下

6. 胆囊穴的定位是在小腿外侧上部，当腓骨小头前下方凹陷处

A. 直下 2 寸　　　B. 直下 3 寸

C. 直下 4 寸　　　D. 直下 5 寸

E. 直下 6 寸

7. 腰眼穴除用于治疗腰痛外，还可治疗

A. 胃痛，胸胁痛　B. 月经不调，带下，虚劳

C. 失眠，头痛，癫狂　D. 呕吐，消渴

E. 目疾，鼻疾

8. 夹脊穴一共多少个

A. 17 个　　　　B. 18 个

C. 32 个　　　　D. 34 个

E. 36 个

9. 定喘穴的定位是

A. 当第 6 颈椎棘突下，旁开 0.5 寸

B. 当第 6 颈椎棘突下，旁开 1 寸

C. 当第 7 颈椎棘突下，旁开 0.5 寸

D. 当第 7 颈椎棘突下，旁开 1 寸

E. 当第 7 颈椎棘突下，旁开 1.5 寸

第二十二单元　毫针刺法

【A1 型题】

1. 下列哪组穴位针刺时，可采用仰靠坐位

A. 风池、风府、曲池、血海

B. 百会、天柱、足三里、太冲

C. 廉泉、列缺、照海、太溪

D. 水沟、腰阳关、委中、承山

E. 环跳、阳陵泉、风市、昆仑

2. 行针的目的不包括

A. 激发经气　　B. 防止晕针

C. 缓解滞针　　D. 催气运速

E. 补虚泻实

3. 1 寸的针具体长度是

A. 10mm　　　B. 20mm

C. 25mm　　　D. 40mm

E. 50mm

4. 印堂穴的进针法应采用

A. 指切进针　　B. 夹持进针

C. 提捏进针　　D. 舒张进针

E. 单手进针

5. 下列腧穴适合平刺的是

A. 紫宫　　　　B. 三阴交

C. 完骨　　　　D. 中脘

E. 承泣

6. 下列腧穴可以直刺、深刺的是

A. 缺盆　　　　B. 瞳中

C. 中封　　　　D. 条口

E. 期门

7. 提插补泻法的泻法是

A. 重插轻提　　B. 重插重提

C. 轻插重提　　D. 轻插轻提

E. 先重插轻提，后轻插重提

8. 平刺是指针身与皮肤的夹角大约是

A. 5°　　　　　B. 10°

C. 15°　　　　　D. 20°

E. 45°

9. 飞经走气手法不包括

A. 白虎摇头　　B. 子午捣臼

C. 青龙摆尾　　D. 赤凤迎源

E. 苍龟探穴

10. 开阖补泻法的补法是

A. 出针前按揉针旁　B. 出针时摇大针孔

C. 出针后不按针孔　D. 出针后揉按针孔

E. 出针后拍打针孔

11. 下列有关血肿的处理方法，错误的是

A. 微量出血及针孔局部小块青紫，一般不必处理

B. 如局部血肿增长迅速，应立即予以热敷，促使其消散

C. 出血停止后，可在局部轻轻按揉

D. 出血初期可用冷敷

E. 血止后可用热敷

12. 下列关于婴儿百会的刺法，正确的是

A. 可刺 1 ~ 2 寸深　B. 可刺 1 寸深

C. 可刺 0.5 寸深　　D. 可刺 0.3 ~ 0.5 寸深

E. 禁针

13. 有关晕针的处理方法，叙述不正确的是

A. 立即停止针刺，将针全部起出

B. 使患者平卧，头部抬高

C. 宽衣解带，注意保暖

D. 予以饮温开水或糖水

E. 可刺人中、素髎、内关、足三里等穴

【A2 型题】

14. 患者，男，32 岁。因恼怒后两胁胀痛，胸闷不舒，食欲不振，口苦，舌红，脉弦滑。针灸取支沟、阳陵泉、期门、丘墟治之，应选择的最佳体位是

A. 仰卧位　　　B. 侧卧位

C. 俯卧位　　　D. 仰靠坐位

E. 侧伏坐位

【A3 型题】

(15 ~ 17 题共用题干)

患者，男，28 岁。首次接受针刺。在针刺的过程中，患者突然头昏，眼花，面色苍白，恶心欲吐，汗出。脉细弱。

15. 患者出现上述症状的最可能原因是

A. 精神紧张　　　　　B. 疲劳、饥饿

C. 体位不当　　　　　D. 医生针刺手法过重

E. 吐、汗、下、出血过度

16. 以下处理方法中，错误的是

A. 立即停止针刺，将针全部起出

B. 使患者平卧，立即降温或冰敷大血管周围

C. 给饮温开水或糖水

D. 重者针刺人中、素髎、内关、足三里，灸百会、关元、气海等穴

E. 必要时可考虑其他治疗或急救措施

17. 预防上述症状的措施，不包括

A. 针前做好解释工作

B. 选择舒适持久体位，最好采取卧位

C. 选穴宜少

D. 手法宜轻

E. 医者快速针刺治疗，无需顾及患者感觉

【B1 型题】

（18 ~ 20 题共用备选答案）

A. 曲池　　　　　　　B. 中脘

C. 完骨　　　　　　　D. 环跳

E. 太溪

18. 指切进针法适用于

19. 舒张进针法适用于

20. 夹持进针法适用于

第二十三单元　灸　法

【A1 型题】

1. 有关灸法的注意事项，叙述不正确的是

A. 先灸上部，后灸下部

B. 先灸阴部，后灸阳部

C. 壮数应先少后多

D. 艾炷应先小后大

E. 施灸也应注意补泻的操作方法

2. 神阙常用的操作方法是

A. 隔姜灸　　　　　　B. 隔盐灸

C. 隔附子饼灸　　　　D. 直接灸

E. 灯草灸

3. 属于艾条灸的是

A. 化脓灸　　　　　　B. 隔姜灸

C. 隔附子饼灸　　　　D. 实按灸

E. 非化脓灸

【B1 型题】

（4 ~ 5 题共用备选答案）

A. 艾条灸　　　　　　B. 艾炷灸

C. 温和灸　　　　　　D. 温针灸

E. 天灸

4. 雷火神针属于

5. 白芥子灸属于

第二十四单元　拔罐法

【A1 型题】

1. 应用走罐法时多选择哪种罐

A. 竹罐　　　　　　　B. 陶罐

C. 玻璃罐　　　　　　D. 抽气罐

E. 多功能罐

2. 将火罐拔上后立即取下，反复多次，至皮肤潮红为度的方法是

A. 留罐法　　　　　　B. 投火法

C. 闪罐法　　　　　　D. 水罐法

E. 多罐法

3. 下列情况中除哪一点外均属于不宜拔罐的情况

A. 皮肤过敏、溃疡　　B. 体弱久衰

C. 大血管部位　　　　D. 高热

E. 孕妇的腹部、腰骶

4. 用于药罐法的常用罐具是

A. 铁罐　　　　　　　B. 陶罐

C. 玻璃罐　　　　　　D. 竹罐

E. 兽角

5. 最早的罐具是

A. 铁罐　　　　　　　B. 陶罐

C. 玻璃罐　　　　　　D. 竹罐

E. 兽角

6. 拔罐法的留罐时间一般是

A. 25 ~ 75 分钟　　　B. 5 ~ 15 分钟

C. 10 ~ 60 秒　　　　D. 1 小时左右

E. 120 分钟

【B1 型题】

（7 ~ 8 题共用备选答案）

A. 煮罐法　　　　　　B. 走罐法

C. 刺血拔罐法　　　　D. 闪罐法

E. 药罐法

7. 在面积较大、肌肉丰厚处拔罐时，多选用

8. 在肌肉松弛，吸拔不紧处或留罐有困难者以及局部皮肤麻木、功能减退的虚证患者拔罐时多选用

第二十五单元　其他针法

【A1 型题】

1. 治疗痿证、瘫痪常用的电针波形是

A. 密波　　　　　　　B. 疏波

C. 疏密波　　　　　　D. 断续波

E. 锯齿波

2. 电针取穴应选用

A. 身体左右两侧腧穴组成 1 对，选 1 ~ 3 对穴位为宜

B. 身体左右两侧腧穴组成 1 对，选 5 ~ 6 对穴位为宜

C. 身体同侧腧穴组成 1 对，选 1 ~ 3 对穴位为宜

D. 身体同侧腧穴组成 1 对，选 5 ~ 6 对穴位为宜

E. 根据病情选择腧穴，不拘左右，穴数不限

3. 下列不属于三棱针常用操作方法的是
A. 点刺法　　　　B. 散刺法
C. 透刺法　　　　D. 刺络法
E. 挑刺法

4. 皮肤针重刺不适用于
A. 压痛点　　　　B. 头面部
C. 背部、臀部　　D. 年轻体壮者
E. 实证、新病者

5. 有关穴位注射，叙述不正确的是
A. 选穴宜少而精，以1~2个腧穴为宜
B. 一般选取肌肉比较丰满的部位进行穴位注射
C. 治疗神经系统疾病，应直接注射在神经干上
D. 注射剂量要根据不同的疾病、部位而定
E. 适用范围非常广泛，多用于治疗痿证、痹证、腰腿痛等

第二十六单元　头针、耳针

【A1 型题】

1. 额旁3线的主治病症是
A. 精神、心肺疾患
B. 急慢性胃炎、肝胆疾患
C. 功能性子宫出血
D. 腰腿足病
E. 肩肘手等病

2. 治疗低血压，应选择的耳穴是
A. 角窝上　　　　B. 肾上腺
C. 耳尖　　　　　D. 神门
E. 皮质下

3. 治疗周围性面瘫，应选择的头穴线是
A. 顶颞前斜线　　B. 顶颞后斜线
C. 颞前线　　　　D. 颞后线
E. 顶旁2线

4. 治疗右侧下肢和躯干感觉发凉，应选择的头穴线是
A. 右侧顶颞后斜线上1/5
B. 右侧顶颞后斜线中2/5
C. 右侧顶颞后斜线下2/5
D. 左侧顶颞后斜线上1/5
E. 左侧顶颞后斜线中2/5

5. 位于耳屏游离缘下部尖端，即耳屏2区后缘处的耳穴是
A. 屏尖　　　　　B. 屏尖前
C. 肾上腺　　　　D. 下屏
E. 外耳

【B1 型题】

(6~7 题共用备选答案)
A. 额中线　　　　B. 额旁1线
C. 额旁2线　　　　D. 顶颞前斜线
E. 顶颞后斜线

6. 从膀胱经眉冲穴向前1寸的头穴线为

7. 从胆经头临泣穴向前1寸的头穴线为

(8~9 题共用备选答案)
A. 对耳轮下脚前方的耳轮处，即耳轮4区
B. 三角窝前方的耳轮处，即耳轮5区
C. 耳轮结节处，即耳轮8区
D. 三角窝前1/3的上部，即三角窝1区
E. 角窝前1/3的下部，即三角窝2区

8. 耳穴中内生殖器的位置是

9. 耳穴中外生殖器的位置是

第二十七单元　治疗总论

【A1 型题】

1. 以下属于针灸治疗作用的是
A. 联系脏腑　　　B. 运行气血
C. 抗御病邪　　　D. 调和阴阳
E. 沟通内外

2. 下列五输穴中，属于本经子穴的是
A. 大都　　　　　B. 中渚
C. 行间　　　　　D. 解溪
E. 少府

3. 下列各组中，属于原络配穴的是
A. 大陵、内关　　B. 内关、外关
C. 太渊、合谷　　D. 神门、支正
E. 太白、冲阳

4. 下列各组中，不属于俞募配穴的是
A. 肺俞、中府　　B. 膀胱俞、关元
C. 胃俞、中脘　　D. 心俞、巨阙
E. 三焦俞、石门

5. 既是脾经络穴又属于八脉交会穴的是
A. 公孙　　　　　B. 丰隆
C. 后溪　　　　　D. 列缺
E. 阴陵泉

【B1 型题】

(6~8 题共用备选答案)
A. 本经配穴　　　B. 表里经配穴
C. 上下配穴　　　D. 前后配穴
E. 左右配穴

6. 太溪配飞扬属于

7. 申脉配后溪属于

8. 尺泽配列缺属于

第二十八单元　内科病证的针灸治疗

【A1 型题】

1. 行痹的治疗除在病变局部选穴外，可再加
A. 膈俞、血海　　B. 阴陵泉、足三里
C. 大椎、曲池　　D. 肾俞、关元
E. 风池、百会

2. 治疗腰痛的基本处方为
A. 委中、阿是穴、大肠俞、肾俞、腰阳关
B. 阳陵泉、肾俞、委中
C. 照海、委中、阿是穴
D. 秩边、环跳、委中、阿是穴
E. 大椎、环跳、委中、阿是穴

3. 肝阳暴亢型中风可在基本处方上再加
A. 足三里、气海
B. 太溪、三阴交
C. 丰隆、合谷
D. 风池、完骨
E. 太冲、太溪

4. 针刺治疗风寒阻络型面肌痉挛加
A. 内庭
B. 太溪
C. 大椎
D. 风池
E. 翳风

5. 针刺治疗三叉神经痛的基本处方穴位不包括
A. 攒竹
B. 下关
C. 太溪
D. 合谷
E. 内庭

6. 治疗风湿头痛，可在基本处方的基础上，加用
A. 丰隆
B. 内庭
C. 风府
D. 足三里
E. 头维、阴陵泉

7. 头针治疗眩晕可取
A. 额中线、额旁1线
B. 顶中线、额旁1线
C. 顶中线、枕下旁线
D. 顶中线、枕上旁线
E. 枕上正中线、枕下旁线

8. 治疗痰湿壅盛型高血压，可在基本处方的基础上再加的穴位是
A. 风池、行间
B. 太溪、肝俞
C. 丰隆、足三里
D. 血海、膈俞
E. 关元、肾俞

9. 着痹可在基本处方的基础上再加的穴位是
A. 膈俞、血海
B. 阴陵泉、足三里
C. 肾俞、关元
D. 大椎、曲池
E. 公孙、关元

【A2 型题】

10. 患者，男，47岁。下肢弛缓无力1年余，肌肉明显萎缩，功能严重受限，并感麻木，发凉，腰酸，头晕，舌红少苔，脉细数。治疗应首选
A. 阳明经穴
B. 太阳经穴
C. 督脉经穴
D. 少阳经穴
E. 厥阴经穴

11. 患者，男，42岁。胃脘胀痛，攻痛连胁，嗳气频作，并呕逆酸苦，二便如常，舌苔薄白，脉沉弦。治疗应首选
A. 足阳明经穴、足厥阴经穴

B. 足阳明经穴
C. 手少阳经穴、足少阳经穴
D. 任脉、足太阴经穴
E. 足太阳经穴、督脉经穴

12. 患者，女，45岁。失眠2年，经常多梦少寐，入睡迟，易惊醒，平常遇事惊怕，多疑善感，气短头晕，舌淡，脉弦细。治疗除取主穴外，还应加
A. 心俞、厥阴俞、脾俞
B. 心俞、肾俞、太溪、足三里
C. 心俞、胆俞、大陵、丘墟
D. 肝俞、间使、太冲
E. 脾俞、胃俞、足三里

【A3 型题】

(13～15 共用题干)
患者，女，55岁。近3日来一侧头痛反复发作，头痛如裹，痛无休止，肢体困重，苔白腻，脉濡。

13. 其辨证是
A. 风湿头痛
B. 血虚头痛
C. 风热头痛
D. 瘀血头痛
E. 肝阳上亢头痛

14. 针灸治疗应选的主穴是
A. 百会、太阳、风池、阿是穴、合谷
B. 水沟、内关、三阴交、极泉、尺泽、委中
C. 百会、风池、太冲、内关
D. 百会、风池、肝俞、肾俞、足三里
E. 百会、安眠、神门、三阴交、照海、申脉

15. 针灸治疗除主穴外，应加取
A. 脾俞、足三里
B. 中脘、丰隆
C. 血海、膈俞
D. 太溪、太冲
E. 头维、阴陵泉

(16～18 题共用题干)
患者，男，32岁。两年前因从高处跌落致腰痛，至今未愈，腰部僵硬，刺痛明显，舌质淡暗，边有瘀点。

16. 其辨证是
A. 寒湿腰痛
B. 瘀血腰痛
C. 湿热腰痛
D. 肾阴虚腰痛
E. 肾阳虚腰痛

17. 治疗除局部阿是穴外，还应选取的是
A. 督脉穴
B. 任脉穴
C. 足太阳经穴
D. 足少阴经穴
E. 足太阴经穴

18. 针灸治疗除主穴外，应加取
A. 膈俞、次髎
B. 肾俞、足三里
C. 命门、腰阳关
D. 悬钟、太冲
E. 肾俞、太溪

(19～21 题共用题干)
患者，男，54岁。症见半身不遂，舌强语謇，口角歪斜，神志清，兼肢体麻木，手足拘挛，眩晕耳鸣，舌红，苔少，脉细数。

19. 其诊断是

    A. 痉证　　　　　　　　B. 面瘫

    C. 痹证　　　　　　　　D. 中风

    E. 痿证

20. 治疗应选取的经脉是

    A. 督脉、手厥阴经及足太阴经

    B. 督脉、手厥阴经和十二井穴

    C. 足少阳经、足厥阴经及督脉

    D. 局部穴、手足阳明经

    E. 督脉穴及相应的背俞穴

21. 治疗除水沟、内关穴外，还应选取的主穴是

    A. 三阴交、极泉、尺泽、委中

    B. 足三里、极泉、尺泽、曲池

    C. 三阴交、曲池、尺泽、委中

    D. 足三里、天枢、尺泽、委中

    E. 三阴交、足三里、尺泽、委中

（22～24 题共用题干）

    患者，女，35 岁。头晕目眩，伴面红目赤，目胀耳鸣，烦躁易怒，口苦，善太息，舌红，苔黄，脉弦数。

22. 治疗除督脉穴外，还应选的经穴是

    A. 足少阴、足少阳经穴

    B. 足太阴、足阳明经穴

    C. 足厥阴、足太阴经穴

    D. 足厥阴、足少阳经穴

    E. 足太阴、足少阴经穴

23. 针灸治疗应选取

    A. 百会、风池、太冲、内关

    B. 百会、风池、肝俞、肾俞、足三里

    C. 印堂、太阳、头维、百会

    D. 阳白、四白、颊车、地仓、合谷

    E. 阳白、颧髎、四神聪、合谷、百会

24. 治疗除选取主穴外，应加用

    A. 行间、侠溪、太溪

    B. 气海、脾俞、胃俞

    C. 头维、中脘、丰隆

    D. 率谷、太阳、悬钟

    E. 太溪、悬钟、三阴交

（25～27 题共用题干）

    患者，男，29 岁。2 天前感冒之后出现左侧乳突区及面部轻度疼痛，昨日起左侧眼睑闭合不全，额纹消失，眼裂扩大，鼻唇沟平坦，口角歪向右侧，舌红，苔薄黄，脉浮数。

25. 其辨证是

    A. 气阴两虚证　　　　　B. 风寒侵袭证

    C. 风热侵袭证　　　　　D. 气血不足证

    E. 肝阳上亢证

26. 针刺治疗应选取的主穴是

    A. 攒竹、阳白、四白、颧髎、颊车、地仓、合谷、太冲

    B. 太阳、阳白、地仓、颊车、颧髎、上关、攒竹、丝竹空

    C. 印堂、太阳、头维、百会、合谷、地仓、迎香

    D. 水沟、百会、后溪、内关、印堂、间使、太冲

    E. 百会、印堂、四神聪、内关、太溪、悬钟、合谷

27. 治疗除主穴外，乳突部疼痛应选取的配穴是

    A. 风池　　　　　　　　B. 翳风

    C. 水沟　　　　　　　　D. 承浆

    E. 廉泉

（28～30 共用题干）

    患者，女，20 岁。恶寒重，发热轻，无汗，鼻塞流涕，喷嚏不断，咳嗽白痰，舌淡红，苔薄白，脉浮紧。

28. 治疗应主取的经穴是

    A. 手太阴、手阳明经穴

    B. 手太阴、任脉经穴

    C. 手阳明、手太阴、督脉经穴

    D. 手阳明、足厥阴、足少阳经穴

    E. 足阳明、足太阳经穴

29. 治疗应选的主穴是

    A. 膻中、太渊、太溪、肾俞、大椎

    B. 列缺、合谷、风池、大椎、太阳

    C. 肺俞、风门、丰隆、太渊、三阴交

    D. 天突、定喘、尺泽、膻中、列缺

    E. 膏肓、肾俞、太溪、丰隆、合谷

30. 治疗除主穴外，应选取的配穴是

    A. 足三里　　　　　　　B. 委中

    C. 阴陵泉　　　　　　　D. 曲池、尺泽

    E. 风门、肺俞

（31～33 题共用题干）

    患者，女，30 岁。胃脘胀痛，痛连两胁，每因情志不遂而诱发，嗳气反酸，喜太息，苔薄白，脉弦。

31. 其辨证是

    A. 胃阴不足证　　　　　B. 瘀血停胃证

    C. 肝气犯胃证　　　　　D. 外邪犯胃证

    E. 饮食伤胃证

32. 针灸治疗应选取的主穴是

    A. 天枢、中脘、膈俞

    B. 内关、中脘、胃俞

    C. 内关、天枢、太冲

    D. 内关、足三里、梁门

    E. 足三里、中脘、内关

33. 针灸治疗应选取的配穴是

    A. 关元、脾俞、胃俞

    B. 膈俞、三阴交

    C. 梁门、下脘

    D. 期门、太冲

    E. 胃俞、三阴交、内庭

【B1 型题】

（34～35 题共用备选答案）

    A. 内关   B. 膈俞

    C. 命门   D. 大椎

    E. 丰隆

34. 腰痛以腰部有劳伤或陈伤史，劳累、晨起、久坐加重，腰部两侧肌肉触之有僵硬感，痛处固定不移为主症者。宜配用的腧穴是

35. 腰痛以腰眼（肾区）隐隐作痛，起病缓慢，或酸多痛少，乏力易倦，脉细为主症者。宜配用的腧穴是

（36～39 题共用备选答案）

    A. 尺泽   B. 脾俞

    C. 肝俞、肾俞   D. 阴陵泉、内庭

    E. 风池

36. 治疗肺热伤津型痿证，在基本处方的基础上再加

37. 治疗湿热浸淫型痿证，在基本处方的基础上再加

38. 治疗脾胃虚弱型痿证，在基本处方的基础上再加

39. 治疗肝肾亏虚型痿证，在基本处方的基础上再加

第二十九单元　妇儿科病证的针灸治疗

【A1 型题】

1. 治疗气滞血瘀型经前期紧张综合征，除针刺主穴外加用

    A. 脾俞   B. 膈俞

    C. 肾俞   D. 期门

    E. 足三里

2. 下列各项中除哪项外皆为治疗急惊风的常用穴

    A. 水沟   B. 中冲

    C. 合谷   D. 太冲

    E. 关元

3. 治疗脾胃虚弱型小儿厌食，可在基本处方的基础上再加

    A. 内关、合谷   B. 三阴交、太冲

    C. 太冲、太白   D. 脾俞、胃俞

    E. 肾俞、关元

【A2 型题】

4. 患者，女，23 岁。痛经 9 年，经行不畅，小腹胀痛，拒按，经色紫红，夹有血块，血块下后痛即缓解，脉沉涩。治疗应首选

    A. 足三里、太冲、三阴交

    B. 中极、次髎、地机

    C. 合谷、三阴交

    D. 曲池、内庭

    E. 合谷、归来

5. 患者，女，25 岁。经血淋沥不尽，出血量多，色红，带下量多，色黄臭秽，阴痒，苔黄腻，脉濡数。针灸治疗宜取

    A. 关元、公孙、三阴交、隐白、阴陵泉

    B. 关元、公孙、三阴交、隐白、太冲

    C. 关元、公孙、三阴交、隐白、血海

    D. 气海、三阴交、足三里、阴陵泉

    E. 气海、三阴交、足三里、肾俞、命门

【A3 型题】

（6～8 题共用题干）

    患者，女，20 岁。恣食生冷，月经延后 10 余天，已连续 3 个周期，量少，色暗有块，小腹冷痛拒按，得热痛减，畏寒肢冷，面色青白，舌质暗，苔白，脉沉紧。

6. 其诊断是

    A. 月经先期虚热证   B. 月经先期气虚证

    C. 月经后期寒凝证   D. 月经后期血虚证

    E. 月经先后无定期肾虚证

7. 针灸治疗应选取的主穴是

    A. 关元、三阴交、血海

    B. 气海、三阴交、归来

    C. 关元、三阴交、肝俞

    D. 中极、次髎、地机、三阴交

    E. 关元、足三里、三阴交

8. 治疗除主穴外，应加取的腧穴是

    A. 足三里、血海   B. 期门、太冲

    C. 足三里、脾俞   D. 关元、命门

    E. 肾俞、太溪

（9～11 题共用题干）

    患者，女，26 岁。每至经期出现腹痛，痛势绵绵，月经色淡，量少，伴面色苍白，倦怠无力，舌淡，脉细弱。

9. 其辨证是

    A. 痰气郁结证   B. 气血虚弱证

    C. 肾气亏损证   D. 寒凝血瘀证

    E. 气滞血瘀证

10. 针灸治疗应主选的经脉是

    A. 任脉、足少阴经

    B. 任脉、足厥阴经

    C. 任脉、足太阴经

    D. 带脉、冲脉、任脉

    E. 任脉、足太阴经、足阳明经

11. 治疗除三阴交、关元、足三里外，还应选取

    A. 太冲、血海   B. 关元、归来

    C. 太冲、气海   D. 太溪、肾俞

    E. 气海、脾俞

（12～14 题共用题干）

    患者，女，47 岁。近 1 年来月经周期紊乱，时而提前，时而错后，有时半月一潮或 3 个月一至，经来量多，时感头晕耳鸣，失眠多梦，腰酸腿软，口干咽燥，颧面烘热汗出，舌红少苔，脉细数。

12. 其诊断是

    A. 月经过多   B. 月经先后无定期

    C. 闭经   D. 绝经前后诸证

    E. 月经过少

13. 针灸治疗应选取的主穴是

    A. 中极、次髎、地机、三阴交

    B. 气海、三阴交、肾俞、足三里

C. 肝俞、肾俞、太溪、气海、三阴交

D. 带脉、中极、百环俞、三阴交

E. 关元、三阴交、肝俞

14. 针灸治疗应选的配穴是

  A. 心俞、命门　　　　B. 中脘、丰隆

  C. 风池、太冲　　　　D. 关元、命门

  E. 照海、阴谷

第三十单元　皮外骨伤科病证的针灸治疗

【A1 型题】

1. 下列各项，除下列哪项外，都为治疗带状疱疹的治则

  A. 清热利湿　　　　B. 活血通络

  C. 只针不灸　　　　D. 针灸并用

  E. 泻法

2. 治疗脾经湿热型带状疱疹者，可在基本处方的基础上加

  A. 外关　　　　　　B. 内庭

  C. 上巨虚　　　　　D. 曲泉

  E. 阳陵泉

3. 治疗肩关节周围炎证属太阴经者，可在基本处方的基础上加

  A. 尺泽、阴陵泉

  B. 承山、手三里

  C. 阳陵泉、后溪

  D. 手三里、阳陵泉

  E. 曲池、阳陵泉

4. 治疗颈椎病头晕目眩者，可在基本处方的基础上加

  A. 膈俞、条口、风府

  B. 风府、曲池、外关

  C. 曲池、合谷、外关

  D. 风池、百会、太阳

  E. 天突、风门、风府

5. 痄腮发病主要与以下哪组经脉病变有关

  A. 少阳、阳明经

  B. 阳明、太阳经

  C. 少阳、太阳经

  D. 厥阴、少阳经

  E. 厥阴、阳明经

6. 治疗肘劳的基本穴位不包括

  A. 曲池　　　　　　B. 肘髎

  C. 手三里　　　　　D. 手五里

  E. 内关

7. 治疗火毒入营型的疔疮，可在基本处方的基础上再加

  A. 所属经脉之荥穴　　B. 所属经脉之郄穴

  C. 所属经脉之合穴　　D. 所属经脉之井穴

  E. 所属经脉之下合穴

8. 针灸治疗胆石症以哪组选穴最佳

  A. 以肝胆的背俞穴为主

  B. 以肝胆的募穴为主

C. 以肝胆的下合穴为主

D. 以肝胆的原穴为主

E. 以肝胆的背俞穴、募穴、下合穴为主

【A3 型题】

(9 ~ 11 题共用题干)

患者，女，36 岁。左乳内上方可触及一肿物，以胀痛为主，质地不硬，界限不清，推之可移动，伴胸闷不舒，恶心欲呕，苔腻，脉滑。

9. 其辨证是

  A. 肝郁气滞证　　　　B. 痰浊凝结证

  C. 冲任失调证　　　　D. 血瘀痰凝证

  E. 肝肾不足证

10. 针灸治疗应选取的主穴是

  A. 足太阴、足厥阴经穴

  B. 足阳明、足厥阴经穴

  C. 手阳明、足厥阴经穴

  D. 足阳明、手厥阴经穴

  E. 足少阳、手厥阴经穴

11. 针灸治疗应选取的配穴是

  A. 丰隆、中脘

  B. 肝俞、内关

  C. 关元、肝俞、肾俞

  D. 神门、乳根

  E. 丰隆、乳根

(12 ~ 14 题共用题干)

患者，男，24 岁。颈项强痛，活动受限，头向右侧倾斜，项背牵拉痛，颈项部压痛明显，兼见恶风畏寒，舌苔薄白，脉浮。

12. 针灸治疗应选取的主穴是

  A. 局部阿是穴、相应夹脊穴

  B. 肩髃、肩髎、肩贞、阿是穴、阳陵泉、条口透承山

  C. 颈夹脊、天柱、风池、曲池、悬钟、阿是穴

  D. 外劳宫、后溪、悬钟、公孙、合谷

  E. 外劳宫、天柱、阿是穴、后溪、悬钟

13. 治疗除取主穴外，还应选用的穴位是

  A. 内关、外关　　　　B. 肩井、后溪

  C. 风池、合谷　　　　D. 血海、阴陵泉

  E. 肾俞、关元

14. 治疗本病的经验穴是

  A. 曲池　　　　　　B. 悬钟

  C. 阳陵泉　　　　　D. 外劳宫

  E. 合谷

【B1 型题】

(15 ~ 17 题共用备选答案)

  A. 阴陵泉　　　　　B. 三阴交

  C. 委中　　　　　　D. 行间、侠溪

  E. 期门

15. 肝经郁热型蛇串疮，可在基本处方上再加

16. 瘀血阻络型蛇串疮，若在胸胁部可加

17. 脾经湿热型蛇串疮，可在基本处方上再加

第三十一单元　五官科病证的针灸治疗

【A1 型题】

1. 治疗耳鸣、耳聋取中渚、侠溪，是属于
   A. 辨证配穴　　　　B. 临近配穴
   C. 局部配穴　　　　D. 循经远取
   E. 表里配穴

2. 下列关于目赤肿痛治疗方法的叙述，哪项是正确的
   A. 先针后灸　　　　B. 先灸后针
   C. 只灸不针　　　　D. 只针不灸
   E. 不针不灸

3. 下列各项中，除哪项外，都是治疗近视的基本处方
   A. 睛明、承泣　　　B. 风池、承泣
   C. 四白、太阳　　　D. 风池、合谷
   E. 风池、光明

4. 治疗鼻渊湿热阻窍证，应加用以下哪组腧穴
   A. 尺泽、鱼际　　　B. 曲泽、鱼际
   C. 少商、阴陵泉　　D. 曲池、阴陵泉
   E. 曲池、阳陵泉

5. 治疗鼻出血的操作中，下列哪个腧穴宜斜向上透刺鼻通穴
   A. 迎香　　　　　　B. 通天
   C. 印堂　　　　　　D. 上星
   E. 合谷

【A2 型题】

6. 患者，男，43 岁。两耳轰鸣，按之不减，听力减退，兼见烦躁易怒，咽干，便秘，脉弦。治疗应首选
   A. 手、足太阴经穴　B. 手、足少阴经穴
   C. 手、足少阳经穴　D. 手阳明经穴
   E. 足太阳经穴

7. 患者，女，31 岁。右侧牙痛 3 天，龈肿，痛剧，伴口臭，口渴，大便 3 日未行，舌苔黄，脉洪。治疗除取颊车、下关穴外，还应加
   A. 外关、风池　　　B. 太溪、行间
   C. 中渚、养老　　　D. 合谷、内庭
   E. 太冲、曲池

【A3 型题】

(8 ~ 10 题共用题干)

　患儿，男，9 岁。1 个月前感眼有异物感，视物不清。现见目赤肿痛，眵多胶结，口苦咽干，苔黄，脉弦数。

8. 针灸治疗应主取的经穴是
   A. 局部穴及手足少阳经穴
   B. 局部穴及足少阴经穴
   C. 手、足阳明经穴
   D. 近部取穴及手阳明、足厥阴经穴
   E. 手太阴、手阳明经穴

9. 治疗除睛明、太阳、风池、合谷、太冲外，还应选取

   A. 少商、外关　　　B. 侠溪、行间
   C. 丰隆、阴陵泉　　D. 行间、丘墟
   E. 内庭、鱼际

10. 治疗的操作是
    A. 毫针泻法，太阳点刺出血
    B. 毫针泻法，曲池点刺出血
    C. 毫针泻法，外关点刺出血
    D. 毫针泻法，少商毫针泻法
    E. 毫针泻法，内庭毫针泻法

(11 ~ 13 题共用题干)

　患者，男，39 岁。3 天前外出，当晚发觉耳中有胀感，耳鸣如潮，鸣声隆隆不断，按之不减，伴恶寒发热，舌红，苔薄，脉浮数。

11. 其辨证是
    A. 肝胆火盛证　　　B. 痰火郁结证
    C. 外感风邪证　　　D. 肾经亏损证
    E. 脾胃虚弱证

12. 治疗应选取的经穴是
    A. 局部穴及手足少阳经穴为主
    B. 局部穴及足少阴经穴为主
    C. 手、足阳明经穴为主
    D. 近部取穴及手阳明、足厥阴经穴为主
    E. 手太阴、手阳明经穴为主

13. 针灸治疗应选取的配穴是
    A. 外关、风池　　　B. 气海、足三里
    C. 丰隆、阴陵泉　　D. 行间、丘墟
    E. 外关、合谷

【B1 型题】

(14 ~ 15 题共用备选答案)

   A. 肺俞　　　　　　B. 丰隆、太冲、三阴交
   C. 肺俞、肾俞　　　D. 内庭、太冲、三阴交
   E. 天容

14. 咽中不适，干燥微痛，口干不欲饮，腰膝酸软，虚烦失眠，神疲乏力，手足心热，舌红而干，少苔，脉细数。治宜在主方基础上加用

15. 咽中不适，有痰黏附，恶心欲呕，痰黏稠黄难咯，或咽痛如梗，舌质偏红或有瘀点，苔黄厚或腻，脉细滑数。治宜在主方基础上加用

第三十二单元　其他病证的针灸治疗

【A1 型题】

1. 治疗气滞血瘀型黄褐斑，可在基本处方的基础上加
   A. 太冲、膈俞　　　B. 太冲、合谷
   C. 血海、膈俞　　　D. 肝俞、肾俞
   E. 足三里、三阴交

2. 下列各项中除哪项外，都可应用于抗衰老
   A. 足三里　　　　　B. 合谷
   C. 关元　　　　　　D. 百会
   E. 肾俞

3. 治疗中暑头晕头痛，可在基础方上再加
   A. 足三里　　　　　B. 太白
   C. 太阳　　　　　　D. 三阴交
   E. 气海

4. 治疗气厥实证可在基础方上再加
   A. 足三里　　　　　B. 太白
   C. 太冲　　　　　　D. 三阴交

E. 气海

5. 治疗心痛彻背，喘不得卧，遇寒痛剧，得热痛减，面色苍白，四肢不温，舌淡红、苔薄白，脉弦紧或沉迟者。可在基础方上再加
   A. 灸三阴交、百会　　B. 灸太白、脾俞
   C. 灸心俞、中脘　　　D. 灸神阙、关元
   E. 灸涌泉、劳宫

西医综合

第十四章 诊断学基础

第一单元 症状学

【A1 型题】

1. 体温逐渐上升达 39℃或以上，数天后又逐渐下降至正常水平，持续数天后又逐渐升高，如此反复多次。属于哪种热型
- A. 稽留热
- B. 弛张热
- C. 间歇热
- D. 波状热
- E. 回归热

2. 胸痛呈绞榨样痛并有重压窒息感，发作时间短暂（持续 1~5min），休息或含服硝酸甘油可缓解。提示
- A. 气胸
- B. 胸膜炎
- C. 心绞痛
- D. 心肌梗死
- E. 食管炎

3. 上腹部持续性钝痛或刀割样疼痛呈阵发性加剧，发作前有酗酒、暴饮暴食史。提示
- A. 胆囊炎
- B. 肠梗阻
- C. 十二指肠溃疡
- D. 急性阑尾炎
- E. 急性胰腺炎

4. 内脏性腹痛的特点不包括
- A. 部位不确切
- B. 部位接近腹中线
- C. 疼痛感觉模糊
- D. 可有局部腹肌强直
- E. 常伴恶心、呕吐、出汗等自主神经兴奋症状

5. 下列可用于区别咯血与呕血的是
- A. 是否经口排出
- B. 是否为鲜红色
- C. 酸碱反应
- D. 有无黑便
- E. 有无贫血

6. 在我国，咯血最常见的病因是
- A. 肺梗死
- B. 肺结核
- C. 肺炎
- D. 矽肺
- E. 恶性肿瘤转移

7. 心源性哮喘最主要的临床表现是
- A. 胸闷
- B. 气促
- C. 发绀
- D. 夜间阵发性呼吸困难
- E. 心率加快

8. 抽搐而意识清醒者可见于
- A. 癫痫大发作
- B. 高热惊厥
- C. 颅内血肿
- D. 中暑
- E. 癔症

9. 慢性进行性头痛伴呕吐、视神经乳头水肿，提示
- A. 偏头痛
- B. 颅骨骨折
- C. 脑血栓形成
- D. 丛集性头痛
- E. 颅内占位性病变

10. 心源性水肿与肝源性水肿的鉴别要点是
- A. 水肿程度
- B. 水肿性质
- C. 有无肝肿大
- D. 有无颈静脉怒张
- E. 有无腹水

【A2 型题】

11. 患者，38 岁。败血症，体温常在 39℃以上，波动幅度大，24 小时内波动范围超过 2℃，但都在正常水平以上。考虑其热型为
- A. 稽留热
- B. 间歇热
- C. 波状热
- D. 弛张热
- E. 回归热

12. 患者，50 岁。与人吵架后突感前胸闷痛，有压榨感，同时疼痛牵涉至左臂，休息后自行缓解，历时约 3 分钟。最可能的是
- A. 心绞痛
- B. 肋间神经痛
- C. 急性心肌梗死
- D. 急性左心衰
- E. 急性肺梗死

13. 患者，65 岁。皮肤、巩膜黄染呈进行性加重，大便持续变白，病后消瘦明显。应首先考虑的是
- A. 急性病毒性肝炎
- B. 肝硬化
- C. 肝癌
- D. 胰头癌
- E. 胆总管结石

【B1 型题】

（14~15 题共用备选答案）
- A. 37.3~38.0℃
- B. 38.1~39.0℃
- C. 39.1~40.0℃
- D. 39.1~41.0℃
- E. 41℃以上

14. 中等热指的是

15. 高热指的是

（16~17 题共用备选答案）
- A. 高血压性头痛
- B. 丛集性头痛
- C. 眼源性头痛
- D. 三叉神经痛
- E. 神经性头痛

16. 头痛常于晨间加剧的是

17. 头痛具搏动性与易变性的是

（18~19 题共用备选答案）
- A. 咳铁锈色痰
- B. 咳粉红色泡沫痰

C. 咳大量鲜血　　　D. 干咳无痰

E. 咳砖红色胶胨样痰

18. 急性左心功能不全，常伴有

19. 肺炎链球菌肺炎，常伴有

（20～21 题共用备选答案）

A. 糖尿病酮症酸中毒

B. 急性左心衰

C. 大叶性肺炎

D. 肺结核

E. 支气管哮喘

20. 临床表现为发作性呼吸困难伴有哮鸣音，应首先考虑的是

21. 临床表现为呼吸困难伴昏迷，应首先考虑的是

（22～23 题共用备选答案）

A. 持续睡眠状态，可被唤醒，醒后能配合检查及回答简单问题

B. 能保持简单的精神活动，但对时间、地点、人物的定向能力发生障碍

C. 熟睡状态不易唤醒，在强烈刺激下可被唤醒，但很快又再入睡

D. 意识大部分丧失，无自主运动，对声、光刺激无反应，角膜反射、瞳孔对光反射等可存在

E. 意识完全丧失，对各种刺激全无反应

22. 嗜睡指的是

23. 深度昏迷指的是

第二单元　问　诊

【A1 型题】

1. 有关现病史的询问，错误的是

A. 对症状的性质作有鉴别意义的询问

B. 尽可能了解与本次发病有关的病因

C. 用既往的诊断代替现在的诊断

D. 尽量不使用医学专用术语

E. 在现病史的最后记述患者的精神、体力状态、食欲及食量的改变

2. 有关主诉的描述，不正确的是

A. 患者感受最主要的疾苦或最明显的症状或体征

B. 可初步反映病情轻重与急缓

C. 本次就诊最主要的原因

D. 尽可能用患者自己的言词

E. 主诉并非现病的主要表述

第三单元　检体诊断

【A1 型题】

1. 按照腹部九分区法，阑尾位于

A. 右上腹部　　　B. 右下腹部

C. 上腹部　　　　D. 中腹部

E. 左下腹部

2. 深部触诊应使腹壁压陷至少

A. 1cm　　　　　B. 1.5cm

C. 2cm　　　　　D. 2.5cm

E. 3cm

3. 呼吸呈烂苹果味，见于

A. 糖尿病酮症酸中毒　B. 尿毒症

C. 肝性脑病　　　　　D. 支气管扩张症

E. 有机磷农药中毒

4. 双侧上肢血压差别显著，多见于

A. 原发性高血压　　　B. 主动脉狭窄

C. 心包积液　　　　　D. 大动脉炎

E. 心力衰竭

5. 白大衣高血压、顽固性难治性高血压以及降压效果差的患者行血压测量，可考虑的方法是

A. 有创式血压监测

B. 电子血压计测量

C. 汞柱式血压计测量

D. 24 小时动态血压监测

E. 家庭自测血压

6. 患者颈及脊背肌肉强直，出现头向后仰，胸腹前凸，背过伸，躯干呈弓形。称为

A. 自主体位　　　　　B. 被动体位

C. 强迫侧卧位　　　　D. 强迫俯卧位

E. 角弓反张位

7. 面色晦暗，额部、鼻背、双颊有褐色色素沉着。见于

A. 贫血　　　　　　　B. 慢性肝病

C. 慢性肾病　　　　　D. 甲状腺功能亢进症

E. 甲状腺功能减退症

8. 玫瑰疹多见于哪种疾病

A. 丹毒　　　　　　　B. 伤寒

C. 猩红热　　　　　　D. 药物疹

E. 麻疹

9. 胃癌所致的转移性淋巴结肿大容易转移到

A. 颌下　　　　　　　B. 颈部

C. 左侧锁骨上窝　　　D. 右侧锁骨上窝

E. 腋下

10. 腋窝测量体温的正常值范围是

A. 36.3～37.2℃　　　B. 36.4～37.1℃

C. 36.5～37.7℃　　　D. 36～37℃

E. 36.8～37.7℃

11. 起步后小步急速趋行，身体前倾，又难以止步之势。该步态称为

A. 蹒跚步态　　　　　B. 慌张步态

C. 剪刀步态　　　　　D. 共济失调步态

E. 间歇性跛行

12. 下列疾病中，不会引起颈静脉怒张的是

A. 严重贫血　　　　　B. 右心衰竭

C. 缩窄性心包炎　　　D. 上腔静脉阻塞综合征

E. 心包积液

13. 口腔黏膜出现蓝黑色色素沉着斑片，指缝、乳晕等处也有色素沉着。多见于
   A. 肾上腺皮质功能减退症
   B. 克汀病
   C. 黏液性水肿
   D. 肢端肥大症
   E. Cushing 病

14. 尿酸盐沉积于耳郭，形成痛性小结。见于
   A. 局部感染　　　　B. 局部外伤
   C. 痛风　　　　　　D. 外耳道炎
   E. 胆脂瘤

15. 双手扶住患者两侧耳后，双侧拇指分别置于鼻根部与眼内眦之间，向后方按压。系检查
   A. 额窦　　　　　　B. 上颌窦
   C. 蝶窦　　　　　　D. 筛窦
   E. 鼻甲

16. 咽部充血水肿，表面粗糙并有淋巴滤泡呈簇状增生。见于
   A. 扁桃体炎　　　　B. 急性咽炎
   C. 慢性咽炎　　　　D. 白喉
   E. 喉结核

17. 甲状腺肿大伴血管杂音及震颤，见于
   A. 单纯性甲状腺肿
   B. 甲状腺功能亢进症
   C. 甲状腺腺瘤
   D. 甲状腺癌
   E. 慢性淋巴细胞性甲状腺炎

18. 可将气管推向健侧的是
   A. 肺不张　　　　　B. 肺硬化
   C. 胸腔积液　　　　D. 肺纤维化
   E. 胸膜粘连

19. 胸骨压痛或叩击痛，见于
   A. 再生障碍性贫血　B. 带状疱疹
   C. 胸壁肿瘤　　　　D. 胸壁炎症
   E. 白血病

20. 触及随心脏搏动而发生的气管向下拽动（Oliver 征），提示
   A. 纵隔肿瘤
   B. 甲状腺功能亢进症
   C. 三尖瓣关闭不全
   D. 主动脉瓣关闭不全
   E. 主动脉弓动脉瘤

21. 乳房表面发红、肿胀并伴疼痛、发热者，见于
   A. 乳房囊性增生病　B. 急性乳房炎
   C. 乳房慢性脓肿　　D. 乳房结核
   E. 乳房纤维腺瘤

22. 库斯莫尔呼吸的患者，如果作血气分析，其结果应当是
   A. 代谢性酸中毒　　B. 呼吸性酸中毒

23. 单侧乳房静脉扩张，应注意的是
   A. 乳房恶性肿瘤
   B. 乳房囊性增生
   C. 乳管内乳头状瘤
   D. 急性乳房炎
   E. 妊娠、哺乳

24. 正常人可以出现的呼吸附加音是
   A. 鼾音　　　　　　B. 哨笛音
   C. 湿啰音　　　　　D. 捻发音
   E. 痰鸣音

25. 见于多发性肋骨、肋软骨骨折或胸骨骨折的是
   A. 胸式呼吸　　　　B. 腹式呼吸
   C. 反常呼吸　　　　D. 库斯莫尔呼吸
   E. 叹息样呼吸

26. 关于干啰音特点的阐述，下列不正确的是
   A. 有时不用听诊器亦可闻及
   B. 是一种持续时间较长的带乐音的呼吸附加音
   C. 音调较高
   D. 部位不易变，较恒定
   E. 吸气与呼气均可闻及，但以呼气时明显

27. 正常肺泡呼吸音最明显的听诊部位是
   A. 肩胛下部　　　　B. 喉部
   C. 胸骨角附近　　　D. 右肺尖
   E. 肩胛上部

28. 支气管呼吸音发生在何部位有病理意义
   A. 胸骨上窝
   B. 喉头附近
   C. 在背部第 1、2 胸椎附近
   D. 在正常肺泡呼吸音的部位
   E. 在背部第 6、7 颈椎附近

29. 房颤最常见于以下哪种疾病
   A. 冠心病
   B. 甲状腺功能亢进症
   C. 器质性二尖瓣狭窄
   D. 洋地黄中毒
   E. 高血压心脏病

30. 心脏绝对浊音界内，主要是
   A. 右心室　　　　　B. 右心房
   C. 左心室　　　　　D. 左心房
   E. 肺动脉

31. Austin – Flint 杂音可见于下列哪种病变
   A. 主动脉瓣狭窄
   B. 主动脉瓣关闭不全
   C. 二尖瓣关闭不全
   D. 三尖瓣关闭不全
   E. 二尖瓣狭窄

C. 呼吸性碱中毒　　D. 呼酸合并代碱
E. 代酸合并呼碱

32. 二尖瓣狭窄时第一心音增强主要是由于以下哪项因素
    A. 心肌收缩力增强
    B. 舒张末期房室瓣位置较低
    C. 收缩期相应较短
    D. 二尖瓣增厚
    E. 瓣膜缺乏弹性

33. 以下不属于周围血管征的是
    A. 与脉搏一致的节律性点头运动
    B. 毛细血管搏动征
    C. 枪击音和杜氏双重杂音
    D. 重搏脉
    E. 颈动脉搏动明显

34. 以下叙述不符合左心室舒张早期奔马律特点的是
    A. 出现在舒张早期
    B. 在吸气末最响
    C. 提示左心衰竭
    D. 可见于室缺或动脉导管未闭
    E. 在心尖部或其右上方听诊最清楚

35. 功能性收缩期杂音的特征不包括
    A. 多位于心尖部和（或）肺动脉瓣区
    B. 比较局限
    C. 一般在 2/6 级以下
    D. 吹风样，柔和
    E. 发生早，常遮盖第一心音

36. 以下病变，在下蹲位迅速起立时杂音不会减弱的是
    A. 二尖瓣关闭不全
    B. 三尖瓣关闭不全
    C. 梗阻性肥厚型心肌病
    D. 主动脉瓣关闭不全
    E. 肺动脉瓣关闭不全

37. 下列不符合房颤的听诊特点的是
    A. 心律完全不规则
    B. 脉搏短绌
    C. 心音强弱绝对不一致
    D. 第一心音低钝
    E. 心率快慢不一，瞬息多变

38. 心尖搏动在心浊音界内侧的是
    A. 左心室增大　　　B. 右心室增大
    C. 梨状心　　　　　D. 大量心包积液
    E. 滴状心

39. 二尖瓣狭窄的杂音在心尖部最响，其传导方向是
    A. 局限于心尖部
    B. 向腋下传导
    C. 向颈部传导
    D. 向胸骨下端甚或心尖部传导
    E. 向胸骨左缘第三肋间传导

40. 主动脉瓣狭窄时可听到的额外心音是
    A. 二尖瓣开瓣音　　B. 收缩早期喷射音
    C. 肿瘤扑落音　　　D. 心房音

E. 心包摩擦音

41. 心包摩擦音和胸膜摩擦音的鉴别要点是
    A. 有无心脏病史
    B. 呼吸是否增快
    C. 改变体位后摩擦音是否消失
    D. 屏住呼吸后摩擦音是否消失
    E. 咳嗽后摩擦音是否消失

42. 小肠梗阻时，蠕动波可出现在
    A. 左侧腹部　　　　B. 右侧腹部
    C. 中腹部　　　　　D. 右下腹部
    E. 腹壁的周边

43. 上腔静脉阻塞时，腹壁静脉曲张的血流方向为
    A. 脐上、脐下均向上
    B. 脐上、脐下均向下
    C. 脐上向上、脐下向下
    D. 脐上向下、脐下向上
    E. 以脐为中心向四周放射

44. 急性腹膜炎时，最有诊断意义的体征是
    A. 腹壁紧张
    B. 腹部压痛
    C. 腹部出现反跳痛
    D. 移动性浊音阳性
    E. 肠鸣音亢进

45. 听诊肠鸣音变化的最佳部位是
    A. 上腹部　　　　　B. 左上腹部
    C. 右上腹部　　　　D. 左下腹部
    E. 中腹部

46. 移动性浊音阳性提示腹腔内游离腹水超过
    A. 500ml　　　　　B. 1000ml
    C. 1500ml　　　　D. 2000ml
    E. 3000ml

47. 空腹查体发现上腹部振水音，可能的诊断是
    A. 结核性腹膜炎　　B. 胃肠穿孔
    C. 幽门梗阻　　　　D. 肾病综合征
    E. 肝硬化门静脉高压

48. 患者肛门视诊发现肛门外口（齿状线以下）静脉曲张，有紫红色柔软包块，表面为皮肤覆盖，应考虑的是
    A. 外痔　　　　　　B. 内痔
    C. 混合痔　　　　　D. 直肠脱垂
    E. 肛门瘘

49. 直肠检查常不宜采取的体位是
    A. 膝胸位　　　　　B. 右侧卧位
    C. 截石位　　　　　D. 左侧卧位
    E. 仰卧位

50. 检查脊柱活动时，应除外
    A. 椎间盘突出
    B. 颈、腰肌韧带劳损
    C. 颈、腰椎增生性关节炎

D. 脊柱外伤性骨折或脱位

E. 脊柱结核或肿瘤

51. 匙状甲最常见的病因是

A. 风湿热 B. 缺铁性贫血

C. 甲癣 D. 缺氧

E. 类风湿关节炎

52. 传导舌前 2/3 味觉的神经是

A. 三叉神经 B. 面神经

C. 舌咽神经 D. 舌下神经

E. 滑车神经

53. 中枢性瘫痪的特点是

A. 肌力增强 B. 腱反射减弱

C. 浅反射消失 D. 不出现病理反射

E. 肌张力增强

54. 肢体能在床面上作水平移动，但不能抬起。属于

A. 0 级肌力 B. 1 级肌力

C. 2 级肌力 D. 3 级肌力

E. 4 级肌力

【A2 型题】

55. 患者，男，56 岁，腹胀 1 年。查体：一般情况尚可，腹部膨隆，腹式呼吸减弱，仰卧位时腹部外形呈扁而宽状，且腹形随体位变换而改变。该患者最可能的诊断是

A. 肝硬化门静脉高压

B. 肠麻痹

C. 腹内巨大肿瘤

D. 胃肠穿孔

E. 人工气腹

56. 患者，女，25 岁。诉 2 年前曾患过急性肝炎，现孕 7 个月，颈部皮肤见一直径约 4mm 大小的红色斑块，呈辐射状血管网，中央有一小红点，压此处血管网可褪色。应考虑诊断为

A. 紫癜 B. 蜘蛛痣

C. 瘀点 D. 瘀斑

E. 红痣

57. 患者，女，48 岁。体检发现其乳房皮肤回缩，无明显乳房红、肿、热、痛，亦未发现乳房肿块。首先考虑诊断为

A. 乳房炎 B. 乳癌

C. 乳房乳头状瘤 D. 乳腺囊性增生

E. 乳腺纤维瘤

58. 患者，男，60 岁。尿频，排尿困难 2 年，加重 2 周，无水肿。查体：下腹部膨隆，压痛。叩诊浊音区不随体位变换而改变。该患者最可能的诊断是

A. 结核性腹膜炎 B. 肝硬化腹水

C. 肾结石 D. 尿潴留

E. 结肠癌

59. 患者，男，42 岁。排便肛门剧烈疼痛 4 天。肛门、直肠检查：肛管下段黏膜有深达皮肤全层的狭长梭形裂

伤伴溃疡。该患者最应考虑

A. 直肠肛门瘘 B. 肛门感染

C. 肛裂 D. 直肠癌

E. 直肠脓肿

60. 患者，女，40 岁。体胖，高脂肪餐后 2 小时出现左上腹痛，恶心，呕吐胃内容物，持续疼痛阵发性加重并向左背部放射。查体：左上腹壁紧张，压痛，无反跳痛。应考虑的诊断是

A. 消化性溃疡 B. 肠梗阻

C. 幽门梗阻 D. 急性胰腺炎

E. 脾破裂出血

【B1 型题】

(61～62 题共用备选答案)

A. 清音 B. 浊音

C. 实音 D. 鼓音

E. 过清音

61. 被肺覆盖的肝脏及心脏，叩诊音呈

62. 慢性阻塞性肺气肿，叩诊音呈

(63～64 题共用备选答案)

A. 肋间隙 B. 脊柱棘突连线

C. 肋脊角 D. 肩胛下角

E. 胸骨角

63. 第 7 或第 8 肋骨水平的标志，是

64. 胸部病变水平的标志，是

(65～66 题共用备选答案)

A. 口唇苍白

B. 口角单纯疱疹

C. 口唇干燥并有皲裂

D. 口角糜烂

E. 口唇发绀

65. 主动脉瓣关闭不全或虚脱，可出现的临床表现是

66. 血中还原血红蛋白增加或血管重度收缩，可出现的临床表现是

(67～68 题共用备选答案)

A. 二尖瓣听诊区

B. 主动脉瓣第二听诊区

C. 主动脉瓣听诊区

D. 肺动脉瓣听诊区

E. 三尖瓣听诊区

67. 胸骨左缘第 3 肋间听诊区为

68. 胸骨右缘第 2 肋间听诊区为

(69～70 题共用备选答案)

A. 桶状胸 B. 扁平胸

C. 漏斗胸 D. 鸡胸

E. 胸廓局限性变形

69. 胸骨下部显著前凸，两侧肋骨凹陷，胸廓前后径增大而横径缩小，上下径较短。指的是

70. 胸骨下端剑突处内陷，有时连同依附的肋软骨一起内陷。指的是

（71~72 题共用备选答案）

    A. 高血压

    B. 低血压

    C. 两上肢血压不对称

    D. 下肢血压低于上肢血压

    E. 脉压增大

71. 心包填塞会出现的是

72. 胸腹主动脉型大动脉炎会出现的是

（73~74 题共用备选答案）

    A. 干啰音   B. 湿啰音

    C. 捻发音   D. 支气管语音

    E. 胸膜摩擦音

73. 见于肺实变，但较触觉语颤增强及病理性支气管呼吸音出现早的是

74. 持续存在时才是病理性的，见于肺炎早期、肺结核早期、肺淤血、纤维性肺泡炎的是

（75~76 题共用备选答案）

    A. 主动脉瓣狭窄   B. 主动脉瓣关闭不全

    C. 动脉导管未闭   D. 二尖瓣狭窄伴关闭不全

    E. 感染性心内膜炎

75. 产生连续性杂音的是

76. 病程中杂音易发生改变的是

（77~78 题共用备选答案）

    A. 胸骨左缘第 2 肋间隙

    B. 胸骨右缘第 2 肋间隙

    C. 胸骨左缘近剑突处

    D. 胸骨右缘第 3、4 肋间隙

    E. 胸骨左缘第 3、4 肋间隙

77. 主动脉瓣第二听诊区位于

78. 肺动脉瓣听诊区位于

（79~80 题共用备选答案）

    A. 胸骨左缘第 2 肋间收缩期杂音

    B. 胸骨右缘第 2 肋间收缩期杂音

    C. 胸骨左缘第 3、4 肋间收缩期杂音

    D. 心尖区舒张中、晚期杂音

    E. 胸骨左缘第 3 肋间舒张期杂音

79. 主动脉瓣关闭不全时，杂音的部位和实相为

80. 室间隔缺损时，杂音的部位和实相为

（81~82 题共用备选答案）

    A. 季肋点   B. 肋脊点

    C. 肋腰点   D. 上输尿管点

    E. 中输尿管点

81. 髂前上棘水平腹直肌外缘是

82. 第 12 肋骨与腰肌外缘的交角顶点是

（83~84 题共用备选答案）

    A. 舟状腹   B. 蛙状腹

    C. 板状腹   D. 尖腹

    E. 气腹

83. 患者仰卧时前腹壁明显凹陷，见于消瘦和脱水者被称作

84. 平卧位时腹壁松弛，液体下沉于腹腔两侧，致侧腹部明显膨出扁而宽被称作

（85~86 题共用备选答案）

    A. 浅反射   B. 深反射

    C. 病理反射   D. 脑膜刺激征

    E. 神经根受刺激

85. 颈强直属于

86. Hoffmann（霍夫曼）征属于

第四单元　实验室诊断

【A1 型题】

1. 缺铁性贫血属于的贫血类型是

    A. 正常细胞性贫血

    B. 大细胞性贫血

    C. 小细胞低色素性贫血

    D. 单纯小细胞性贫血

    E. 生理性贫血

2. 内出血时，最早出现的改变是

    A. 红细胞数减少   B. 白细胞明显增高

    C. 淋巴细胞减少   D. 嗜酸粒细胞增高

    E. 血红蛋白减少

3. 下列疾病中，白细胞总数可不增高或甚至减少的是

    A. 急性溶血   B. 急性中毒

    C. 严重败血症   D. 急性心肌梗死

    E. 急性上消化道出血

4. 下列疾病血沉不增快的是

    A. 风湿性关节炎   B. 慢性肾炎

    C. 活动性肺结核   D. 肾囊肿

    E. 严重贫血

5. 正常人的外周血中可见到

    A. 原始红细胞   B. 中幼粒细胞

    C. 晚幼红细胞   D. 晚幼粒细胞

    E. 网织红细胞

6. 成人骨髓取材最为适宜的部位是

    A. 髂前上棘   B. 胫骨

    C. 脊椎棘突   D. 胸骨

    E. 髂后上嵴

7. 大多数凝血因子产生的部位在

    A. 心脏   B. 脾脏

    C. 肝脏   D. 血管

    E. 血小板

8. 全血细胞减少最常见于

    A. 再生障碍性贫血   B. 急性白血病

    C. 血小板减少性紫癜   D. 流行性感冒

    E. 应激状态

9. 主要检查凝血第一阶段外源性途径有无障碍的是
   A. 血小板计数
   B. 出血时间测定
   C. 凝血时间测定
   D. 血块收缩时间测定
   E. 血浆凝血酶原时间测定

10. 成熟红细胞：有核红细胞为 20：1，有核细胞占 1% ~ 10%。表明骨髓增生程度
    A. 极度活跃
    B. 明显活跃
    C. 活跃
    D. 减低
    E. 极度减低

11. 二氧化碳结合力主要反映
    A. 血中 pH 值
    B. 血中碳酸含量
    C. 血中二氧化碳含量
    D. 血中 HCO_3^- 含量
    E. 血中 H_2CO_3 含量

12. 反映肾脏浓缩稀释功能最敏感的试验是
    A. 尿比重
    B. 24 小时尿量
    C. 夜尿量
    D. 昼尿量
    E. 尿渗量

13. 葡萄糖耐量试验对诊断下列哪种疾病有重要意义
    A. 隐匿性糖尿病
    B. 1 型糖尿病
    C. 2 型糖尿病
    D. 甲状腺功能减退症
    E. 肾上腺皮质功能减退症

14. 含蛋白质最多、体积最小、比重最大，与冠心病发病呈负相关的脂蛋白是
    A. 乳糜颗粒
    B. 极低密度脂蛋白
    C. 低密度脂蛋白
    D. 高密度脂蛋白
    E. 游离脂肪酸

15. 对诊断急性胰腺炎最有价值的血清酶检查是
    A. 淀粉酶
    B. 谷草转氨酶
    C. 碱性磷酸酶
    D. 谷丙转氨酶
    E. 乳酸脱氢酶

16. 下列符合漏出液特点的是
    A. 外观呈血性
    B. 比重 > 1.018
    C. 能自凝
    D. 白细胞计数 > 0.5×10^9/L
    E. 无病原菌

17. 下列检查结果中，最能反映慢性肾炎患者肾实质严重损害的是
    A. 尿蛋白明显增多
    B. 尿中白细胞明显增多
    C. 尿中红细胞明显增多
    D. 尿中出现管型
    E. 尿比重固定于 1.010 左右

18. 甲胎蛋白强阳性对下列哪种疾病诊断意义最大
    A. 慢性肝炎
    B. 原发性肝癌
    C. 转移性肝癌
    D. 原发性肝内胆管细胞癌
    E. 肝硬化

19. 关于 HBsAg 与抗 – HBs 下列哪项说法是错误的
    A. HBsAg 与乙肝病毒常同时存在，是传染性指标之一
    B. HBsAg（＋）也可能是 HBV 携带者
    C. HBsAg 持续存在于急性感染恢复期
    D. 抗 – HBs（＋）表示患者曾感染过 HBV
    E. 抗 – HBs（＋）是一种保护性抗体

【A2 型题】

20. 患者，女，20 岁。胸腔积液穿刺检查：外观为红色，比重为 1.021，Rivalta 试验阳性，红细胞（＋＋），白细胞 900×10^6/L，乳酸脱氢酶 550U。该患者胸腔积液的性质考虑是
    A. 化脓性
    B. 结核性
    C. 癌性
    D. 非炎性
    E. 营养不良性

【B1 型题】

（21 ~ 22 题共用备选答案）
    A. ALT 明显升高
    B. 血氨明显升高
    C. γ – GT 明显升高
    D. MAO 明显升高
    E. ALP 明显升高

21. 肝纤维化的辅助检查变化是

22. 阻塞性黄疸的辅助检查变化是

（23 ~ 24 题共用备选答案）
    A. 脓血便
    B. 鲜血便
    C. 柏油样便
    D. 白陶土样便
    E. 稀糊状便

23. 上消化道出血的大便特点是

24. 痔的大便特点是

（25 ~ 26 题共用备选答案）
    A. 血清甲胎蛋白（AFP）
    B. 血清癌胚抗原（CEA）
    C. 癌抗原 125（CA125）
    D. 癌抗原 153（CA153）
    E. 组织多肽抗原（TPA）

25. 诊断原发性肝癌的首选是

26. 用于诊断结肠癌的是

（27 ~ 28 题共用备选答案）
    A. 红色或红棕色痰
    B. 黄色脓性痰
    C. 黄绿色痰
    D. 铁锈色痰
    E. 粉红色泡沫痰

27. 化脓性肺炎时，咳痰为

28. 铜绿假单胞菌感染时，咳痰为

（29 ~ 30 题共用备选答案）
    A. 抗 Scl – 70 抗体
    B. 抗核糖核蛋白（RNP）抗体
    C. 抗酸性核蛋白（Sm）抗体
    D. 抗双链 DNA（dsDNA）抗体
    E. 抗 SS – A（Ro）抗体

29. 进行性系统性硬化症特有的是

30. SLE 特有的是

第五单元　心电图诊断

【A1 型题】

1. 反映心室早期缓慢复极的电位与时间变化的是
   A. P–R 间期　　　　　　B. P–P 间期
   C. ST 段　　　　　　　　D. P 波
   E. Q–T 间期

2. P 波电压在肢体导联 ≥0.25mV，胸导联 ≥0.20mV，常提示
   A. 左心房肥大　　　　　B. 右心房肥大
   C. 双心房肥大　　　　　D. 左心室肥大
   E. 右心室肥大

3. 如 R–R 间期为 0.6 秒，则心率为
   A. 60 次/分　　　　　　B. 75 次/分
   C. 80 次/分　　　　　　D. 100 次/分
   E. 120 次/分

【A2 型题】

4. 患者，男，45 岁。心悸 10 天，心电图检查：多个导联提前出现的宽大畸形的 QRS 波群，其前无相关 P 波，其后 T 波与 QRS 波群主波方向相反，代偿间歇完全。其诊断是
   A. 房性早搏　　　　　　B. 房室交界性早搏
   C. 室性早搏　　　　　　D. 房室传导阻滞
   E. 室内传导阻滞

5. 患者，女，20 岁。有心动过速史，突发心悸 20 分钟，心电图示：R–R 间期绝对规则，频率 210 次/分，QRS 时间 0.09 秒，应考虑为
   A. 窦性心动过速
   B. 心房颤动
   C. 阵发性室上性心动过速
   D. 非阵发性室上性心动过速
   E. 阵发性室性心动过速

6. 患者，男，19 岁。查体：心率 68 次/分，心律齐，无杂音。心电图检查：P–R 间期 0.24 秒。该患者考虑诊断为
   A. 正常心电图
   B. 一度房室传导阻滞
   C. 二度房室传导阻滞
   D. 三度房室传导阻滞
   E. 室内传导阻滞

【B1 型题】

(7~8 题共用备选答案)
   A. 正极夹在左上肢，负极夹在右上肢
   B. 正极夹在左下肢，负极夹在右上肢
   C. 正极夹在左下肢，负极夹在左上肢
   D. 一电极夹在右上肢，一电极为无干电极
   E. 正极夹在左上肢，负极夹在左下肢

7. 标准 I 导联的连接方法是

8. 标准Ⅲ导联的连接方法是

(9~10 题共用备选答案)
   A. Ⅱ、Ⅲ、aVF 导联
   B. Ⅰ、aVL 导联
   C. V_1、V_2、V_3 导联
   D. V_3、V_4、V_5 导联
   E. V_5、V_6 导联

9. 下壁梗死，Q 波出现在

10. 前壁梗死，Q 波出现在

第六单元　影像诊断

【A1 型题】

1. 脑内出血，检查方法首选
   A. CT 平扫　　　　　　B. CT 增强扫描
   C. MRI　　　　　　　　D. 头颅平片
   E. DSA

2. 超声波通过尿液、胆汁、浆膜腔积液时，表现为
   A. 无回声暗区
   B. 少量均匀细小的回声
   C. 较强的密集回声
   D. 强反射且界面后方的组织不能显示
   E. 少数振幅较低的回声

3. 胸膜粘连最常见的部位是
   A. 肺尖部胸膜　　　　　B. 肋膈角处
   C. 心膈角处　　　　　　D. 纵隔胸膜
   E. 肋胸膜

4. 原发综合征的典型表现为
   A. 肺上野的片状阴影，中央密度较深，周围逐渐变淡
   B. 条状边缘模糊阴影，由病变区伸向肺门
   C. 肺门及气管、支气管淋巴结肿大
   D. 原发病灶、肺门淋巴结及结核性淋巴管炎组成的哑铃状影
   E. 两肺散在斑点状密度增高影

5. 诊断胃肠道穿孔最简单、最有效的方法是
   A. 卧位腹部平片　　　　B. 腹部透视
   C. 气钡双重造影　　　　D. CT
   E. MRI

6. 退行性骨关节病主要病变在
   A. 关节软骨　　　　　　B. 骨组织
   C. 关节韧带　　　　　　D. 滑膜组织
   E. 骨膜

7. 下列结果最符合亚临床甲减的是
   A. TSH 降低，T_3、T_4 正常
   B. TSH 升高，T_3、T_4 正常
   C. TSH 升高，FT_3、FT_4 正常
   D. TSH 降低，FT_3、FT_4 正常
   E. TSH 降低，T_3、T_4 升高

8. 胆囊内见一个或数个强光团，后方伴声影，强光团可随体位改变而依重力方向移动。考虑诊断为
   A. 急性胆囊炎　　　　　B. 慢性胆囊炎

C. 胆囊结石　　　　D. 胆囊癌

E. 胆囊息肉

【A2 型题】

9. 患者，男，28 岁。3 天前受凉后出现高热，体温 39.9℃，胸痛，咳嗽，咳痰。胸片后前位显示：右上肺野呈大片状密度增高阴影，下缘整齐，以水平裂为界，上缘模糊不清，在实变的阴影中间见到含气支气管影。考虑诊断是

A. 肺结核　　　　　B. 大叶性肺炎

C. 小叶性肺炎　　　D. 支气管扩张

E. 肺脓肿

【B1 型题】

(10 ~ 11 题共用备选答案)

A. 小肠扩张，大量积气积液

B. 两膈下可见新月形透亮气体影

C. 胃内积气

D. 小肠内可见少量气体

E. 腹部均匀致密，腰大肌清晰

10. 小肠机械性梗阻 X 线表现是

11. 胃肠道穿孔 X 线表现是

第七单元　病历与诊断方法

【A1 型题】

1. 完整的住院病历、入院记录，要求在患者入院后多长时间完成

A. 8 小时内　　　　B. 12 小时内

C. 24 小时内　　　 D. 36 小时内

E. 48 小时内

第十五章 内科学

第一单元 呼吸系统疾病

【A1 型题】

1. 阻塞性肺气肿最常见的病因是
    A. 支气管哮喘   B. 支气管扩张
    C. 慢性支气管炎   D. 肺结核
    E. 支气管肺炎

2. COPD 的标志性症状是
    A. 慢性咳嗽
    B. 咳痰
    C. 逐渐加重的气短或呼吸困难
    D. 胸痛
    E. 乏力

3. 判定 COPD 气流受限的最可靠方法是
    A. 胸片   B. CT
    C. 气管镜   D. 血气分析
    E. 肺功能检查

4. COPD 稳定期治疗不正确的是
    A. β_2 受体激动剂   B. 茶碱药
    C. 抗胆碱药   D. 规律使用镇咳药
    E. LTOT

5. COPD 急性发作期，最主要的治疗措施是
    A. 控制感染   B. 止咳祛痰
    C. 解痉平喘   D. 吸氧补液
    E. 纠正酸中毒

6. 肺心病死亡的主要原因是
    A. 肺部感染   B. 呼吸衰竭
    C. 心力衰竭   D. 酸碱平衡紊乱
    E. 肾功能衰竭

7. 慢性肺心病的诊断主要依靠
    A. 长期吸烟
    B. 急性支气管炎伴有心率增快、心脏扩大
    C. 杵状指、口唇发绀、右心室肥厚
    D. 肺气肿体征
    E. 慢性胸肺疾病史、肺动脉高压、右心室肥厚

8. 提示早期慢性肺源性心脏病的临床表现是
    A. 胸闷、呼吸困难
    B. 心悸、心音遥远
    C. 发绀、乏力、易疲劳
    D. 颈静脉怒张
    E. 肺动脉瓣区第二心音亢进

9. 慢性肺心病形成肺动脉高压的主要因素是
    A. 支气管感染
    B. 毛细血管床减少

    C. 缺氧使肺小动脉收缩、痉挛
    D. 肺静脉压增高
    E. 肺小血管炎

10. 慢性阻塞性肺气肿最主要的症状是
    A. 慢性咳嗽
    B. 晨起咯痰量多
    C. 逐渐加重的呼吸困难
    D. 发作性喘息
    E. 常继发肺部感染

11. 支气管哮喘的临床特征是
    A. 吸气性呼吸困难
    B. 反复发作的混合性呼吸困难
    C. 反复发作的呼气性呼吸困难
    D. 夜间阵发性呼吸困难
    E. 两肺散在的干湿啰音

12. 支气管哮喘与心源性哮喘难以鉴别时可用的药物是
    A. 心得安   B. 肾上腺素
    C. 氨茶碱   D. 去甲肾上腺素
    E. 吗啡

13. 危重支气管哮喘患者的动脉血气分析，最可能的结果是
    A. 呼吸性酸中毒   B. 呼吸性碱中毒
    C. 代谢性酸中毒   D. 呼酸合并代酸
    E. 呼酸合并代碱

14. 慢性肺心病急性加重期应慎用
    A. 抗生素   B. 祛痰剂
    C. 解痉平喘药   D. 呼吸兴奋剂
    E. 镇静药

15. 肺炎链球菌在肺泡内繁殖，通过哪一途径扩散而致肺段或肺叶实变
    A. 经支气管播散   B. 经淋巴管播散
    C. 经 Cohn 孔播散   D. 血行播散
    E. 细菌荚膜破坏肺泡壁

16. 肺炎链球菌肺炎产生铁锈色痰的最主要原因是
    A. 痰内混有大量巨噬细胞
    B. 痰内有大量红细胞
    C. 有纤维蛋白和红细胞混合的产物
    D. 红细胞破坏后释放出的含铁血黄素
    E. 大量白细胞的分解产物

17. 下列各因素中最可能致肺癌的是
    A. 长期饮用含藻类毒素的宅沟水或井水
    B. 职业性接触石棉
    C. 人乳头状瘤病毒感染
    D. 职业性接触联苯胺

E. 职业性接触铅

18. 关于肺癌所致阻塞性肺炎，不正确的是

A. 患者一般不发热或仅有低热

B. 血白细胞计数常不增高

C. 抗生素治疗后炎症很快吸收消散

D. 经抗生素治疗炎症吸收后出现肿块阴影

E. 短期内同一部位可反复出现炎症

19. 中央型肺癌最常见的早期症状是

A. 呼吸困难   B. 胸痛

C. 声音嘶哑   D. 发热

E. 刺激性咳嗽、血痰

【A2 型题】

20. 患者，男性，68 岁。反复咳嗽、咳痰 10 余年，近 2 年来咳嗽、咳痰加重，并出现呼吸气促，呈渐进性加重。查体：桶状胸，语颤减弱，叩诊呈过清音，心浊音界缩小，肺下界下移，两肺呼吸音减弱。本病例最可能的诊断是

A. 慢性支气管炎急性发作

B. 慢性阻塞性肺气肿

C. 慢性支气管炎合并阻塞性肺气肿

D. 慢性支气管哮喘

E. 慢性肺源性心脏病

21. 患者，男性，60 岁。反复咳嗽、咯痰 4 年，近 2 个月来病情加重，痰量多，青霉素、氨基糖苷类抗生素治疗效果欠佳。查体：双下肺野可闻及湿啰音。血常规：WBC 7.6×10^9/L，N 0.76。对于指导治疗，下列哪项检查最有意义

A. 胸部 X 线检查   B. 胸部 CT

C. 痰培养 + 药敏   D. 纤维支气管镜

E. 血培养

22. 患者，因支气管哮喘住院治疗 10 余天，今晨突感左上胸短暂刺痛，逐渐感呼吸困难，不能平卧。心率 120 次/分，律不齐，左肺呼吸音减弱。此患者首先考虑并发下列何种情况

A. 支气管哮喘急性发作

B. 心绞痛

C. 自发性气胸

D. 肺不张

E. 急性心力衰竭

23. 肺心病慢性呼吸衰竭患者，神志恍惚，躁动不安，血气分析：pH 7.20，动脉血二氧化碳分压 78mmHg。其最重要的处理是

A. 补充碳酸氢钠，积极纠正酸中毒

B. 适量应用镇静剂，减少耗氧量

C. 氧疗

D. 改善通气，增加肺泡通气量

E. 应用抗生素

24. 某肺心病患者，经综合治疗后一般状况好转，已可在床上活动，今晨出现兴奋躁动。血气分析：PaCO₂ 60mmHg，PaO₂ 50mmHg，pH 7.5，BE + 20mmol/L，血 K^+ 4mmol/L，血 Cl^- 64mmol/L。此患者治疗应采取

A. 补碱性药物

B. 停止吸氧

C. 加大利尿药物剂量

D. 给氯丙嗪

E. 补氯化钾和盐酸精氨酸

25. 患者，女，25 岁。咳嗽、咳脓痰 10 年，间歇咯血，痰量 40ml/d。体检肺部可闻及固定而持久的湿性啰音；胸片两下肺纹理紊乱。诊断应首先考虑

A. 慢性支气管炎   B. 慢性肺脓肿

C. 支气管扩张症   D. 肺结核

E. 支气管肺癌

26. 支气管哮喘患者，持续发作约 26 小时，大汗淋漓，发绀，端坐呼吸，双肺肺气肿征，有散在哮鸣音。首选的治疗是

A. 山莨菪碱静脉注射

B. 补液 + 糖皮质激素 + 氨茶碱

C. 沙丁胺醇气雾剂吸入

D. 色甘酸钠吸入 + 糖皮质激素

E. 补液 + 氨茶碱

27. 患者，女性，56 岁。慢性咳嗽、咳痰 3 年，每年冬季发作，多持续 3～4 个月，近 1 周再次出现咳嗽、咳痰，为白色黏痰，无发热、呼吸困难。血常规：白细胞 7.0×10^9/L，分叶 68%，淋巴 30%，嗜酸 1%，单核 1%。尿常规正常。胸片：双肺纹理增多、紊乱。查肺功能：FVC 正常，FEV_1/FVC 正常，FEV_1 正常，DLCO 正常。最恰当的诊断是

A. 慢性阻塞性肺疾病（COPD）

B. 肺结核

C. 支气管哮喘

D. 支气管扩张

E. 慢性支气管炎

28. 患者，男性，75 岁。反复咳嗽咳痰 4～5 年，近 2 个月来病情加重，痰量多，青霉素氨基糖苷类抗生素治疗效果欠佳。查体：背部双下肺野可闻及湿啰音。血常规：WBC 7.6×10^9/L，N 76%。该患者诊断应为

A. 慢性支气管炎，慢性迁延期

B. 慢性支气管炎，阻塞性肺气肿

C. 慢性支气管炎，急性发作期

D. 支气管肺癌合并感染

E. 肺脓肿

29. 患者，男性，55 岁。因高热 1 天来诊，查体：精神萎靡，四肢末梢凉，T 36.9℃，BP 80/50mmHg，右肺下背部呼吸音弱，闻及干湿啰音，右上腹触痛（±）。考虑诊断可能是

A. 急性胆道感染并感染性休克

B. 肺炎并感染性休克

C. 肝脓肿并感染性休克

D. 右气胸并休克

E. 休克原因待查

30. 一支气管肺癌患者，近来出现头面部、颈部和上肢水肿。查体可见颈静脉怒张，其发生是由于

    A. 上腔静脉阻塞

    B. 下腔静脉阻塞

    C. 癌转移至心包积液

    D. 癌转移至胸腔大量积液

    E. 癌症淋巴转移

31. 患者，男性，60 岁。反复咳嗽、咯痰、痰中带血 2 周，体温 38.5℃。血常规：WBC 12×10^9/L。胸片显示：右肺门肿块影，伴远端大片阴影。抗炎治疗无效，首先考虑的治疗方案是

    A. 抗感染治疗　　　　B. 手术治疗

    C. 抗结核治疗　　　　D. 门诊随访

    E. 化学药物治疗

【A3 型题】

(32～34 题共用题干)

    患者，男，67 岁。慢性咳嗽、咳痰 20 余年，活动后气急 4 年，查体：双肺散在干、湿啰音，心脏正常。血常规：WBC 19×10^9/L。胸部 X 线：双肺中下叶纹理增粗。

32. **此患者最可能的诊断是**

    A. 支气管哮喘

    B. 支气管扩张症

    C. 慢性阻塞性肺疾病

    D. 细菌性肺炎

    E. 支气管内膜结核

33. **该患者做胸部 X 线检查的目的是**

    A. 确定诊断　　　　B. 了解病情变化

    C. 帮助判定预后　　D. 疗效的客观指标

    E. 鉴别诊断和确定有无并发症

34. **该患者最主要的治疗措施是**

    A. 应用支气管舒张剂

    B. 应用糖皮质激素

    C. 低流量吸氧

    D. 控制感染

    E. 中药治疗

(35～37 题共用题干)

    患者，男，62 岁。咳嗽、咳痰 20 年，有高血压、肝炎病史。查体：BP 150/83mmHg，肺肝界位于第 6 肋间。心界缩小，心率 110 次/分，律不齐，P_2 亢进，胸骨左缘第 5 肋间可闻及收缩期杂音。肝肋下 3.5cm，双下肢水肿。心电图报告：顺钟向转位，V_1、V_2 呈 QS 型。

35. **最可能的诊断是**

    A. 陈旧性心肌梗死　　B. 慢性肺源性心脏病

    C. 高血压心脏病　　　D. 慢性活动性肝炎

    E. 肾功能不全

36. **为进一步明确诊断，检查首选**

    A. X 线胸片　　　　B. 腹部 B 超

    C. 肺功能检查　　　　D. 支气管镜检查

    E. 痰细菌培养

37. **作为诊断本病的主要依据，以下各项中不正确的是**

    A. 肺型 P 波

    B. V_1 导联中 R/S > 1

    C. 右束支传导阻滞

    D. 右下肺动脉干扩张，横径 ≥15mm

    E. 肺动脉段突出

(38～40 题共用题干)

    患者，男，36 岁。平素体健，淋雨后发热、咳嗽 2 天，右上腹痛伴气急、恶心 1 天，体温 39℃。血常规：白细胞 10.8×10^9/L，中性粒细胞 80%。胸片可见：大片状浓淡不均、密度增高的阴影。

38. **其诊断是**

    A. 自发性气胸　　　　B. 肺梗死

    C. 肺炎链球菌肺炎　　D. 肺结核

    E. 膈神经麻痹

39. **查体应注意有无**

    A. 右上腹肌紧张　　　B. 上腹部压痛

    C. 肺肝界　　　　　　D. 支气管呼吸音

    E. 肠鸣音

40. **首选的治疗药物是**

    A. 解热镇痛药　　　　B. 庆大霉素

    C. 青霉素 G　　　　　D. 头孢他啶

    E. 胃肠道解痉剂

(41～43 题共用题干)

    患者，男，20 岁。接触油漆后发生喘息 1 天，伴轻咳少量白痰，有过敏性鼻炎史 3 年。

41. **可能的诊断是**

    A. 急性支气管炎

    B. 急性肺水肿

    C. 支气管哮喘急性发作

    D. 肺炎链球菌肺炎

    E. 肺栓塞

42. **最可能出现的体征是**

    A. 肺呼吸音增强　　　B. 双下肺叩诊浊音

    C. 左肺散在水泡音　　D. 两肺广泛哮鸣音

    E. 两肺底小水泡音

43. **治疗应首选**

    A. 静脉注射毛花苷 C

    B. 口服抗生素

    C. 静脉滴注抗生素

    D. 抗凝治疗

    E. 吸入 β_2 受体激动剂

(44～46 题共用题干)

    患者，女，34 岁。哮喘史 11 年，近 1 年来反复发作，午夜或清晨时易发作，春季和梅雨季节尤其好发，叙述病史连贯而无气急。查体：一般情况可，两肺散在哮鸣音。

44. **最合适的药物治疗是**

A. 毛花苷 C　　　　B. 呋塞米

C. 山莨菪碱　　　　D. 阿托品

E. 氨茶碱

45. 发作较重时需加用 β 受体激动剂，首选药物是

A. 肾上腺素　　　　B. 去甲肾上腺素

C. 麻黄碱　　　　　D. 沙丁胺醇或特布他林

E. 异丙肾上腺素

46. 下列哪种药物控制发作最为有效

A. 马来酸氯苯那敏　B. 酮替酚

C. 氯雷他定　　　　D. 吸入糖皮质激素

E. 西替利嗪

(47 ~ 49 题共用题干)

患者，男，70 岁。受凉后发热，伴胸痛 2 天。近 2 个月来，常有干咳，少量白色泡沫痰，无咯血及痰中带血。查体：T 38.5℃，左下肺呼吸音减弱，心音正常。胸片示：左下肺叶见直径 3cm 的块影，分叶状，边缘毛糙。

47. 首先考虑诊断是

A. 肺癌　　　　　　B. 肺脓肿

C. 肺结核　　　　　D. 肺炎

E. 炎性假瘤

48. 确诊本病的重要手段是

A. 痰液细胞学检查　B. 支气管镜检查

C. 核素扫描　　　　D. CT

E. MRI

49. 上述患者适合的治疗方法是

A. 左下肺叶切除术　B. 放射治疗

C. 化学治疗　　　　D. 放射治疗 + 化学治疗

E. 中草药治疗

【B1 型题】

(50 ~ 51 题共用备选答案)

A. 血常规　　　　　B. 胸部 X 片

C. 血气分析　　　　D. 肺功能

E. 胸部 CT

50. 诊断慢性阻塞性肺疾病主要依靠的是

51. 诊断呼吸衰竭主要依靠的是

(52 ~ 53 题共用备选答案)

A. 沙丁胺醇　　　　B. 糖皮质激素

C. 阿托品　　　　　D. 吗啡

E. 氨茶碱

52. 危重哮喘禁用的药物是

53. 控制原因不明的哮喘宜用的药物是

(54 ~ 55 题共用备选答案)

A. 青霉素　　　　　B. 红霉素

C. 庆大霉素　　　　D. 环丙沙星

E. 耐青霉素酶的 β - 内酰胺类抗生素

54. 治疗支原体肺炎首选的是

55. 治疗肺炎链球菌肺炎首选的是

(56 ~ 57 题共用备选答案)

A. 鳞状细胞癌　　　B. 小细胞癌

C. 腺癌　　　　　　D. 大细胞癌

E. 细支气管肺泡癌

56. 预后最差的肺癌是

57. 女性的肺癌大多是

第二单元　循环系统疾病

【A1 型题】

1. 心力衰竭最常见的诱发因素为

A. 有效循环血容量增加

B. 心律失常

C. 过度劳累或情绪激动

D. 严重贫血或大出血

E. 感染

2. 左心衰竭的临床表现主要是因为

A. 肺淤血、肺水肿所致

B. 左心室扩大所致

C. 体循环静脉压增高所致

D. 肺动脉压增高所致

E. 心室重构所致

3. 右心衰竭较早出现的症状体征是

A. 眼睑水肿

B. 腹水、胸水

C. 肝颈静脉回流征阳性

D. 肝大

E. 踝部水肿

4. 洋地黄中毒最多见的心律失常是

A. 室上性心动过速　B. 室性早搏二联律

C. 心房纤颤　　　　D. 房室传导阻滞

E. 房性早搏

5. 血管扩张药治疗心功能不全的主要作用机理是

A. 增强心肌收缩力

B. 改善心肌供氧状态

C. 降低心脏的前后负荷

D. 降低心肌耗氧量

E. 减慢心率

6. 心力衰竭最常见的诱因是

A. 静脉输液过多过快

B. 情绪激动

C. 使用 β 受体阻滞剂不当

D. 肺部感染

E. 缺血加重

7. 下列心律失常的情形，处理时可应用兴奋迷走神经的方法纠正的是

A. 频发室性早搏

B. 心室颤动

C. 阵发性室上性心动过速

D. 心房颤动

E. 阵发性室性心动过速

8. 主动脉瓣关闭不全的周围血管征不包括

A. 颈动脉强烈搏动引起的点头征

B. 脉搏短绌

C. 水冲脉

D. 毛细血管搏动征

E. 股动脉枪击音

9. 无二尖瓣狭窄时 PCWP 不能反映的指标是

A. 肺静脉压   B. 肺动脉压

C. 肺毛细血管压   D. 左房压

E. 左心室舒张末压

10. 房颤发生后易引起哪种并发症

A. 严重心力衰竭   B. 肺内感染

C. 神志模糊、抽搐   D. 体循环动脉栓塞

E. 心源性休克

11. 在心房颤动的治疗中，下列措施不正确的是

A. 治疗基础病因或诱因

B. 合并病态窦房结综合征时，应用电复律治疗

C. 可应用洋地黄或 β 受体阻断剂控制心室率

D. 预防栓塞并发症

E. 可应用射频消融或外科手术治疗

12. 风心病好发于哪个瓣膜

A. 三尖瓣   B. 肺动脉瓣

C. 单纯主动脉瓣   D. 三尖瓣和主动脉瓣

E. 二尖瓣

13. 下列哪种心律失常在风湿性二尖瓣狭窄中常见

A. 室上性心动过速   B. 房室传导阻滞

C. 房性早搏   D. 心房颤动

E. 室性早搏

14. 直接引起心脏后负荷加重的瓣膜病为

A. 主动脉瓣狭窄   B. 主动脉瓣关闭不全

C. 二尖瓣狭窄   D. 二尖瓣关闭不全

E. 三尖瓣关闭不全

15. 主动脉瓣关闭不全，出现周围血管征的原因是

A. 外周动脉硬化

B. 回心血量增加

C. 心输出量增大

D. 收缩压增高、舒张压下降

E. 中小动脉弹性增加

16. 三度房室传导阻滞最严重的表现是

A. 疲倦乏力

B. 眩晕、晕厥

C. 第一心音强度不等

D. 阿 – 斯综合征、猝死

E. 心率慢而规则

17. 单纯收缩期高血压的诊断标准是

A. SBP≥140mmHg 和 DBP ＜90mmHg

B. SBP≥140 ~ 160mmHg

C. SBP≥160mmHg 或 DBP≥90mmHg

D. SBP≥160mmHg 和 DBP≤90mmHg

E. SBP≥172.5mmHg

18. 高血压病最常见的死亡原因是

A. 尿毒症   B. 高血压危象

C. 心力衰竭   D. 合并冠心病

E. 脑血管意外

19. 高血压病早期病理表现为

A. 全身细小动脉痉挛

B. 大、中动脉粥样硬化

C. 左心室肥大

D. 脑小动脉硬化

E. 肾小球纤维化

20. 以下疾病最适合应用 β 受体阻断剂治疗的是

A. 高血压伴心功能不全

B. 高血压伴肾功能不全

C. 高血压伴支气管哮喘

D. 高血压伴心动过缓

E. 高血压伴梗阻性肥厚型心肌病

21. 应用降压药治疗高血压病，下列原则中错误的是

A. 血压显著增高已多年的患者，应尽快使血压降至正常水平

B. 单个药物小剂量开始，逐渐加量，必要时可联合用药

C. 血压下降并稳定正常后，改为维持量长期用药

D. 坚持个体化用药

E. 发生高血压危象时要紧急降压

22. 心绞痛发生的典型部位是

A. 胸骨体下段的胸骨后方

B. 胸骨体上中段的胸骨后方

C. 心尖区

D. 心前区向左臂外侧放射

E. 剑突下方

23. 急性心梗早期（24 小时内）死亡的主要原因是

A. 心力衰竭   B. 心源性休克

C. 心律失常   D. 心脏破裂

E. 乳头肌断裂

24. 急性心肌梗死时，下列哪种情况容易引起窦性心动过缓

A. 高侧壁心肌梗死

B. 前间壁心肌梗死

C. 广泛前壁心肌梗死

D. 下壁心肌梗死

E. 右室心肌梗死

25. 多数急性心肌梗死患者最早出现和最突出的症状是

A. 剧烈而持久的胸骨后疼痛

B. 心力衰竭

C. 胃肠道反应

D. 心源性休克

E. 发热

26. 心肌梗死急性期患者，一旦出现室性期前收缩，应首选的药物是

A. 普萘洛尔　　　　　B. 维拉帕米
C. 利多卡因　　　　　D. 地西泮（安定）
E. 苯妥英钠

A. 全心力衰竭　　　　B. 支气管哮喘
C. 急性左心衰竭　　　D. 急性前壁心肌梗死
E. 冠心病心绞痛发作

【A2 型题】

27. 患者，男性，60 岁。常于夜间出现呼吸困难，伴咳嗽，咳痰，有时痰中带血，双肺底闻及湿性啰音。以下哪一种疾病的可能性大
A. 心源性哮喘　　　　B. 支气管哮喘
C. 过敏性肺炎　　　　D. 肺癌
E. 喘息型支气管炎

28. 患者，男性，46 岁。活动后心慌、气短 1 年，加重半年，伴下肢水肿，近半月不能平卧。检查：血压 112/70mmHg，心界扩大，心率 105 次/分，律齐，心尖区第一心音减弱，闻及 2/6 级收缩期吹风样杂音。最可能的诊断是
A. 二尖瓣狭窄　　　　B. 扩张性心肌病
C. 冠心病　　　　　　D. 二尖瓣关闭不全
E. 肺源性心脏病（肺心病）

29. 患者，男性，57 岁。患高血压多年，突然心悸、气促，咯粉红色泡沫痰。查体：血压 200/120mmHg，心率 136 次/分。除其他治疗外，还应选用下列哪组药物
A. 西地兰、硝酸甘油、异丙肾上腺素
B. 毒毛旋花子苷 K、硝普钠、普萘洛尔
C. 胍乙啶、酚妥拉明、西地兰
D. 硝普钠、西地兰、呋塞米
E. 硝酸甘油、西地兰、多巴胺

30. 患者，女性，61 岁。慢性心房颤动，应用洋地黄过程中，心室率突然转为绝对规则，每分钟 52 次。提示下列哪一种情况发生
A. 心房颤动已转变为窦性心律
B. 已达洋地黄化
C. 为继续使用洋地黄的指征
D. 可能为洋地黄中毒
E. 已转复为心房扑动伴 2：1 房室传导

31. 患者，男性，64 岁。突发气喘、心慌 2 小时，高血压病史 9 年。检查：半卧位，血压 200/120mmHg，心率 126 次/分，律不齐，双肺湿啰音。尿素氮 24.2mmol/L，肌酐 433μmol/L，血钾 5.8mmol/L。诊断：高血压 3 级（极高危组），急性左心力衰竭，肾功能不全。控制此患者的心力衰竭，最好选择下列哪种药物
A. 依那普利　　　　　B. 呋塞米
C. β受体阻断药　　　D. 硝普钠
E. 硝苯地平

32. 患者，男性，62 岁。发现高血压 12 年，近 4 年出现胸骨后疼痛，诊断为原发性高血压、冠心病（心绞痛型），给予硝苯地平和 β 受体阻断药口服。1 天前突然出现气急、咳嗽，咳泡沫样痰。查体：血压 150/90 mmHg，心率 130 次/分，端坐呼吸，房颤心律，双肺底湿性啰音，下肢无水肿。该患者目前的诊断应是

33. 患者，女性，25 岁。发现心尖区 Ⅲ 级收缩期杂音 3 年，发热 2 周。听诊可闻及收缩中、晚期喀喇音，有杵状指，足底有无痛性小部位出血点。诊断为
A. 风心病二尖瓣关闭不全伴亚急性感染性心内膜炎
B. 败血症
C. 二尖瓣脱垂
D. 系统性红斑狼疮
E. 风湿性心脏病，风湿活跃期

34. 患者，女性，32 岁。有反复关节红肿病史，因活动后心悸、突发呼吸困难及咳粉红色泡沫痰入院。查体：心尖区舒张期隆隆样杂音，双肺布满水泡音。心电图示：心动过速，二尖瓣型 P 波。最可能的诊断是
A. 风心病，二尖瓣狭窄，左房代偿期
B. 风心病，二尖瓣狭窄，左房失代偿期
C. 风心病，二尖瓣狭窄，左心衰竭期
D. 风心病，二尖瓣狭窄，右心衰竭期
E. 风心病，二尖瓣狭窄，全心衰竭期

35. 患者，男性，70 岁。患高血压多年，因情绪激动，血压突然升高到 250/120mmHg，出现严重头痛、呕吐、癫痫样抽搐、意识模糊等中枢神经功能障碍的表现。头颅 CT 检查未见异常。该患者最可能的诊断是
A. 高血压危象　　　　B. 脑梗死
C. 高血压脑病　　　　D. 脑出血
E. 脑栓塞

36. 患者，男性，59 岁。发现高血压病 7 年，1 年来血压控制不稳定，且有胸闷，心悸，心率 56 次/分，超声心动图检测 EF 0.56。胸片示：左心室不扩大，考虑左心室舒张功能障碍。为改善左心室顺应性，下述哪种药物最合适
A. β受体阻断药　　　B. 利尿剂
C. 洋地黄　　　　　　D. 钙离子通道拮抗药
E. 硝酸酯类

37. 患者，男性，45 岁。反复头痛、头晕 10 年，伴有恶心呕吐 2 天送往急诊。查体：神志模糊，血压 230/120mmHg。检查：尿蛋白（++），尿糖（+）。入院治疗后，神志清，但血压仍为 202/120mmHg，且气急不能平卧，心率 108 次/分，早搏 3 次/分，两肺底有湿啰音。此时正确的治疗是
A. 毛花苷 C 静脉注射
B. 硝普钠静脉滴注
C. 利多卡因静脉滴注
D. 普罗帕酮静脉注射
E. 快速利尿剂静脉注射

38. 患者，男性，78 岁。因高血压、冠心病反复出现心力衰竭，近 2 天发生心房颤动，患者出现心悸、气促，呼吸28 次/分，血压 88/60mmHg，心率 150 次/分，双下肺闻及湿性啰音。此时最好选择的药物或治疗是

A. 奎尼丁　　　　B. 胺碘酮

C. 电复律　　　　D. 洋地黄

E. 房室结 - 希氏束射频消融术

39. 患者，男性，35 岁。血压 180/100mmHg，经服硝苯地平及血管紧张素转换酶抑制剂 3 周后，血压降至 120/80mmHg。关于停药问题，正确的是

A. 立即减少药物剂量

B. 可以停服降压药

C. 停药后血压增高再服

D. 继续服药，在数月期间如血压保持稳定后，再逐渐减少至能维持血压稳定的最小剂量

E. 为避免血压下降过低，应停药，待症状出现随时恢复用药

【A3 型题】

（40～42 题共用题干）

患者，女，65 岁。冠心病心绞痛病史 8 年，无高血压病史，夜间突发心前区疼痛 8 小时入院。入院时 BP 150/90mmHg。经心电图检查，诊断为急性前间壁心肌梗死。

40. 最可能的心电图表现是

A. Ⅱ、Ⅲ、aVF 出现异常 Q 波，伴 ST 段弓背向上抬高

B. V_1～V_3 出现异常 Q 波，伴 ST 段弓背向上抬高

C. V_1～V_3 出现冠状 T 波

D. 频发室性早搏

E. 三度房室传导阻滞

41. 此时最具特征性的实验室改变是

A. 血清 LDH 水平增高

B. 血清 GOT（AST）水平增高

C. 血清 GPT（ALT）水平增高

D. 血清 CK - MB 水平增高

E. 血清肌红蛋白下降

42. 上述患者出现频发室性早搏，有时呈短阵室速。最恰当的处理是

A. 静脉滴注维拉帕米

B. 口服美西律

C. 静脉使用利多卡因

D. 口服普鲁卡因胺

E. 静脉滴注硝酸酯类药物

【B1 型题】

（43～44 题共用备选答案）

A. 心房扑动

B. 心房颤动

C. 二度房室传导阻滞

D. 自律性房性心动过速

E. 紊乱性房性心动过速

43. 患者，女性，36 岁。近期工作较劳累，失眠，今早起床后自觉心跳逐渐加快、伴心慌来诊。心电图：心率 120 次/分，P－R 间期 0.14 秒，P 波、QRS 波群固定联系；P 波在 Ⅱ、Ⅲ、aVF 直立，P 波在 aVR 倒置，QRS 波群时限 0.10 秒，做 Valsalva 动作时心率降至 100 次/分，稍后又恢复 120 次/分。诊断可能是

44. 患者，男性，68 岁。患慢性支气管炎，肺气肿 30 余年，肺心病 10 年，长期口服氨茶碱。1 周前因感冒出现咳嗽、咳痰、气促，无发热，自服氨茶碱和抗生素，症状不缓解，又加用另一种茶碱类平喘药，症状仍然不缓解。检查：心率 98 次/分，心律不齐，双肺细小湿啰音及哮鸣音，双下肢水肿。心电图示：P 波形态不一，平均频率 128 次/分，心室率 96 次/分，P－P 间期、P－R 间期不一，QRS 波不增宽。此患者的心电图诊断是

（45～46 题共用备选答案）

A. 左心室前负荷加重

B. 右心室后负荷加重

C. 肺循环阻力增高

D. 心肌收缩力明显减弱

E. 左心室后负荷加重

45. 急性心肌梗死发生心功能不全的原因主要是

46. 高血压发生心功能不全的原因主要是

（47～48 题共用备选答案）

A. P－P 间期逐渐缩短，直至 P 波受阻，QRS 波群脱落

B. P－R 间期逐渐延长，直至 P 波受阻，QRS 波群脱落

C. P－R 间期固定（正常或延长），间歇性 QRS 波群脱落

D. P 波与 QRS 波群完全无关，PP 间距和 RR 间距各自相等，心室率慢于心房率

E. P－R 间期逐渐缩短，直至 P 波受阻，QRS 波群脱落

47. 诊断为二度Ⅰ型房室传导阻滞的是

48. 诊断为二度Ⅱ型房室传导阻滞的是

（49～50 题共用备选答案）

A. 心输出量下降及肺动脉压力升高，肺循环淤血

B. 心输出量下降及体循环静脉压力升高

C. 心输出量下降及肺、体循环静脉压力升高

D. 心输出量下降及前负荷压力下降

E. 心输出量下降及体循环淤血

49. 左心功能不全的表现是

50. 右心功能不全的表现是

第三单元　消化系统疾病

【A1 型题】

1. 溃疡性结肠炎的肠外表现不包括

A. 关节炎　　　　B. 结节性红斑

C. 甲状腺功能亢进症　D. 虹膜炎

E. 强直性脊柱炎

2. 溃疡性结肠炎结肠镜检表现是

A. 肠腔痉挛，皱襞减少

B. 急性期肠黏膜充血水肿，分泌亢进

C. 病变明显处可见弥漫性多发糜烂或溃疡

D. 慢性病变者可见大小、色泽、形状多样的假息肉

E. 有时呈卵石样改变

3. 与慢性胃炎和消化性溃疡有密切关系的病原菌是
   A. 空肠弯曲菌　　　　B. 幽门螺杆菌
   C. 胎儿弯曲菌　　　　D. 鼠伤寒沙门菌
   E. 副溶血性弧菌

4. 慢性活动性胃炎的治疗应特别注意采用
   A. 饮食治疗　　　　　B. 抑酸剂
   C. 抗幽门螺杆菌治疗　D. 促胃肠动力剂
   E. 胃黏膜保护剂

5. 非甾体抗炎药引起急性胃炎的主要机制是
   A. 激活磷脂酶 A　　　B. 抑制前弹性蛋白酶
   C. 抑制前列腺素合成　D. 促进胃泌素合成
   E. 抑制脂肪酶

6. 确诊慢性胃炎的主要依据是
   A. 年龄　　　　　　　B. X 线钡餐检查
   C. 大便潜血试验　　　D. Hp 检查
   E. 胃镜及胃黏膜活检

7. 溃疡性结肠炎的常见并发症不包括
   A. 瘘管形成　　　　　B. 结肠大出血
   C. 结肠癌变　　　　　D. 关节炎
   E. 结节性红斑

8. 消化性溃疡治疗中不宜选用的药物是
   A. 氢氧化铝　　　　　B. 阿托品
   C. 丙谷胺　　　　　　D. 雷尼替丁
   E. 奥美拉唑

9. 消化性溃疡最常见的病因是
   A. Hp 感染　　　　　B. 自身免疫反应
   C. 十二指肠液反流　　D. 非甾体抗炎药
   E. 饮食习惯

10. 十二指肠溃疡疼痛的特点是
    A. 餐后痛
    B. 无节律性
    C. 进食油腻食物后疼痛
    D. 午夜痛、饥饿痛
    E. 钝痛

11. 质子泵抑制剂（PPI）制酸的主要机制是抑制了
    A. H^+，Na^+ – ATP 酶
    B. H^+，K^+ – ATP 酶
    C. K^+，Na^+ – ATP 酶
    D. H_2 受体
    E. H_1 受体

12. 下列各项，不是胃溃疡并发症的是
    A. 梗阻　　　　　　　B. 穿孔
    C. 出血　　　　　　　D. 癌变
    E. 慢性萎缩性胃炎

13. 胃癌血行转移，首先转移到
    A. 肝脏　　　　　　　B. 肺脏
    C. 骨骼　　　　　　　D. 脑部
    E. 卵巢

14. 关于肝硬化的叙述，正确的是
    A. 亚急性重症型病毒性肝炎多发展为门脉性肝硬化
    B. 病变特点是肝细胞坏死、纤维组织增生和假小叶形成
    C. 门脉高压症可表现为出血倾向
    D. 肝功能不全可表现为脾肿大
    E. 肝硬化不发生癌变

15. 肝硬化患者，突然出现剧烈腹痛、发热、腹水迅速增加。最可能的并发症是
    A. 自发性腹膜炎　　　B. 肝癌
    C. 胃肠穿孔　　　　　D. 肝肾综合征
    E. 肝破裂

16. 最能说明肝硬化患者已存在门脉高压的表现是
    A. 腹水　　　　　　　B. 门静脉增宽
    C. 脾大　　　　　　　D. 痔核形成
    E. 食道静脉曲张

17. 下列不属于肝硬化诊断依据的是
    A. 肝活检有假小叶形成
    B. 食道钡餐 X 线检查示食道静脉曲张
    C. 低热、腹胀
    D. 门脉高压的临床表现
    E. 肝功能减退的临床表现

18. 对判断肝硬化患者预后意义不大的指标是
    A. 腹水　　　　　　　B. 白蛋白
    C. 血清电解质　　　　D. 凝血酶原时间
    E. 肝性脑病

19. 诊断肝性脑病最有意义的体征是
    A. 肌张力增高　　　　B. 腱反射亢进
    C. 踝阵挛阳性　　　　D. 扑翼样震颤
    E. 巴宾斯基征阳性

20. 乳果糖治疗肝性脑病的作用机制是
    A. 促进肝细胞再生
    B. 抑制肠道细菌增殖
    C. 吸附肠内毒素
    D. 减少肠内氨的形成和吸收
    E. 供给糖，以提供热量

21. 肝硬化并发自发性腹膜炎时，腹水的性质为
    A. 血性　　　　　　　B. 乳糜性
    C. 渗出液　　　　　　D. 漏出液
    E. 介于渗出液与漏出液之间

22. 用于肝细胞癌患者普查、诊断、判断疗效和预测复发的检验项目应首选
    A. 甲胎蛋白　　　　　B. γ - 谷氨酰转肽酶
    C. 异常凝血酶原　　　D. α - L 岩藻糖苷酶
    E. 碱性磷酸酶

23. 肝性脑病患者灌肠或导泻时，应禁用的是
    A. 25% 硫酸镁　　　　B. 生理盐水
    C. 生理盐水加食醋　　D. 肥皂水
    E. 乳果糖加水

24. 下列因素与原发性肝癌发病无关的是
    - A. 肝硬化
    - B. 胆道蛔虫
    - C. 病毒性肝炎
    - D. 黄曲霉毒素
    - E. 华支睾吸虫

25. 下列治疗消化性溃疡的药物中，抑酸最强、疗效最佳的是
    - A. 西咪替丁
    - B. 阿托品
    - C. 硫糖铝
    - D. 奥美拉唑
    - E. 胶体次枸橼酸铋

26. 原发性肝癌最主要的转移部位是
    - A. 肺
    - B. 肝内播散
    - C. 骨
    - D. 左锁骨上淋巴结
    - E. 脑

【A2 型题】

27. 患者，女性，51 岁。间断上腹疼痛 2 年，疼痛发作与情绪、饮食有关。查体：上腹部轻压痛。胃镜：胃窦皱襞平坦，黏膜粗糙无光泽，黏膜下血管透见。此病例考虑诊断为
    - A. 消化性溃疡
    - B. 急性胃炎
    - C. 慢性浅表性胃炎
    - D. 胃癌
    - E. 慢性萎缩性胃炎

28. 患者，男，38 岁。上腹疼痛 6 年，餐前痛伴反酸，近日疼痛加重，且呈持续性向腰背部放射，有时低热。胃肠钡餐示：十二指肠球部变形。血常规：血白细胞 $11 \times 10^9/L$，中性 0.78。诊断首先考虑为
    - A. 慢性胃炎
    - B. 胃溃疡
    - C. 胃癌
    - D. 十二指肠穿透性溃疡
    - E. 胃黏膜脱垂

29. 患者，女性，32 岁。阵发性上腹痛 2 年，夜间加重，疼痛有季节性，冬季明显，有反酸，为进一步确诊。首选的检查方法是
    - A. X 线钡餐检查
    - B. 胃镜
    - C. 胃液细胞学检查
    - D. 胃液分析
    - E. B 超

30. 患者，青年女性。反复上腹部疼痛 3 年，近日腹痛变为胀痛，伴有呕吐，呕吐物量多，为隔夜食物。抑酸剂治疗无效。体检上腹部有振水音，改变体位后症状不能缓解。最可能的诊断是
    - A. 十二指肠溃疡
    - B. 消化性溃疡合并幽门梗阻
    - C. 胃黏膜脱垂症
    - D. 胃癌
    - E. 胃下垂

31. 患者，男性，30 岁。反复上腹痛 4 年，胃镜检查示：十二指肠球部溃疡，尿素酶试验阳性。治疗方案首选抑酸剂加
    - A. 一种有效抗生素
    - B. 两种有效抗生素
    - C. 胃黏膜保护剂
    - D. 促胃动力剂
    - E. 解痉剂

32. 患者，男，43 岁。肝炎肝硬化病史 5 年，出现腹水 1 年，1 周来低热伴轻度腹痛，腹水明显增多。腹水检查：淡黄色，比重 1.017，蛋白 26g/L，白细胞数 $500 \times 10^6/L$，中性粒细胞 0.80。最可能的诊断是肝硬化合并
    - A. 结核性腹膜炎
    - B. 自发性腹膜炎
    - C. 原发性肝癌
    - D. 门静脉血栓形成
    - E. 肝肾综合征

33. 患者，男性，40 岁。患肝硬化 5 年，3 天前出现畏寒、发热，体温 38℃ 左右，全腹痛，腹部明显膨隆，尿量 550ml/d。体格检查：全腹压痛及反跳痛明显，为进一步治疗，下列何种措施最为重要
    - A. 严格控制水、钠摄入
    - B. 应用有效抗生素
    - C. 联合应用利尿剂或加大利尿剂用量
    - D. 抽腹水
    - E. 输血浆或白蛋白

34. 患者，男，42 岁。呕吐、腹泻 2 天，意识模糊、烦躁不安半天急诊入院。查体：BP 110/70mmHg，神志恍惚，巩膜中度黄染，颈部可见数枚蜘蛛痣，心肺未见异常，腹软，肝肋下未触及，脾肋下 3cm，双上肢散在出血点。检查：血红蛋白 90g/L，白细胞 $3.22 \times 10^9/L$，血糖 7.0mmol/L，尿糖（+），尿酮（−），尿镜检（−）。最可能的诊断是
    - A. 肝性脑病
    - B. 糖尿病酮症酸中毒
    - C. 高渗性非酮症糖尿病昏迷
    - D. 尿毒症
    - E. 脑血管病

【A3 型题】

(35 ~ 37 题共用题干)

患者，男，28 岁。突然发作上腹部剧痛，腹痛持续，但无放射痛，伴有恶心、呕吐。体格检查：全腹压痛、反跳痛，以上腹部及右上腹为著，叩诊肝浊音界不清，肠鸣音减弱。

35. 为明确诊断，应先做哪项检查
    - A. 白细胞计数和分类
    - B. 血清淀粉酶或尿淀粉酶测定
    - C. 腹部 X 线钡餐检查
    - D. 诊断性腹腔穿刺
    - E. 腹部 B 型超声波检查

36. 已证实膈下游离气体存在，其最可能的原因是
    - A. 胆囊穿孔
    - B. 胃、十二指肠穿孔
    - C. 肝破裂
    - D. 膀胱破裂
    - E. 乙状结肠穿孔

37. 疼痛进一步加重，肠鸣音消失，腹部移动性浊音阳性，血白细胞计数 $21 \times 10^9/L$。此时应采取的措施是
    - A. 镇静镇痛
    - B. 胃肠减压，应用抗生素
    - C. 补充水、电解质和营养

D. 穿刺引流

E. 急诊手术

(38～40 题共用题干)

患者，男，18 岁。反复腹泻、脓血便 6 个月，抗生素治疗无效。近 2 周来脓血便 2～3 次/日，粪便镜检 WBC 及 RBC 成堆，细菌培养阴性。

38. 最可能的诊断是

A. 克罗恩病 B. 结肠癌

C. 慢性细菌性痢疾 D. 阿米巴肠炎

E. 溃疡性结肠炎

39. 为明确诊断，首选的检查是

A. 纤维结肠镜 B. 腹部 X 平片

C. 腹部 CT D. 腹部 B 超

E. X 线钡灌肠造影

40. 首选的治疗药物是

A. 异烟肼 B. 手术治疗

C. 左氧氟沙星 D. 柳氮磺吡啶

E. 泼尼松

(41～43 题共用题干)

患者，男，40 岁。右上腹痛 2 个月。查体：肝肋下 3cm，脾肋下 2cm，移动性浊音阳性。两对半：HBsAg 阳性。B 超检查：肝右叶有一直径 5cm 的占位性病变。

41. 该患者最可能的诊断是

A. 肝硬化 B. 细菌性肝脓肿

C. 肝血管瘤 D. 肝癌

E. 肝包虫病

42. 该患者最适合的实验室检查是

A. AFP B. γ－GT

C. 血培养 D. 包虫囊液皮试

E. 血清胆红素测定

43. 对该病具有确定诊断意义的检查是

A. B 超检查 B. 腹部 CT 检查

C. X 线检查 D. 肝功能检查

E. 肝组织活检或细胞学检查

【B1 型题】

(44～45 题共用备选答案)

A. 大便隐血试验持续阳性

B. 血清胃泌素增高

C. 血清胃泌素正常

D. 血清胃泌素降低

E. 胃泌酸功能下降

44. 慢性萎缩性胃体胃炎的实验室检查是

45. 慢性萎缩性胃窦胃炎的实验室检查是

(46～47 题共用备选答案)

A. 铋剂 B. 法莫替丁

C. 消炎痛 D. 硫糖铝

E. 奥美拉唑

46. 抑制胃酸分泌作用最强大的药物是

47. 既可保护胃黏膜，又能杀灭幽门螺杆菌的药物是

(48～49 题共用备选答案)

A. Cushing 溃疡 B. 十二指肠溃疡

C. Curling 溃疡 D. 复发性溃疡

E. 吻合口溃疡

48. 大面积烧伤后，突然出现上消化道出血或急腹痛和腹膜炎症状，可能出现的并发症是

49. 胃大部切除后，经常上腹痛，黑便，药物治疗无效，可能出现的并发症是

(50～51 题共用备选答案)

A. 蜘蛛痣 B. 脾肿大

C. 黄疸 D. 水肿

E. 肝肿大

50. 肝硬化合并低蛋白血症会出现

51. 肝硬化合并雌激素增多会出现

(52～53 题共用备选答案)

A. 肝动脉栓塞化疗 B. 肝动脉灌注化疗

C. 放射治疗 D. 手术切除治疗

E. 生物和免疫治疗

52. 根治原发性肝癌最好的办法是

53. 治疗早期原发性肝癌疗效最好的非手术疗法是

第四单元 泌尿系统疾病

【A1 型题】

1. 有关慢性肾小球肾炎的说法，正确的是

A. 发病与链球菌感染有明确关系

B. 大部分与急性肾炎之间有确定的因果关系

C. 发病机制的起始因素为免疫介导性炎症

D. 不同的病例其肾小球的病变是相同的

E. 可发生于任何年龄，其中女性居多

2. 慢性肾炎高血压与高血压肾病鉴别，后者较突出的表现是

A. 高血压

B. 肾小管功能受损早于肾小球功能受损

C. 贫血

D. 肾功能减退

E. 少量蛋白尿

3. 肾病综合征最常见的并发症是

A. 感染 B. 急性肾衰竭

C. 高血压 D. 低血容量性休克

E. 血栓形成

4. 关于慢性肾炎，错误的是

A. 不同程度的蛋白尿 B. 水肿时有时无

C. 血压升高 D. 贫血

E. 不出现尿毒症

5. 慢性肾小球肾炎治疗的主要目的是

A. 消除管型 B. 消除蛋白尿

C. 消除血尿 D. 延缓肾功能减退

E. 控制高血压

6. 慢性肾炎合并高血压，尿毒症，同时有水肿，先应用下列哪种药物
   A. 双氢克尿噻　　　　B. 甘露醇
   C. 青霉素　　　　　　D. 呋塞米
   E. 氨苯蝶啶

7. 扩张肾小球入出球小动脉的药物是
   A. 布洛芬　　　　　　B. 卡托普利
   C. 泼尼松　　　　　　D. 阿司匹林
   E. 苯丙酸诺龙

8. 关于慢性肾盂肾炎，不正确的是
   A. 可反复急性发作
   B. 可有高血压
   C. 可有低热
   D. 肾小管功能正常
   E. 尿路刺激症状可不明显

9. 我国慢性肾衰竭最常见的病因为
   A. 慢性肾小球肾炎　　B. 糖尿病肾病
   C. 狼疮肾炎　　　　　D. 高血压肾病
   E. 梗阻性肾病

10. 导致肾性骨病的病因不包括
    A. 活性维生素 D_3 缺乏
    B. 继发性甲状旁腺功能亢进
    C. 营养不良
    D. 铝中毒
    E. 铁负荷减少

11. 慢性肾衰竭维持性透析治疗的指征
    A. 血肌酐 > 350μmol/L
    B. 血肌酐 > 442μmol/L
    C. 血肌酐 > 530μmol/L
    D. 血肌酐 > 707μmol/L
    E. 血肌酐 > 884μmol/L

12. 治疗肾性贫血最好选用
    A. 口服铁剂　　　　　B. 口服叶酸
    C. 补充维生素 B_{12}　　D. 促红细胞生成素
    E. 利血生、鲨肝醇

13. 慢性肾功能不全，血钾高于 6.5mmol/L 时，最佳的治疗措施是
    A. 限制钾盐的摄入
    B. 口服降钾树脂
    C. 静推 10% 葡萄糖酸钙
    D. 静注碳酸氢钠
    E. 血液透析或腹膜透析

【A2 型题】

14. 患者，男性，37 岁，患慢性肾炎 5 年。近年出现无力、尿少，水肿较前加重，并有轻度贫血，高血压。在下列检查中应首选哪一项
    A. 尿浓缩试验　　　　B. PSP 排泄试验
    C. B 超检查　　　　　D. 肾功能检查

E. 肾活检病理检查

15. 患者，男性，17 岁，全身重度水肿，血压 80/60mmHg。检查：尿蛋白 6.4g/24h，血浆白蛋白 23g/L，血尿素氮 9.1mmol/L，血肌酐 100μmol/L。应选择的主要治疗措施是
    A. 输新鲜血浆　　　　B. 输白蛋白
    C. 应用速尿　　　　　D. 使用环磷酰胺
    E. 糖皮质激素

16. 患者，男性，40 岁。患慢性肾炎 5 年，长期低盐低蛋白饮食，乏力、恶心呕吐 20 天，血压 140/100mmHg。检查：血红蛋白 60g/L，尿蛋白（＋），颗粒管型 0~3/HP，血白蛋白 30g/L，球蛋白 25g/L，血尿素氮 20mmol/L，血肌酐 1020μmol/L，血钠 125mmol/L。此患者首先采取哪项饮食治疗
    A. 高蛋白饮食，多给动物蛋白，不限盐
    B. 低蛋白饮食，以动物蛋白为主，限盐
    C. 低蛋白饮食，以植物蛋白为主，不限盐
    D. 高蛋白饮食，以植物蛋白为主，限盐
    E. 高蛋白饮食，不限盐

17. 患者，男性，36 岁。全身水肿，尿蛋白 8.6g/d，尿中红细胞 5~10/HP，可见脂肪管型，血浆白蛋白 18g/L。治疗泼尼松 60mg/d，双嘧达莫 300mg/d（分 3 次服），已治疗 8 周，病情未见好转。应采取下列哪项措施为妥
    A. 停用泼尼松
    B. 改用地塞米松
    C. 增加泼尼松用量，延长治疗时间
    D. 继续用泼尼松原剂量，加用环磷酰胺
    E. 加用肝素

18. 患者，男性，40 岁。头痛、头晕 1 年余，伴心悸、乏力、鼻出血及牙龈出血 1 周来诊。查体：血压 170/110mmHg，皮肤黏膜苍白。检查：血红蛋白 65g/L，血小板 148×10⁹/L，尿蛋白（＋＋＋），尿红细胞 3~5/HP，血肌酐 38mmol/L，血尿素氮 887μmol/L，肌酐清除率 10ml/min。肾脏 B 超：左肾大小约 8.9cm × 4.6cm × 4.1cm，右肾大小约 8.7cm × 4.4cm × 4.1cm，双肾皮质变薄。该患者诊断可能为
    A. 急性肾功能衰竭
    B. 慢性肾功能衰竭氮质血症期
    C. 慢性肾功能衰竭尿毒症期
    D. 轻度高血压脑病
    E. 急进性肾小球肾炎

19. 眼血尿 8 年，均在上呼吸道感染后 1~2 天出现。发作间期多次查尿常规示蛋白（＋~＋＋），沉渣镜检 RBC8~10/HP，双下肢无水肿。尿蛋白定量 0.8g/d，肾功能正常。该患者临床诊断为
    A. 高血压肾损害　　　B. 肾病综合征
    C. 慢性间质性肾炎　　D. 慢性肾小球肾炎
    E. 无症状性血尿和蛋白尿

【A3 型题】

(20～22 题共用题干)

患者，女，42 岁。发现血尿、蛋白尿 6 年。查体：血压 150/90mmHg。检查：24 小时尿蛋白定量 1.0～1.7g，血肌酐 100μmol/L。

20. 首先考虑的临床诊断是

A. 肾血管性高血压　B. 慢性肾小球肾炎

C. 急进性肾炎　　　D. 高血压肾损害

E. 肾病综合征

21. 理想的血压控制目标是

A. 血压 <160/95mmHg

B. 血压 <140/90mmHg

C. 血压 <140/85mmHg

D. 血压 <130/80mmHg

E. 血压 <125/75mmHg

22. 治疗的主要目标是

A. 防止或延缓肾脏病进展

B. 降血压

C. 消除尿蛋白

D. 消除血尿

E. 消除水肿

(23～25 题共用题干)

患者，女，35 岁。因寒战、发热、腰痛伴尿频、尿急、尿痛 1 天入院。查体：体温 39.5℃，左侧肾区有叩击痛，肋脊角压痛。尿沉渣镜检：白细胞 6/HP，可见白细胞管型。

23. 该患者最可能的诊断是

A. 急性肾小球肾炎　B. 急性膀胱炎

C. 急性肾盂肾炎　　D. 慢性肾盂肾炎

E. 肾结核

24. 该患者进一步检查，以便尽快选择有效药物治疗，最简便的、阳性率最高的试验是

A. 尿白细胞排泄率　B. 尿涂片细菌检查

C. 尿细菌培养　　　D. 内生肌酐清除率

E. X 线

25. 若患者进行尿细菌培养，最有助于诊断的结果是

A. 细菌计数 ≥10/ml

B. 细菌计数 ≥10^2/ml

C. 细菌计数 ≥10^3/ml

D. 细菌计数 ≥10^4/ml

E. 细菌计数 ≥10^5/ml

【B1 型题】

(26～27 题共用备选答案)

A. 发热　　　　B. 尿频、尿急、尿痛

C. 蛋白尿　　　D. 少尿

E. 腰痛

26. 肾盂肾炎与膀胱炎共同的症状是

27. 肾盂肾炎一般没有的症状是

(28～29 题共用备选答案)

A. 清洁中段尿培养　B. 肾脏影像学检查

C. 肾动脉造影　　　D. 肾活检病理检查

E. 肾脏放射性核素检查

28. 确诊急性肾盂肾炎最常用的检查是

29. 确诊慢性肾盂肾炎最常用的检查是

第五单元　血液系统疾病

【A1 型题】

1. 缺铁性贫血最常见的病因是

A. 慢性胃炎　　B. 慢性肝炎

C. 慢性溶血　　D. 慢性感染

E. 慢性失血

2. 早期诊断缺铁性贫血最灵敏的指标为

A. 末梢血中红细胞减少

B. 末梢血中血红蛋白减少

C. 红细胞游离原卟啉增高

D. 血清铁减少

E. 血清铁蛋白减低

3. 缺铁性贫血的实验室检查结果应是

A. 血清铁降低、总铁结合力降低、转铁蛋白饱和度降低

B. 血清铁降低、总铁结合力升高、转铁蛋白饱和度降低

C. 血清铁降低、总铁结合力正常、转铁蛋白饱和度降低

D. 血清铁降低、总铁结合力升高、转铁蛋白饱和度正常

E. 血清铁正常、总铁结合力升高、转铁蛋白饱和度降低

4. 关于缺铁性贫血患者的表现，下列错误的是

A. 感染发生率较低

B. 口角炎、舌炎、舌乳头萎缩较常见

C. 胃酸缺乏及胃肠功能障碍

D. 毛发无光泽、易断、易脱

E. 指甲扁平、甚至反甲

5. 不属于血小板减少性紫癜临床特点的是

A. 紫癜可遍及全身

B. 多呈对称性分布

C. 不高出皮肤

D. 压之不退色

E. 血小板计数减低

6. 缺铁性贫血主要治疗原则是

A. 加强护理，给予铁剂

B. 预防感染，给予铁剂

C. 给予铁剂，必要时输血

D. 去除病因，给予铁剂

E. 给予铁剂同时给予维生素 C 治疗

7. 诊断再生障碍性贫血（再障）的标准不包括

A. 全血细胞减少　B. 肝、脾肿大

C. 贫血　　　　　D. 出血

E. 淋巴细胞比例增高

8. 慢性再生障碍性贫血的治疗首选是

A. 丙酸睾丸酮肌注

B. 造血干细胞移植

C. 维生素 B_{12} 肌注

D. 抗胸腺球蛋白

E. 肾上腺糖皮质激素口服

9. 关于再生障碍性贫血的对症治疗中，下列不正确的是

A. 纠正贫血   B. 控制出血

C. 控制感染   D. 补铁治疗

E. 护肝治疗

10. 慢性粒细胞白血病发生急性左上腹剧痛，首先考虑的诊断是

A. 急性胰腺炎   B. 胃溃疡穿孔

C. 降结肠炎   D. 脾栓塞

E. 左肾结石

11. 下列不属于骨髓增生异常综合征中骨髓常见病态造血表现的是

A. 红系核浆发育不平衡

B. 粒系核分叶过多

C. 粒系细胞颗粒过多

D. 粒系细胞颗粒过少

E. 见到幼稚型巨核细胞

12. 治疗急性白血病的药物中，易引起凝血因子减少的是

A. 阿糖胞苷   B. 长春新碱

C. 柔红霉素   D. 左旋门冬酰胺酶

E. 足叶乙苷

13. 关于慢性白血病的叙述，错误的是

A. 大多由急性转化而来

B. 以慢粒多见

C. 慢性患者约半数以上可急性变

D. 慢性急性变患者大多数预后不好

E. 慢性急性变用药物化疗无效

【A2 型题】

14. 患儿，1 岁，男性。因长期腹泻引起营养性缺铁性贫血，近 1 个月来患支气管肺炎，血常规：Hb 40g/L，RBC $2.5 \times 10^{12}/L$。应首先采用哪项措施

A. 口服硫酸亚铁

B. 肌注右旋糖酐铁

C. 增加富含铁质的饮食

D. 抗感染治疗

E. 输血

15. 患者，女，24 岁。贫血 1 年。血常规：血红蛋白 80g/L，红细胞 $3 \times 10^{12}/L$，网织红细胞 0.007，白细胞、血小板正常。经口服铁剂治疗 7 天后，血红蛋白不升，网织红细胞为 0.0143。最可能的诊断是

A. 溶血性贫血

B. 再生障碍性贫血

C. 巨幼红细胞性贫血

D. 缺铁性贫血

E. 脾功能亢进

16. 患者，男性，30 岁。发热伴皮肤出血点 1 周。检查：全血细胞减少，骨髓检查增生极度活跃，原始细胞占骨髓非红系有核细胞的 40%，各阶段粒细胞占 50%，各阶段单核细胞占 30%。诊断急性白血病，其 FAB 分类的类型是

A. M_1 B. M_2

C. M_4 D. M_5

E. M_6

17. 患者，女，36 岁。发热、面色苍白伴牙龈出血 1 周入院，入院次日起出现皮肤多处片状瘀斑、血尿。血常规：血红蛋白 80g/L，白细胞 $2.0 \times 10^9/L$，血小板 $50 \times 10^9/L$。凝血因子：血浆纤维蛋白原 0.8g/L。骨髓检查：有核细胞增生极度活跃，细胞浆颗粒粗大的早幼粒细胞占 85%。首选的治疗方案应为

A. 小剂量阿糖胞苷

B. 柔红霉素 + 阿糖胞苷

C. DA 方案 + 小剂量肝素

D. 高三尖杉酯碱 + 阿糖胞苷

E. 全反式维甲酸 + 肝素

18. 患者，女性，25 岁。一年来逐渐面色苍白，疲乏无力。血常规：血红蛋白 60g/L，白细胞 $2.5 \times 10^9/L$，中性 0.35，血小板 $40 \times 10^9/L$，网织红细胞 0.002。最可能的诊断是

A. 缺铁性贫血   B. 巨幼红细胞性贫血

C. 溶血性贫血   D. 再生障碍性贫血

E. 感染性贫血

【A3 型题】

(19 ~ 21 题共用题干)

患者，男，50 岁。头晕，乏力，心悸 2 个月。查体：贫血貌，皮肤干燥，指甲脆裂，浅表淋巴结未触及，肝脾不大。实验室检查：血红蛋白 70g/L，网织红细胞计数 0.005，血清铁 6.2μmol/L，总铁结合力 92μmol/L，血象示小细胞低色素性贫血改变，粪便检查钩虫卵（+）。诊断为缺铁性贫血。

19. 该病病因治疗最主要的措施是

A. 驱钩虫   B. 口服铁剂

C. 注射铁剂   D. 口服维生素 C

E. 进食含铁量高的饮食

20. 该患者采用铁剂治疗，显示疗效最早的指标是

A. 血红蛋白升高   B. 网织红细胞增高

C. 红细胞计数升高   D. 红细胞平均体积增大

E. 血清铁上升

21. 本病铁剂治疗的最终目的是

A. 血常规恢复正常   B. 红细胞形态恢复正常

C. 血清铁恢复正常   D. 总铁结合力恢复正常

E. 补足贮存铁

(22 ~ 24 题共用题干)

患者，男，36 岁。5 天前发热、咽痛，应用抗生素治疗无效，颈部浅表淋巴结肿大，咽部充血。扁桃体 Ⅱ 度肿

大，下肢少许瘀斑。检查：白细胞 $16.6 \times 10^9/L$，原始细胞 0.60，血红蛋白 80g/L，血小板 $34 \times 10^9/L$。

22. 最可能的诊断是
A. 特发性血小板减少性紫癜
B. 缺铁性贫血
C. 再生障碍性贫血
D. 溶血性贫血
E. 急性白血病

23. 体检中应特别注意的体征是
A. 睑结膜苍白　　B. 胸骨中下段压痛
C. 浅表淋巴结肿大　D. 皮肤出血点
E. 心脏杂音

24. 为明确诊断应做的检查是
A. 血小板抗体　　B. 血清铁蛋白
C. 骨髓扫描　　　D. 淋巴结活检
E. 骨髓涂片细胞学检查

【B1 型题】

(25～26 题共用备选答案)
A. 巨幼细胞贫血
B. 正细胞正色素性贫血
C. 小细胞正色素性贫血
D. 低色素性贫血
E. 大细胞低色素性贫血

25. 缺铁性贫血，可见
26. 再生障碍性贫血，可见

(27～28 题共用备选答案)
A. 出血时间　　　B. 纤维蛋白原定量
C. 血块收缩试验　D. 3P 试验
E. 血小板计数

27. 检查纤溶异常的实验室检查是
28. 检查凝血功能的实验室检查是

第六单元　内分泌及代谢疾病

【A1 型题】

1. 在致甲状腺功能亢进症（甲亢）的各种病因中，最多见的是
A. 自身免疫损伤　B. 甲状腺破坏
C. Graves 病　　　D. 摄入碘过量
E. 服用抗甲状腺药物

2. Graves 病的典型临床表现有
A. 基础代谢率升高，甲状腺肿
B. 基础代谢率升高，突眼征，甲状腺肿
C. 突眼，甲状腺肿，心率增快
D. 突眼，甲状腺肿，多食，消瘦
E. 高代谢综合征，甲状腺肿，突眼征

3. 抗甲状腺药物丙基硫氧嘧啶、他巴唑最严重的不良反应是
A. 永久性甲低　　B. 药疹
C. 胃肠道反应　　D. 肝功能损害

E. 粒细胞缺乏

4. 甲亢危象的主要临床表现是
A. 心率增快，血压增高，脉压增大
B. 高热，心率增快，呕吐腹泻，烦躁
C. 血压增高，心力衰竭，肺水肿
D. 低血压，低体温，休克
E. 心率增快，心律失常，心力衰竭

5. 临床最基本的治疗甲状腺功能亢进的方法是
A. β受体阻断剂　　B. 手术
C. ^{131}I 治疗　　　D. 抗甲状腺药物
E. 地西泮

6. 既往有哮喘病史的甲状腺功能亢进症患者，不宜使用的药物是
A. 丙硫氧嘧啶　　B. 甲硫氧嘧啶
C. 甲巯咪唑　　　D. 普萘洛尔
E. 卡比马唑

7. 关于 2 型糖尿病，正确的说法是
A. 都有"三多一少"的症状
B. 尿糖阳性
C. 胰岛素水平低于正常
D. 空腹血糖应升高
E. 糖耐量试验有助于可疑病例的诊断

8. 1 型糖尿病与 2 型糖尿病，最主要的区别在于
A. 症状轻重不同
B. 发生酮症酸中毒的倾向不同
C. 对胰岛素的敏感性不同
D. 胰岛素的基础水平与释放曲线不同
E. 血糖稳定性不同

9. 最常见的糖尿病神经系统合并症为
A. 中枢神经损害　B. 神经根炎
C. 末梢神经炎　　D. 自主神经受损
E. 运动神经炎

10. 2 型糖尿病的基础治疗措施是
A. 饮食治疗
B. 胰岛素治疗
C. 双胍类降血糖药治疗
D. 磺脲类降糖药治疗
E. 噻唑烷二酮类降糖药治疗

11. 双胍类降糖药最常见的副作用为
A. 乳酸性酸中毒　B. 低血糖
C. 胃肠道反应　　D. 过敏性皮疹
E. 肝功异常

12. 磺脲类药物最常见的副作用为
A. 恶心，呕吐　　B. 低血糖反应
C. 肝功能损害　　D. 白细胞减少
E. 皮肤瘙痒

13. 关于胰岛素的使用，下列不正确的是
A. 适用于所有 1 型糖尿病

B. 适用于有急性代谢紊乱的糖尿病

C. 适用于新近诊断的 2 型糖尿病

D. 适用于妊娠糖尿病

E. 适用于合并严重并发症的糖尿病

14. 糖尿病酮症酸中毒的主要治疗是

A. 中枢兴奋剂，纠正酸中毒

B. 纠正酸中毒，补充体液和电解质

C. 纠正酸中毒，应用胰岛素

D. 补充体液和电解质，应用胰岛素

E. 应用中枢兴奋剂及胰岛素

15. 血糖升高，尿糖阳性，空腹血浆胰岛素水平明显降低。首先考虑诊断为

A. 糖尿病合并肾小球硬化症

B. 肾性糖尿

C. 应激性糖尿

D. 糖尿病 1 型

E. 甲状腺功能亢进

【A2 型题】

16. 患者，男性，46 岁。心悸、消瘦 2 年。体格检查：结节性甲状腺肿伴血管杂音，心脏增大，房颤律，心尖部 Ⅱ 级收缩期杂音。诊断为

A. 甲亢性心脏病 　　 B. 风湿性心脏病

C. 冠心病 　　 D. 心肌病

E. 先心病

17. 患者，女性，42 岁。心悸、失眠多年，脾气急，有时出汗多。查体：无突眼，甲状腺 Ⅱ 度肿大，未闻及血管杂音，无震颤。心率 106 次/分，律整，肺、腹（－）；手指及舌伸出呈粗大震颤。甲状腺^{131}I 摄取率：3 小时 30%，24 小时 55%。甲功五项：T_4 180pmol/L（正常 65 ~ 169pmol/L），T_3 3.7pmol/L（正常 1.1 ~ 3.1pmol/L）。最可能的诊断是

A. 甲状腺炎 　　 B. 单纯性甲状腺肿

C. Graves 病 　　 D. 神经官能症

E. 结核病

18. 患者，女性，45 岁。甲亢不规则药物治疗 2 年。改用放射性^{131}I 治疗 1 周后突发高热、心慌。体格检查：体温 40℃，心率 160 次/分，心房颤动，呼吸急促，大汗淋漓，烦躁不安。实验室检查：血 WBC↑，N↑，FT_3↑，FT_4↑，TSH↓。药物治疗首选的是

A. MTU 　　 B. CMZ

C. MM 　　 D. TH

E. PTU

19. 患者，男性，26 岁。明显的"三多一少"症状 10 年，经胰岛素治疗，症状时轻时重，有时有明显的低血糖症状，近 2 个月眼睑及双下肢水肿，乏力，腰痛，血压 160/100mmHg。尿常规：尿蛋白（＋＋），颗粒管型少许，尿糖（＋＋）。应诊断为

A. 糖尿病肾病 　　 B. 肾动脉硬化

C. 肾盂肾炎 　　 D. 肾炎

E. 胰岛素副作用

20. 一糖尿病患者空腹血糖 13.9mmol/L，尿酮体阴性，近期 2 次尿蛋白分别为（＋）与（＋＋）。对本例最适合的治疗是

A. 双胍类降糖药 　　 B. 磺脲类降糖药

C. 胰岛素 　　 D. 单纯饮食治疗

E. 双胍类＋磺脲类降糖药

【A3 型题】

（21 ~ 23 题共用题干）

患者，男，44 岁。心悸、怕热、手颤、乏力 1 年，大便不成形，日 3 ~ 4 次，体重下降 10kg。查体：脉搏 90 次/分，血压 128/90mmHg，皮肤潮湿，双手细颤，双眼突出，甲状腺 Ⅱ 度弥漫性肿大，可闻及血管杂音，心率 104 次/分，律不齐，心音强弱不等，腹平软，肝脾肋下未及，双下肢无水肿。

21. 为明确诊断，首选的检查是

A. 甲状腺摄^{131}I 率 　　 B. 血 TSH、T_3、T_4

C. T_3 抑制试验 　　 D. TRH 兴奋试验

E. 红细胞沉降率

22. 本例的心律不齐最可能是

A. 窦性心律不齐 　　 B. 阵发性期前收缩

C. 心房颤动 　　 D. 心房扑动

E. 室颤

23. 治疗应首选的治疗或药物是

A. 丙硫氧嘧啶

B. 立即行甲状腺次全切除术

C. 核素^{131}I

D. 普萘洛尔

E. 甲状腺全切除术

（24 ~ 26 题共用题干）

患者，男，45 岁。体检发现空腹血糖 8mmol/L，餐后 2 小时血糖 13mmol/L，血清甘油三酯 3.5mmol/L，低密度脂蛋白 3.6mmol/L。无明显不适，半年体重下降 10kg。查体：BP 160/100mmHg，BMI 28，心肺腹查体无阳性发现。

24. 最可能的诊断是

A. 肥胖症 　　 B. 高钾血症

C. 高脂血症 　　 D. 高血压

E. 糖尿病

25. 首选的降血糖药物是

A. 阿卡波糖 　　 B. 瑞格列奈

C. 罗格列酮 　　 D. 二甲双胍

E. 格列苯脲

26. 降血压首选的治疗药物是

A. α 受体阻断剂

B. 血管紧张素转换酶抑制剂

C. 钙通道阻滞剂

D. 利尿剂

E. β 受体阻断剂

【B1 型题】

(27~28 题共用备选答案)

    A. 血 T_3、T_4↑，TSH↓

    B. 血 T_3、T_4↓，TSH↑

    C. 血 T_3、T_4↑，甲状腺摄^{131}I 率↓

    D. 血 T_3、T_4↑，TSH↑

    E. 血 T_3、T_4正常，甲状腺摄^{131}I 率↑

27. 单纯性甲状腺肿的实验室检查是

28. Graves 病的实验室检查是

第七单元　结缔组织病

【A1 型题】

1. 类风湿关节炎最常见的受累关节是

    A. 掌指关节   B. 足关节

    C. 膝关节   D. 肘关节

    E. 肩关节

2. 下列实验室指标对诊断类风湿关节炎最有意义的是

    A. 抗透明质酸酶阳性

    B. 抗链球菌激酶阳性

    C. 血沉（ESR）降率加快

    D. 类风湿因子（RF）阳性

    E. 血清抗链球菌溶血素"O"阳性

3. 关于类风湿结节的特点，不包括

    A. 直径数毫米至数厘米

    B. 质硬

    C. 有压痛

    D. 对称性

    E. 结节大小不一

4. 妊娠可诱发 SLE 活动，最易发生在妊娠的

    A. 妊娠早期   B. 妊娠中期

    C. 妊娠晚期   D. 妊娠早期、产后 6 周

    E. 妊娠晚期、产后 6 周

5. 在系统性红斑狼疮多系统损害中，损害发生率最高的是

    A. 关节   B. 皮肤

    C. 肾脏   D. 心血管

    E. 中枢神经

6. 下列自身抗体中对诊断 SLE 的特异性最高的是

    A. 抗 Sm 抗体   B. 抗 dsDNA 抗体

    C. ANA   D. 抗 SS–A 抗体

    E. 抗 Jo–1 抗体

【A2 型题】

7. 患者，中年女性。双手指间关节肿痛、晨起僵硬 3 个月。以下检查诊断意义最大的是

    A. 血常规   B. 血沉

    C. 肝功能   D. 尿常规

    E. 类风湿因子

8. 患者，女性，40 岁。发热、干咳伴胸痛 1 周伴关节痛。无皮疹，无浮肿。检查：血象正常，尿蛋白（++），血沉 72 mm/h，谷丙转氨酶 60 U/L，谷草转氨酶 90 U/L，白蛋白 30 g/L，球蛋白 39 g/L，肝炎病毒检查（–）。胸片：右侧中等量积液。家族史：父亲有结核病史，姐姐 10 年前死于 SLE。最可能的诊断是

    A. 结核性胸膜炎   B. SLE

    C. 肺癌   D. 肾炎

    E. 慢性活动性肝炎

【A3 型题】

(9~11 题共用题干)

    患者，女，45 岁。双手和膝关节肿痛伴晨僵 1 年。关节屈伸受限，皮肤失去弹性，按之稍硬，肌肤紫暗，面色黧黑。查体：肘部可及皮下结节，质硬，无触痛。舌质暗红，苔薄白，脉弦涩。

9. 首先考虑的诊断是

    A. 强直性脊柱炎   B. 类风湿关节炎

    C. 系统性红斑狼疮   D. 骨关节炎

    E. 痛风性关节炎

10. 最有助于确定诊断的是

    A. 关节影像学检查   B. 关节滑液检查

    C. 抗核抗体   D. 血象

    E. C–反应蛋白

11. 治疗应首选的药物是

    A. 雷公藤总苷   B. 布洛芬

    C. 青霉素   D. 柳氮磺吡啶

    E. 甲氨蝶呤

(12~14 题共用题干)

    患者，女，30 岁。近 2 个月出现颊部蝶形红斑，中度发热，全身肌痛，四肢关节肿痛，口腔溃疡。尿常规：红细胞（+），尿蛋白（++）。

12. 免疫学检查最可能出现的抗体是

    A. 抗核抗体   B. 抗 Jo–1 抗体

    C. 抗 Scl–70 抗体   D. 类风湿因子

    E. 抗中性粒细胞胞质抗体

13. 最可能的诊断是

    A. 类风湿关节炎   B. 败血症

    C. 皮肌炎   D. 系统性红斑狼疮

    E. 急性肾小球肾炎

14. 为缓解病情，首选的药物是

    A. 抗生素   B. 糖皮质激素

    C. 非甾体抗炎药   D. 镇痛药

    E. 抗疟药

【B1 型题】

(15~16 题共用备选答案)

    A. 类风湿结节   B. 滑膜炎

    C. 血管炎   D. "洋葱皮样"病变

    E. 苏木紫小体

15. RA 的基本病理改变是

16. SLE 的基本病理改变是

(17 ~ 18 题共用备选答案)

    A. 抗核抗体   B. 抗 Sm 抗体

    C. 抗双链 DNA 抗体 D. 抗磷脂抗体

    E. 类风湿因子

17. 是 SLE 的标准筛选抗体，但特异性小的抗体是

18. 特异性高，效价随 SLE 病情缓解而下降的抗体是

第八单元　神经系统疾病

【A1 型题】

1. 诊断癫痫的首选辅助检查是

    A. MRI   B. 诱发电位

    C. 脑电图检查   D. CT 扫描

    E. 脑脊液检查

2. 癫痫的特点不包括

    A. 按照病因可分特发性癫痫和症状性癫痫

    B. 遗传因素和环境因素均可影响癫痫发作

    C. 每一位癫痫患者只有一种发作类型

    D. 女性患者通常在月经期和排卵期发作频繁

    E. 癫痫的临床表现可分痫性发作和癫痫症两方面

3. 下列各项，属癫痫大发作表现的是

    A. 短暂意识丧失

    B. 意识丧失，四肢强直，继之阵挛、昏睡

    C. 单侧肢体抽动

    D. 躁动、乱语

    E. 发作性四肢抽搐

4. 癫痫持续状态首选药无效时选用

    A. 乙琥胺   B. 利多卡因

    C. 乙醚   D. 水合氯醛

    E. 硫喷妥钠

5. 临床上最常见的脑血管意外是

    A. 脑出血   B. 蛛网膜下腔出血

    C. 脑栓塞   D. 脑血栓形成

    E. 一过性脑缺血

6. 对急性脑梗死患者，不适于溶栓治疗的情况是

    A. 发病 6 小时以内

    B. CT 证实无出血灶

    C. 患者无出血倾向

    D. 出凝血时间正常

    E. 头部 CT 出现低密度灶

7. 脑出血最常见的病因是

    A. 脑血管畸形

    B. 高血压合并小动脉硬化

    C. 淀粉样血管病

    D. 先天性颅内动脉瘤

    E. 脑动脉炎

8. 脑出血最常见的发生部位和血管是

    A. 脑干、椎基底动脉

    B. 脑桥、正中动脉

    C. 小脑颈内动脉

    D. 中脑、大脑前动脉

    E. 内囊、豆纹动脉

9. 蛛网膜下腔出血的常见病因是

    A. 休克

    B. 风湿性心瓣膜病

    C. 脑动脉粥样硬化

    D. 先天性脑动脉瘤

    E. 与上呼吸道感染有关

10. 对多数蛛网膜下腔出血，防止再出血的根本方法是

    A. 卧床休息 4 ~ 6 周

    B. 保持大便通畅

    C. 不再从事剧烈运动或重劳动

    D. 保持血压稳定

    E. 对先天性动脉瘤或脑血管畸形者行手术治疗

【A2 型题】

11. 患儿，男，11 岁。突然意识短暂丧失，面色变白，双目凝视，手中的筷子掉到地上，口角出现细小颤动，持续约 15 秒之后立即清醒。其诊断是

    A. 癫痫单纯部分性发作

    B. 癫痫不典型失神发作

    C. 精神运动性癫痫

    D. 癫痫典型失神发作

    E. 癫痫单纯部分性运动性发作

12. 患者，男性，50 岁。饮酒中发生言语不清，呕吐，随即昏迷。查体：血压 26/16kPa（195/120mmHg），双眼球向左共同偏视，右鼻唇沟浅，右侧肢体坠落试验阳性，对针刺无反应。诊断：脑出血，其部位是

    A. 左侧基底节   B. 右侧基底节

    C. 左脑桥   D. 右脑桥

    E. 左顶叶

【A3 型题】

(13 ~ 15 题共用题干)

    患者，男，30 岁。2 年前某晚睡眠过程中突然大叫一声，双眼上翻四肢强直、抽动，伴咬舌，尿失禁，呼之不应，5 ~ 6 分钟后清醒。自觉头痛，全身疼痛。2 年内有 3 次类似发作，事后不能回忆。

13. 对该患者的诊断，最可能是

    A. 癫痫持续状态 B. 全面性强直 – 阵挛发作

    C. 肌阵挛发作   D. 失神发作

    E. 复杂部分性发作

14. 进一步明确诊断，应首选的检查是

    A. 腹部 B 超   B. 脑电图

    C. 头颅 CT 扫描   D. 脑血管造影

    E. 肾功能

15. 治疗本病应首选的药物是

A. 苯妥英钠　　　　　B. 丙戊酸钠

C. 卡马西平　　　　　D. 氯硝西泮

E. 苯巴比妥

【B1 型题】

(16～17 题共用备选答案)

A. 多见于成人

B. 是一种特定的癫痫，而不是一组临床综合征

C. 是一组临床综合征，而不是一种特定的疾病

D. 多见于少年儿童

E. 是指发作间期神志不清的一种临床危急情况，需急救处理

16. 关于癫痫小发作的说法，正确的是

17. 关于癫痫持续状态的说法，正确的是

(18～19 题共用备选答案)

A. 短暂性脑缺血发作

B. 脑血栓形成

C. 脑栓塞

D. 脑出血

E. 蛛网膜下腔出血

18. 高血压及动脉硬化常导致的脑血管病变是

19. 动脉瘤、血管畸形常引发的脑血管病变是

第九单元　常见急危重症

【A1 型题】

1. 中度休克指数是

A. 0.5　　　　　　　B. ≥1.0

C. 1.0～1.5　　　　D. 2.0

E. 1.5～2.0

2. 下列不属于休克早期临床表现的是

A. 全身皮肤青紫　　B. 呼吸深而快

C. 口唇轻度发绀　　D. 尿量减少

E. 四肢冰凉

3. 下列因素中，不属于低血容量休克的是

A. 产后大出血　　　B. 大量心包积液

C. 肠梗阻　　　　　D. 大手术

E. 严重烧伤

4. 属于休克微血管扩张期表现的是

A. 呼吸衰竭

B. 血压测不到

C. 体温升高

D. 神志清，有稍微兴奋

E. 呼吸深快

5. 常见的导致神经源性休克的因素不包括

A. 剧烈疼痛　　　　B. 高位脊髓麻醉

C. 中枢损伤　　　　D. 血容量减少

E. 血管运动中枢抑制

6. 休克早期最常出现的酸碱平衡紊乱类型是

A. 呼吸性碱中毒　　B. 呼吸性酸中毒

C. 代谢性碱中毒　　D. AG 正常型代谢性酸中毒

E. 代谢性酸中毒

7. 下列不属于低血容量性休克的是

A. 失血　　　　　　B. 烧伤

C. 挤压伤　　　　　D. 感染

E. 脱水

8. 上消化道大出血时做紧急胃镜检查最好的时间是

A. 24 小时内　　　　B. 48 小时内

C. 72 小时内　　　　D. 24～48 小时内

E. 48～72 小时内

9. 消化性溃疡合并出血时，下列止血治疗措施中最有效的是

A. 口服去甲肾上腺素盐水溶液

B. 口服凝血酶盐水溶液

C. 口服氢氧化铝凝胶

D. 静脉使用雷尼替丁

E. 静脉使用奥美拉唑

10. 血碳氧血红蛋白浓度达 30%～40%，属于一氧化碳中毒分级中

A. 轻度中毒　　　　B. 中度中毒

C. 重度中毒　　　　D. 没有中毒

E. 不确定

11. 尽快纠正急性一氧化碳中毒的组织缺氧，应首选的治疗措施是

A. 采用高浓度氧气面罩吸氧

B. 注射呼吸兴奋剂

C. 撤离中毒现场

D. 人工呼吸

E. 高压氧舱

12. 有机磷杀虫药在人体分布最多的器官为

A. 肺　　　　　　　B. 肝

C. 肾　　　　　　　D. 脾

E. 脑

13. 下列各项，不符合有机磷农药中毒临床表现的是

A. 皮肤干燥，无汗　B. 恶心呕吐

C. 肌肉颤动　　　　D. 肺水肿

E. 视力模糊，瞳孔缩小

14. 中暑按发病机制分为

A. 热射病、热痉挛和热衰竭

B. 轻症中暑、重症中暑

C. 热适应、热射病和热衰竭

D. 热适应、热痉挛和热衰竭

E. 热辐射、热痉挛和热衰竭

15. 对于重症中暑的处理原则，最适合的方法是

A. 热射病患者，口服含盐清凉饮料

B. 热痉挛患者，口服含盐清凉饮料

C. 热衰竭患者，迅速降低体温

D. 热痉挛患者，迅速降低体温

E. 热痉挛患者，维持呼吸和循环功能

16. 热痉挛主要是由于哪个方面的障碍所致

A. 心血管　　　　　B. 神经

C. 消化　　　　　　D. 体温调节

E. 水盐代谢

【A2 型题】

17. 某患者，无意识和呼吸，确保心跳骤停者呼吸道通畅的正确位置是

A. 头后仰颈项过伸　　B. 平卧位，去枕

C. 侧卧位　　　　　　D. 头低足高位

E. 俯卧位，头向一侧

18. 患者，男性，40 岁。腹痛、发热 48 小时，血压 80/60mmHg，神志清楚，面色苍白，四肢湿冷，全腹肌紧张，肠鸣音消失。诊断为

A. 低血容量性休克　　B. 感染性休克

C. 神经源性休克　　　D. 心源性休克

E. 过敏性休克

19. 患者，男，40 岁。反复有节律性上腹痛 2 年，有嗳气，纳差。近 2 天来疼痛加剧，突然呕血 500ml，为暗红色血块，继而解稀黑便 200ml。出血后腹痛缓解。考虑出血原因最可能的是

A. 食道静脉曲张破裂

B. 消化性溃疡

C. 慢性胃炎

D. 胃癌

E. 急性胰腺炎

20. 某患者，因欲自杀服有机磷农药，被发现后，急送医院，查体：昏迷状态、呼吸困难、皮肤湿冷、双瞳孔如针尖大小，该患者入院后给予洗胃。最好选用哪种洗胃液

A. 1∶5000 高锰酸钾液

B. 硫酸铜溶液

C. NaHCO$_3$ 水

D. 生理盐水

E. 温清水

21. 患者，女性，45 岁。从事高温作业 4 小时后，感觉剧烈头痛，并迅速进入浅昏迷状态，体温 40.5℃。考虑最可能的中暑类型是

A. 机体蓄热　　　　　B. 热射病

C. 热痉挛　　　　　　D. 热衰竭

E. 轻症中暑

【A3 型题】

(22 ~ 24 题共用题干)

患者，女，28 岁。被人发现昏迷且休克，屋内有火炉。查体：体温 36℃，血压 90/60mmHg，四肢厥冷、腱反射消失。尿糖（+）、尿蛋白（+）、血液碳氧血红蛋白 60%。心电图：一度房室传导阻滞。

22. 最可能的诊断是

A. 急性巴比妥类中毒

B. 急性有机磷农药中毒

C. 急性一氧化碳中毒

D. 糖尿病酮症酸中毒

E. 急性亚硝酸盐中毒

23. 首要的治疗方法是

A. 20% 甘露醇 250ml 快速静脉滴注

B. 冬眠疗法

C. 血液透析

D. 能量合剂

E. 氧气疗法

24. 下列并发症中，最不常见的是

A. 肺水肿　　　　　　B. 心律失常

C. 脑水肿　　　　　　D. 中毒性肝炎

E. 肾功能衰竭

【B1 型题】

(25 ~ 26 题共用备选答案)

A. 呼吸抑制

B. 呼出气体有蒜味

C. 呼出气体有烂苹果味

D. 呼出气体有苦杏仁味

E. 呼出气体有氨味

25. 有机磷杀虫药中毒时，有诊断意义的是

26. 糖尿病酮症酸中毒时，有诊断意义的是

第十六章 传染病学

第一单元 传染病学总论

【A1 型题】

1. 下列有关感染的描述，不正确的是
A. 病原体侵入人体，临床上出现相应的症状、体征则意味着感染过程的开始
B. 病原体与人体相互作用、相互斗争的过程为感染过程
C. 病原体的致病力包括毒力、侵袭力、病原体数量和变异性
D. 感染后是否发病取决于病原体的致病力和人体的致病能力
E. 病原体侵入的数量越大，出现显性感染的危险就越大

2. 感染的定义是
A. 病原体离开其固有的寄生部位，到达其他的寄生部位，引起宿主损伤
B. 病原体、人体与环境相互作用的过程
C. 病原体借助传播媒介作用于人体
D. 病原体和人体之间相互作用的过程
E. 宿主在病原体作用下产生的免疫应答

3. 构成感染过程三因素是指
A. 病原体、传播途径、易感人群
B. 病原体、社会因素、环境因素
C. 病原体、人体、外环境
D. 人体、病原体、社会因素
E. 传染源、传播途径、易感人群

4. 人体被病原体侵袭后不出现临床症状，但可产生特异性免疫，称为
A. 病原体被清除
B. 隐性感染
C. 显性感染
D. 病原携带状态
E. 潜伏性感染

5. 病原体侵入人体后，在诱导免疫应答的同时，导致组织损伤，出现临床表现和病理改变。称为
A. 病原体被清除
B. 隐性感染
C. 显性感染
D. 病原携带状态
E. 潜伏性感染

6. 病原体感染人体后寄生于某些部位，机体的免疫功能将病原体局限化，但不足以将病原体清除，一般不排出病原体。称为
A. 病原体被清除
B. 隐性感染
C. 显性感染
D. 病原携带状态
E. 潜伏性感染

7. 以下关于病原携带者的描述，正确的是
A. 患者处于潜伏感染状态时可称为病原携带者
B. 携带病原体超过 1 年称为慢性携带者

C. 无明显临床症状而能排出病原体
D. 所有的传染病都有慢性病原携带者
E. 与显性感染者相比，病原携带者作为传染源的意义不大

8. 病原体侵入机体后能否引起疾病，主要取决于
A. 病原体的毒力和数量
B. 病原体的致病能力与机体的免疫机能
C. 机体的保护性免疫
D. 机体的天然屏障作用
E. 病原体的侵入途径与特异性定位

9. 重叠感染的含义是
A. 在被某种病原体感染的基础上再被另外的病原体感染
B. 在被某种病原体感染的基础上再次被同一种病原体感染
C. 人体初次被某种病原体感染
D. 人体同时被 2 种或 2 种以上的病原体感染
E. 病原体寄生在人体某部位，机体免疫功能下降后引起的感染

10. 隐性感染的主要发现途径是
A. 典型症状
B. 典型体征
C. 血清学生化检查
D. 病理检查
E. 特异性免疫学检查

11. 关于潜伏性感染，下列叙述不正确的是
A. 病原体潜伏于机体某些部位而不出现症状
B. 潜伏性感染者是重要而危险的传染源
C. 机体免疫力下降时可引起显性感染
D. 单纯疱疹、结核、疟疾可有潜伏性感染
E. 潜伏性感染仅见于部分传染病

12. 流行过程的基本条件是
A. 散发、流行、暴发流行
B. 自然因素、社会因素
C. 传染源、传播途径、易感人群
D. 患者、病原携带者、受感染的动物
E. 地区性、季节性

13. 传染病流行过程的 3 个基本环节是
A. 传染源、传播途径、易感人群
B. 社会因素、环境因素、自然因素
C. 病原体毒力、数量及适当的入侵门户
D. 病原体、人体、环境
E. 病原体、环境因素、自然因素

14. 关于传染病的基本特征哪项是错误的
A. 有病原体
B. 有传染性
C. 有流行性
D. 病后均有巩固免疫力
E. 某些传染病有地方性和季节性

15. 可作为传染病检疫与留验接触者的重要依据的是
   A. 传染期　　　　　B. 隔离期
   C. 潜伏期　　　　　D. 前驱期
   E. 免疫期

16. 可作为隔离患者重要依据的是
   A. 潜伏期　　　　　B. 隔离期
   C. 传染期　　　　　D. 前驱期
   E. 免疫期

17. 人体能对抗再感染的主要原因是
   A. 预防用药　　　　B. 增强体质
   C. 注射疫苗　　　　D. 特异性免疫力
   E. 非特异性免疫力

18. 关于感染后免疫的描述，以下正确的是
   A. 属于非特异性免疫
   B. 属于主动免疫
   C. 通过检测血清中特异性抗原可以获知是否具有免疫力
   D. 所有传染病获得的免疫力均可维持终生
   E. 只能通过显性感染才能获得感染后免疫

19. 在感染某种病原体基础上再次被同一种病原体感染，称为
   A. 再燃　　　　　　B. 再感染
   C. 二重感染　　　　D. 重复感染
   E. 复发

20. 用于某些传染病的早期诊断的免疫学检查，主要是测定血清中的
   A. IgG　　　　　　B. IgA
   C. IgM　　　　　　D. IgD
   E. IgE

21. 下列血清特异性抗体检测的概念，错误的是
   A. IgM 型抗体的检出有助于近期感染的诊断
   B. IgG 型抗体滴度升高提示既往感染
   C. 疾病早期抗体滴度低，后期滴度显著升高
   D. 在疾病恢复期比早期抗体滴度升高 4 倍以上有诊断价值
   E. 回忆反应是由于既往感染或预防接种者再感染另一病原体使原有滴度升高所致

22. 提高人群免疫力起关键作用的是
   A. 改善营养　　　　B. 锻炼身体
   C. 预防接种　　　　D. 防止感染
   E. 预防服药

23. 甲类传染病的法定传染病报告时间，在城镇不应超过
   A. 2 小时　　　　　B. 6 小时
   C. 8 小时　　　　　D. 12 小时
   E. 24 小时

24. 根据传染病防治法，对下列疾病应采取强制性隔离治疗措施，除外
   A. 传染性非典型肺炎患者
   B. 狂犬病患者
   C. 肺炭疽病患者
   D. 鼠疫患者和病原携带者
   E. 霍乱患者和病原携带者

25. 根据传染病防治法，下列哪种疾病不按甲类传染病管理
   A. AIDS　　　　　　B. 肺炭疽
   C. 鼠疫　　　　　　D. 霍乱
   E. 人感染高致病性禽流感

26. 根据传染病防治法，下列哪种疾病应按甲类传染病管理
   A. 流行性脑脊髓膜炎
   B. 流行性脑炎
   C. 肺炭疽
   D. 细菌性痢疾
   E. 伤寒

27. 对于消化道传染病起主导作用的预防措施是
   A. 发现、治疗带菌者
   B. 切断传播途径
   C. 疫苗预防接种
   D. 接触者预防服药
   E. 隔离、治疗患者

28. 下列不属于传染源的是
   A. 患者　　　　　　B. 隐性感染者
   C. 病原携带者　　　D. 易感者
   E. 受感染的动物

29. 接种下列制剂可获主动免疫，除外
   A. 活疫苗　　　　　B. 菌苗
   C. 灭活疫苗　　　　D. 类毒素
   E. 抗毒素

【B1 型题】

(30～33 题共用备选答案)
   A. 病原体被清除　　B. 隐性感染
   C. 显性感染　　　　D. 病原携带状态
   E. 潜伏性感染

30. 感染过程中最易识别的是

31. 感染过程中最常见的表现是

32. 无明显临床症状而能排出病原体的是

33. 病原体不能被清除但是并不排出体外的是

(34～36 题共用备选答案)
   A. 高热持续，24 小时体温相差不超过 1℃
   B. 24 小时体温相差超过 1℃，但最低点未达正常
   C. 24 小时内体温波动于高热与常温之下
   D. 骤起高热，持续数日骤退，间歇无热数日，高热重复出现
   E. 发热数日，退热一日，又再发热数日

34. 间歇热是指

35. 稽留热是指

36. 弛张热是指

第二单元　病毒感染

【A1 型题】

1. 甲型肝炎病毒的主要传播途径是
A. 注射、输血　　　　B. 蚊虫叮咬传播
C. 唾液传播　　　　　D. 垂直传播
E. 粪 – 口传播

2. 乙肝疫苗主要成分是哪种
A. HBsAg　　　　　　B. HBcAg
C. HBeAg　　　　　　D. HBV DNA 聚合酶
E. Dane 颗粒

3. 急性乙型肝炎窗口期可检出的血清标志物是
A. HBsAg　　　　　　B. 抗 – HBs
C. HBeAg　　　　　　D. 抗 – HBc
E. HBcAg

4. 属 HBV 复制指标的是
A. 抗 – HBs　　　　　B. HBsAg
C. HBV – DNA　　　　D. 抗 – HBe
E. 抗 – HBcIgG

5. 关于乙型肝炎的流行病学特点的描述，错误的是
A. 慢性患者和病毒携带者作为传染源的意义最大
B. 常表现为暴发流行
C. 有家庭聚集现象
D. 婴幼儿期是获得 HBV 感染的最危险时期
E. 主要传播途径是母婴传播、血液传播

6. 主要通过消化道传播的肝炎是
A. 淤胆型肝炎　　　　B. 乙型肝炎
C. 丙型肝炎　　　　　D. 丁型肝炎
E. 戊型肝炎

7. 丙型肝炎病毒的主要传播途径是
A. 消化道传播　　　　B. 蚊虫叮咬传播
C. 血液传播　　　　　D. 唾液传播
E. 垂直传播

8. HBeAg 是 HBV 活动性复制和有传染性的重要标记，是因为
A. HBeAg 是 HBV 的核心成分
B. HBeAg 与 DNAP 和 HBV DNA 密切相关
C. 仅见于 HBsAg 阳性血清中
D. 在血清中持续时间较 HBsAg 长
E. HBeAg 阳性者容易转为慢性

9. 对病毒性肝炎的诊断最为敏感和有意义的血清酶检测是
A. AST　　　　　　　B. ALT
C. AKP　　　　　　　D. γ – GT
E. LDH

10. HBV 感染者传染性强的标志是
A. HBsAg（ + ）　　　B. 抗 – HBs（ + ）
C. HBeAg（ + ）　　　D. 抗 – HBe（ + ）
E. 抗 – HBc（ + ）

11. 肝衰竭诊断的关键指标是
A. ALT > 500U/L　　　B. 总胆红素 > 171μmol/L
C. PTA < 40%　　　　D. 电解质紊乱
E. WBC 15×10^9/L

12. 下列关于妊娠期肝炎特点的描述，哪项是不正确的
A. 消化道症状明显　　B. 产后大出血多见
C. 重症肝炎比例高　　D. 病死率高
E. 对胎儿无影响

13. 对慢性乙型肝炎的治疗不恰当的是
A. 禁酒、避免劳累、适当休息
B. 可用保肝、降酶、退黄药物
C. 应用免疫调节药物
D. 注射乙肝疫苗
E. 抗病毒治疗

14. 诊断病毒性肝炎最可靠的依据是
A. 病原学及肝功检查
B. 起病方式
C. 发病季节
D. 症状及体征
E. 接触史

15. 肝衰竭患者，出血倾向最主要的原因是
A. 维生素 K 吸收障碍
B. 凝血因子合成障碍
C. 凝血因子消耗增加
D. 血小板减少
E. 毛细血管脆性增加

16. 下列关于肝衰竭的治疗中，不正确的是
A. 卧床休息
B. 应用干扰素抗病毒治疗
C. 保肝、促进肝细胞再生
D. 稳定内环境和支持治疗
E. 防治并发症

17. 被乙型肝炎患者血液污染的针头刺破皮肤后，首要宜采取的是
A. 局部碘酒、酒精消毒
B. 注射高效价免疫球蛋白
C. 注射干扰素诱生剂
D. 注射胎盘球蛋白
E. 注射干扰素

18. 丙型肝炎的慢性转化率为
A. 55% ~ 85%　　　　B. 70% ~ 85%
C. 60% ~ 80%　　　　D. 70% ~ 80%
E. 50% ~ 85%

19. 乙型肝炎的高危人群不包括
A. HBsAg 阳性母亲的新生儿
B. 反复输血及血制品者，血液透析患者
C. 抗 HBs 阳性者
D. 多个性伙伴、静脉药瘾者
E. 接触血液的医务工作者

20. 急性戊型肝炎的特点不包括
  A. 肝内淤胆现象常见
  B. 病情较重，尤其是重叠感染乙肝病毒
  C. 妊娠合并戊型肝炎者死亡率高
  D. 易发展成慢性肝炎
  E. 经粪 – 口途径感染

21. 对慢性丙型肝炎的治疗，下列哪项不是应用干扰素治疗的目的
  A. 抑制或清除血清和组织中 HCV
  B. 使血清 ALT 恢复正常
  C. 中止或减缓病程，防止肝硬化
  D. 改善肝脏组织学病变
  E. 消除血清中抗 HCV

22. 肝炎肝硬化患者出现蜘蛛痣和男性乳房发育的主要机制是
  A. 肝脏对血管活性物质和雌激素的灭活功能降低
  B. 肝脏合成激素能力下降
  C. 门静脉高压
  D. 肾素 – 血管紧张素 – 醛固酮系统紊乱
  E. 肝脏对从肠道吸收的有毒物质解毒功能降低

23. 急性肝衰竭的主要病理变化是
  A. 肝细胞局灶性坏死
  B. 肝细胞广泛坏死
  C. 汇管区纤维组织增生
  D. 汇管区单核细胞浸润
  E. 肝内淤胆

24. 目前预防乙型肝炎最有效的措施是
  A. 丙种球蛋白被动免疫
  B. 隔离患者
  C. 消灭蚊蝇
  D. 注射乙型肝炎疫苗
  E. 搞好粪便管理及水源防护

25. 肝衰竭应用乳果糖的目的是
  A. 恢复正常神经递质
  B. 促进肝细胞再生
  C. 增加肝脏营养
  D. 维持氨基酸的平衡
  E. 减少氨从肠道吸收

26. 下列对流行性感冒的描述，错误的是
  A. 急性呼吸道传染病
  B. 传染性强
  C. 传播速度快
  D. 呼吸道症状重
  E. 潜伏期短

27. 以下对流感病毒特点的描述，错误的是
  A. 是一种 RNA 病毒
  B. 分为甲、乙、丙三型
  C. 乙型流感病毒容易引起流感大流行
  D. 容易发生抗原变异
  E. 三型间无交叉免疫

28. 流行性感冒确诊的主要依据是
  A. 发病季节
  B. 上呼吸道卡他症状较轻或不明显
  C. 病毒分离
  D. 流行规模
  E. 血象

29. 以下对流行性感冒的流行病学特点的描述，正确的是
  A. 患者和隐性感染者是主要的传染源
  B. 健康带病毒者具有很大的传播意义
  C. 感染后获得持久的免疫力
  D. 各型流感病毒之间有交叉免疫力
  E. 甲型流感病毒抗原性稳定，不容易引发大流行

30. 甲型流感病毒分亚型的依据是
  A. 核蛋白　　　　　　　B. 血凝素和神经氨酸酶
  C. M 蛋白　　　　　　　D. 多聚 RNA 酶
  E. 病毒 RNA

31. 关于流感的临床表现，以下说法不正确的是
  A. 全身症状重
  B. 呼吸道症状轻微而全身中毒症状重
  C. 老年患者或免疫力低下的患者感染流感，病情可持续发展
  D. 肺外并发症常见
  E. 起病急骤

32. 流感的潜伏期是
  A. 24 小时　　　　　　　B. 1 ~ 3 天
  C. 3 ~ 5 天　　　　　　　D. 1 周
  E. 2 周

33. 流感的传染源是
  A. 蚊虫　　　　　　　　B. 牛
  C. 禽类　　　　　　　　D. 隐性感染者
  E. 未接种流感疫苗者

34. 以下描述，不属于流感特点的是
  A. 呼吸道传播　　　　　B. 夏秋季多见
  C. 潜伏期短　　　　　　D. 传播迅速
  E. 传染性强

35. 流感传染性最强的时期是
  A. 发病 3 日内　　　　　B. 发病 3 日后
  C. 发病 1 周后　　　　　D. 恢复期
  E. 潜伏期

36. 流感患者发病 1 天后出现高热、咳嗽、呼吸困难及发绀，进行性加重，可在 5 ~ 10 天因呼吸循环衰竭而死亡。应考虑的流感类型是
  A. 单纯型　　　　　　　B. 肺炎型
  C. 中毒型　　　　　　　D. 胃肠型
  E. 脑膜脑炎型

37. 流感的预防措施中，下列错误的是
  A. 对流感患者进行隔离

B. 流感流行前接种流感疫苗

C. 流感流行前，给所有易感人群使用金刚烷胺进行预防

D. 减少公众集会活动

E. 流感患者隔离时间为 1 周或至主要症状消失

38. 下列关于抗流感病毒药物的叙述，不正确的是

A. 甲、乙型流感均可使用神经氨酸酶抑制剂

B. 流感发病初期使用

C. 多用于流感患者的全程用药

D. 奥司他韦是神经氨酸酶抑制剂

E. 用于流感流行时的预防性用药

39. 肺炭疽是属于哪类法定传染病，发生流行时按哪类传染病管理

A. 属于乙类传染病，发生流行时按甲类传染病管理

B. 属于甲类传染病，发生流行时按甲类传染病管理

C. 属于乙类传染病，发生流行时按乙类传染病管理

D. 属于丙类传染病，发生流行时按乙类传染病管理

E. 属于丙类传染病，发生流行时按乙类传染病管理

40. 人感染高致病性禽流感的主要传播途径是

A. 呼吸道　　　　　B. 消化道

C. 血液　　　　　　D. 虫媒

E. 密切接触人感染高致病性禽流感患者

41. 人感染高致病性禽流感主要是指

A. H1N1　　　　　B. H5N1

C. H9N2　　　　　D. H7N3

E. H7N7

42. 目前有报道的人禽流感病毒亚型中，致病性最强的是

A. H5N1　　　　　B. H9N2

C. H7N7　　　　　D. H7N9

E. H9N9

43. 关于人禽流感病毒病原体，下列说法正确的是

A. 冠状病毒科，属于甲型流感病毒

B. 冠状病毒科，属于乙型流感病毒

C. 正黏病毒科，属于甲型流感病毒

D. 正黏病毒科，属于乙型流感病毒

E. 正黏病毒科，属于丙型流感病毒

44. 下列各项，考虑为人感染高致病性禽流感疑似病例的是

A. 1 周内有流行病学接触史，出现流感样症状

B. 有流行病学史和临床表现，呼吸道分泌物标本采用甲型病毒和 H5 型单克隆抗体抗原检测阳性者

C. 有流行病学史和临床表现，呼吸道分泌物标本中分离出特定病毒

D. 无流行病学史，有临床表现，急性期和恢复期双份血清抗禽流感病毒抗体滴度 4 倍以上升高

E. 有流行病学史和临床表现，呼吸道分泌物标本检测到禽流感病毒基因

45. 一例来自禽流感疫区的患者出现发热、头痛等流感样症状，呼吸道分泌物中检测到禽流感病毒核酸阳性，

临床诊断为哪一类人感染高致病性禽流感

A. 医学观察病例　　B. 疑似病例

C. 确诊病例　　　　D. 排除病例

E. 无症状病例

46. 关于人禽流感的诊断，下列说法正确的是

A. 1 周内有流行病学接触史，并出现流感样症状者为疑似病例

B. 有流行病学史和临床表现，患者呼吸道分泌物标本采用甲型流感病毒和 H5 型单克隆抗体抗原检测阳性者为临床确诊病例

C. 禽流感流行时期，出现流感样症状者，为医学观察病例

D. 被诊断为疑似病例，且与其有共同暴露史的人被诊断为确诊病例者为确诊病例

E. 临床确诊病例呼吸道分泌物中分离出特定病毒，且发病初期和恢复期双份血清抗禽流感病毒抗体滴度 4 倍以上升高

47. 下列各项检查，属人禽流感确诊依据的是

A. 血常规　　　　　B. 肝功能

C. 胸部 X 线检查　　D. 病毒分离

E. 骨髓检查

48. 目前禽流感的主要治疗方法是

A. 抗病毒治疗　　　B. 抗菌治疗

C. 综合治疗　　　　D. 抗病毒治疗＋抗菌治疗

E. 免疫调节治疗

49. 灭活 HIV 的最佳方法是

A. 紫外线照射 10 分钟

B. 0.1% 甲醛

C. γ - 射线照射

D. 56℃，10 分钟

E. 56℃，30 分钟

50. HIV 的传播途径不包括

A. 性接触　　　　　B. 拥抱

C. 母婴　　　　　　D. 共用注射器注射

E. 输血

51. 艾滋病的发生主要是 HIV 侵犯了人体的

A. B 淋巴细胞　　　B. CD_4^+ T 淋巴细胞

C. 单核 - 巨噬细胞　D. 自然杀伤细胞

E. 中性粒细胞

52. HIV 感染的高危人群不包括

A. 医务工作者　　　B. 静脉药瘾者

C. 性乱交者　　　　D. 男性同性恋者

E. 因血友病多次输血者

53. 艾滋病最重要的传染源是

A. 隐性感染者　　　B. 潜伏性感染者

C. 急性感染期患者　D. 无症状 HIV 感染者

E. 艾滋病期患者

54. 艾滋病患者最常见的肿瘤是

A. 白血病　　　　　B. 鼻咽癌

C. 卡波西肉瘤　　　D. 霍奇金淋巴瘤

E. 结肠癌和肺癌

55. 以下选项不支持艾滋病诊断的是

A. 持续 1 个月以上的发热

B. 巨脾

C. 持续性全身淋巴结肿大

D. 弓形虫性视网膜炎

E. 卡波西肉瘤

56. 下列消毒措施，HIV 不敏感的是

A. 75% 乙醇　　　　B. 焚烧

C. 紫外线　　　　　D. 高压蒸汽消毒法

E. 0.2% 次氯酸钠

57. 下列有关艾滋病无症状期的描述，错误的是

A. 此期可持续 6～8 年

B. 可从急性期进入此期

C. 此期不具有传染性

D. 血中可检测到 HIV

E. CD_4^+ T 细胞计数可减少

58. 下列有关艾滋病的艾滋病期的描述，错误的是

A. 体重下降 10% 以上

B. 无明显淋巴结肿大

C. 出现严重的临床免疫缺陷，导致各种机会性病原体感染

D. 因免疫缺陷而继发肿瘤，如卡波西肉瘤、非霍奇金病等

E. 神经精神症状

59. 对艾滋病患者的高效抗反转录病毒治疗以下哪种药物不能使用

A. 齐多夫定　　　　B. 拉米夫定

C. 奈韦拉平　　　　D. 利托那韦

E. 阿糖胞苷

60. 预防 HIV 感染的主要措施是

A. 加强爱国卫生宣传，养成良好的卫生习惯，防止病从口入

B. 加强爱国卫生宣传，消灭四害，搞好环境卫生

C. 加强爱国卫生宣传，搞好计划免疫，增强体质

D. 加强宣传教育，严禁毒品注射，禁止性乱交，严格检查血液制品

E. 加强爱国卫生宣传，搞好环境卫生，保持室内能通风

61. 下列有关流行性出血热的叙述，不正确的是

A. 都具有典型的五期经过

B. 皮疹多为出血性

C. 鼠类为主要传染源

D. 病原体是 RNA 病毒

E. 具有季节性和周期性

62. 流行性出血热可通过下列途径传播，但除外

A. 呼吸道传播　　　B. 消化道传播

C. 母婴传播　　　　D. 输血传播

E. 虫媒传播

63. 下列对流行性出血热的描述，不正确的是

A. 由汉坦病毒引起

B. 是一种自然疫源性疾病

C. 鼠为主要传染源

D. 人－人传播为重要的传播途径

E. 肾脏损害为本病的特征

64. 流行性出血热的基本病理改变是

A. 全身毛细血管中毒性损害

B. 全身性小血管（小动脉、小静脉和毛细血管）内皮细胞肿胀变性和坏死

C. 血管和淋巴管内皮细胞损害及急性出血

D. 微血管的内皮细胞损伤

E. 小血管周围炎性细胞浸润

65. 下列属于流行性出血热的传染源的是

A. 黑线姬鼠　　　　B. 蚊虫

C. 鸡　　　　　　　D. 牛

E. 羊

66. 流行性出血热病原体的传播途径不包括

A. 夏天蚊虫叮咬患者然后再叮咬其他人

B. 吸入鼠类带病毒的排泄物污染的尘土

C. 进食鼠类带病毒排泄物污染的食物

D. 孕妇感染的病毒经胎盘感染胎儿

E. 经过皮肤伤口感染

67. 确诊流行性出血热的依据是

A. 鼠类接触史

B. 全身感染和中毒症状

C. "三痛" 和 "三红" 征

D. 特异性 IgM 抗体滴度升高

E. 异性淋巴细胞增多

68. 流行性出血热的 "三痛" 是

A. 头痛、全身痛和腰痛

B. 头痛、眼眶痛和腰痛

C. 头痛、腹痛和腰痛

D. 头痛、关节痛和腰痛

E. 头痛、腓肠肌痛和腰痛

69. 对确诊流行性出血热，最有意义的是

A. 临床上表现有 "三痛" 和 "三红"

B. 血象中出现异型淋巴细胞和血小板减少

C. 尿中出现膜状物

D. 三大主症：发热，出血，肾损害

E. 特异性抗体 IgM 阳性

70. 流行性出血热临床上的五期经过顺序，以下描述正确的是

A. 发热期、出血期、低血压期、少尿期、恢复期

B. 发热期、多尿期、低血压期、少尿期、恢复期

C. 发热期、低血压期、多尿期、少尿期、恢复期

D. 发热期、低血压期、少尿期、多尿期、恢复期

E. 发热期、出血期、少尿期、多尿期、恢复期

71. 流行性出血热早期出血的主要原因是
　　A. DIC
　　B. 血管壁损伤、血小板减少和功能障碍
　　C. 凝血因子缺乏
　　D. 尿毒症
　　E. 肝素样物质增多

72. 流行性出血热患者早期发生休克的主要原因是
　　A. 出血导致的血容量下降
　　B. 血浆外渗于组织间隙，血容量下降
　　C. 高热、出汗导致体内液体相对不足
　　D. 病毒感染引起的"感染性休克"
　　E. 心肌炎引起的心功能衰竭

73. 下述几项，不是流行性出血热临床特点的是
　　A. 腰痛　　　　　　B. 眼眶痛
　　C. 杨梅舌　　　　　D. 热退症状加重
　　E. 出血性皮疹

74. 关于流行性出血热少尿期的治疗原则，下列哪项是错误的
　　A. 宜给高糖，高维生素，高蛋白饮食
　　B. 稳定内环境，输入液量以前一天尿量及呕吐量加500～700ml
　　C. 导泻或放血疗法
　　D. 腹膜透析或血液透析
　　E. 促进利尿

75. 流行性出血热的脑水肿常发生在
　　A. 发热期　　　　　B. 低血压休克期
　　C. 少尿期　　　　　D. 多尿期
　　E. 恢复期

76. 在流行地区，发现有下列表现者可诊断为流行性出血热
　　A. 发热、全身中毒症状，充血、出血、外渗和肾脏损害
　　B. 病毒感染白细胞和血小板下降
　　C. 发热、头痛、腰痛和尿蛋白阴性
　　D. 发热、腰痛、小便发黄
　　E. 腰痛、尿蛋白阳性，伴有下肢水肿，贫血

77. 流行性出血热治疗原则中的"三早一就"不包括的是
　　A. 早发现　　　　　B. 早休息
　　C. 早诊断　　　　　D. 早治疗
　　E. 就近治疗

78. 流行性出血热早期发生低血压休克时的补液疗法是
　　A. 以全血为主，扩充血容量
　　B. 以晶体为主，快速输入，同时给予胶体液
　　C. 防治DIC
　　D. 应用激素、血管活性药物
　　E. 纠正电解质和酸碱平衡紊乱

79. 流行性出血热的高血容量综合征常发生在
　　A. 发热期　　　　　B. 低血压休克期
　　C. 少尿期　　　　　D. 多尿期

　　E. 恢复期

80. 狂犬病的传染源不包括
　　A. 患病犬类
　　B. 带狂犬病毒的动物
　　C. 狂犬病患者的唾液
　　D. 隐性感染的犬、猫
　　E. 隐性感染的浣熊

81. 下列关于狂犬病毒抵抗力的叙述，正确的是
　　A. 耐热　　　　　　B. 不耐寒
　　C. 易被紫外线灭活　D. 40℃ 1小时灭活
　　E. 甲醛不易将其灭活

82. 狂犬病毒主要入侵的是人体的
　　A. 运动系统　　　　B. 循环系统
　　C. 呼吸系统　　　　D. 神经系统
　　E. 内分泌系统

83. 下列因素，与狂犬病潜伏期长短没有密切关联的是
　　A. 患者年龄　　　　B. 病犬年龄
　　C. 伤口深浅　　　　D. 入侵病毒的数量
　　E. 咬伤部位

84. 狂犬病病毒最主要的传播途径是
　　A. 患病动物咬伤　　B. 黏膜
　　C. 呼吸道　　　　　D. 角膜移植
　　E. 粪口途径

85. 下列关于被狂犬病兽咬伤后是否发病的叙述，不正确的是
　　A. 手指被咬伤后发病几率小
　　B. 创口深而大者发病率高
　　C. 咬伤后迅速彻底清洗者发病几率小
　　D. 及时、全程、足量注射疫苗和免疫球蛋白者发病率低
　　E. 免疫功能低下者被咬伤发病几率大

86. 狂犬病的病理变化不包括
　　A. 急性弥漫性脑脊髓炎
　　B. 脑神经细胞浆中可见内基小体
　　C. 脑实质和脊髓充血
　　D. 脑实质和脊髓水肿
　　E. 脑膜病变

87. 狂犬病中最典型的临床特征是
　　A. 大汗流涎　　　　B. 精神失常
　　C. 恐水　　　　　　D. 咽肌痉挛
　　E. 恐风

88. 面部被犬类轻微咬伤，不能确定致伤动物的健康状态，下列处置正确的是
　　A. 彻底冲洗和消毒处理后，立即注射狂犬病被动免疫制剂，随后接种狂犬病疫苗
　　B. 立即接种狂犬病疫苗，无需处理伤口
　　C. 彻底冲洗伤口后接种狂犬病疫苗
　　D. 用透气性辅料覆盖创面

E. 彻底冲洗后用75%酒精涂擦即可

89. 下列关于狂犬病临床分期的叙述，正确的是
A. 潜伏期，兴奋期，麻痹期
B. 前驱期，兴奋期，麻痹期
C. 前驱期，兴奋期，恢复期
D. 兴奋期，麻痹期，恢复期
E. 潜伏期、前驱期、兴奋期

90. 流行性乙型脑炎主要的传播途径是
A. 借飞沫呼吸道传播
B. 粪便污染水源和食物经口传播
C. 苍蝇作为媒介污染食物经口传播
D. 带病毒的蚊虫叮咬经皮肤入血传播
E. 接触带病毒猪的粪便传播

91. 下列关于流行性乙型脑炎的流行病学特征，描述错误的是
A. 人群对乙脑病毒普遍易感
B. 感染乙脑病毒后多为隐性感染
C. 蚊虫是流行性乙型脑炎的主要传染源
D. 人感染乙脑病毒后可以获得持久免疫力
E. 疫苗的接种可以有效地预防流行性乙型脑炎

92. 关于流行性乙型脑炎的发病机制，下列叙述错误的是
A. 乙脑病毒感染人体后可进入血液引起病毒血症
B. 乙脑病毒可进入中枢神经系统引起脑实质病变
C. 高血压、癫痫、脑外伤等可使乙脑病毒更易侵入中枢神经系统
D. 乙脑病毒通过释放多种产物从而对脑组织产生损害
E. 乙脑病毒可诱发机体产生免疫攻击，导致小血管和毛细血管损伤

93. 流行性乙型脑炎极期的严重表现是
A. 高热、意识障碍、脑膜刺激征
B. 抽搐、呼吸衰竭、脑膜刺激征
C. 高热、抽搐、呼吸衰竭
D. 高热、抽搐、意识障碍
E. 脑膜刺激征、意识障碍、惊厥

94. 下列关于流行性乙型脑炎的描述，错误的是
A. 典型乙型脑炎临床经过分为初期、极期、恢复期和后遗症期四期
B. 根据病情轻重可以分为轻型、普通型、重型和极重型
C. 自愈性疾病，患者无后遗症
D. 临床表现以高热、意识障碍、抽搐、病理反射和脑膜刺激征为特征
E. 大多数患者不产生任何临床症状

95. 属于流行性乙型脑炎的严重表现并是死亡的主要原因的是
A. 呼吸衰竭
B. 惊厥和抽搐
C. 意识障碍
D. 高热
E. 颅内高压

96. 流行性乙型脑炎最常见和最早出现的症状是

A. 高热
B. 头痛
C. 抽搐
D. 呕吐
E. 惊厥

97. 可作为流行性乙型脑炎早期诊断的是
A. 特异性 IgM 抗体测定
B. 血凝抑制试验
C. 补体结合试验
D. 中和试验
E. 病毒分离

98. 流行性乙型脑炎治疗的关键是
A. 早期、足量抗病毒治疗
B. 处理好高热、抽搐和呼吸衰竭等危重症候
C. 早期、短程应用糖皮质激素
D. 防止压疮和感染的发生
E. 补液疗法

99. 流行性乙型脑炎的预防关键是
A. 隔离患者
B. 加强对家畜的管理
C. 防蚊、灭蚊和疫苗接种
D. 流行季节前对幼猪进行疫苗接种
E. 做好环境卫生工作

【A2 型题】

100. 患者，妊娠5个月，乏力，纳差，腹胀半个月，黄疸进行性加深，查体：皮肤、巩膜重度黄染，肝界缩小不明显，移动性浊音（+）。检查：凝血酶原活动度 30%。最可能诊断为
A. 急性肝衰竭
B. 亚急性肝衰竭
C. 淤胆型肝炎
D. 急性黄疸型肝炎
E. 妊娠急性脂肪肝

101. 慢性乙型肝炎患者，病情稳定，近1周突然出现乏力，腹胀，纳差。检查：ALT 650 U/L，TBiL 129μmol/L，HBsAg（+），抗-HBe（+），抗-HBc（+），抗-HCV（+），应诊断为
A. 慢性乙型肝炎重度
B. 肝炎后肝硬化
C. 慢性乙型、戊型肝炎重叠感染
D. 慢性乙型、丙型肝炎重叠感染
E. 淤胆型肝炎

102. 患者，女性，32岁。术后2个月出现上腹不适、腹胀，乏力，手术时输血400ml。实验室检查：ALT 450U/L，HAV-IgM（-），HAV-IgG（-），HBsAg（-），抗-HBc（+），抗-HBs（+），抗-HCV（+）。诊断应考虑是
A. 急性丙型肝炎
B. 输血后肝炎
C. 甲型肝炎
D. 乙型肝炎
E. 术后引起中毒性肝炎

103. 患者，男性，30岁。病程1个月，轻度乏力，腹胀，皮肤瘙痒，粪便颜色变浅，肝肋下2cm，上腹部彩超：未见肿瘤、结石，肝外胆管无扩张。应诊断为

A. 梗阻性黄疸　　B. 胆汁性肝硬化
C. 慢性活动性肝炎　D. 淤胆性肝炎
E. 慢性胆囊炎

C. 纠正酸中毒，降压及利尿
D. 严格控制入液量，利尿及透析疗法
E. 输注平衡盐液，降血压，利尿及导泻

104. 患者，诊为慢性肝衰竭急性发作伴腹水，近 1 天以来出现发热，腹痛，腹泻，全腹有压痛及反跳痛，腹水量增加，患者最可能并发
A. 肠道感染　　　　B. 自发性腹膜炎
C. 胆道感染　　　　D. 阑尾炎
E. 门静脉炎

105. 亚急性肝衰竭患者，近 2 日出现上腹部不适，烧灼感，反酸，突然出现烦躁、意识障碍，扑翼样震颤（+），血氨增高。最可能的原因是
A. 电解质紊乱所致
B. 胃黏膜病变，引起消化道出血，诱发肝性脑病
C. 药物引起精神异常
D. 继发感染，导致病情加重
E. 静脉滴注氨基酸所致

106. 患儿，男，12 岁。因食欲不振、恶心、呕吐，伴乏力、尿黄 1 周来医院就诊，病前 2 周曾注射过丙种球蛋白 1 支。检查：巩膜黄染，肝肋下 1.5cm，有轻度触痛，脾肋下未触及，检查：ALT 650U/L，AST 420U/L，TBil 156.5μmol/L，抗 HAV-IgG（+），HBsAg（+），HBeAg（+），抗 HBc-IgM（+）。应诊断为
A. 急性乙型肝炎，甲型肝炎病毒携带者
B. 急性甲型肝炎，慢性乙型肝炎
C. 急性乙型肝炎，既往感染过甲型肝炎
D. 被动获得甲型肝炎抗体，急性甲型肝炎，乙型肝炎病毒携带
E. 被动获得甲型肝炎抗体，急性乙型肝炎

107. 患者，男性，70 岁。20 年前曾出现黄疸、纳差、肝功异常，诊断为肝炎。近 2 个月来纳差，消瘦，肝区疼痛明显。查体：轻度黄疸，面部有蜘蛛痣，腹膨隆，肝肋下 2cm，剑下 4cm，质硬，压痛，脾肋下 3cm，移动性浊音阳性。临床上首先考虑的是
A. 肝硬化　　　　　B. 慢性肝炎
C. 继发性肝癌　　　D. 原发性肝癌
E. 结核性腹膜炎

108. 患者，男性，40 岁。既往体健，体检发现：ALT 210U/L，血清总胆红素 8.1μmol/L，血清抗 HAV-IgM（+），抗-HBs（+）。此患者最可能的诊断是
A. 急性无黄疸型乙型肝炎
B. 急性黄疸型乙型肝炎
C. 急性无黄疸型甲型肝炎
D. 急性黄疸型甲型肝炎
E. 甲型肝炎病毒隐性感染

109. 流行性出血热患者病程第 6 天，颜面水肿，无尿 2 天，血压 160/120mmHg，脉洪大，体表静脉充盈，两肺底散在湿啰音。目前最有效的治疗措施是
A. 静脉滴注 50% 葡萄糖液、降压及利尿
B. 20% 甘露醇降压及利尿

110. 患者，男性，20 岁。因"持续发热 7 天"入院，伴畏寒，周身酸痛，乏力，鼻衄，食欲减退。查体：巩膜明显黄染，胸前区可见出血点，肝肋下 1cm，脾未及。实验室检查：血白细胞 10×10^9/L，血中性粒细胞 0.75，血淋巴细胞 0.25，尿胆红素（+），尿胆原（+），尿蛋白（++），尿镜检白细胞数 1~3 个/HP，血清总胆红素 100μmol/L，血清谷丙转氨酶 150U/L。最可能的诊断是
A. 急性病毒性肝炎　B. 流行性出血热
C. 钩体病　　　　　D. 流行性感冒
E. 革兰阴性杆菌败血症

111. 患者，男性，35 岁。急起发热 3 天，伴头痛乏力。查体：体温 38℃，脉搏 120 次/分，呼吸 36 次/分，血压 75/60mmHg，神清，急性病容，球结膜充血，上胸部散在出血点，心肺正常，肝右肋下 1cm。血常规：白细胞 12×10^9/L，中性粒细胞 0.8，淋巴细胞 0.14，异型淋巴细胞 0.06。尿常规：尿蛋白（+++）。最可能的诊断是
A. 败血症　　　　　B. 流行性脑脊髓膜炎
C. 钩端螺旋体病　　D. 流行性出血热
E. 上呼吸道感染

112. 患者，女性，28 岁。因反复腹泻 1 年余，发热 5 天就诊。其夫患有淋菌性尿道炎，有 3 年吸毒史。患者否认吸毒、输血及性乱史。查体：T 38.3℃，恶病质，口咽部可见白色斑块，可擦去，无出血，双侧腹股沟淋巴结肿大。患者最可能的诊断是
A. 肺结核　　　　　B. 白血病
C. 艾滋病　　　　　D. 慢性肠炎
E. 肺癌伴淋巴结转移

113. 患者，男，32 岁。因持续发热 5 月余，腹泻 3 月余，胸片检查示双中上肺结核（Ⅲ型）。患者为农民工，外出打工近 15 年，自诉在打工期间有性乱史，有时未使用安全套，否认吸毒、供血、受血、手术史。查体：T 38~39℃，恶病质，双侧颈部淋巴结肿大、双侧腹股沟淋巴结肿大，面颈部皮肤黑色结节、斑块隆起。CT 检查：双中上肺结核，纵隔淋巴结肿大、肝脾肿大。患者应该进行以下哪项检查明确诊断
A. 血常规
B. 血培养
C. 淋巴结穿刺液涂片
D. 咽拭子培养
E. 血清抗-HIV 检测

【B1 型题】

（114~115 题共用备选答案）
A. 呼吸道传染病　　B. 肠道传染病
C. 人畜共患病　　　D. 虫媒传染病
E. 血液传播疾病

114. 乙型肝炎为

115. 甲型肝炎为

（116～118 题共用备选答案）

  A. 抗 – HEV 阳性   B. 抗核抗体（ANA）阳性

  C. 抗 – HCV 阳性   D. HBsAg 阳性

  E. 抗 HAV – IgM 阳性

116. 甲型肝炎患者，血清学检查表现为

117. 乙型肝炎患者，血清学检查表现为

118. 丙型肝炎患者，血清学检查表现为

（119～122 题共用备选答案）

  A. 乙肝病毒标志物为 HBsAg、HBeAg、抗 – HBc 阳性

  B. 抗 – HBs、抗 – HBe、抗 – HBc 阳性，HBV DNA 阴性

  C. 抗 – HBs 阳性

  D. 抗 HAV – IgM 阴性，抗 HAV – IgG 阳性

  E. HBsAg、抗 – HBc 阳性、抗 – HCV 阳性

119. 接种过乙肝疫苗，可见

120. 既往感染甲型肝炎，获得了特异性免疫力，可见

121. 乙型肝炎患者或病毒携带者，可见

122. 乙型肝炎与丙型肝炎病毒重叠感染，可能为现症感染，也可能为病毒携带者，可见

（123～125 题共用备选答案）

  A. 预防 DIC，防止肾脏出血

  B. 抗病毒、减少外渗，改善中毒症状

  C. 补充血容量、纠正酸中毒

  D. 限制液体入量，稳定内环境，促进利尿

  E. 综合疗法，早期抗病毒，中晚期针对病理生理过程治疗

123. 流行性出血热的总体治疗原则是

124. 少尿期的治疗原则是

125. 发热期的治疗原则是

（126～127 题共用备选答案）

  A. ＜50ml/d

  B. ＜400ml/d

  C. ＜400ml/d 增至 2000ml/d

  D. ＞3000ml/d

  E. ＞8000ml/d

126. 流行性出血热患者多尿移行期的尿量是

127. 流行性出血热患者少尿期无尿状态的尿量是

（128～129 题共用备选答案）

  A. 病程的第 3～5 日   B. 病程的第 4～6 日

  C. 病程的第 5～8 日   D. 病程的第 6～10 日

  E. 病程的第 7～14 日

128. 流行性出血热患者低血压休克期常发生在

129. 流行性出血热患者少尿期常发生在

第三单元　细菌感染

【A1 型题】

1. 流脑的主要传播途径是

  A. 呼吸道传播   B. 生活密切接触

  C. 蚊虫叮咬   D. 经输血、血制品传播

  E. 消化道传播

2. 关于流行性脑脊髓膜炎流行病学特点的描述，错误的是

  A. 隐性感染率高   B. 带菌者和患者是传染源

  C. 人群普遍易感   D. 6 个月以下婴幼儿发病率最高

  E. 主要经飞沫传播

3. 流行性脑脊髓膜炎的病原体属于

  A. 支原体   B. 衣原体

  C. 革兰染色阳性细菌 D. 革兰染色阴性细菌

  E. 病毒

4. 脑膜炎双球菌主要致病因素是

  A. 变态反应致细胞病变

  B. 内毒素

  C. 外毒素

  D. 直接致组织细胞坏死

  E. 神经毒素

5. 关于流行性脑脊髓膜炎的皮疹，下列描述错误的是

  A. 流行性脑脊髓膜炎的皮疹出现早，起病后不久即可出现

  B. 通常为皮肤黏膜的瘀点或瘀斑

  C. 可分布于全身的皮肤和黏膜

  D. 部分患者可出现单纯疱疹

  E. 皮疹是流行性脑脊髓膜炎败血症期特征性体征，见于所有流行性脑脊髓膜炎患者

6. 流行性脑脊髓膜炎发病年龄高峰是

  A. ＜6 个月   B. 6 个月至 2 岁

  C. 学龄前儿童   D. 学龄儿童

  E. 7～14 岁

7. 流行性脑脊髓膜炎的主要传染源是

  A. 暴发型休克型患者 B. 带菌动物

  C. 慢性感染者   D. 普通型患者

  E. 带菌者

8. 下列不属于流行性脑脊髓膜炎临床特征的是

  A. 突起高热   B. 剧烈头痛

  C. 频繁呕吐   D. 皮肤、黏膜瘀点

  E. 上吐下泻

9. 我国流行性脑脊髓膜炎流行的主要菌群是

  A. A 群   B. B 群

  C. C 群   D. D 群

  E. E 群

10. 确诊流行性脑脊髓膜炎的主要依据是

  A. 脑脊液呈化脓性改变

  B. 血清特异性抗体监测阳性

  C. 皮肤黏膜瘀点瘀斑

  D. 血液脑脊液涂片镜检或培养发现脑膜炎双球菌

  E. 当地有流行性脑脊髓膜炎流行

11. 高热、头痛、呕吐、全身皮肤散在瘀斑、瘀点，颈项强直。最可能的诊断是

  A. 流行性乙型脑炎

  B. 伤寒

C. 流行性脑脊髓膜炎

D. 中毒性细菌性痢疾

E. 结核性脑膜炎

12. 下列各项，不支持流行性脑脊髓膜炎诊断的脑脊液检查结果是

    A. 外观浑浊呈脓性

    B. 白细胞数 $<0.5\times10^6/L$，以单个核细胞为主

    C. 蛋白质含量高

    D. 糖含量明显减少

    E. 氯化物含量减少

13. 暴发型流行性脑脊髓膜炎的发病机理主要是由于

    A. 内毒素所致 DIC

    B. 脑膜炎双球菌直接引起广泛的血管内皮损害

    C. 内毒素所致的急性微循环障碍

    D. 急性肾上腺皮质功能衰竭

    E. 内毒素所致脑水肿、颅内高压

14. 对于暴发型休克型流行性脑脊髓膜炎，治疗措施不正确的是

    A. 大剂量青霉素控制感染

    B. 应用糖皮质激素

    C. 应用20%甘露醇脱水预防脑疝

    D. 抗 DIC 治疗

    E. 扩容纠酸

15. 暴发型流脑脑膜脑炎型颅内高压治疗的关键是

    A. 脱水降低颅内压   B. 退热、止惊

    C. 补充血容量   D. 使用糖皮质激素

    E. 吸氧

16. 鉴别流脑与其他化脓性脑膜炎最有意义的是

    A. 皮肤黏膜瘀斑瘀点

    B. 发病季节

    C. 脑膜刺激征阳性

    D. 脑脊液的细菌学检查

    E. 脑脊液结果呈化脓性改变

17. 普通型流脑败血症期特征性的表现是

    A. 皮肤黏膜瘀斑瘀点

    B. 脑膜刺激征

    C. 剧烈头痛

    D. 全身中毒症状

    E. 高热

18. 伤寒杆菌致病的主要因素是

    A. 内毒素   B. 外毒素

    C. 肠毒素   D. 神经毒素

    E. 细胞毒素

19. 伤寒的传播途径是

    A. 呼吸道传播   B. 消化道传播

    C. 输血传播   D. 母婴传播

    E. 蚊虫叮咬

20. 伤寒的典型表现是

    A. 持续发热、脾脏肿大、玫瑰疹、相对缓脉、血白细胞数减少

    B. 持续发热、脾脏肿大、瘀点、沉脉、血白细胞数减少

    C. 不规则发热、脾脏肿大、玫瑰疹、相对缓脉、血白细胞数增多

    D. 弛张热、脾脏肿大、玫瑰疹、相对缓脉、血白细胞数增多

    E. 持续发热、出血、上胸部出血点、白细胞数增多，肾功能损害

21. 伤寒的典型表现不包括

    A. 发热   B. 皮疹

    C. 脾肿大   D. 腹泻

    E. 表情淡漠

22. 长期发热的患者，诊断伤寒最可靠的依据是

    A. 肥达反应   B. 玫瑰疹

    C. 脾肿大   D. 血嗜酸性粒细胞减少

    E. 血培养阳性

23. 伤寒患者皮疹开始出现的时间是

    A. 热退之后   B. 病程的第1天

    C. 病程的第3天   D. 病程的第6天

    E. 日期不定

24. 诊断伤寒肥达反应有参考意义的抗体效价是

    A. O 效价 $>1:80$，H 效价 $>1:160$

    B. O 效价 $>1:160$，H 效价 $>1:80$

    C. O 效价 $>1:160$，H 效价 $>1:160$

    D. O 效价 $>1:80$，H 效价 $>1:80$

    E. O 效价 $>1:320$，H 效价 $>1:160$

25. 持续发热6天的患者，疑为伤寒，最简便而阳性诊断率又高的检查是

    A. 大便培养   B. 尿培养

    C. 玫瑰疹刮取液培养   D. 血培养

    E. 骨髓培养

26. 伤寒患者传染性最强的时期是

    A. 潜伏期

    B. 起病1周内

    C. 起病后第2~4周

    D. 潜伏期末到病程第1周内

    E. 起病后第1~2周

27. 伤寒不断传播和流行的主要传染源是

    A. 潜伏期带菌者

    B. 暂时带菌者

    C. 慢性带菌者

    D. 典型伤寒患者

    E. 恢复期带菌者

28. 伤寒最严重的并发症是

    A. 肠穿孔   B. 肠梗阻

    C. 溶血尿毒综合征   D. 肠出血

E. 中毒性肝炎

29. 伤寒最显著的病理改变部位在

A. 肠系膜淋巴结

B. 结肠起始段

C. 肝、脾

D. 回肠末端集合淋巴结和孤立淋巴滤泡

E. 乙状结肠

30. 伤寒诊断最常用的实验室检查是

A. 血常规　　　　　B. 肝功能检查

C. 外斐反应　　　　D. 肥达反应

E. 大便常规

31. 治疗伤寒应首选的药物是

A. 头孢唑林　　　　B. 环丙沙星

C. 氯霉素　　　　　D. 链霉素

E. 庆大霉素

32. 确诊伤寒最可靠的依据是

A. 发热及中毒症状，外周血白细胞降低

B. 表情淡漠

C. 血培养阳性

D. 肥达反应 H、O 抗体效价增高

E. 玫瑰疹

33. 关于伤寒的一般治疗，下列措施中错误的是

A. 按肠道传染隔离

B. 发热以物理降温为主

C. 为预防便秘应多食含粗纤维的食物

D. 补充水分和电解质

E. 便秘时用开塞露

34. 伤寒患者解除隔离的标志是

A. 体温下降至正常

B. 血嗜酸性粒细胞恢复正常

C. 临床症状消失后 2 周

D. 自发病之日起已隔离满 2 周

E. 临床症状消失 2 周后粪便培养连续 2 次阴性

35. 细菌性痢疾的病原体属于

A. 志贺菌属　　　　B. 沙门菌属

C. 弧菌属　　　　　D. 弯曲菌属

E. 螺旋菌属

36. 细菌性痢疾的流行特点不包括

A. 主要集中发生在发展中国家

B. 终年散发，无明显季节性

C. 我国发病率有逐年下降的趋势

D. 降雨量多、苍蝇密度高与该病的流行有关

E. 儿童感染者比例高

37. 毒力最强的痢疾杆菌是

A. 志贺痢疾杆菌　　B. 福氏痢疾杆菌

C. 宋内痢疾杆菌　　D. 鲍氏痢疾杆菌

E. 舒氏痢疾杆菌

38. 细菌性痢疾的传播途径是

A. 呼吸道　　　　　B. 消化道

C. 虫媒传播　　　　D. 血液

E. 接触传播

39. 痢疾杆菌致病作用的决定因素是

A. 内毒素　　　　　B. 肠毒素

C. 神经毒素　　　　D. 细胞毒素

E. 侵袭作用

40. 不属于细菌性痢疾传染源的是

A. 急性患者　　　　B. 慢性患者

C. 恢复期患者　　　D. 来自流行地区的人

E. 带菌者

41. 所致细菌性痢疾恢复期排菌时间长，容易变成慢性菌痢的菌群是

A. 志贺痢疾杆菌　　B. 福氏痢疾杆菌

C. 宋内痢疾杆菌　　D. 鲍氏痢疾杆菌

E. 舒氏痢疾杆菌

42. 细菌性痢疾患者典型的大便性状为

A. 洗肉水样便　　　B. 黏液脓血便

C. 果酱样　　　　　D. 豆渣样

E. 米泔样

43. 细菌性痢疾抗菌治疗首选的是

A. 头孢曲松　　　　B. 卡那霉素

C. 氨苄青霉素　　　D. 环丙沙星

E. 阿奇霉素

44. 下列有关中毒性菌痢的描述错误的是

A. 好发于成人　　　B. 肠道症状较轻

C. 毒血症严重　　　D. 可发生感染性休克

E. 可出现脑疝

45. 慢性菌痢的病程时限是

A. 超过 1 年　　　　B. 超过 2 个月

C. 超过 6 个月　　　D. 超过 2 周

E. 时限不定，反复发作

46. 细菌性痢疾的主要病变部位是

A. 回肠末端　　　　B. 升结肠

C. 小肠　　　　　　D. 降结肠

E. 乙状结肠与直肠

47. 中毒性菌痢的基本病理生理改变是

A. 脑水肿、颅内高压

B. 微循环障碍

C. 电解质严重紊乱

D. 代谢性酸中毒

E. 严重腹泻导致脱水

48. 下列各项中，对于中毒性痢疾脑型和乙脑的鉴别最有意义的

A. 起病急骤

B. 大便常规检查是否为黏液脓血便

C. 高热、昏迷、抽搐

D. 早期休克

E. 呼吸衰竭

49. 细菌性痢疾的确诊依据是
A. 粪检有巨噬细胞
B. 粪便镜检有大量脓细胞
C. 粪便免疫学检查抗原阳性
D. 典型菌痢症状
E. 粪便培养阳性

50. 预防细菌性痢疾的措施中，最重要的是
A. 切断传播途径　　　B. 隔离并治疗患者
C. 治疗慢性菌痢患者　D. 流行季节预防服药
E. 治疗带菌者

51. 中毒性菌痢采用山莨菪碱治疗的主要目的是
A. 控制抽搐　　　　　B. 兴奋呼吸中枢
C. 解除肠道痉挛　　　D. 解除微血管痉挛
E. 抑制频繁的腹泻

52. 根据我国传染病防治法，霍乱属于
A. 甲类传染病　　　　B. 乙类传染病
C. 丙类传染病　　　　D. 丁类传染病
E. 戊类传染病

53. 霍乱的最主要传播途径是
A. 通过水和食物　　　B. 通过日常生活接触
C. 通过苍蝇媒介　　　D. 母婴传播
E. 通过血液传播

54. 霍乱弧菌最重要的致病物质是
A. 菌毛　　　　　　　B. 鞭毛运动
C. 内毒素　　　　　　D. 黏蛋白溶解酶
E. 霍乱肠毒素

55. 下列关于霍乱的流行病学特征的描述，错误的是
A. 患者和带菌者是主要传染源
B. 患者及带菌者的粪便污染水源可引起霍乱暴发流行
C. 人群对霍乱弧菌普遍易感
D. 流行季节为夏秋季
E. 发病以儿童为主

56. 典型霍乱大便的特点是
A. 黏液脓血便　　　　B. 米泔水样便
C. 蛋花汤样大便　　　D. 血水样便
E. 果酱样大便

57. 典型霍乱腹泻的临床特点是
A. 发热伴腹泻
B. 腹泻伴明显里急后重
C. 无腹痛性剧烈腹泻
D. 先呕吐后腹泻
E. 剧烈腹痛伴剧烈腹泻

58. 各型霍乱弧菌中，无致病性的是
A. 古典生物型
B. 埃尔托生物型
C. 非 O_1 群霍乱弧菌
D. 不典型 O_1 群霍乱弧菌
E. O_{139} 型血清型霍乱弧菌

59. 霍乱的确诊依据是
A. 典型的临床表现
B. 与霍乱患者密切接触史
C. 大便常规仅见少数白细胞
D. 大便悬滴镜检阳性
E. 粪便、呕吐物培养阳性

60. 以下关于霍乱的流行病学特征的描述，错误的是
A. 经消化道传播
B. 流行多在夏秋季节
C. O_{139} 霍乱发病以成人为主
D. 霍乱重型患者是主要传染源，在疾病传播上起重要作用
E. 霍乱属于甲类传染病

61. 治疗霍乱最关键的措施是
A. 抗菌治疗
B. 止吐、止泻治疗
C. 补液疗法同时抗菌治疗
D. 血管活性药物治疗
E. 透析治疗

62. 下列对霍乱的补液疗法哪项是错误的
A. 早期、迅速、足量补液
B. 见尿补充钾盐
C. 可同时口服补液
D. 血压降低时可大量应用缩血管活性药物
E. 急性左心衰竭时可用强心剂

63. 霍乱最严重的并发症是
A. 急性肾衰竭　　　　B. 肠穿孔
C. 低钾综合征　　　　D. 肠出血
E. 急性肺水肿

64. 霍乱的检疫时间是
A. 5 天　　　　　　　B. 10 天
C. 14 天　　　　　　 D. 21 天
E. 30 天

65. 霍乱最主要的病理生理变化是
A. 急性肾功能衰竭　　B. 急性心功能不全
C. 微循环障碍　　　　D. 大量水及电解质丧失
E. 脑功能障碍

66. 结核病的主要传染源是
A. 开放性肺结核的排菌
B. 肺结核患者的粪便
C. 肠结核患者的粪便
D. 蚊虫
E. 寄生虫

67. 结核病的易感因素不包括
A. 生活贫困　　　　　B. 居住拥挤
C. 营养不良　　　　　D. 免疫抑制状态
E. 嗜食牛羊肉

68. 结核病的传播途径不包括
A. 呼吸道传播

B. 消化道传播

C. 垂直传播

D. 经皮肤伤口感染传播

E. 蚊虫叮咬

69. 肺结核最常见的全身中毒症状是

A. 咳嗽　　　　　B. 咯痰

C. 呼吸困难　　　D. 发热

E. 便秘

70. 下列选项，对继发性肺结核有较大诊断价值的是

A. 肩胛区闻及细湿啰音

B. 金属调的空瓮音

C. 纵隔移位

D. 肺气肿征象

E. 呼吸困难

71. 布鲁菌病的传播途径不包括

A. 经皮肤及黏膜接触传染

B. 经消化道传染

C. 医源性感染

D. 经呼吸道传染

E. 蚊虫叮咬

72. 布鲁菌病感染的特点不包括

A. 发热　　　　　B. 咳嗽

C. 多汗　　　　　D. 乏力

E. 关节疼痛

73. 下列各项不属于布鲁菌病免疫学检查的是

A. 平板凝集试验　　B. 试管凝集试验

C. 补体结合试验　　D. 抗人球蛋白试验

E. 结核菌素试验

74. 布鲁菌病的外周血象变化是

A. 白细胞计数正常或偏低

B. 淋巴细胞相对或绝对降低

C. 出现大量异型淋巴细胞

D. 红细胞沉降率在急性期正常

E. 红细胞沉降率在慢性期较低

【A2 型题】

75. 患儿，男，7 岁。2 月份就诊，急起畏寒、高热、头痛、呕吐 6 小时。查体：T 40℃，神志淡漠，全身皮肤黏膜有散在瘀点、瘀斑，颈软，脑膜刺激征阳性。血常规：白细胞 15.0×10⁹/L，中性 0.95，淋巴 0.05。次日，患儿头痛加剧，频繁呕吐。查体：颈阻（＋），克氏征（＋）。脑脊液检查：白色混浊，白细胞 1000×10⁶/L，蛋白 2.0g/L，氯化物 112mmol/L，糖 0.55mmol/L。结合上述临床表现。本病应考虑为

A. 散发性病毒性脑炎

B. 结核性脑膜炎

C. 流行性脑脊髓膜炎

D. 流行性乙型脑炎

E. 肺炎链球菌脑膜炎

76. 患儿，6 岁。畏寒、发热、剧烈头痛、喷射性呕吐 2

天。查体：间有躁动不安，全身有散在性出血点，血压正常，对光反射好，瞳孔等大，颈强直，克氏征（＋），布氏征（＋），病理征（－）。诊断为流行性脑脊髓膜炎。应属于哪一型

A. 普通型　　　　B. 轻型

C. 暴发型休克型　D. 暴发型脑膜脑炎型

E. 暴发型混合型

77. 患者，男性，35 岁。持续高热、腹胀、听力下降 2 周，咳嗽 5 天，表情淡漠，巩膜可疑黄染，脾脏轻度肿大。血常规：白细胞 4.1×10⁹/L，中性粒细胞 0.69，淋巴细胞 0.31，血红蛋白 121g/L。尿常规：蛋白（＋）。该病例首先疑诊为

A. 急性耳聋　　　B. 败血症

C. 急性黄疸型肝炎　D. 肺部感染

E. 伤寒

78. 患者，男性，21 岁。持续发热，腹泻 1 周，2～3 次/日，便中有黏液，右下腹隐痛，头疼、恶心、呕吐 1 次，伴食欲不振。查体：T 39℃，神清，表情淡漠，肝肋下 2cm，脾肋下 1cm。血常规：WBC 2.9×10⁹/L，N 0.80，L 0.20。便常规：WBC（＋），RBC 少许，未见虫卵，大便培养无致病菌生长。该病例最关键的检查为

A. 骨髓穿刺常规检查

B. 血培养

C. 肥达反应

D. 大便检查阿米巴原虫

E. 腹部 B 型超声

79. 患者，女性，45 岁。发热 10 天，病程中出现听力下降，表情淡漠，伴腹胀、便秘。查体：体温 39.2℃，脉搏 80 次/分，血压 115/80mmHg，胸前见充血性皮疹，肝肋下 1.5cm，脾未扪及。血常规：WBC 3.9×10⁹/L，N 0.55，L 0.44，PLT 110×10⁹/L，肝功能：ALT 95U/L，尿常规：蛋白（＋）。最可能的诊断是

A. 伤寒　　　　　B. 斑疹伤寒

C. 病毒性肝炎　　D. 疟疾

E. 流行性出血热

80. 患者，男性，30 岁。急性腹泻 2 天，黄色水样便，少许黏液，伴左下腹痛及里急后重。便常规：黄色黏液便，RBC 2～8/HP，WBC（＋）。最可能的诊断是

A. 阿米巴痢疾　　B. 细菌性痢疾

C. 霍乱　　　　　D. 伤寒

E. 结肠癌

81. 患者，男性，18 岁。2 天来发热伴腹痛、腹泻，每日 10 余次，初为稀便，后为黏液脓血便，伴里急后重。便常规：WBC 15～20 个/HP，RBC 5～10 个/HP。该病例用抗菌药物治疗 3 天，症状好转即停药，有可能产生什么后果

A. 合并败血症　　B. 发生癌变

C. 转为慢性菌痢　D. 发生肠出血

E. 病情加重，出现肠穿孔

82. 患儿，4 岁。8 月份就诊，发热、抽搐、呕吐。查体：体温 40℃，血压 30/20mmHg，面色苍白，四肢冷，颈软，心肺正常。血常规：白细胞 $21 \times 10^9/L$，中性 0.90，淋巴 0.10，脑脊液：压力 $140mmH_2O$，蛋白 $0.3g/L$，白细胞 $8 \times 10^6/L$。最可能的诊断是
    A. 流行性乙型脑炎
    B. 中毒性菌痢
    C. 流行性脑脊髓膜炎
    D. 流行性感冒
    E. 脑型疟疾

83. 患儿，5 岁。8 月 14 日突起高热，发病 2 小时后出现反复抽搐，伴有血压下降（60/30mmHg）。周围血白细胞 $23 \times 10^9/L$。其最可能的诊断是
    A. 乙脑   B. 流行性脑脊髓膜炎
    C. 中毒性菌痢   D. 脑型疟疾
    E. 高热惊厥

84. 患者，女性，22 岁。反复腹泻 7 个月，复发 1 周，大便呈稀水样，带脓血，每天 6~8 次，伴左下腹隐痛不适。便常规：红细胞（+），白细胞（+++），脓细胞（+）。最可能的诊断是
    A. 阿米巴痢疾
    B. 结肠癌
    C. 急性细菌性痢疾
    D. 慢性细菌性痢疾，急性发作型
    E. 慢性细菌性痢疾，慢性迁延型

85. 腹泻患者，每日腹泻 10 余次，大便为黄色稀水样、无脓血，无发热、不伴腹痛及里急后重感，无呕吐，就诊时血压偏低，尿量稍减少，大便镜检见少量白细胞，血常规正常，当地有霍乱流行。应考虑诊断为
    A. 霍乱确诊病例   B. 急性胃肠炎
    C. 细菌性痢疾   D. 腹泻待诊
    E. 霍乱疑似病例

86. 患者，男性，27 岁。腹泻 3 天，10^+ 次/日，为黄色水样便、无脓血，不伴发热，无腹痛，无明显里急后重感，不伴呕吐，就诊时血压、脉搏正常，无明显脱水表现，大便镜检仅见少许白细胞、红细胞，血常规正常，当地有腹泻流行，为尽快判断是否有患霍乱的可能，应首先进行下列哪项检查
    A. 血清凝集素试验
    B. 大便悬滴镜检、大便涂片染色
    C. 血培养
    D. 检测肾功能
    E. 检测血清电解质

87. 患者，男性，42 岁。霍乱患者，输液 5000ml 后出现胸闷、呼吸困难、不能平卧，双肺底闻及湿啰音，考虑其原因是
    A. 急性左心衰竭   B. 合并肺部感染
    C. 呼吸窘迫综合征   D. 肺心病伴右心衰竭
    E. 气道梗阻

88. 患者，男性，52 岁。7 月 12 日就诊，10 小时共腹泻 20 余次，稀水样便，呕吐 3 次，无明显腹痛，不发热。查体：血压 90/60mmHg，神清，轻度脱水，腹软无压痛。该患者最可能的诊断是
    A. 急性胃肠炎   B. 中毒性菌痢
    C. 霍乱   D. 伤寒
    E. 胃肠型食物中毒

【B1 型题】

（89~91 题共用备选答案）
    A. 确诊伤寒患者   B. 伤寒带菌者
    C. 斑疹伤寒   D. 支持临床诊断伤寒
    E. 骨髓炎

89. 患者发热 10 天，脾肿大，白细胞减少，骨髓培养有伤寒杆菌。应首先考虑为

90. 慢性腹泻患者粪便培养有伤寒杆菌。应首先考虑为

91. 患者持续发热 2 周伴食欲不振，脾大，肥达反应为 H 1：320，O 1：320。应首先考虑为

（92~94 题共用备选答案）
    A. 玫瑰疹   B. 皮肤瘀点、瘀斑
    C. 蜘蛛痣   D. 荨麻疹
    E. 口腔白色念珠菌感染

92. 流行性脑脊髓膜炎可有

93. 慢性乙型肝炎可有

94. 伤寒可有

（95~96 题共用备选答案）
    A. 米泔样便   B. 果酱样便
    C. 豆渣样便   D. 黏液脓血便
    E. 蛋花汤样便

95. 细菌性痢疾患者的大便典型表现为

96. 霍乱患者的大便典型表现为

（97~98 题共用备选答案）
    A. 志贺痢疾杆菌   B. 福氏痢疾杆菌
    C. 宋内痢疾杆菌   D. 鲍氏痢疾杆菌
    E. 舒密次痢疾杆菌

97. 导致细菌性痢疾患者病情最重的病原体是

98. 常导致非典型细菌性痢疾表现的病原体是

第四单元　消毒与隔离

【A1 型题】

1. 下列行为属于预防性消毒的是
    A. 患者出院前沐浴，更换清洁的衣服
    B. 尸体用消毒液浸湿的尸单包裹
    C. 对出院患者使用过的被单消毒
    D. 对患者呕吐物消毒
    E. 医院手术室消毒

2. 终末消毒的目的是
    A. 完全杀灭和清除患者所播散遗留的病原体
    B. 消灭患者体内外病菌
    C. 防止污染
    D. 杀灭微生物
    E. 防止医源性感染

3. 下列选项中，不属于湿热消毒灭菌的是
    A. 煮沸消毒法
    B. 压力蒸汽灭菌法
    C. 燃烧法
    D. 巴氏消毒法
    E. 流动蒸汽消毒法

4. 需要进行肠道隔离的疾病是
    A. 肺结核　　　　　　B. 鼠疫
    C. 甲型肝炎　　　　　D. 麻疹
    E. 破伤风

5. 下列选项中，不属于飞沫隔离技术的是
    A. 将患者安置在单独的房间
    B. 近距离接触患者戴口罩
    C. 限制患者外出
    D. 相同病原体患者不同用 1 个隔离室
    E. 相同病原体患者同用 1 个隔离室时，每床间距不少于 1 米

6. 有关消毒的描述，正确的是
    A. 消毒是针对有确定传染源存在的场所进行的
    B. 对传染病死亡患者的尸体按规定的处理也属消毒
    C. 对传染病住院患者污染过的物品可待其出院后集中消毒
    D. 对有病原体携带者（没有发病）存在的场所可以不消毒
    E. 饭前便后的洗手不属消毒的范畴

医学人文

第十七章　医学伦理学

第一单元　医学伦理学与医学目的、医学模式

【A1 型题】

1. 下列选项中，不属于医学活动中道德关系的是
   A. 医务人员与患者的关系
   B. 医务人员之间的关系
   C. 患者之间的关系
   D. 医务人员与社会的关系
   E. 医务人员与社会发展的关系

2. 医学目的是
   A. 为满足社会需求而确定的目的
   B. 为治疗疾病而确定的目的
   C. 为防治疾病而确定的目的
   D. 为维护社会秩序而确定的目的
   E. 为卫生保健而确定的目的

3. 医学伦理学的研究对象是
   A. 医德规范
   B. 医学活动中的道德现象和道德关系
   C. 医德意识
   D. 医德活动
   E. 医患关系

4. 医学伦理学的研究内容是
   A. 医学道德理论、医学道德规范体系、医学道德实践
   B. 医学道德理论、医学道德规范体系、医学与动物关系
   C. 医学道德理论、医学道德规范体系、实验动物规范
   D. 医学道德规范体系、医学道德实践医患关系
   E. 医学道德理论、医学道德实践、医患关系

第二单元　中国医学的道德传统

【A1 型题】

1. 治病不分贵贱贫富"上以疗君亲之疾，下以救贫贱之厄"，指的是古代医家
   A. 张仲景　　　　　B. 孙思邈
   C. 李时珍　　　　　D. 吴鞠通
   E. 薛雪

2. 提出的医德原则和医德规范成为中国传统医德的重要内容，成为后世医家行为的规范指的是
   A.《黄帝内经》　　　B.《本草纲目》
   C.《针灸大成》　　　D.《伤寒杂病论》
   E.《备急千金要方》

3. "万婴之母"指的是
   A. 屠呦呦　　　　　B. 钟南山
   C. 扁鹊　　　　　　D. 华佗
   E. 林巧稚

第三单元　医学伦理学的理论基础

【A1 型题】

1. 不属于医学伦理学理论基础的是
   A. 生命论　　　　　B. 美德论
   C. 人道论　　　　　D. 价值论
   E. 公益论

2. 生命的主要质量是
   A. 个体的身体和智力状态
   B. 生命的意义
   C. 智商
   D. 生命存在的目的
   E. 与他人的相互作用

3. 医学人道主义的核心内容是
   A. 尊重患者　　　　B. 同情患者
   C. 医生对患者尽义务　D. 患者的自主权利
   E. 救治患者

4. 属于医学功利论特征的是
   A. 为患者解除病痛，做出正确诊断
   B. 医生在诊疗中获利
   C. 医生在诊疗中暗收红包
   D. 患者在治病过程中为省钱不做检查
   E. 经济优先为原则

5. 医德品质的内容包括
   A. 仁慈、诚挚、严谨、公正、奉献
   B. 仁慈、信任、严谨、公正、严肃
   C. 仁慈、诚挚、严肃、公正、节操
   D. 仁慈、信任、严谨、公正、节操
   E. 仁慈、诚挚、严谨、公正、信任

6. 下列关于医德品质涵义的说法，最确切的是
   A. 是医务人员在长期的职业行为中形成和表现出来的稳定的医学道德气质、习惯和特征
   B. 是一个人在一系列的道德行为中所表现出来的比较稳定的特征和倾向
   C. 是医务人员基于对医德原则和规范的认识而产生的稳定性的行为习惯
   D. 是医务人员对医德原则和规范的认识

E. 既包括医务人员对医德原则和规范的认识，也包括医务人员基于这种认识所产生的具有稳定性特征的行为习惯

第四单元　医学道德的规范体系

【A1 型题】

1. 在履行医学伦理学基本原则中的尊重原则时，重点内容不包括
A. 同情、关心、体贴患者
B. 尊重患者人格
C. 各种用药目的要详细向患者和家属解释
D. 尊重患者的隐私
E. 尊重患者家属

2. 医学伦理学的无伤害原则是指
A. 避免对患者的伤害
B. 避免对患者造成躯体痛苦
C. 避免对患者的身心伤害
D. 避免对患者的心理伤害
E. 避免对患者造成不应有的伤害

3. 我国医学道德规范的基本内容是
A. 防病治病，救死扶伤，实行医学人道主义，全心全意为人民健康服务
B. 全心全意为人民健康服务
C. 救死扶伤，忠于职守，钻研医术，精益求精，一视同仁，平等对待，语言文明，平等待人，廉洁奉公，遵纪守法，互尊互学，团结协作
D. 一视同仁，平等待人
E. 不伤害，有利，公正，自主

【B1 型题】

（4~5 题共用备选答案）
A. 对有危险或伤害的诊治措施，通过评价，选择利益大于危险或者利益大于伤害的行动
B. 在医疗服务中一视同仁
C. 人在患病后，有权选择愿意接受或者拒绝医生制定的诊治方案
D. 杜绝对患者的有意伤害
E. 医生在诊断时考虑患者的各方面因素

4. 体现公正原则的是

5. 体现不伤害原则的是

第五单元　处理与患者关系的道德要求

【A1 型题】

1. 医患交往的两种关系是指
A. 意识与非意识
B. 冲突与非冲突
C. 技术与非技术
D. 依从与非依从
E. 期待与非期待

2. 与患者沟通的前提是
A. 真实原则
B. 尊重原则
C. 平等原则
D. 信任原则

E. 自律原则

3. 与患者沟通的目的是
A. 正确诊断、及时治疗
B. 防止医患矛盾
C. 了解病情
D. 提高临床技能
E. 便于回访

第六单元　处理医务人员之间关系的道德要求

【A1 型题】

1. 下列选项中，不属于医务人员之间道德原则的是
A. 互相尊重
B. 互相支持
C. 互相监督
D. 互相学习
E. 目标一致

第七单元　临床诊疗中的道德要求

【A1 型题】

1. 临床诊疗的道德原则，不包括
A. 最优化原则
B. 知情同意原则
C. 保密原则
D. 生命价值原则
E. 高效原则

2. 中医四诊的道德要求是
A. 辨证论治、实事求是
B. 安神定志、实事求是
C. 辨证论治、整体观念
D. 四诊合参、辨证论治
E. 安神定志、辨证论治

3. 在使用辅助检查手段时，不适宜的是
A. 认真严格地掌握适应证
B. 可以广泛积极地依赖各种辅助检查
C. 有利于提高医生诊治疾病的能力
D. 必要检查能尽早确定诊断和进行治疗
E. 应从患者的利益出发决定该做的项目

4. 在通常情况下，手术治疗前最重要的伦理原则是
A. 检查周全
B. 知情同意
C. 减轻患者的疑虑
D. 安慰家属
E. 确定手术方式

5. 下列关于用药治疗的道德要求，不正确的是
A. 剂量安全
B. 不准搭车取药
C. 对症用药，确保无误
D. 注意节约，减轻患者负担
E. 尽量联合用药，减轻药物的毒副作用对患者的危害

6. 药物治疗中的医德要求，不包括
A. 对症下药
B. 尽量选用贵重药品
C. 选用安全有效的药物
D. 严格掌握配伍禁忌
E. 坚持节约的原则

第八单元　医学研究的道德要求

【A1 型题】

1. 人体试验必须坚持的原则中不包括
- A. 知情同意原则
- B. 经济利益原则
- C. 科学对照原则
- D. 医学目的原则
- E. 维护患者利益原则

2. 人体实验中应放在首位的是
- A. 社会利益
- B. 科学利益
- C. 实验者利益
- D. 受试者利益
- E. 医院利益

3. 不符合心理治疗道德要求的做法是
- A. 运用心理学知识和技巧开导患者
- B. 要有同情心和帮助患者的诚意
- C. 患者有自伤或伤害他人行为时，应及时通知家属而无需让患者知情
- D. 要以稳定的心理状态影响和帮助患者
- E. 要为患者保守隐私和秘密

第九单元　医学道德的评价与良好医德的养成

【A1 型题】

1. 医学道德评价的标准是
- A. 疗效标准、社会标准、医学标准
- B. 疗效标准、科学标准、医学标准
- C. 社会标准、科学标准、治愈标准
- D. 疗效标准、社会标准、科学标准
- E. 科学标准、治愈标准、科学标准

2. 下列选项中，不属于医学道德教育意义的是
- A. 有助于促进卫生事业的发展

- B. 有助于形成良好的医德医风
- C. 有助于医务人员形成内在品质
- D. 有助于医务人员对患者的尊重
- E. 有助于医务人员之间互相提高

第十单元　医学伦理学文献

【A1 型题】

1. 《赫尔辛基宣言》要求的准则不包括
- A. 必须保护受试者准则
- B. 必须符合医学目的的准则
- C. 必须经受试者知情同意准则
- D. 必须接受伦理审查的准则
- E. 必须尊重的准则

2. 生命伦理学《吉汉宣言》主张
- A. 科技必须考虑公共利益
- B. 医学必须考虑公共利益
- C. 效益必须考虑公共利益
- D. 人体试验必须考虑公共利益
- E. 治疗必须考虑公共利益

3. 中华人民共和国卫生部制定的《人类辅助生殖技术和人类精子库伦理原则》不包括
- A. 有利于患者原则
- B. 保护后代原则
- C. 知情同意原则
- D. 伦理监督原则
- E. 商业化原则

4. 《突发公共卫生事件应急条例》（2003 年 5 月 9 日国务院 375 号令）不包括
- A. 总则
- B. 预防与应急准备
- C. 报告与信息发布
- D. 法律义务
- E. 法律责任

第十八章　卫生法规

第一单元　卫生法概述

【A1 型题】

1. 卫生法的立法宗旨和最终目的是
- A. 预防为主
- B. 中西医并重
- C. 保护公民健康
- D. 卫生工作法制化
- E. 动员全社会参与卫生工作

2. 我国卫生法律制定和颁布的机构是
- A. 卫生部
- B. 最高人民法院
- C. 国务院
- D. 全国人大及其常委会
- E. 地方人民政府

3. 《医疗机构管理条例》《中医药条例》《麻醉药品和精神药品管理条例》等规范性文件，在我国卫生法律体系中属于
- A. 卫生行政法规
- B. 卫生行政部门规章
- C. 卫生法律
- D. 卫生技术法规
- E. 地方卫生法规

4. 下述内容中属于卫生法律的是
- A. 《中华人民共和国药品管理法》
- B. 《医疗机构管理条例》
- C. 《麻醉药品管理办法》
- D. 《医师资格考试暂行办法》
- E. 《药品管理法实施条例》

5. 下述内容不属于卫生法基本原则的是
- A. 卫生保护
- B. 预防为主
- C. 公平
- D. 保护社会健康
- E. 促进卫生事业国际交流与合作

第二单元　卫生法律责任

【A1 型题】

1. 目前我国卫生法规中涉及的民事责任的主要承担方式是
- A. 恢复原状
- B. 赔偿损失
- C. 停止侵害
- D. 消除危险
- E. 支付违约金

2. 下列各项中，属于行政处罚的是
- A. 罚款
- B. 罚金
- C. 降级
- D. 赔礼道歉
- E. 赔偿损失

3. 根据违法行为的性质和危害程度的不同，法律责任分为
- A. 赔偿责任、补偿责任、刑事责任
- B. 经济责任、民事责任、刑事责任
- C. 行政处分、经济补偿、刑事责任
- D. 行政处罚、经济赔偿、刑事责任
- E. 民事责任、行政责任、刑事责任

4. 行政处分和行政处罚共有的方式是
- A. 罚款
- B. 管制
- C. 罚金
- D. 没收非法所得
- E. 警告

5. 只能由司法机关代表国家依照法定程序予以追究的是
- A. 民事责任
- B. 行政责任
- C. 刑事责任
- D. 行政处分
- E. 纪律处分

第三单元　《中华人民共和国医师法》

【A1 型题】

1. 受理申请医师注册的卫生行政部门对不符合条件不予注册的，应当自受理申请之日起多少日之内给予申请人书面答复，并说明理由
- A. 15 日
- B. 20 日
- C. 30 日
- D. 40 日
- E. 60 日

2. 下列各项中，不属于医师在执业活动中应当履行的法定义务的是
- A. 尊重患者，保护患者的隐私
- B. 遵循临床诊疗指南
- C. 树立敬业精神
- D. 宣传推广与岗位相适应的健康科普知识
- E. 参与所在机构的民主管理

3. 不按规定使用麻醉药品、医疗用毒性药品、精神药品和放射性药品的。处理措施是
- A. 暂停执业活动 3 年
- B. 再次参加培训学习
- C. 可以再试用 1 年
- D. 在执业医师指导下从事执业活动
- E. 注销注册，收回医师执业证书

4. 依法取得执业医师或执业助理医师资格的医生
- A. 具备合法行医条件，可以从事医疗活动
- B. 可以从事相应的医疗、预防、保健业务
- C. 经注册取得执业证书，可从事相应的医疗、预防、保健业务
- D. 取得资格证书后，具备合法行医条件
- E. 考试合格后，可以从事相应的医疗、预防、保健业务

第四单元　《中华人民共和国药品管理法》

【A1 型题】

1. 除特殊需要外，第一类精神药品的处方，每次不得超过

多少日的常用量

A. 1 日　　　　　　　B. 3 日

C. 5 日　　　　　　　D. 7 日

E. 14 日

2. 《中华人民共和国药品管理法》规定的药品是指用于

A. 防病、治病的特殊商品

B. 预防、治疗人的疾病的物质

C. 预防、诊断人的疾病的物质

D. 预防、诊断、治疗人的疾病的物质

E. 预防、诊断、治疗人及动物疾病的物质

3. 药品所标明的适应证或者功能主治超出规定范围，属于

A. 劣药　　　　　　　B. 假药

C. 不合格药品　　　　D. 不能使用药品

E. 可以使用药品

4. 超过有效期的药品

A. 按劣药论处　　　　B. 按假药论处

C. 属于不合格药品　　D. 属于不能使用药品

E. 属于可以使用药品

5. 医疗机构药剂人员调配药剂时，应当依据

A. 国家药品标准

B. 执业药师的处方

C. 执业医师的诊断证明

D. 执业助理医师的医嘱

E. 执业医师或执业助理医师的处方

6. 按照《处方管理办法》规定，处方是医师为患者开具的一种

A. 医疗诊断证明

B. 患者用药凭证的医疗文书

C. 用药的标准规范

D. 用药的技术规范

E. 医师资质证明文件

7. 《中华人民共和国药品管理法》明确规定禁止医师等人员以任何名义收受药品生产、经营企业或代理人给予的

A. 药物研究实验内容

B. 药品临床实验申请

C. 委托研发项目

D. 合作开发课题

E. 财务或其他利益

【B1 型题】

（8～9题共用备选答案）

A. 劣药　　　　　　　B. 假药

C. 残次药品　　　　　D. 仿制药品

E. 特殊药品

8. 药品所含成分与国家药品标准规定的成分不符的是

9. 药品成分含量不符合国家药品标准的是

第五单元　《中华人民共和国传染病防治法》

【A1 型题】

1. 下列乙类传染病应按照甲类传染病处理的是

A. 流行性出血热　　　B. 流行性乙型脑炎

C. 肺炭疽　　　　　　D. 流行性脑脊髓膜炎

E. 布氏杆菌病

2. 按照《传染病防治法》明确规定的传染病防治方针是

A. 预防为主　　　　　B. 控制为主

C. 防治结合　　　　　D. 依靠科学

E. 分类管理

3. 发现甲类传染病病人，传染性非典型性肺炎的病人或疑似病人，在城镇中的责任报告单位法定报告时限为

A. 2 小时之内进行报告

B. 2 小时后即可报告

C. 3 小时后即可报告

D. 4 小时后即可报告

E. 6 小时后即可报告

4. 医疗机构发现甲类传染病时，对疑似病人应依法及时采取的措施是

A. 采取预防措施

B. 进行医学观察

C. 予以隔离治疗

D. 在指定场所进行医学观察

E. 确诊前在指定场所进行单独隔离治疗

5. 医疗机构发现甲类传染病时，对病源携带者、疑似病人的密切接触者，应依法及时采取的措施是

A. 在指定场所进行医学观察

B. 进行医学观察

C. 采取预防措施

D. 予以隔离治疗

E. 确诊前在指定场所进行单独隔离治疗

6. 对已经发生甲类传染病病例的场所，所在地的县级以上地方人民政府可以

A. 采取强制隔离措施

B. 实施封锁

C. 采取必要的预防措施

D. 予以隔离治疗

E. 在指定场所进行医学观察

7. 由县级以上人民政府报经上一级政府决定，可以在传染病流行时采取的紧急措施是

A. 隔离治疗

B. 强制隔离

C. 指定场所进行医学观察

D. 停工、停课、停业

E. 实施交通检疫

【B1 型题】

（8～9题共用备选答案）

A. 传染病通报

B. 传染病监测

C. 传染病责任报告人

D. 传染病义务报告人

E. 传染病疫情公布

8. 任何单位和个人发现传染病病人或疑似病人，向疾病预防控制机构报告属于

9. 疾病预防控制机构及其执行职务的人员发现传染病病人或疑似病人，向有关部门报告属于

（10～11 题共用备选答案）
  A. 鼠疫、霍乱
  B. 流行性乙型脑炎、风疹
  C. 流行性感冒、麻风病
  D. 传染性非典型性肺炎、肺炭疽
  E. 传染性非典型性肺炎、流行性感冒

10. 甲类传染病是

11. 丙类传染病是

第六单元　《突发公共卫生事件应急条例》

【A1 型题】

1. 医疗机构和有关单位发现突发公共卫生事件情形的，向所在地县级人民政府卫生行政主管部门报告的时限，要求是在发现
  A. 6 小时后   B. 4 小时后
  C. 2 小时内   D. 2 小时后
  E. 3 小时后

2. 突发公共卫生事件严重危害
  A. 公众权益   B. 经济秩序
  C. 社会公众利益   D. 社会秩序
  E. 社会公众健康

【B1 型题】

（3～4 题共用备选答案）
  A. 制定全国突发事件应急预案
  B. 制定行政区域应急预案
  C. 预防控制体系
  D. 完善监测与预警系统
  E. 开展突发事件日常监测

3. 县级以上人民政府建立和完善突发事件，负责

4. 县级以上人民政府卫生行政主管部门指定机构，负责

第七单元　《医疗纠纷预防和处理条例》

【A1 型题】

1. 患者有权查阅、复印的病历资料，不包括
  A. 门诊病历   B. 疑难病例讨论
  C. 住院志   D. 麻醉记录
  E. 医嘱单

2. 医患双方解决医疗纠纷时，采取的措施不包括
  A. 双方自愿协商
  B. 申请人民调解
  C. 申请行政调解
  D. 向人民法院提起诉讼
  E. 通过专门的医闹

3. 医疗纠纷人民调解委员会完成调解的时间是
  A. 自受理之日起 30 个工作日之内
  B. 自受理之日起 14 个工作日之内
  C. 自受理之日起 15 个工作日之内
  D. 自受理之日起 7 个工作日之内
  E. 自受理之日起 3 个工作日之内

4. 卫生主管部门处理医疗纠纷的行政调解，做出是否受理的决定时间是
  A. 收到申请之日起 5 个工作日内
  B. 收到申请之日起 7 个工作日内
  C. 收到申请之日起 3 个工作日内
  D. 收到申请之日起 14 个工作日内
  E. 收到申请之日起 15 个工作日内

5. 因抢救危急患者，未能及时书写病历的有关医务人员应当在抢救结束后规定的时间内据实补记，该时限是
  A. 12 小时内   B. 8 小时内
  C. 5 小时内   D. 6 小时内
  E. 4 小时内

6. 医疗纠纷人民调解员，应予以批评教育、责令改正，情节严重者应予以解聘的情况，不包括
  A. 偏袒一方当事人
  B. 侮辱当事人
  C. 和医患双方约定，延长调节时间
  D. 索取不正当利益
  E. 泄露医患双方个人隐私

第八单元　《中华人民共和国中医药法》

【A1 型题】

1. 《中华人民共和国中医药法》的中医药指的是
  A. 汉族和少数民族医药在内的我国各民族医药的统称
  B. 汉族和藏族的民族医药的统称
  C. 汉族和苗族的民族医药的统称
  D. 汉族药
  E. 汉族和维吾尔族民族医药的统称

2. 以师承方式学习或者经多年实践，医术确有专长人员，至少由几名中医医师推荐
  A. 1   B. 2
  C. 3   D. 4
  E. 5

3. 县级以上人民政府中医药主管部门应加强对中医药服务的监督检查，下列不属于其监督检查重点的是
  A. 中医医疗机构是否超出范围开展医疗活动
  B. 中医医疗机构是否超出范围开展医疗活动
  C. 开展中医药服务是否符合国务院中医药主管部门制定的中医药服务基本要求
  D. 中医医疗广告发布行为是否符合本法规定
  E. 是否保持中医药特色发展

4.《中华人民共和国中医药法》施行日期是

    A. 2017 年 7 月 1 日　　B. 2017 年 12 月 1 日

    C. 2018 年 7 月 1 日　　D. 2018 年 12 月 1 日

    E. 2017 年 1 月 1 日

5. 医疗机构炮制中药饮片，备案部门是

    A. 所在医疗机构药品监督管理部门

    B. 所在地县级人民政府药品监督管理部门

    C. 所在地设区的市级人民政府药品监督管理部门

    D. 省级人民政府药品监督管理部门

    E. 国务院药品监督管理部门

6. 中医诊所超出备案范围开展医疗活动的，由所在地县级人民政府中医药管理部门责令改正，没收违法所得，并处于罚款

    A. 1 万元以上 3 万元以下

    B. 3 万元以上 5 万元以下

    C. 5 万元以上 7 万元以下

    D. 7 万元以上 10 万元以下

    E. 10 万元以上 15 万元以下

7. 中医诊所被责令停止执业活动的，其直接负责的主管人员自处罚决定作出之日不得在医疗机构内从事管理工作的时限是

    A. 1 年　　　　　　　　B. 3 年

    C. 5 年　　　　　　　　D. 7 年

    E. 10 年

第九单元　《医疗机构从业人员规范》

【A1 型题】

1.《医疗机构从业人员规范》的适用范围不包括

    A. 医师　　　　　　　　B. 护士

    C. 管理人员　　　　　　D. 财务

    E. 就诊人员

【B1 型题】

（2~6 题共用备选答案）

    A. 加强医疗质量管理

    B. 保证医疗技术的合理性、科学性

    C. 严格执行医嘱

    D. 配合医师做好患者用药使用禁忌

    E. 指导和帮助患者配合检查

2. 属于医师行为规范的是

3. 属于护士行为规范的是

4. 属于药师行为规范的是

5. 属于管理人员行为规范的是

6. 属于医技人员行为规范的是

国家医师资格考试用书

中医执业医师资格考试
通关3500题

通关试题答案和精选解析

中国健康传媒集团
中国医药科技出版社

目　录

通关试题答案和精选解析

中医学基础

第一章　中医基础理论

第一单元　中医学理论体系的主要特点

【A1 型题】

1. C

2. E。**解析：**症，即症状和体征，是机体发病表现出来的异常表现，包括患者所诉的异常感觉与医生所体查到的各种体征。如恶寒发热、恶心呕吐、烦躁易怒、舌苔、脉象等，都属于症的概念。证，是对疾病过程中一定阶段的病因、病位、病性、病势等病机本质的概括，如脾胃虚弱等。

3. B。**解析：**所谓"异病同治"，是指不同的疾病，在其发展过程中，由于出现了相同的病机而采取同一方法治疗。

4. C　5. E

【B1 型题】

6. C　7. A

第二单元　精气学说

【A1 型题】

1. A　2. E

【B1 型题】

3. D　4. C

第三单元　阴阳学说

【A1 型题】

1. B　2. A　3. C　4. B

5. A。**解析：**人体五脏分阴阳，心肺在上为阳，肝肾在下为阴。心与肺相对而言，心为阳中之阳，肺为阳中之阴；肝与肾而言，肝为阴中之阳，肾为阴中之阴；脾为阴中之至阴。

6. A　7. E　8. B　9. D　10. E　11. B　12. E

13. A。**解析：**辛、甘、淡属阳，酸、苦、咸属阴。

14. B。**解析：**"壮水之主，以制阳光"法是通过滋阴壮水以制约偏盛的阳，此法也就是《内经》的"阳病治阴"之法。

15. C

16. C。**解析：**热者寒之即以寒治热，指热性病证出现热象，用寒凉方药来治疗，即以寒凉药治热证。如表热证用辛凉解表药，里热证用苦寒清里方药等。体现了寒热的对立关系，即阴阳的对立。

【A2 型题】

17. D　18. A

【B1 型题】

19. D　20. C　21. D　22. C　23. A　24. C　25. A
26. B　27. D　28. B

第四单元　五行学说

【A1 型题】

1. C　2. C　3. E

4. D。**解析：**五行中木、火、土、金、水，分别对应五脏中肝、心、脾、肺、肾，分别对应五志中怒、喜、思、悲、恐，根据五行相克关系，土克水，即对应"思"制约"恐"。

5. B

6. E。**解析：**五行相侮的次序：木侮金，金侮火，火侮水，水侮土，土侮木。

7. E　8. B　9. E　10. A　11. D　12. A　13. D

14. C。**解析：**肾应北方，属水，心应南方，属火，故"泻南补北法"适应于肾阴虚而心火旺的心肾不交证。

15. A　16. B　17. C　18. A

【B1 型题】

19. E　20. C　21. A　22. B　23. B　24. C　25. A
26. B

27. B。**解析：**火原本指心，命门学说兴起以后，即指肾阳，即命门之火，具有温运脾胃之阳的作用,故温肾阳以补脾阳的治法又叫"益火补土法"。

28. E

第五单元 藏象学说

【A1 型题】

1. C 2. D 3. B

【B1 型题】

4. A。解析:五脏的特点是藏精气而不泻,故"藏而不泻"。

5. B。解析:六腑的特点是传化物而不藏,故"泻而不藏"。

第六单元 五 脏

【A1 型题】

1. C 2. B 3. E 4. C 5. D 6. C 7. B
8. C 9. A 10. B 11. A 12. D 13. E 14. E
15. D 16. A 17. B 18. A

19. C。解析:气陷是在气虚的基础上形成的,与脾的关系最为密切。因为脾主升清,脾不主升,则清阳不升,或中气下陷,从而形成气虚下陷的病变。

20. A。解析:心主血脉,心气推动血液在脉中运行全身。肺朝百脉,主治节,辅助心脏主管全身血脉。肝主疏泄,调畅气机,是保证血行通畅的一个重要环节;肝有贮藏血液和调节血量的功能。脾主统血,脾气健旺则能控摄血液在脉中运行,防止血溢脉外。肾藏精,精生髓,精髓是化生血液的基本物质之一。

【A2 型题】

21. D 22. E 23. B

【B1 型题】

24. D 25. B 26. B 27. A 28. C 29. D 30. E
31. D

第七单元 六 腑

【A1 型题】

1. D 2. A

3. B。解析:三焦是分布于胸腹腔的一个大腑,脏腑之中三焦最大,无与匹敌,故有"孤府"之称。

4. D。解析:六腑的气机运动具有通降下行的特性,如《素问·五藏别论》:"水谷入口,则胃实而肠虚。食下,则肠实而胃虚。"即每一脏都必

须适时排空其内容物,以保持六腑通畅,功能协调,故有"六腑以通为用,以降为顺"之说。

5. B 6. D

7. E。解析:大肠的传导糟粕,实为对小肠泌别清浊功能的承接。此外还与胃气的通降、肺气的肃降、脾气的运化、肾气的推动和固摄作用有关。胃气通降,包括大肠对糟粕的排泄作用;肺与大肠为表里,肺气肃降有助于糟粕的排泄;脾气运化,有助于大肠对食物残渣中津液的吸收;肾气的推动和固摄作用,主司二便的排泄。

8. B 9. E

10. E。解析:小肠主液,小肠泌别清浊的功能失常,清浊不分,水谷精微和食物残渣同时下达大肠,就会出现小便减少而便溏泄泻的症状,故治疗此类泄泻常用"利小便所以实大便"前后分利的方法。

11. A 12. A

13. E 解析:七冲门是指整个消化系统中七个冲要之门,即"飞门"(唇)、"户门"(齿)、"吸门"(会厌)、"贲门"(胃的上口)、"幽门"(胃的下口)、"阑门"(大小肠交界处)、"魄门"(肛门)。

14. E 15. A

【B1 型题】

16. B 17. C 18. C 19. D 20. D 21. C 22. B
23. C 24. D 25. E

第八单元 奇恒之腑

【A1 型题】

1. E。解析:膻中为气海。

2. D。解析:《素问·灵兰秘典论》说:三焦者,决渎之官,水道出焉。

3. B 4. D

5. C。解析:奇恒之腑包括:脑、髓、骨、脉、胆、女子胞。

6. A

【B1 型题】

7. A 8. D 9. C 10. A

第九单元 精气血津液神

【A1 型题】

1. E。解析:《灵枢·邪客》说:"宗气积于胸中,出于喉咙,以贯心脉,而行呼吸。"

2. C

3. A。解析：元气是人体最重要、最根本的气，是人体生命活动的原动力。

4. A　5. A

6. D。解析：宗气的生理功能主要有行呼吸、行气血和资先天三方面作用。宗气上走息道，推动肺的呼吸；宗气灌注心脉，促进心脏推动血液运行。

7. C　8. D　9. C　10. A

11. A。解析：《素问·平人气象论》说："胃之大络，名曰虚里，贯膈络肺，出于左乳下，其动应衣（手），脉宗气也。"

12. D　13. A　14. B　15. D　16. E　17. D　18. C

【A2 型题】

19. A　20. A　21. A　22. B

【B1 型题】

23. A　24. C　25. C　26. E

第十单元　经　络

【A1 型题】

1. C。解析：十二经脉的走向：手之三阴，从脏走手；手之三阳，从手走头；足之三阳，从头走足；足之三阴，从足走腹。

2. B。解析：阴跷脉、阳跷脉主司眼睑开合和下肢运动。

3. E。解析：加强十二经脉表里两经在体表的联系，是十五别络的作用。

4. E　5. C　6. C　7. C

8. B。解析：十二经脉的走向与交接规律为："手三阴经，从胸走手，交手三阳经；手三阳经，从手走头，交足三阳经；足三阳经，从头走足，交足三阴经；足三阴经，从足走腹上胸，交手三阴经，"故阴经与阳经的交接是在手足部位。

9. D　10. B　11. C　12. B　13. A　14. B　15. B

【B1 型题】

16. C　17. A　18. A　19. C

第十一单元　体　质

【A1 型题】

1. C

2. B。解析：人体的体质是正气盛衰偏倾的反映。从化是病情随体质变化。质势是不同体质类型所具有的潜在的、相对稳定的倾向性。

传变是疾病的发展变化及发展趋势。病势是人体遭受致病因素的作用时，所发生的病理演变趋势。易感性是由于体制的不同，人体对外界刺激的反应性、亲和性、耐受性的不同。

3. E　4. A　5. A

【B1 型题】

6. A　7. C

第十二单元　病　因

【A1 型题】

1. D　2. D　3. E　4. C　5. B　6. B

7. A。解析：《素问·举痛论》说：百病生于气也，怒则气上，喜则气缓，悲则气消，恐则气下，惊则气乱，思则气结。故选A。

8. C。解析：思虑伤脾，久思气结，应该伤脾。

9. D　10. C

【A2 型题】

11. C　12. A　13. D　14. D　15. B　16. B

【B1 型题】

17. C　18. B　19. B　20. A　21. E　22. D　23. E

24. D　25. A　26. E

第十三单元　发　病

【A1 型题】

1. E。解析：正气的作用包括：抵御外邪，祛除病邪，修复调节，维持脏腑经络功能的协调。改变体质类型是邪气的作用。

2. C　3. A　4. C　5. B　6. B

【B1 型题】

7. C　8. A

第十四单元　病　机

【A1 型题】

1. E。解析："寒从中生"又称内寒，是指机体阳气虚衰，温煦气化功能减退，阳不制阴而虚寒内生的病理状态。

2. C　3. A　4. A　5. A　6. B　7. C

8. E。解析：本为阳气亏损病变，当阳虚到一定程度后，累及阴的化生不足继而出现日渐消瘦、烦躁不安等阴虚征象，其病理变化应属于阳损及阴的阴阳两虚。

9. C　10. A

【A2 型题】

11. C　12. C　13. C　14. E　15. B　16. C

【B1 型题】

17. B　18. C　19. B　20. D　21. B　22. D

第十五单元　防治原则

【A1 型题】

1. D　2. B

3. E。**解析：**塞因塞用是指用补益的药物来治疗具有闭塞不通症状的虚证。由于肠腑阴液不足而导致的便秘，是具有闭塞不通症状的虚证，故宜用"塞因塞用"的治法以补开塞。

4. E　5. C

【A2 型题】

6. D　7. C

【B1 型题】

8. D　9. E

10. B。**解析：**阳中求阴是指在补阴时适当配用补阳药，以此来促进阴液的化生，所以适宜于治疗虚热证。

11. C。**解析：**热因热用是指用温热性质的方药治疗具有假热现象的病证，所以适宜于治疗假热证。

第十六单元　养生与寿夭

【A1 型题】

1. A。**解析：**顺应病证的外在假象而治的治则，叫做反治，又称为"从治"。

2. B

3. C。**解析：**由于心为五脏六腑之大主，精神之所舍，故调神必须以养心为首务。

4. E。**解析：**阳病治阴，指的是阳虚导致阴气相对偏盛，治阳即补阳之意。阴病治阳与之相反。阴阳双补，是指在出现阴阳双虚，应用阴阳双补的方法。回阳救阴，是指阴阳亡失时，为危急重症，皆属气脱病机，当回阳固脱、救阴固脱时，均需要施以峻剂补气固脱。扶正祛邪是补泻共用，不属于"补其不足"。

第二章　中医诊断学

第一单元　绪　论

【A1 型题】

1. A。**解析：** 中医诊断的基本原则：整体审察、四诊合参、病症结合。

2. A。**解析：** 中医诊断的基本原理：司外揣内、见微知著、以常衡变。

第二单元　望　诊

【A1 型题】

1. D。**解析：** 常色的特点是明润、含蓄，明润是指面部皮肤光明润泽；含蓄是指面色红黄隐隐，含于皮肤之内，而不特别显露。病色是晦暗、暴露的。

2. D。**解析：** 假神是指危重患者出现的精神暂时好转的虚假表现，提示脏腑精气极度衰竭，正气将脱，阴不敛阳，虚阳外越。故选 D。

3. D。**解析：** 此证型属于戴阳证，因久病阴寒内生，阴盛格阳，虚阳上越所致。

4. B

5. E。**解析：** 在"五轮学说"中，瞳仁属肾，称为水轮；黑睛属肝，称为风轮；两眦血络属心，称为血轮；白睛属肺，称为气轮；眼睑属脾，称为肉轮。

6. A

7. B。**解析：** 主色指个人生来就有、一生基本不变的肤色。客色指因季节、气候、昼夜等外界因素变动而发生相应变化的肤色。常色指人体健康时面部皮肤的色泽。病色指人体在疾病状态时面部显示的色泽。病色分为善色和恶色，善色光明润泽，恶色晦暗枯槁。

8. E

9. E。**解析：** 望目态包括：瞳孔缩小、瞳孔散大、目睛凝视、嗜睡露睛、胞睑下垂。

10. E　　11. A　　12. E　　13. B

14. B。**解析：** 小儿指纹达于风关（食指第一节），是邪气入络，邪浅病轻，可见于外感初起。小儿指纹达于气关（食指第二节），是邪

气入经，邪深病重。小儿指纹达于命关（食指第三指节），是邪入脏腑，病情严重。

15. C　　16. B　　17. E　　18. A　　19. D

【B1 型题】

20. B　　21. C　　22. C　　23. D　　24. A　　25. B

26. B　　27. D

第三单元　望　舌

【A1 型题】

1. E。**解析：** 望舌态包括：痿软舌、强硬舌、歪斜舌、颤动舌、吐弄舌和短缩舌。裂纹舌属于望舌形。

2. E　　3. A　　4. A　　5. D

6. C。**解析：** 舌淡紫而湿润常见于阴寒内盛或阳气虚衰所致寒凝血瘀。

7. A

【B1 型题】

8. C　　9. A　　10. C　　11. D　　12. A　　13. D　　14. B

15. C　　16. C　　17. D　　18. C　　19. B　　20. E　　21. D

22. D　　23. C　　24. B

第四单元　闻　诊

【A1 型题】

1. C　　2. E　　3. A　　4. D　　5. B　　6. C　　7. C

8. B　　9. A　　10. E

11. E。**解析：** 哮，是以呼吸急促，喉中痰鸣为特征。喘，是以呼吸急促困难，甚至张口抬肩，鼻翼煽动，端坐呼吸，不能平卧为特点。哮必兼喘，喘未必兼哮。喉间有哮鸣音为哮的特点，也是两者的主要鉴别点。

12. C　　13. E　　14. E

15. E。**解析：** 太息指情志抑郁，胸闷不畅时发出的长吁或短叹声的症状。太息之后自觉舒服，是情志不遂，肝气郁结之象。

16. D　　17. C　　18. C　　19. B　　20. E　　21. B　　22. A

23. B　　24. E　　25. A　　26. A　　27. A　　28. A

【B1 型题】

29. A　　30. C　　31. D　　32. C

第五单元　问　诊

【A1 型题】

1. B

2. C。解析：风热表证表现：发热重、恶寒较轻，可有汗出，咳嗽、口渴、舌边尖红、苔微黄、脉浮数。

3. B　　4. D

5. E。解析：湿热内阻，津液气化障碍，不能上承于口，则口渴，因内有湿邪，则不能多饮。故湿热内阻致渴不多饮。

6. C　　7. C　　8. B　　9. D　　10. C　　11. B　　12. C

13. C　　14. D　　15. C

【B1 型题】

16. A　17. B　18. D　19. A　20. A　21. D　22. E

23. D　24. C　25. E　26. A

第六单元　脉　诊

【A1 型题】

1. B　　2. D　　3. A　　4. C　　5. A

6. A。解析：促脉主阳热亢盛，瘀血阻滞，痰食停滞，脏气衰败。疾脉主阳极阴竭，元气欲脱。

7. E　　8. D　　9. A　　10. D　　11. E　　12. C

13. E　　　14. C

15. A。解析：虚脉特点：三部脉举之无力，按之空虚。弱脉特点：沉细而软，应指无力。微脉特点：极细极软，若有若无。细脉特点：脉细如线，应指明显。濡脉特点：浮细而软，应指少力。

16. A。解析：弱脉脉象特征为沉细而软，应指无力。

17. C　18. E　19. C　20. E　21. A　22. C

23. C。解析：数脉主热证、里虚证。滑脉主痰湿、食积、湿热。患者有痰热、食积兼见内热，选项滑数脉最为符合。

24. C　25. B　　26. D

27. D。解析：涩脉主精伤、血少、气滞、血瘀、痰湿内停。其余选项脉均可出现在气血两虚证中。

28. E　29. E

第七单元　按　诊

【A1 型题】

1. C　　2. A　　3. A　　4. E　　5. E　　6. B

7. A。解析：虚里动高，聚而不散者，为热甚，多见于外感邪热、小儿饮食积滞或者痘疹将要发出之时。

【B1 型题】

8. E　　9. E　　10. A　　11. B

第八单元　八纲辨证

【A1 型题】

1. D　　2. B　　3. C　　4. C　　5. C

6. D。解析：辨别寒热的真假，应以表现于内部、中心的症状为准为真，肢末、外部的症状是现象，可能为假象。

第九单元　病因辨证

【A1 型题】

1. B　　2. C

3. B。解析：燥淫证临床表现有皮肤干燥甚至皲裂、脱屑，口唇、鼻孔、咽喉干燥，舌苔干燥，大便干燥，或见干咳少痰，痰黏难咳，小便短黄，脉象偏浮等。

4. D

【B1 型题】

5. D　　6. E　　7. D　　8. B

第十单元　气血津液辨证

【A1 型题】

1. E　　2. E　　3. A　　4. A　　5. D

【A2 型题】

6. B　　7. A　　8. B　　9. E

10. C。解析：气不摄血证为慢性出血与气虚同见。

11. B

【B1 型题】

12. C　13. D　14. D　15. B　16. A　17. B

第十一单元　脏腑辨证

【A1 型题】

1. D

2. C。**解析**：湿热蕴脾证以脾的运化功能障碍和湿热内阻的症状为诊断依据。

3. C　4. C　5. E　6. D　7. B　8. A　9. A

【A2 型题】

10. A。**解析**：脾不统血证以脾气虚证和出血共见为诊断要点。

11. D

12. A。**解析**：痰迷心窍证是痰浊蒙蔽心窍的证候。临床表现为面色晦滞，脘闷作恶，意识模糊，语言不清，喉有痰声，甚则昏不知人，舌苔白腻，脉滑；或精神抑郁，表情淡漠，神志痴呆，喃喃自语，举止失常；或突然仆地，不省人事，口吐痰涎，喉中痰鸣，两目上视，手足抽搐，口中如做猪羊叫声。

13. B　14. D　15. B　16. A　17. D　18. B　19. A

【B1 型题】

20. C　21. E　22. A　23. C　24. B　25. A　26. D
27. C　28. E　29. B　30. D　31. C　32. C　33. A
34. C　35. B　36. A　37. B

第十二单元　六经辨证

【A1 型题】

1. E。**解析**：太阳中风证的表现是恶风，发热，头痛，自汗出，脉浮缓；或见鼻鸣，干呕。

2. E。**解析**：少阴寒化证的表现是无热恶寒，但欲寐，四肢厥冷，下利清谷，呕不能食，或食入即吐，脉微细，或见身热反不恶寒，甚则面赤。

3. A。**解析**：厥阴病证的表现是消渴，气上撞心，心中疼热，饥而不欲食，食则吐蛔。

4. B。**解析**：少阴热化证的表现是心烦不得眠，口燥咽干，或咽痛，舌尖红少苔，脉细数。

5. E　6. B　7. B

8. D。**解析**：传经指的是病邪从外侵袭，由表及里，或正气来复，由里出表，由某一经病证转变为另一经病证。传经分为：循经传、越经传、表里传。

9. A。**解析**：合病指的是凡疾病发病之初，两经或三经的病证同时出现。

【B1 型题】

10. A　11. B　12. B　13. C

第十三单元　卫气营血辨证

【A1 型题】

1. B。**解析**：气分证的表现为，发热，不恶寒，反恶热，口渴，汗出，心烦，尿赤，舌红，苔黄，脉数有力；或兼咳喘胸痛，咯痰黄稠；或兼心烦，坐卧不安；或兼潮热，腹胀痛拒按，或时有谵语、狂乱，大便秘结或下利秽臭稀水，苔黄燥，甚则焦黑起刺，脉沉实；或见口苦，胁痛，心烦，干呕，脉弦数等。

2. E。**解析**：血分实热证的表现是身热夜甚，心烦不寐，更见躁扰不宁，神昏谵语，舌绛紫，脉弦数；或见斑疹显露、色紫黑，吐血，衄血，便血，尿血；或更见四肢抽搐，颈项强直，角弓反张，目睛上视，牙关紧闭。暮热早凉是血分虚热证的表现。

第十四单元　三焦辨证

【A1 型题】

1. A

【B1 型题】

2. A　3. E。**解析**：上焦病证主要包括肺经、心包经病变，中焦病证主要包括胃经、脾经、大肠经病变，下焦病证主要包括肾经、肝经病变。

第三章　中药学

第一单元　药性理论

【A1 型题】

1. C

2. D。解析：酸："能收、能涩"，苦："能泄、能燥、能坚"，甘："能补、能和、能缓"，辛："能散、能行"，咸："能下、能软"。

【B1 型题】

3. A　4. E

第二单元　中药的作用

【A1 型题】

1. A。解析：中药的副作用是指在常用剂量下出现与治疗需要无关的不适反应，一般比较轻微，对机体危害不大，停药后可自行消失。

2. C　3. B　4. A　5. A

【B1 型题】

6. C　7. B　8. E　9. D

第三单元　中药的配伍

【B1 型题】

1. A　2. D

3. B。解析：相畏指的是一种药物的毒性或副作用被另一种药物降低或消除。相杀指的是一种药物能够降低或消除另外一种药物的毒性或副作用。相恶指的是两种药物合用，一种药物能破坏另一种药物的功效。相使指的是以一种药物为主，另一种药物为辅，两药合用，辅药可以提高主药的功效。相反指的是两种药物同用能产生或增强毒性或副作用。

第四单元　中药的用药禁忌

【A1 型题】

1. A

2. A。解析：根据十八反记载，半夏、瓜蒌、贝母、白蔹、白及反乌头，天花粉和瓜蒌、乌头和附子均为同一株植物的不同部位，所以贝母、天花粉、瓜蒌、半夏均与附子相反。

【B1 型题】

3. B　4. E

第五单元　中药的剂量与用法

【A1 型题】

1. A

【B1 型题】

2. C　3. B

4. E。解析：人参为贵重中药，为防止其有效成分被其他药渣吸附需另煎。

5. D

第六单元　解表药

【A1 型题】

1. E。解析：紫苏的作用是解表散寒、行气宽中、解鱼蟹毒。现在通常用来治疗风寒感冒和脾胃气滞、胸闷呕吐。故选 E。

2. E　3. B　4. D　5. A

6. C。解析：羌活味辛、苦，性温，入膀胱经、肾经。功效：散表寒；祛风湿；利关节；止痛（尤擅治太阳经头痛）。主治：暑湿证。

7. A　8. E　9. C　10. C　11. A　12. A　13. C

【B1 型题】

14. D　15. E　16. A　17. C　18. D　19. C　20. A　21. B　22. A　23. A

第七单元　清热药

【A1 型题】

1. E　2. A　3. C　4. E　5. A　6. A　7. B　8. C　9. D　10. E　11. D

12. B。解析：玄参具有清热凉血、滋阴降火、解毒散结的功效，生地黄具有清热凉血、养阴生津的功效，所以玄参具有而生地黄不具有泻火解毒的作用。

13. A　14. A　15. A

16. E。解析：土茯苓具有解毒、除湿、通利关节的作用，不具有利咽功效。

【B1 型题】

17. A　18. B　19. A　20. A　21. A　22. A

第八单元 泻下药

【A1 型题】

1. E 2. D 3. C

【A2 型题】

4. A

【B1 型题】

5. A 6. B 7. E

8. A。**解析：** 大黄具有泻下攻积，清热泻火，凉血解毒，逐瘀通经的作用，所以大黄既有泻下的作用，还能治疗瘀血证。

9. E

第九单元 祛风湿药

【A1 型题】

1. B 2. B 3. D 4. D 5. B

【A2 型题】

6. E

【B1 型题】

7. E 8. D 9. E

10. B。**解析：** 荆芥味辛，性微温，归肺、肝经，具有祛风解表、透疹消疮、止血的作用，不具有祛风湿的作用，所以不能治疗风湿痹痛。

11. C

第十单元 化湿药

【A1 型题】

1. E 2. B

3. B。**解析：** 苍术辛、苦，温。归脾、胃、肝经。功效：燥湿健脾，祛风散寒，明目。主治：湿阻脾胃证；风湿痹证；风寒表证；夜盲、眼目昏涩。

4. E

【B1 型题】

5. A 6. C 7. B 8. A 9. D 10. B

第十一单元 利水渗湿药

【A1 型题】

1. A 2. D 3. C 4. C 5. A 6. E 7. B

8. E。**解析：** 茯苓具有利水渗湿、健脾、宁心的作用，既可以治疗水肿又可以治疗心悸、失眠。

【B1 型题】

9. C 10. E 11. B 12. A 13. D 14. B

第十二单元 温里药

【A1 型题】

1. C 2. E

3. D。**解析：** 吴茱萸性热，味辛、苦，具有散寒止痛、降逆止呕、助阳止泻的作用，可以治疗虚寒泄泻。

4. A 5. A

【B1 型题】

6. C 7. E 8. D 9. A 10. E 11. B 12. A

第十三单元 理气药

【A1 型题】

1. E 2. A

3. E。**解析：** 乌药性温，味辛，归肺、脾、肾、膀胱经，具有行气止痛，温肾散寒的功效，不具有疏肝的功效。

4. D 5. B 6. C

【B1 型题】

7. D 8. A 9. E

第十四单元 消食药

【A1 型题】

1. E

2. C。**解析：** 山楂具有消食化积、行气散瘀的功效，为治疗消化油腻肉食积滞之要药，又能通行气血，具有活血祛瘀止痛的作用。

3. D 4. A

【B1 型题】

5. B 6. E

第十五单元 驱虫药

【B1 型题】

1. A 2. B 3. C 4. A

第十六单元 止血药

【A1 型题】

1. C。**解析：** 蒲黄性平，味甘，归肝、心包经，长于收敛止血。

2. D 3. B 4. C 5. B 6. A

7. B。**解析：** 茜草性寒，味苦，归肝经，具有凉血化瘀止血通经的功效，可以治疗血瘀经闭，为妇科调经要药。

8. B 9. E 10. D

【B1 型题】

11. D 12. B 13. A 14. B 15. C

第十七单元 活血祛瘀药

【A1 型题】

1. A

2. A。**解析**：三棱和莪术均具有破血行气，消积止痛之功效。三棱偏于破血，莪术偏于破气。

3. C　4. B　5. C

6. A。**解析**：姜黄具有活血行气、通经止痛的功效，能够治疗风湿痹痛，尤其长于行肢臂而除痹痛。

7. A

【B1 型题】

8. D　9. E　10. D　11. C　12. B　13. A　14. E

第十八单元　化痰止咳平喘药

【A1 型题】

1. A　2. C　3. C

4. A。**解析**：天南星具有燥湿化痰、祛风解痉的作用，归肝经，走经络，善祛风痰而止痉厥，长于治疗风痰眩晕、中风、癫痫等。

5. A　6. B　7. C　8. C

9. B

【A2 型题】

10. D。**解析**：瓜蒌具有清热化痰、宽胸散结、润肠通便的作用，可以治疗痰热咳嗽、肠燥便秘等症。

【B1 型题】

11. A　12. D　13. B　14. C

第十九单元　安神药

【A1 型题】

1. A　2. A　3. A

【A2 型题】

4. E。**解析**：柏子仁归心、肾、大肠经，具有养心安神、润肠通便的作用，可以治疗失眠多梦、肠燥便秘等症。

【B1 型题】

5. A　6. D　7. A　8. B

第二十单元　平肝息风药

【A1 型题】

1. B　2. B　3. C　4. B　5. C　6. E

第二十一单元　开窍药

【A1 型题】

1. C　2. E

3. E。**解析**：A 项，麝香主治包括：①闭证神昏；②疮疡肿毒，瘰疬痰核，咽喉肿痛；③血瘀经闭，癥瘕，心腹暴痛，头痛，跌打损伤，风寒湿痹；④难产，死胎，胞衣不下。B 项，牛黄主治包括：①热病神昏；②小儿惊风、癫痫；③口舌生疮，咽喉肿痛，牙痛，痈疽疔毒。C 项，冰片的主治包括：①闭证神昏；②目赤肿痛，喉痹口疮；③疮疡肿痛，疮溃不敛，水火烫伤。D 项，苏合香主治包括：①中风痰厥，猝然昏倒，惊痛；②胸痹心痛，胸腹冷痛。E 项，石菖蒲主治包括：①痰蒙清窍，神志昏迷；②湿阻中焦，脘腹痞满，胀闷疼痛；③噤口痢；④健忘，失眠，耳鸣，耳聋；⑤声音嘶哑、痈疽疮疡、风湿痹痛、跌打伤痛。

【A2 型题】

4. C

【B1 型题】

5. E　6. C

第二十二单元　补虚药

【A1 型题】

1. B　2. E

3. B。**解析**：黄芪具有补气健脾、升阳举陷、益卫固表、利尿消肿和托毒生肌的作用，不具有养血安神的功效。

4. A　5. D　6. D　7. A　8. D　9. B　10. C

11. A　12. E　13. A　14. D　15. B

【A2 型题】

16. D

【B1 型题】

17. A　18. D　19. C　20. A

第二十三单元　收涩药

【A1 型题】

1. E。**解析**：肉豆蔻具有涩肠止泻、温中行气的作用，可以治疗虚寒型性泻痢、畏寒气滞、脘腹胀痛、食少呕吐等。

2. D　3. D　4. C

【B1 型题】

5. A　6. B

第二十四单元 攻毒杀虫止痒药

【A1 型题】

1. A 2. A

【B1 型题】

3. A 4. B

第二十五单元 拔毒化腐生肌药

【A1 型题】

1. E 2. B

【B1 型题】

3. A 4. B

第四章　方剂学

第一单元　总　论

【A1 型题】

1. E。解析："八法"指的是汗、吐、下、消、温、清、和、补。

2. D。解析："消法"指的是通过消食导滞、行气活血、化痰利水、驱虫等方法，使气、血、痰、食、水、虫等结成的有形之邪渐消缓散的一种治法。清热泻火属于清法。

3. D。解析："反佐"指的是于温热方药中加少量寒凉药，或寒证则药以冷服法；寒凉方药中加少量温热药，或治热证则药以热服法。属反治法之范畴，多用寒极、热极之时，或有寒热格拒现象时。正如《素问·五常政大论》所说："治热以寒，温而行之；治寒以热，凉而行之"。如是，可以减轻或防止格拒反应，提高疗效。

【B1 型题】

4. B。解析：四逆汤与通脉四逆汤的组成均为附子、甘草、干姜。且通脉四逆汤中附子、干姜用量更大。故选 B。

5. A。解析：黑逍遥散为逍遥散加生地或熟地而成。故选 A。

第二单元　解表剂

【A1 型题】

1. C。解析：九味羌活汤发汗祛湿，兼清里热，常用于治疗外感风寒湿邪兼有里热证。

2. A　3. C　4. A　5. A　6. C　7. B

8. B。解析：桂枝汤中啜热稀粥的意义在于助药力，利发汗。

9. B

【A2 型题】

10. B　11. A　12. E

【B1 型题】

13. A　14. E　15. B　16. D　17. A　18. B　19. E

20. D

第三单元　泻下剂

【A1 型题】

1. C　2. C　3. B

4. B。解析：大承气汤治疗阳明腑实的实证，而黄龙汤治疗阳明腑实、气血不足的虚实夹杂证。

5. E

【A2 型题】

6. C。解析：该证为水热互结之结胸证，宜用大陷胸汤。

【B1 型题】

7. B　8. C　9. E

第四单元　和解剂

【A1 型题】

1. E

2. C。解析：痛泻要方的药物组成有炒白术、炒芍药、炒陈皮、防风，没有半夏和黄芩，所以选 C。

3. B　4. C　5. C

【A2 型题】

6. E

【B1 型题】

7. E　8. C　9. C　10. A　11. B　12. A

第五单元　清热剂

【A1 型题】

1. B　2. E　3. E

4. C。解析：竹叶石膏汤由竹叶、石膏、半夏、麦冬、人参、甘草、粳米组成。

5. C　6. B　7. C　8. D　9. C　10. A　11. A

【A2 型题】

12. E　13. B

【B1 型题】

14. B　15. A　16. D　17. A　18. A　19. B　20. C

第六单元　祛暑剂

【A1 型题】

1. D

2. D。解析：清暑益气汤的药物组成包括西洋参、石斛、麦冬、黄连、竹叶、荷梗、知母、甘草、粳米、西瓜翠衣，不包括黄芩和薄荷。

【A2 型题】

3. E

【B1 型题】

4. C　5. E

第七单元　温里剂

【A1 型题】

1. B　2. D

3. A。解析：理中丸的药物组成包括人参、干姜、炙甘草和白术，不包括附子。

4. E。解析：四逆汤的药物组成有炙甘草、干姜、附子，当归四逆汤的药物组成有当归、桂枝、芍药、细辛、炙甘草、通草、大枣，所以二者均含有的药物是炙甘草。

5. A　6. E

【A2 型题】

7. A　8. B

【B1 型题】

9. B　10. C　11. E　12. A

第八单元　表里双解剂

【A1 型题】

1. E　2. B

【A2 型题】

3. C

【B1 型题】

4. C　5. D

第九单元　补益剂

【A1 型题】

1. F　2. D

3. D。解析：肾气丸中补阳之品，药少量轻，而滋阴之品，药多量重，可见其立方之旨，并非峻补元阳，乃在微微升火，鼓舞肾气，取"少火生气"之义。

4. E　5. D　6. B　7. A　8. C

【A2 型题】

9. E　10. A

【B1 型题】

11. A　12. C　13. A　14. B　15. A　16. E　17. B

18. A　19. C　20. B

第十单元　固涩剂

【A1 型题】

1. A。解析：玉屏风散具有益气固表止汗的作用，牡蛎散具有敛阴止汗、益气固表的作用，所以二者均具有固表的功用。

2. D　3. D　4. D　5. A　6. C

【A2 型题】

7. A

【B1 型题】

8. B　9. C　10. B　11. D

第十一单元　安神剂

【A1 型题】

1. C　2. E　3. C

【B1 型题】

4. E　5. B

第十二单元　开窍剂

【A1 型题】

1. D。解析：对于阳明腑实证而见神昏谵语者，只宜寒下，不宜开窍。

【A2 型题】

2. A

【B1 型题】

3. B　4. D　5. C

第十三单元　理气剂

【A1 型题】

1. E　2. D

3. B。解析：苏子降气汤的药物组成有紫苏子、半夏、川当归、甘草、前胡、厚朴、姜汁、肉桂，不包括香附。

4. A。解析：定喘汤的药物组成有白果、麻黄、苏子、甘草、款冬花、苦杏仁、桑皮、黄芩、法半夏，不包括 A 选项。

5. C　6. A

【A2 型题】

7. D　8. A

【B1 型题】

9. B　10. E　11. D　12. B

第十四单元　理血剂

【A1 型题】

1. B

2. B。**解析**：补阳还五汤具有补气活血通络的功效，方中重用生黄芪，甘温大补元气，使气旺以促血行，瘀去络通，为君药。

3. A　4. A　5. E　6. C　7. C　8. C

【A2 型题】

9. B

10. D。**解析**：黄土汤具有温阳健脾，养血止血的功效，主治脾阳不足，脾不统血证，症见大便下血，先便后血，或吐血、衄血，及妇人崩漏，血色暗淡，四肢不温，面色萎黄，舌淡苔白，脉沉细无力。

【B1 型题】

11. D　12. A　13. D　14. E　15. A　16. C　17. B
18. E

第十五单元　治风剂

【A1 型题】

1. C　2. B　3. E

4. B。**解析**：羚角钩藤汤中羚羊角咸寒入肝，清热凉肝息风；钩藤甘寒入肝，清热平肝，息风解痉。两者合用，相得益彰，清热凉肝、息风止痉之功益著，共为君药。

5. D

【A2 型题】

6. A

【B1 型题】

7. A　8. D　9. B　10. A

第十六单元　治燥剂

【A1 型题】

1. C。**解析**：清燥救肺汤的药物组成包括桑叶、煅石膏、甘草、人参、胡麻仁、阿胶、麦冬、苦杏仁、枇杷叶。

2. E　3. C　4. A

【B1 型题】

5. C　6. B　7. A　8. B　9. C

第十七单元　祛湿剂

【A1 型题】

1. B

2. C。**解析**：五苓散主治膀胱气化不利的蓄水证，重用泽泻为君，以其甘淡，直达肾与膀胱，利水渗湿。

3. B　4. D　5. D　6. C　7. A

【A2 型题】

8. C　9. B

【B1 型题】

10. C　11. B　12. B　13. C　14. A　15. B

第十八单元　祛痰剂

【A1 型题】

1. A　2. C　3. E　4. A

【A2 型题】

5. B。**解析**：小陷胸汤具有清热化痰，宽胸散结的作用。主治痰热互结之小结胸证，症见心下痞闷，按之则痛，或心胸闷痛，或咳痰黄稠，舌红苔黄腻，脉滑数。

【B1 型题】

6. B　7. C

第十九单元　消食剂

【A1 型题】

1. D。**解析**：健脾丸的药物组成包括炒白术、木香、酒炒黄连、甘草、白茯苓、人参、炒神曲、陈皮、砂仁、炒麦芽、山楂、山药、肉豆蔻，所以选 D。

2. A

【A2 型题】

3. A

【B1 型题】

4. C　5. A　6. C　7. A

第二十单元　驱虫剂

【A1 型题】

1. D　2. B　3. E

第二十一单元　治痈疡剂

【A1 型题】

1. A　2. E

【B1 型题】

3. A　4. B　5. C　6. D

中医经典

第五章　内　经

【A1 型题】

1. C。**解析**：《素问·上古天真论》云：上古之人，其知道者，法于阴阳，和于术数，食饮有节，起居有常，不妄作劳，故能形与神俱，而尽终其天年，度百岁乃去。

2. D。**解析**：上古时代的人遵循养生之道，能够享受自然的寿命，度过百岁才离开人世间，所以"天年"指人的自然寿命。

3. E。**解析**：《素问·上古天真论》云：上古之人，其知道者，法于阴阳，和于术数，食饮有节，起居有常，不妄作劳，故能形与神俱，而尽终其天年，度百岁乃去。

4. A。**解析**：《素问·上古天真论》云："不治已病治未病，不治已乱治未乱。"说明圣人不治发生的疾病而倡导未病先防，就如同不治理已经形成的动乱而注重在未乱之前的疏导。体现了未病先防的思想。

5. B。**解析**：《素问·四气调神大论》云：夏三月，此谓蕃秀……逆之则伤心，秋为痎疟，奉收者少。

6. A。**解析**：《素问·四气调神大论》云：秋三月，此谓容平……逆之则伤肺，冬为飧泄，奉藏者少。

7. A。**解析**：《素问·四气调神大论》云：夫四时阴阳者，万物之根本也，所以圣人春夏养阳，秋冬养阴，以从其根。

8. B。**解析**：《素问·四气调神大论》云：逆春气，则少阳不生，肝气内变。逆夏气，则太阳不长，心气内洞。所以顺应四季养生的规律，在春季和夏季保养心肝。

9. D。**解析**：《素问·阴阳应象大论》云："治病必求于本"，意思是诊治疾病当推求阴阳之本而调之。

10. D。**解析**：飧泄，指腹泻物中带有不消化的食物。

11. C。**解析**：《素问·阴阳应象大论》云：浊气在上，则生䐜胀。

12. C。**解析**：《素问·阴阳应象大论》云：阴阳者，天地之道也，万物之纲纪，变化之父母，生杀之本始，神明之府也，治病必求于本。意思是阴阳是万物发生发展的动力源泉。

13. A。**解析**：壮火之气衰，是说亢盛的阳气能使元气衰弱，这种火实质上已经不是生理性的阳气而是病理性的邪火。

14. B。**解析**：《素问·阴阳应象大论》云：壮火散气，少火生气。

15. B。**解析**："少火之气壮"指微弱的阳气能使元气旺盛。

16. D。**解析**：《素问·阴阳应象大论》云：察色按脉，先分阴阳。

17. B。**解析**：权衡规矩指四时不同的脉象，即春弦中规，夏洪中矩，秋毛中衡，冬沉中权。

18. A。**解析**：《素问·阴阳应象大论》云：其高者，因而越之。即病位在上焦者，可用涌吐或升散的方法。

19. C。**解析**：《素问·阴阳应象大论》云：中满者，泻之于内。

20. E

21. C。**解析**：《素问·经脉别论》中"食气入胃，浊气归心"中的"浊气"与《素问·阴阳应象大论》中的"浊阴走五脏"类似，虽以"浊"命名，但不是指糟粕。

22. B。**解析**：《素问·经脉别论》云：饮入于胃，游溢精气，上输于脾。

23. E。**解析**：《素问·经脉别论》认为谷食化生精气，先供奉其生化之主肝，其浓稠部分经过心的作用"奉心化赤"，再经肺的作用，合入清气，至此谷食精微经过心肺作用，则生成能为全身利用的精气，再输布于心、肝、脾、肾四脏。

24. A。**解析**：《素问·经脉别论》云：食气入胃，散精于肝。

25. D。**解析**："通调水道，下输膀胱"描述的是水饮的生化过程。

26. C。解析：四肢都是从胃接受营养之气，但是胃气不能直达四肢需要通过脾的运化，水谷津液才能布达于四肢。

27. B。解析：《素问·经脉别论》云：脾者土也，治中央。

28. E。解析：《灵枢·本神》云：因思而远慕谓之虑。

29. B。解析：《灵枢·本神》云：意之所存谓之志。

30. C。解析：《灵枢·本神》云：两精相搏谓之神。

31. D。解析：《灵枢·本神》云：并精而出入者谓之魄。

32. A。解析："阴者，藏精而起亟也，阳者，卫外而为固也"，意思是五脏所藏蓄的阴精不断地起而与阳气相应，以供养阳气；阳主卫外，阳气为阴精固密于外，使阴精能固守于内而不外泄，说明阴阳之间互根互用的关系。B选项体现的是阴阳相互制约的关系，C选项体现阴阳对立的关系，D选项体现阴阳相互转化的关系，E选项体现阴阳互藏的关系。

33. B。解析：《素问·举痛论》云：悲则气消。

34. A。解析：《素问·举痛论》云：寒则气收。

35. A。解析：《素问·举痛论》云：劳则气耗。意为过劳则导致气耗损，并非是情志因素导致。

36. E。解析：《素问·举痛论》云：怒则气上，喜则气缓，悲则气消，恐则气下，寒则气收，炅则气泄，惊则气乱，劳则气耗，思则气结。

37. C。解析：《素问·举痛论》云：思则气结。

38. C。解析：C选项属于肝，A、D选项属于火，B选项属于心，E选项属于风。

39. E。解析：E选项属于脾，A、C选项属于火，B选项属于热，D选项属于肺。

40. B。解析：《素问·至真要大论》云：诸胀腹大，皆属于热。

41. A。解析：《素问·至真要大论》云：诸热瞀瘛，皆属于火。

42. D。解析：《素问·至真要大论》云：诸呕吐酸，暴注下迫，皆属于热。

43. B。解析：通因通用是用通利药治疗具有实性通泄症状的病症，顺从疾病假象而治的一种治疗法则，称"反治"，又称"从治"。

44. A。解析：《灵枢·百病始生》云：两实相逢，众人肉坚"。两实，指人体的正气充足和自然界的正常气候。

45. D。解析：这句话的意思是风雨寒热等外邪，不遇到正气虚弱的机体，是不能单独侵犯人体的。

46. B。解析：《素问·热论》云：未满三日者，可汗而已。"汗，指发汗之法。

47. A。解析：《素问·评热病论》云：劳风发在肺下。

48. E。解析：《素问·评热病论》云：使人强上冥视，唾出浊涕，恶风而振寒，此为劳风之病。

49. A。解析：《素问·咳论》云：此皆聚于胃，关于肺。

50. D。解析：《素问·咳论》云：心咳之状，咳则心痛，喉中介介如梗状，甚则咽肿喉痹。

51. D。解析：《素问·咳论》云：肺寒则外内合邪，因而客之，则为肺咳。

52. E。解析：《素问·咳论》云：乘秋则肺先受邪，乘春则肝先受之，乘夏则心先受之，乘至阴则脾先受之，乘冬则肾先受之。

53. E。解析：夜卧则惊是肝痹的症状。

54. A。解析：《素问·咳论》云：肠痹者，数饮而出不得，中气喘争，时发飧泄。

55. D。解析：《素问·痹论》云：肾痹者，善胀，尻以代踵，脊以代头。

56. E。解析：根据《素问·痹论》云：肝痹者，夜卧则惊，多饮数小便，上为引如怀。

57. A。解析：《素问·痿论》云：冲脉者，经脉之海也，主渗灌溪谷，与阳明合于宗筋。

58. E。解析：《素问·痿论》云：阳明者，五脏六腑之海。

59. A。解析：《素问·痿论》云：冲脉者，经脉之海也，主渗灌溪谷。

60. C。解析：《素问·异法方宜论》云：东方之域，天地之所始生也，鱼盐之地……其治宜砭石。

61. C。解析：张介宾曰：宛，积也。陈，久也。莝，斩草也。《素问·汤液醪醴论》云：平治于权衡，去宛陈莝……巨气乃平。去宛陈莝，为去除郁积的水液与瘀血之意。

62. E。解析：《素问·汤液醪醴论》云：微动四极，温衣，缪刺其处，以复其形。开鬼门，洁净府，精以时服。

63. A。解析：《素问·汤液醪醴论》云：其有不从毫毛而生，五脏阳以竭也，津液充郭，其魄独居，孤精于内，气耗于外，形不可与衣相保。

64. C。解析：《素问·标本病传论》云：小大不利治其标。

65. B。**解析**：《灵枢·决气》云：上焦开发，宣五谷味，熏肤充身泽毛，若雾露之溉，是谓气。

66. C。**解析**：《灵枢·决气》云：谷入气满，淖泽注于骨，骨属屈伸，泄泽补益脑髓，皮肤润泽，是谓液。

67. E。**解析**：《灵枢·决气》云：壅遏营气，令无所避，是谓脉。

68. A。**解析**：《灵枢·决气》云：气脱者，目不明。

69. A。**解析**：《灵枢·决气》云：精脱者，耳聋。

70. E。**解析**：《灵枢·决气》云：液脱者，骨属屈伸不利，色夭，脑髓消，胫痠，耳数鸣。

【B1 型题】

71. E。**解析**：《素问·至真要大论》云："诸转反戾，水液浑浊，皆属于热。"

72. D。**解析**：《素问·至真要大论》云："诸病水液，澄彻清冷，皆属于寒。"

73. A。**解析**：《素问·咳论》云："肾咳之状，咳则腰背相引而痛，甚则咳涎。"

74. E。**解析**：《素问·咳论》云："胃咳之状，咳而呕，呕甚则长虫出。"

75. D。**解析**：《素问·咳论》云："肝咳之状，咳则两胁下痛，甚则不可以转，转则两胁下满。"

76. C。**解析**：《素问·咳论》云："三焦咳，咳而腹满不欲饮食。"

77. B。**解析**：据"病机十九条"，属于火的有"诸热瞀瘛""诸逆冲上""诸禁鼓栗，如丧神守""诸躁狂越""诸病胕肿，疼酸惊骇"五条，属于热的有"诸胀腹大""诸转反戾，水液浑浊""诸呕吐酸，暴注下迫""诸病有声，鼓之如鼓"四条。

78. A

第六章　伤寒论

1. A。**解析**：《伤寒论》第 1 条：太阳之为病，脉浮、头项强痛而恶寒。

2. E。**解析**：《伤寒论》第 2 条：太阳病，发热，汗出，恶风，脉缓者，名为中风。

3. B。**解析**：《伤寒论》第 12 条：太阳中风，阳浮而阴弱，阳浮者，热自发；阴弱者，汗自出。啬啬恶寒，淅淅恶风，翕翕发热，鼻鸣干呕者，桂枝汤主之。病机为外邪侵袭，卫阳不固，营阴外泄，所以治法宜解肌祛风，调和营卫。

4. C

5. A。**解析**：《伤寒论》第 34 条：太阳病，桂枝证，医反下之，利遂不止，脉促者，表邪未解也；喘而汗出者，葛根黄芩黄连汤主之。

6. C。**解析**：C 选项是麻黄汤主症；A、B、D 选项是桂枝汤主症；E 选项是桂枝加葛根汤主症。

7. E。**解析**：小青龙汤证可出现口渴或不渴，其机制不同，其中"口渴"的机制是水饮内停，气不化津，津不上承。

8. B。**解析**：小青龙汤证的病因病机为风寒束表，水饮内停，表寒里饮。

9. C。**解析**：C 选项是小青龙汤主症。A 选项是葛根汤主症，B 选项为大青龙汤主症，D、E 选项为麻黄汤主症。

10. E。**解析**：E 选项为麻黄汤证表现。

11. A。**解析**：《伤寒论》第 100 条：若脉浮、小便不利、微热、消渴者，五苓散主之。病机是水蓄膀胱，气化不利，兼有表证。

12. E。**解析**：E 选项为桃核承气汤证的表现。

13. D。**解析**：D 选项为柴胡桂枝汤证的表现。

14. A。**解析**：小柴胡汤的功效为和解少阳，调达枢机。

15. D。**解析**：小建中汤证的病机为中焦虚寒，气血不足，复被邪扰。

16. E。**解析**：《伤寒论》第 102 条：伤寒二三日，心中悸而烦者，小建中汤主之。

17. E。**解析**：小陷胸汤的功效是清热涤痰开结。

18. C。**解析**：《伤寒论》第 138 条：小结胸病，正在心下，按之则痛，脉浮滑者，小陷胸汤主之。小结胸证的病机是痰热互结于心下。

19. C。**解析**：《伤寒论》第 157 条：伤寒汗出解之后，胃中不和，心下痞硬，干噫食臭，胁下有水气，腹中雷鸣下利者，生姜泻心汤主之。

20. E。**解析**：选项 A 为半夏泻心汤证的病机，选项 B 为旋覆代赭汤证的病机，选项 C 为附子泻心汤证的病机，选项 D 为甘草泻心汤证的病机，选项 E 为生姜泻心汤证的病机。

21. C。**解析**：旋覆代赭汤证属痰气痞。

22. B。**解析**：痰气痞病机为胃虚痰阻，肝胃气逆，所以治法宜和胃化痰，镇肝降逆。

23. E。**解析**：白虎加人参汤证的辨证要点为身大热、大汗出、大烦渴不解、舌苔黄燥、脉洪大。

24. A。**解析**：选项 A 为白虎加人参汤证的病机，选项 B 为白虎汤证的病机，选项 C 为猪苓汤证的病机，选项 D 为栀子豉汤证的病机，选项 E 为小承气汤证的病机。

25. B。**解析**：《伤寒论》第 177 条：伤寒脉结代、心动悸，炙甘草汤主之。

26. D。**解析**：《伤寒论》第 236 条："阳明病，发热，汗出者，此为热越，不能发黄也。但头汗出，身无汗，剂颈而还，小便不利，渴引水浆者，此为瘀热在里，身必发黄，茵陈蒿汤主之。"第 260 条云："伤寒七八日，身黄如橘子色，小便不利，腹微满者，茵陈蒿汤主之。"患者发热、身黄、小便短赤、纳差、腹满，舌红、苔黄腻，脉弦数，病机属于湿热蕴结，并兼有腑气壅滞，故治用茵陈蒿汤，清利湿热，通腑退黄。

27. A。**解析**：茵陈蒿汤中有清利湿热作用强的茵陈、青蒿和栀子及攻逐积滞作用较强的大黄，所以清利湿热兼能下实，并体现前后分消湿热之组方思路。

28. B。**解析**：《伤寒论》第 176 条：白虎汤为辛寒重剂，主治阳明病邪热炽盛，表里俱热，所以治法宜辛寒清热。

29. B。**解析**：《伤寒论》第 263 条：少阳之为病，口苦，咽干，目眩。

30. E。**解析**：太阴病本证病机为中阳不足、脾胃虚弱、寒湿内盛、升降失常，治法宜温中散寒、健脾燥湿。

31. C。解析：《伤寒论》第281条：少阴之为病，脉微细，但欲寐也。

32. A。解析：《伤寒论》第285条：少阴病，脉细沉数，病为在里，不可发汗。

33. C

34. A。解析：《伤寒论》第303条：少阴病，得之二三日以上，心中烦、不得卧，黄连阿胶汤主之。

35. B。解析：选项B为黄连阿胶汤的治法，选项A为麻黄细辛附子汤的治法，选项C为大承气汤的治法，选项D为桃花汤的治法，选项E为猪苓汤的治法。

36. B。解析：真武汤的药物组成：茯苓三两、芍药三两、白术二两、生姜三两（切）、附子一枚（炮，去皮，破八片）。

37. B。解析："身反不恶寒，其人面色赤"见于通脉四逆汤证中，由阴盛格阳于外所致。

38. E。解析：《伤寒论》第317条：少阴病，下利清谷，里寒外热，手足厥逆，脉微欲绝，身反不恶寒，其人面色赤；或腹痛，或干呕，或咽痛，或利止脉不出者，通脉四逆汤主之。

39. E。解析：四逆散的药物组成：甘草（炙）、枳实（破，水渍，炙干）、柴胡、芍药。

40. A。解析：《伤寒论》第326条：厥阴之为病，消渴，气上撞心，心中疼热，饥而不欲食，食则吐蛔，下之利不止。

41. A。解析：A为当归四逆汤证的病因病机，B选项为当归四逆加吴茱萸生姜汤证的病因病机，C选项为吴茱萸汤证的病因病机，D选项为干姜黄芩黄连人参汤证的病因病机，E选项为麻黄升麻汤证的病因病机。

42. E。解析：白头翁汤证为肝经湿热下迫大肠所致，故伴热象。辨证要点为：一是下利便脓血，血色鲜艳；二是里急后重，肛门灼热；三是伴见渴欲饮水，舌红苔黄等热象。

【B1型题】

43. A。解析：《伤寒论》第71条：太阳病，发汗后，大汗出，胃中干，燥烦不得眠，欲得饮水者，少少与饮之，令胃气和则愈，若脉浮，小便不利，微热消渴者，五苓散主之。

44. D。解析：《伤寒论》第135条：伤寒六七日，结胸热实，脉沉而紧，心下痛，按之石硬者，大陷胸汤主之。

45. A。解析：《伤寒论》第316条："少阴病，二三日不已，至四五日，腹痛，小便不利，四肢沉重疼痛，自下利者，此为有水气。其人或咳，或小便利，或下利，或呕者，真武汤主之"。

46. D。解析：《伤寒论》第351条："手足厥寒，脉细欲绝者，当归四逆汤主之。"

47. A。解析：《伤寒论》第351条："手足厥寒，脉细欲绝者，当归四逆汤主之。"

48. E。解析：《伤寒论》第318条："少阴病，四逆，其人或咳，或悸，或小便不利，或腹中痛，或泄利下重者，四逆散主之。"

第七章 金匮要略

1. A。解析：《金匮要略》首篇第 1 条指出"上工治未病"。

2. C。解析：肝病实证易传脾。逍遥散疏肝解郁，养血健脾，肝脾同调，以疏肝为主，可预防肝病传脾。

3. D。解析：《金匮要略》言：若五脏真元通畅，人即安和。

4. E。解析：《金匮要略》言：千般疢难，不越三条：一者，经络受邪，入脏腑，为内所因也；二者，四肢九窍，血脉相传，壅塞不通，为外皮肤所中也；三者，房室、金刃、虫兽所伤。

5. D。解析：《金匮要略》言：夫病痼疾加以卒病，当先治其卒病，后乃治其痼疾也。

6. B。解析：《金匮要略》言：湿痹之候，小便不利，大便反快，但当利其小便。

7. A。解析：《金匮要略》曰：太阳病，关节疼痛而烦，脉沉而细者，此名湿痹。

8. A。解析：防己黄芪汤益气固表，祛风化湿，治疗风湿兼气虚证。

9. C。解析：《金匮要略》曰：防己黄芪汤方：防己一两、甘草半两（炒）、白术七钱半、黄芪一两一分（去芦），每服 15g，生姜四片，大枣一枚。

10. E。解析：《金匮要略》："风湿，脉浮，身重，汗出，恶风者，防己黄芪汤主之。"防己黄芪汤可以治疗风湿在表，气虚不固的湿病。因为风湿在表，所以脉象而可以是浮脉；有湿邪为患，阻滞气机，经络不和，所以有身重；表气不固，因此有汗出、恶风。因为病主要在表，不影响阳气，也不影响气血的运行，因此没有手足冷的表现。

11. B。解析：百合病的病机为心肺阴虚，以心阴虚为主。

12. B。解析：针对百合病心肺阴虚之病机，治以润养心肺。

13. E。解析：《金匮要略》：百合病者，百脉一宗，悉致其病也。意欲食复不能食，常默默，欲卧不能卧，欲行不能行，饮食或有美时，或有不用闻食嗅时，如寒无寒，如热无热，口苦，小便赤，诸药不能治，得药则剧吐利，如有神灵者，身形如和，其脉微微。

14. D。解析：《金匮要略》曰：百合病，不经吐、下、发汗，病形如初者，百合地黄汤主之。

15. C。解析：服用百合地黄汤后会出现大便当如漆。

16. A。解析：《金匮要略》曰：邪在于络，肌肤不仁。

17. C。解析：《金匮要略》曰：邪入于脏，舌即难言，口吐涎。

18. B。解析：《金匮要略》载：诸肢节疼痛，身体魁羸，脚肿如脱，头眩短气，温温欲吐，桂枝芍药知母汤主之。"该病属风湿历节。

19. E

20. D。解析：《金匮要略》曰：血痹阴阳俱微，寸口关上微，尺中小紧，外证身体不仁，如风痹状，黄芪桂枝五物汤主之。

21. C。解析：如方歌所云：黄芪桂枝五物汤，芍药大枣与生姜。

22. B。解析：方以桂枝汤调补阴阳，用龙骨、牡蛎镇潜摄纳。

23. A。解析：《金匮要略》曰：火逆上气，咽喉不利，止逆下气者，麦门冬汤主之。根据原文，麦门冬汤方组成为：麦门冬七升、半夏一升、人参二两、甘草二两、粳米三合、大枣十二枚。方中半夏与麦冬的比例为 1：7。

24. A。解析：麦门冬汤用于治疗虚热肺痿。

25. E。解析：《金匮要略》曰：肺胀，咳而上气，烦躁而喘，脉浮者，心下有水，小青龙加石膏汤主之。

26. C。解析：小青龙加石膏汤用于外寒内饮而夹热的咳喘证。

27. E。解析：胸痹心痛的病机为阳微阴弦。"阳微"是上焦阳气不足、胸阳不振之象，"阴弦"是阴寒邪盛、痰饮内停之象。

28. C。解析：《金匮要略》载：胸痹之病，喘息咳唾，胸背痛，短气，寸口脉沉而迟，关上小紧数，栝蒌薤白白酒汤主之。

29. D。解析：心痛重症是以心痛彻背，背痛彻心为特点。

30. B。解析：《金匮要略》载：病腹满，发热十日，脉浮而数，饮食如故，厚朴七物汤主之。

31. B。解析：厚朴七物汤方：厚朴半斤，甘草三两，大黄三两，大枣十枚，枳实五枚，桂枝二两，生姜五两。

32. D。解析：《金匮要略》载：肾着之病，其人身体重，腰中冷，如坐水中，形如水状，反不渴，小便自利，饮食如故，病属下焦，身劳汗出，衣里冷湿，久久得之，腰以下冷痛，腰重如带五千钱，甘姜苓术汤主之。

33. D

34. C。解析：《金匮要略》载：其人素盛今瘦，水走肠间，沥沥有声谓之痰饮。病位在肠胃。

35. D。解析：《金匮要略》载：饮后水流在胁下，咳唾引痛，谓之悬饮。

36. E。解析：《金匮要略》载：心下有痰饮，胸胁支满，目眩，苓桂术甘汤主之。

37. B

38. A。解析：《金匮要略》载：男子消渴，小便反多，以饮一斗，小便一斗，肾气丸主之。

39. D。解析：皮水与肺、脾二脏有关，若肺失通调，脾失健运，则水停肌肤而肿势加重。

40. D。解析：《金匮要略》载：正水脉沉迟。提示肾阳不足，阳虚而水聚于内。

41. E。解析：《金匮要略》载：黄汗，其脉沉迟，身发热，胸满，四肢头面肿，久不愈，必致痈脓。

42. A。解析：正水脉沉迟，提示肾阳不足，阳虚而水聚于内，上射于肺，可见腹满而喘。石水水聚于下，未影响到上，故不喘。

43. B。解析：《金匮要略》载：诸有水者，腰以下肿，当利小便；腰以上肿，当发汗乃愈。

44. A

45. A。解析：《金匮要略》曰：风水恶风，一身悉肿，脉浮而渴，续自汗出，无大热，越婢汤主之。

46. C

47. D。解析：《金匮要略》曰：寸口脉浮而缓，浮则为风，缓则为痹，痹非中风，四肢苦烦，脾色必黄，瘀热以行。

48. B。解析：《金匮要略》言：呕而肠鸣，心下痞者，半夏泻心汤主之。

49. E

50. D。解析：《金匮要略》曰：妇人宿有癥病，经断未及三月，而得漏下不止，胎动在脐上者，为癥痼害。妊娠六月动者，前三月经水利时，胎也。下血者，后断三月衃也。所以血不止者，其癥不去故也，当下其癥，桂枝茯苓丸主之。

51. D。解析：桂枝茯苓丸的药物组成是桂枝、茯苓、牡丹、桃仁、芍药。

52. D

53. B。解析：肝脾不和腹痛的病因病机为肝脾失调，湿阻血滞。治法为养血调肝，渗湿健脾。

54. D。解析：《金匮要略》曰：新产妇人有三病，一者病痉，二者病郁冒，三者大便难。

55. A。解析：妇人新产有三病：痉、郁冒、大便难。产后亡血伤津，又外感风邪，化燥伤津，筋脉失养而拘急，形成痉病；若外感寒多，阳气偏盛，形成郁冒；若血虚津亏，大肠失去濡养，形成大便难。

56. B。解析：半夏厚朴汤中，半夏、厚朴、生姜辛以散结，苦以降逆，茯苓渗利下气化痰，苏叶宣气解郁。全方功效开结化痰，顺气降逆，故能治疗气滞痰凝的梅核气。

57. E

58. A。解析：《金匮要略》曰：妇人咽中如有炙脔，半夏厚朴汤主之。

59. B。解析：《金匮要略》曰：妇人脏躁，喜悲伤欲哭，象如神灵所作，数欠伸，甘麦大枣汤主之。

【B1 型题】

60. C。解析：风湿，脉浮，身重，汗出，恶风者，属风湿兼气虚证。

61. B。解析：风水恶风，一身悉肿，脉浮不渴，续自汗出，无大热，属风水夹热证。

62. C。解析：《金匮要略》曰："邪在于经，即重不胜。"

63. D。解析：《金匮要略》曰："邪入于腑，即不识人。"

第八章 温病学

1. B。解析：《温热论》记载：温邪上受，首先犯肺，逆传心包。

2. C。解析：《温热论》记载：在表初用辛凉轻剂，挟风则加入薄荷、牛蒡之属，挟湿加芦根、滑石之流。

3. D

4. D。解析：《温热论》第 3 条提到"两阳相劫"，其中"两阳"指风邪与热邪。

5. B。解析：根据《温热论》第 3 条，若不依"渗湿于热下"的治疗原则，则会发生"浊邪害清"之病变，"湿与温合，蒸郁而蒙蔽于上，清窍为之壅塞"，具体临床表现为耳聋、鼻塞、头目昏胀、甚或神识昏蒙等。

6. C。解析：《温热论》第 4 条中提到"急急透斑为要"，其中"透斑"是指清泄热毒。

7. A。解析：《温热论》第 5 条：若斑出热不解者，胃津亡也，主以甘寒，重则如玉女煎，轻则如梨皮、蔗浆之类。或其人肾水素亏，虽未及下焦，先自彷徨矣，必验之于舌，如甘寒之中入咸寒，务在先安受邪之地，恐其陷入易易耳。

8. C

9. D

10. C。解析：《温热论》第 6 条中提到"益胃"，其具体内涵为清气生津，宣展气机，并灌溉汤液，使气机宣通，热达于外，腠开汗出，病邪随之外透。

11. D。解析：《温热论》第 6 条：若脉急疾，躁扰不卧，肤冷汗出，便为气脱之证矣。

12. D。解析：气分证是指温热病邪由卫入气，邪正斗争激烈，脏腑功能失调所致的病证；临床以发热不恶寒，舌苔转黄为特点。D 项，斑疹隐隐是营血分证的特点。

13. C。解析：《温热论》第 7 条：再论气病有不传血分，而邪留三焦，亦如伤寒中少阳病也。彼则和解表里之半，此则分消上下之势，随证

变法，如近时杏、朴、苓等类，或如温胆汤之走泄。因其仍在气分，犹可望其战汗之门户，转疟之机括。

14. B。解析：《温热论》第 8 条：大凡看法，卫之后方言气，营之后方言血。

15. B。解析：《温热论》第 9 条提到湿邪侵犯人体，随人体质有不同的病机变化：在阴盛之体，邪从寒化，病多留恋于太阴，表现为湿重于热，即叶氏所称之"脾湿"。

16. C。解析：《温热论》第 9 条提出温病救阴与通阳大法："救阴不在血，而在津与汗；通阳不在温，而在利小便"。

17. B

18. D。解析：《温热论》第 10 条：湿温病大便溏为邪未尽，必大便硬，慎可再攻也，以粪燥为无湿矣。

19. D。解析：《湿热病篇》第 1 条自注：此条乃湿热证之提纲也。湿热病属阳明太阴经者居多，中气实则病在阳明，中气虚则病在太阴。

20. A。解析：《湿热病篇》第 1 条自注：病在二经之表者，多兼少阳三焦，病在二经之里者，每兼厥阴风木。以少阳厥阴同司相火，阳明太阴湿热内郁，郁甚则少火皆成壮火，而表里上下充斥肆逆，故是证最易耳聋、干呕、发痉、发厥。

21. B。解析：薛氏以汗之有无来区别阴湿与阳湿，故《湿热病篇》第 1 条自注：此条外候与上条同，惟汗出独异。阴湿者无汗，阳湿者有汗。

22. E。解析：《湿热病篇》第 8 条：湿热证，寒热如疟，湿热阻遏膜原。

23. A。解析：《湿热病篇》第 9 条：湿热证，数日后脘中微闷，知饥不食，湿邪蒙绕三焦。

24. C。解析：《湿热病篇》第 10 条：湿热证，初起发热，汗出胸痞，口渴舌白，湿伏中焦。

25. C。解析：《湿热病篇》第 13 条：湿热证，舌根白，舌尖红，湿渐化热，余湿犹滞。宜辛

泄佐清热，如蔻仁、半夏、干菖蒲、大豆黄卷、连翘、绿豆衣、六一散等味。

26. E。**解析：**《温病条辨》上焦篇第 1 条：温病者，有风温、有温热、有温疫、有温毒、有暑温、有湿温、有秋燥、有冬温、有温疟。

27. D。**解析：**《温病条辨》上焦篇第 4 条：太阴风温、温热、温疫、冬温、初起恶风寒者，桂枝汤主之；但热不恶寒而渴者，辛凉平剂银翘散主之。

28. A。**解析：**《温病条辨》上焦篇第 11 条：太阴温病，血从上溢者，犀角地黄汤合银翘散主之。

29. D。**解析：**《温病条辨》上焦篇第 15 条自注：太阴温病，寸脉大，舌绛而干，法当渴，今反不渴者，病在营分，当以清营泻热为主。

30. A。**解析：**《温病条辨》上焦篇第 17 条：邪入心包，舌謇肢厥，牛黄丸主之，紫雪丹亦主之。

31. B。**解析：**《温病条辨》上焦篇第 43 条，湿温初起有三大禁忌，即"汗之则神昏耳聋，甚则目暝不欲言，下之则洞泄，润之则病深不解"。

32. D。**解析：**《温病条辨》上焦篇第 43 条自注：惟以三仁汤轻开上焦肺气，盖肺主一身之气，气化则湿亦化也。

33. E。**解析：**《温病条辨》中焦篇第 1 条：面目俱赤，语声重浊，呼吸俱粗，大便闭，小便涩，舌苔老黄，甚则黑有芒刺，但恶热，不恶寒，日晡益甚者，传至中焦，阳明温病也。

34. D。**解析：**《温病条辨》指出：阳明温病，下之不通，其证有：左尺牢坚，小便赤痛，时烦渴甚，导赤承气汤主之。

35. C。**解析：**小便赤痛属导赤承气汤之主症。

36. A。**解析：**《温病条辨》下焦篇第 11 条：少阴温病，真阴欲竭，壮火复炽，心中烦，不得卧者，黄连阿胶汤主之。

37. A。**解析：**《温病条辨》下焦篇第 12 条：夜热早凉，热退无汗，热自阴来者，青蒿鳖甲汤主之。

38. C。**解析：**《温病条辨·卷四·杂说·治病法论》：治外感如将（兵贵神速，机圆法活，去邪务尽，善后务细，盖早平一日，则人少受一日害）；治内伤如相（坐镇从容，神机默运，无功可言，无德可见，而人登寿域）。治上焦如羽（非轻不举）；治中焦如衡（非平不安）；治下焦如权（非重不沉）。

【B1 型题】

39. E。**解析：**《湿热病篇》第 2 条："湿热证，恶寒无汗……头不痛者，去羌活。"

40. B。**解析：**《湿热病篇》第 3 条："湿热证，恶寒发热……不恶寒者，去苍术皮。"

41. B。**解析：**《温病条辨》上焦篇第 4 条中提到"太阴风温、温热、瘟疫、冬温，初起恶风寒者，桂枝汤主之；但热不恶寒而渴者，辛凉平剂银翘散主之。"

42. C。**解析：**《温病条辨》中焦篇第 17 条中提到"阳明温病，下之不通，其证有五：应下失下，正需不能运药，不运药者死，新加黄龙汤主之。"

43. D。**解析：**《温病条辨》下焦篇第 1 条：风温、温热、温疫、温毒、冬温，邪在阳明久羁，或已下，或未下，身热面赤，口干舌燥，甚则齿黑唇裂，脉沉实者，仍可下之；脉虚大，手足心热甚于手足背者，加减复脉汤主之。

中医临床

第九章 中医内科学

第一单元 肺系病证

【A1 型题】

1. C 2. C

3. D。**解析**：感冒的病位在卫表肺系，治疗应因势利导，从表而解，遵《素问·阴阳应象大论》"气在皮者，汗而发之"之义，采用解表达邪的治疗原则。

4. E

5. C。**解析**：哮病发作时的基本病理变化为"伏痰"遇外感引动，痰随气升，气因痰阻，相互搏结，壅塞气道，肺管狭窄，肺失宣降，故痰鸣如吼，气息喘促。所以哮病发作时的病位主要在肺，基本病理变化为痰阻气闭。

6. B。**解析**：哮病的宿根为痰浊，伏藏于肺，常因气候、饮食、劳累等诱发。

7. A。**解析**：喘证的病位主要在肺、肾。肺主一身之气，为气机升降出入之枢纽，司呼吸，主宣发肃降；肾主纳气，有助于肺气肃降，防止呼吸表浅，故有"肺为气之主，肾为气之根"之说。

8. C

9. C。**解析**：溃脓期是此病预后顺与逆的转折点。顺证：溃后脓血稀而少，腥臭味转淡，身热转退，坐卧如常，饮食可等。逆证：溃后暗哑无力，脓血如败卤，腥臭难闻，气喘鼻扇，胸痛，坐卧不安，身热不退，纳差等。

10. D。**解析**：肺胀总属标实本虚，但有偏实偏虚的不同。一般感邪发作时偏于标实，平时偏于本虚，早期由肺而及脾、肾，多属气虚、气阴两虚；晚期以肺、肾、心为主，气虚及阳，或阴阳两虚，但纯属阴虚者罕见。正虚与邪实每多互为因果。

11. B

【A2 型题】

12. D 13. A

14. C。**解析**：根据患者临床表现可辨证为风热犯肺证，治宜疏风清热，宣肺止咳，选桑菊饮。

15. C 16. B 17. B 18. B

【A3 型题】

19. A。**解析**：该患者喉中哮鸣，气粗息涌，可诊断为哮病。咳呛阵作，咳痰色黄，黏浊稠厚，烦闷不安，汗出，口苦，舌质红，苔黄腻，脉弦滑，辨证为热哮证。故本题选 A。

20. B。**解析**：热哮证的治法为清热宣肺，化痰定喘。故本题选 B。

21. E。**解析**：热哮证代表方为定喘汤或越婢加半夏汤加减。若肺气壅实，加葶苈子、广地龙；肺热壅盛，加海蛤壳、射干、知母、鱼腥草；兼有大便秘结者，可用大黄、芒硝、全瓜蒌、枳实。故本题选 E。

22. A。**解析**：哮病日久，肺虚不能主气，脾虚健运无权，气不化津，痰饮蕴肺，肺气上逆，则发哮病；脾气虚，运化失职，则食少脘痞，大便不实；气虚致身体功能活动减退，则倦怠无力，气短声低；水津不布，聚湿成痰，则痰多清稀；气虚不摄，则自汗；气虚卫外不固，则怕风；舌质淡，苔白，脉细弱为气虚之象，辨证为肺脾气虚证。故本题选 A。

23. C。**解析**：哮病肺脾气虚证的治法是补脾益气，补土生金。A 选项为虚哮证的治法，B 选项为寒包热哮证的治法，D 选项为哮病气阴两虚证的治法，E 选项为哮病肺肾两虚证的治法。故本题选 C。

24. C。**解析**：治疗哮病肺脾气虚证，首选六君子汤。生脉地黄汤为哮病肺肾两虚证的代表方，平喘固本汤为虚哮证的代表方，射干麻黄汤为冷哮证的代表方，定喘汤为热哮证的代表方。故本题选 C。

25. E。**解析**：患者有咳嗽病史，饮食不当后出现喘促气涌，胸部胀痛，诊断为喘证。肺痈临床以咳嗽、胸痛、发热、咳吐腥臭浊痰，甚则脓血相兼为主要特征。肺痨以咳嗽、咯血、潮热、盗汗及身体逐渐消瘦为主要临床特征。哮病发作时喉中有哮鸣音，呼吸气促困难，甚则喘息不能平卧。咳嗽以咳嗽、咳痰为主要表现。故本题选 E。

26. A。解析：邪热蕴肺，蒸液成痰，痰热壅滞，肺失清肃，故见上述症状，辨证为痰热郁肺证，治法为清热化痰，宣肺平喘。故本题选 A。

27. D。解析：治疗喘证痰热郁肺证，首选桑白皮汤。A 选项为喘证痰浊阻肺证的代表方，B 选项为喘证正虚喘脱证的代表方，C 选项为喘证肺气郁痹证的代表方，E 选项为喘证表寒肺热证的代表方。故本题选 D。

28. A。解析：患者近期曾有与肺痨患者接触史，有咳嗽、咯血、潮热、盗汗等表现，诊断为肺痨。肺胀表现为胸部膨满，憋闷如塞，喘息上气，咳嗽痰多，烦躁，心悸，面色晦暗，或唇甲紫绀，脘腹胀满，肢体浮肿等。肺痈吐痰臭浊痰，甚则脓血相兼为主要特征。咳嗽临床以咳嗽、咳痰为主要表现。故本题选 A。

29. B。解析：肺阴不足，肺失滋润，清肃失司，气逆于上，则干咳；虚热内生，炼津为痰，则咯少量黏痰；火热灼伤肺络，则痰中带有血丝，胸部隐隐闷痛；阴虚内热，则手足心热，盗汗，口干咽燥；舌苔薄白，舌边尖红，脉细数为阴虚内热之象，辨证为肺阴亏损证，治宜滋阴润肺。故本题选 B。

30. D。解析：治疗肺痨肺阴亏损证，首选月华丸。A 选项为虚热肺痨的代表方，B 选项为肺痨气阴耗伤证的代表方，C 选项为肺痨虚火灼肺证的代表方，E 选项为肺痨阴阳两虚证的代表方。故本题选 D。

【B1 型题】
31. C

32. B。解析：治疗感冒风寒束表证应以辛温解表为主，临证时应注意避免过用发汗之品，中病即止，以免发汗太过损伤正气。

33. E。解析：咳嗽肺阴亏耗证，热伤血络，痰中带血，加丹皮、山栀、藕节，旨在清热止血。

34. B。解析：咳嗽痰湿蕴肺证，寒痰较重，痰黏白如沫，怯寒背冷，加干姜、细辛、白芥子，

旨在温肺化痰。

35. C　36. B　37. A　38. A　39. E　40. E　41. D
42. B　43. E　44. B　45. C　46. B　47. E　48. D
49. B

第二单元　心系病证

【A1 型题】
1. C　2. D

3. A。解析：心悸的辨证应分虚实，虚者系指脏腑气血阴阳亏损，实者多指痰饮、瘀血、火邪上扰。

4. A　5. D

6. C。解析：胸痹发作期以标实为主，有气滞、痰浊、瘀血、寒凝的不同，其中以瘀血最为常见。

7. C。解析：心血瘀阻型胸痹常见心胸疼痛剧烈，如刺如绞，痛有定处，伴有胸闷，日久不愈，可因暴怒而加重，舌质紫暗，有瘀斑，脉弦涩。而痰浊闭阻型胸痹常见胸闷重而心痛微，痰多气短，肢体沉重，遇阴雨天气易发或加重，伴有倦怠乏力，纳呆便溏，痰多，舌体胖大边有齿痕，苔浊腻或白腻，脉滑。

8. C。解析：不寐的主要病位在心，由于心神失养或不安，神不守舍而失眠，且与肝胆脾胃肾的阴阳气血失调相关。如急躁易怒而失眠，多为肝火内扰；嗳腐吞酸，脘腹胀满而失眠，多为胃腑宿食，心神被扰；心烦心悸，头晕健忘而失眠为阴虚火旺，心肾不交；遇事易惊，多梦易醒多为心胆气虚；胸闷，头重目眩，多为痰热内扰；面色少华，肢倦神疲而失眠，多为脾虚不运，心神失养等。

9. A　10. D

【A2 型题】
11. D　12. A　13. B

【A3 型题】
14. C。解析：患者心悸易惊，诊断为心悸。肝肾阴虚，水不济火，心火内动，扰动心神，则心悸易惊；虚热扰心，神不守舍，则心烦失眠；阴虚失滋，则口干；阴不制阳，虚热内生，则五心烦热，盗汗；肾阴亏虚，脑髓失养，则头晕目眩，耳鸣；腰膝失养，则腰酸，舌红少津，苔少，脉细数为阴虚火旺之象，辨证为阴虚火

旺证。故本题选 C。

15. C。解析：心悸阴虚火旺证，治法为滋阴清火，养心安神。A 选项为心悸痰火扰心证的治法，B 选项为心悸心血不足证的治法，D 选项为心悸心阳不振证的治法，E 选项为心悸心虚胆怯证的治法。

16. E。解析：治疗心悸阴虚火旺证，首选天王补心丹合朱砂安神丸加减。A 选项为心悸心阳不振证的代表方，B 选项为心悸心血不足证的代表方，C 选项为心悸痰火扰心证的代表方，D 选项为心悸心虚胆怯证的代表方。

17. A。解析：患者因家事不和突然出现心前区疼痛，呈阵发性，发作每次持续数分钟，伴脘腹胀闷，嗳气则舒，诊断为胸痹。故本题选 A。

18. C。解析：肝失疏泄，气机郁滞，心脉不和，则见上述症状，辨证为肝气郁滞证，治宜疏肝理气，活血通络。故本题选 C。

19. B。解析：治疗胸痹肝气郁滞证，首选柴胡疏肝散加减。A 选项为胸痹心血瘀阻证的首选方，C 选项为胸痹痰浊闭阻证的首选方，D 选项为胸痹寒凝心脉证的首选方，E 选项为胸痹气阴两虚证的首选方。故本题选 B。

20. D。解析：患者经常失眠多梦，以入睡困难为主，诊断为不寐。肾水亏虚，不能上济于心，心火炽盛，不能下交于肾，则入睡困难、心悸、头晕耳鸣、腰膝酸软；阴虚生热，则五心烦热、午后面部潮红；舌红，苔少而干，脉细数为阴虚之象，辨证为心肾不交证。故本题选 D。

21. D。解析：不寐心肾不交证的治法是滋阴降火，交通心肾。A 选项为不寐心胆气虚证的治法，B 选项为不寐痰热扰心证的治法，C 选项为不寐心脾两虚证的治法，E 选项为不寐肝火扰心证的治法。故本题选 D。

22. E。解析：治疗不寐心肾不交，首选六味地黄丸合交泰丸加减。A 选项为不寐心脾两虚证的代表方，选项 B、C 为不寐心胆气虚证的代表方，D 选项为不寐痰热扰心证的代表方。故本题选 E。

【B1 型题】

23. B　24. C　25. C　26. A　27. D　28. E　29. D
30. C

第三单元　脑系病证

【A1 型题】

1. A　2. A　3. C　4. A

5. A。解析：头痛可分为外感和内伤两大类，外感头痛多为外邪上扰清空，壅滞经络，络脉不通所致，以风邪为主，且多兼夹他邪，如寒、湿、热等。

6. D。解析：外感头痛因外邪致病，属实证，起病较急，一般疼痛较剧烈，多表现为掣痛、跳痛、灼痛、胀痛、重痛等；内伤头痛以虚证或虚实夹杂证多见，表现为隐痛、空痛、昏痛等。

7. B

8. D。解析：厥证以突然昏倒，不省人事，四肢厥冷为特征，发作后可在短时间内苏醒，严重者可死亡。眩晕严重者也有欲仆或晕眩仆倒的表现，但眩晕患者无昏迷及四肢厥冷的表现。

9. A　10. C　11. A　12. A

13. D。解析：中经络者，病位较浅，病情较轻，一般无神志改变，仅表现为口眼歪斜，半身不遂，语言不利；而中脏腑者，病位较深，常波及有关脏腑，病情较重，主要表现为神志不清，伴见肢体不用，常有先兆及后遗症出现。两者鉴别的关键点是：有无神志改变。

14. E。解析：典型发作的痫病与中风病均有突然仆倒，昏不知人等。但痫病有反复发作史，发作时两目上视，口吐涎沫，四肢抽搐，或口中怪叫，移时苏醒，无半身不遂、口眼歪斜等症。而中风则仆地无声，昏迷持续时间长，醒后常有半身不遂等后遗症。

15. A。解析：痫病心肾亏虚证治宜滋补心肾，填精益髓，方选天王补心丹合左归丸。

【A2 型题】

16. D　17. D　18. A　19. D　20. E

【A3 型题】

21. E

22. E。解析：瘀血头痛为瘀血阻窍，络脉滞涩，不通则痛，治法为活血化瘀，通窍止痛。故本题选 E。

23. D。解析：瘀血头痛代表方为通窍活血汤。若头痛较剧，久痛不已，可加全蝎、蜈蚣、地鳖虫等。故本题选 D。

24. A。**解析**：患者平素性情急躁，症见眩晕，如坐车船，旋转不定，诊断为眩晕。头痛以头部疼痛为主症。中风以猝然昏仆，不省人事，半身不遂，口眼歪斜，语言不利为主症。狂病以精神亢奋，狂躁不安，喧扰不宁，骂詈毁物，动而多怒为主症。痫病以突然意识丧失，甚则仆倒，不省人事，强直抽搐，口吐涎沫，两目上视或口中怪叫，移时苏醒，一如常人为特征。故本题选A。

25. C。**解析**：肝阳亢逆，气血上冲，则眩晕、耳鸣，头目胀痛，颜面潮红；肝肾亏虚，肝阳亢盛，肝失柔和，则易怒；阳热内扰，神魂不安，则失眠多梦；肝肾阴亏，筋脉失养，则肢麻震颤；舌红苔黄，脉弦，为肝阳上亢之象，辨证为肝阳上亢证。故本题选C。

26. B。**解析**：治疗眩晕肝阳上亢证，首选天麻钩藤饮加减。A选项为眩晕痰湿中阻证的代表方，C选项为眩晕中风痰热腑实证的代表方，D选项为眩晕狂病痰火扰神证的代表方，E选项为眩晕肾精不足证的代表方。故本题选B。

27. A。**解析**：患者猝然晕倒，醒后舌强语謇，口角歪斜，半身不遂，诊断为中风。痉证以四肢抽搐、项背强直甚至角弓反张为主症。厥证也有突然昏仆，不省人事之表现，一般而言，厥证神昏时间短暂，发作时常伴有四肢逆冷，移时多可自行苏醒，醒后无半身不遂、口眼歪斜、言语不利等表现。痫病以突然意识丧失，甚则仆倒，不省人事，强直抽搐，口吐白沫，两目上视或口中怪叫为特征，移时苏醒，一如常人为特征。故本题选A。

28. C。**解析**：风痰阻络，气血运行不利，则猝然晕倒，醒后舌强语謇，口角歪斜，左侧肢体半身不遂，肢体麻木；舌紫暗，苔滑腻，脉弦滑为风痰瘀阻之象。故辨证为风痰瘀阻证。

29. B。**解析**：治疗中风之风痰瘀阻证，首选半夏白术天麻汤合桃仁红花煎加减。

30. B。**解析**：该患者语无伦次，表情淡漠，喃喃自语，可诊断为癫证；肝气郁结，脾失健运，痰郁气结，蒙蔽神窍，则语无伦次，时而自喜，表情淡漠，喃喃独语，太息，饮食极少，舌苔白腻，脉弦滑，辨证为痰气郁结证。故本题选B。

31. A。**解析**：癫证痰气郁结证的治法为理气解郁，化痰醒神。故本题选A。

32. E。**解析**：治疗癫证痰气郁结证，首选逍遥散合顺气导痰汤加减。故本题选E。

33. E。**解析**：患者有"精神病"病史，性情急躁，骂詈号叫，精神疲惫，睡眠不佳，诊断为狂证。心肝郁火，耗津伤液，心肾失调，阴虚火旺，神明受扰，则性情急躁，骂詈号叫，时作时止，精神疲惫，睡眠不佳；水亏火亢，则形体消瘦，面红口干，大便秘结；舌红无苔，脉细数为阴虚之象，辨证为火盛伤阴证。故本题选E。

34. E。**解析**：狂证火盛伤阴证的治法为育阴潜阳，交通心肾。A选项为狂证心脾两虚证的治法，B选项为狂证痰气郁结证的治法，C选项为狂证痰火扰神证的治法，D选项为狂证痰热瘀结证的治法。故本题选E。

35. E。**解析**：治疗狂证火盛伤阴证，首选二阴煎合琥珀养心丹加减。故本题选E。

【B1型题】

36. C　37. B　38. D　39. C　40. B　41. E　42. D
43. C　44. B　45. D　46. E　47. C　48. B　49. E
50. A　51. C　52. E

第四单元　脾胃病证

【A1型题】

1. A　　2. A　　3. C　　4. E

5. B。**解析**：痞满之初，诸邪干胃，致脾胃运纳失职，中焦气机不利，升降失职出现痞满，久痞脾胃虚弱，中焦运化无力，亦可致脾胃升降失职，故痞满的病机是中焦气机不利，脾胃升降失职。

6. B。**解析**：呕吐以和胃降逆为治疗原则，结合具体症状辨证论治。偏于邪实者，祛邪为主，邪去则呕吐自止。分别采用解表、消食、化痰、解郁等法。偏于正虚者，扶正为主，正复则呕吐自愈。分别采用健运脾胃、益气养阴等法。虚实兼夹则攻补兼施。

7. D　　8. A

9. D。**解析**：鼓胀气滞湿阻证，临床表现为：腹胀按之不坚，胁下胀满或疼痛，饮食减少，食后胀甚，得嗳气、矢气稍减轻，小便短少，舌苔薄白腻，脉弦。

10. D　11. E　12. D

13. D。解析：泄泻的基本病机为脾虚湿盛，泄泻初期实证以湿盛为主，治疗当以重在化湿，佐以分利。因湿有寒与热的不同，而有温化寒湿与清化湿热之别。并当顾其兼夹，如有表邪者当解表，因于暑邪者当清暑，有伤食者当消导。如过早采用涩肠止泻之法就会关门留寇，湿邪留恋，脾气更虚，迁延难愈。

14. E。解析：痢疾肠道症状表现为：腹痛，便意频繁，里急后重，或下痢赤白脓血。

15. D

【A2 型题】

16. B　17. A　18. D　19. A　20. B　21. C
22. A　23. C　24. B

【A3 型题】

25. D。解析：患者受凉后出现呕吐，吐胃内容物及清水，辨病为呕吐。外邪犯胃，中焦气滞，浊气上逆，则见呕吐，胸脘满闷；风寒外束，卫阳被郁，腠理闭塞，则恶寒发热，头身疼痛，无汗，口不渴；舌苔白腻，脉濡缓为风寒外袭之象，辨证为外邪犯胃证。故本题选 D。

26. A。解析：呕吐外邪犯胃证的治法是疏解表邪，化浊和中。B 选项为呕吐食滞内停证的治法，C 选项为呕吐痰饮内阻证的治法，D 选项为呕吐脾胃阳虚证的治法，E 选项为呕吐肝气犯胃证的治法。故本题选 A。

27. A。解析：治疗呕吐外邪犯胃证，首选藿香正气散加减。B 选项为呕吐脾胃阳虚证的代表方，C 选项为呕吐痰饮内阻证的代表方，D 选项为呕吐肝气犯胃证的代表方，E 选项为呕吐食滞内停证的代表方。故本题选 A。

28. D。解析：患者吞咽困难，食入格拒不下，入而复出，诊断为噎膈。气郁化火，阴津枯竭，虚火上逆，则心烦口干；胃失润降，食入格拒不下，入而复出，水饮难进，则胃脘灼热；热结津亏，则形体消瘦，皮肤干枯，大便干结如羊屎；舌质光红，干裂少津，脉细数为津亏热结之象，辨证为津亏热结证。故本题选 D。

29. D。解析：噎膈津亏热结证的治法为滋阴养血，润燥生津。A 选项为噎膈痰气交阻证的治法，B 选项为噎膈瘀血内结证的治法，C 选项为

噎膈湿热阻胃证的治法，E 选项为噎膈气虚阳虚证的治法。故本题选 D。

30. A。解析：治疗噎膈津亏热结证，首选沙参麦冬汤加减。B 选项为噎膈痰气交阻证的代表方，C 选项为噎膈气虚阳微证的代表方，D 选项为噎膈瘀血内结证的代表方，E 选项为噎膈湿热阻胃证的代表方。故本题选 A。

31. C。解析：患者饮食不节后腹痛拒按，诊断为腹痛。湿热内结，气机壅滞，腑气不通，则腹痛拒按；热灼津液，则烦渴引饮，大便秘结；湿热壅滞，则潮热；热迫津出，则汗出；湿热下注膀胱，则小便短黄；舌质红，苔黄腻，脉滑数为湿热壅滞之象，辨证为湿热壅滞证。故本题选 C。

32. C。解析：腹痛湿热壅滞证的治法是泻热通腑，行气导滞。

33. C。解析：治疗腹痛湿热壅滞证，首选大承气汤加减。

34. A。解析：患者大便溏薄迁延日久，近日每日排便 5~6 次，粪质稀薄，伴腹痛、腹胀、进食减少，进食油腻易发作，可诊断为泄泻。胃痛以上腹近心窝处胃脘部发生疼痛为特征，常伴食欲不振、恶心呕吐、嘈杂泛酸等上消化道症状。腹痛以胃脘以下、耻骨毛际以上部位的疼痛为主要表现。痞满是以胃脘痞塞，满闷不舒为主症，并有按之柔软，压之不痛，望无胀形的特点。噎膈是指吞咽食物哽噎不顺，饮食难下，或纳而复出的疾患。故本题选 A。

35. C。解析：脾虚失运，清浊不分，则大便稀薄，每日 5~6 次；脾气虚弱，失于健运，则腹痛隐隐喜按，进食减少，食则闷胀，进食油腻易致发作；辨证为脾胃虚弱证，治宜健脾益气，化湿止泻。故本题选 C.．

36. D。解析：治疗泄泻脾胃虚弱证，首选参苓白术散加减。A 选项为泄泻寒湿内盛证的代表方，B 选项为泄泻肾阳虚衰证的代表方，C 选项为泄泻肝气乘脾证的代表方，E 选项为泄泻食滞胃肠证的代表方。故本题选 D。

【B1 型题】

37. E　38. D　39. C　40. D　41. C　42. E
43. C　44. A　45. C　46. D　47. B　48. C
49. E　50. C　51. A　52. E　53. A　54. E

55. B 56. C 57. B 58. D 59. E 60. C
61. A 62. E 63. C

第五单元 肝胆病证

【A1型题】
1. C 2. B 3. A 4. D 5. C 6. A

【A2型题】
7. B 8. D 9. C

【A3型题】
10. C。解析：患者右胁肋灼热疼痛，痛有定处，诊断为胁痛。胸痹指以胸部闷痛，甚则胸痛彻背，喘息不得卧为主症的疾病。真心痛是胸痹进一步发展的严重病证，其特点为剧烈而持久的胸骨后疼痛，伴心悸、水肿、肢冷、喘促、汗出、面色苍白等症状，甚至危及生命。郁证以心情抑郁，情绪不宁，胸部满闷，胁肋胀痛，或易怒喜哭，或咽中如有异物梗塞等症为主要临床表现的一类病证。噎膈指吞咽食物哽噎不顺，饮食难下，或纳而复出的疾患。故本题选C。

11. D。解析：湿热蕴结，肝胆失疏，络脉失和，故见上述症状，辨证为肝胆湿热证，治法为清热利湿。A选项为胁痛肝郁气滞证的治法，B选项为胁痛瘀血阻络证的治法，C选项为胁痛肝络失养证的治法，E选项为胁痛胆腑郁热证的治法。故本题选D。

12. B。解析：治疗胁痛肝胆湿热证，首选龙胆泻肝汤加减。A选项为胁痛瘀血阻络证的代表方，C选项为胁痛肝郁气滞证的代表方，D选项为胁痛胆腑郁热证的代表方，E选项为胁痛肝络失养证的代表方。故本题选B。

【B1型题】
13. A 14. B 15. C 16. A 17. C 18. B 19. D
20. A 21. D 22. A 23. C 24. C 25. D 26. B
27. C 28. E 29. A 30. A 31. E 32. D 33. C
34. B 35. E

第六单元 肾系病证

【A1型题】
1. C

2. A。解析：水肿病证首先当辨阳水、阴水，区分其病理属性。阳水属实，由风、湿、热、毒诸邪导致水气的潴留；阴水多属本虚标实，因

脾肾虚弱，而致气不化水，久则可见瘀阻水停。

3. A。解析：淋证与癃闭都有小便量少，排尿困难之症状，但淋证尿频而尿痛，且每日排尿总量多为正常，癃闭则无尿痛，每日排尿量少于正常，严重时甚至无尿。癃闭复感湿热，常可并发淋证，而淋证日久不愈，亦可发展成癃闭。

4. A。解析：实则清利，虚则补益为淋证基本治则。实证膀胱湿热者，治宜清热利湿；热灼血络者，治宜凉血止血；砂石结聚者，治宜通淋排石；气滞不利者，治宜利气疏导。虚证脾虚为主者，治宜健脾益气；肾虚为主者，治宜补虚益肾。虚实夹杂证又当攻补兼施。

5. A。解析：癃闭的基本病机为膀胱气化功能失调。因此癃闭的治疗应根据"腑以通为用"的原则，着重于通，然又有虚实的不同。实证治宜清湿热，散瘀结，理气机而通水道；虚证治宜补脾肾，助气化，而达到气化水行，则小便自通的目的。

6. E

【A2型题】
7. A 8. D 9. B 10. C 11. D

【A3型题】
12. C。解析：水肿以头面、眼睑、腹背甚至全身浮肿为特征，根据患者表现诊断为水肿。故本题选C。

13. B。解析：患者眼睑浮肿明显，延及全身，可诊断为阳水；身发疮痍，恶风发热，舌质红，苔薄黄，脉浮数，辨证为湿毒浸淫证。故本题选B。

14. A。解析：水肿湿毒浸淫证的治法为宣肺解毒，利湿消肿，代表方为麻黄连翘赤小豆汤合五味消毒饮加减。故本题选A。

15. D。解析：患者有发热咽痛史，颜面、下肢浮肿，按之没指，诊断为水肿。水湿内侵，脾气受困，脾阳不振，则颜面、下肢浮肿，小便短少，纳呆泛恶，身体困重，胸闷，苔白腻，脉沉缓为水湿内盛之象，故辨证为阳水水湿浸渍证。故本题选D。

16. C。解析：阳水水湿浸渍证的治法是运脾化湿，通阳利水。A选项为阳水脾阳虚衰证的治法，B选项为阳水湿毒浸淫证的治法，D选项为阳水风水相搏证的治法，E选项为阳水肾阳衰微证的治法。故本题选C。

17. D。**解析：** 治疗阳水水湿浸渍证，首选五皮饮合胃苓汤加减。A 选项为阳水湿毒浸淫证的代表方，B 选项为阳水风水相搏证的代表方，C 选项为阳水肾阳衰证的代表方，E 选项为阳水脾阳虚衰证的代表方。故本题选 D。

18. A。**解析：** 患者尿道热涩疼痛，可诊断为淋证；小便浑浊如米泔水，可辨证为膏淋。故本题选 A。

19. B。**解析：** 湿热下注，阻滞络脉，脂汁外溢，则见上述症状，治法为清热利湿，分清泄浊。故本题选 B。

20. D。**解析：** 膏淋的代表方为程氏萆薢分清饮。故本题选 D。

21. E。**解析：** 热淋起病多急，或伴发热，小便赤热，尿时灼痛。血淋尿色鲜红或淡红或夹血块而痛。气淋少腹满闷胀痛，小便艰涩疼痛，或少腹坠胀，尿后余沥不尽。膏淋小便涩痛，尿液浑浊如脂膏或米泔水。劳淋遇劳倦、房事即加重或诱发，小便涩痛不显著，余沥不尽，腰痛缠绵。根据患者症状，辨证为劳淋。故本题选 E。

22. B。**解析：** 湿热留恋，脾肾两虚，膀胱气化无力，故见上述症状，治宜补脾益肾。A 选项为膏淋的治法，C 选项为热淋的治法，D 选项为血淋的治法，E 选项为气淋的治法。故本题选 B。

23. A。**解析：** 治疗劳淋，首选无比山药丸加减。B 选项为热淋的代表方，C 选项为血淋的代表方，D 选项为膏淋的代表方，E 选项为气淋的代表方。故本题选 A。

【B1 型题】

24. C 25. E 26. A 27. E 28. C

第七单元 气血津液病证

【A1 型题】

1. A 2. E

3. A。**解析：** 血证的病机可概括为火热熏蒸、迫血妄行与气虚不摄、血溢脉外两类，因此其治疗原则为治气、治血、治火。所谓治火，实火当清热泻火，虚火当滋阴降火；治气，实证当清气降气，虚证当补气益气；治血，根据情况选用凉血止血，收敛止血或活血止血的方药。故凡治血证，唯气唯火。

4. B。**解析：** 痰饮病，总属阳虚阴盛，本虚标实之疾。又因为阴邪，遇寒则聚，得温则行。通过温阳化气，可杜绝痰饮之生成。故《金匮要略·痰饮咳嗽病脉证并治》篇提出"病痰饮者，当以温药和之"的治疗大法。所谓"温药"者，其意有三：一是温能助阳，以胜阴邪；二是以温运为主，但不能过于刚燥，因刚燥亦能伤正；三是本病虽属本虚，但又属标实，故不能一味温补。因补之太过而闭邪，应以行消导为宜。所谓"和之"，即调和之意，就是调和阴阳、脏腑、经络、营卫、气血、水津，总谓调其气机与水津气化之失和，邪气自散，痰饮自消，所以言"和之"而不言"补之"。

5. C

6. D。**解析：** 消渴病的病机主要在于阴津亏损，燥热偏盛。刘河间《三消论》："三消者，燥热一也。"《临证指南医案》："三消一证，虽有上中下之分，其实不越阴亏阳亢，津枯热淫而已。"而以阴虚为本，燥热为标，两者互为因果，阴愈虚则燥热愈盛，燥热愈盛则阴愈虚。

7. D 8. E 9. D 10. A 11. C

【A2 型题】

12. B 13. C 14. D 15. C 16. D 17. B
18. A 19. D 20. C 21. A

【A3 型题】

22. C。**解析：** 根据患者表现诊断为郁证。营阴暗耗，心神失养，则出现精神恍惚，心神不宁，悲忧善哭，喜怒无常，辨证为心神失养证。故本题选 C。

23. B。**解析：** 心神失养证的治法是甘润缓急，养心安神。A 选项为郁证气郁化火证的治法，C 选项为郁证心脾两虚证的治法，D 选项为郁证肝气郁结证的治法，E 选项为郁证心肾阴虚证的治法。故本题选 B。

24. A。**解析：** 治疗郁证心神失养证，首选甘麦大枣汤加减。B 选项为郁证痰气郁结证的代表方，C 选项为郁证心肾阴虚证的代表方，D 选项为郁证气郁化火证的代表方，E 选项为郁证心脾两虚证的代表方。故本题选 A。

25. C。**解析：** 患者小便黄赤灼热，尿血鲜红，诊断为尿血。淋证是以小便频数短涩，淋沥刺痛，小腹拘急或痛引腰腹为主症的病证。尿浊是指小便混浊，白如泔浆为主症的疾病。癃闭是以小便量少，排尿困难，甚则小便闭塞不通为主症的一种病证。关格是以小便不通与呕吐并见为表现的疾病。故本题选C。

26. E。解析：热伤阴络，血渗膀胱，则小便黄赤灼热，尿血鲜红；热邪灼烧津液，津不上乘，则口渴；邪热扰心，则心烦，夜寐不安；邪热上炎，则面赤口疮，舌质红，脉数为热伤阴络之象，辨证为下焦湿热证，治法为清热利湿，凉血止血。故本题选E。

27. C。解析：治疗尿血下焦湿热证，首选小蓟饮子加减。

28. D。解析：患者反复出现皮肤青紫斑点或斑块，可诊断为紫斑；鼻衄，发热，口渴，大便秘结，舌红，苔黄，脉弦数，辨证为血热妄行证，故本题选D。

29. B。解析：患者热壅经络，破血妄行，血溢肌腠，治法为清热解毒，凉血止血。故本题选B。

30. E。解析：紫斑血热妄行证的代表方为十灰散，紫斑阴虚火旺证可用茜根散，紫斑气不摄血证可用归脾汤。故本题选E。

31. D。解析：患者发热而欲近衣，形寒怯冷，四肢不温，诊断为内伤发热。肾阳亏虚，火不归原，则发热而欲近衣，形寒怯冷，四肢不温；阳虚无力运行气血，血络不充，则面色白；阳虚不能鼓动精神，则少气懒言；舌质淡胖，边有齿痕，苔白润，脉沉细无力为阳虚水停之象。故辨证为阳虚发热证。

32. C。解析：内伤发热之阳虚发热证，治宜温补阳气，引火归元。A选项为阴虚发热证的治法，B选项为血虚发热证的治法，D选项为气虚发热证的治法，E选项为血瘀发热证的治法。

33. B。解析：治疗内伤发热之阳虚发热证，首选金匮肾气丸加减。A选项为气虚发热证的首选方，C选项为阴虚发热证的首选方，D选项为血虚发热证的首选方，E选项为血瘀发热证的首选方。

【B1 型题】

34. C　35. A　36. E　37. A　38. C　39. D
40. C　41. D　42. A　43. C　44. E　45. C
46. A　47. E

第八单元　肢体经络病证

【A1 型题】

1. E。解析：痹证与痿证应从以下几个方面进行鉴别：①发病部位：痹证是四肢均可罹患，痿证以下肢多见。②肢体疼痛：痹证应有疼痛，痿证一般不痛。③活动情况：痹证活动正常或屈伸不利，痿证表现为痿弱不用。④肌肉情况：痹证一般无消瘦，痿证大多有消瘦。

2. D　3. B　4. C　5. D

【A2 型题】

6. A　7. C　8. C　9. A

【A3 型题】

10. C。解析：风湿热邪壅滞经脉，气血闭阻不通，则双膝关节游走性疼痛，活动不便，局部灼热红肿，痛不可触，得冷则舒；风热袭表，热郁肌腠，卫表失和，则发热、恶风、汗出、口渴；舌红，苔黄腻，脉滑数为湿热内蕴之象，辨证为风湿热痹。故本题选C。

11. A。解析：风湿热痹的治法是清热通络，祛风除湿。B选项为着痹的治法，C选项为痰瘀痹阻证的治法，D选项为痛痹的治法，E选项为肝肾亏虚证的治法。故本题选A。

12. B。解析：治疗风湿热痹，首选白虎加桂枝汤。A选项为痛痹的首选方，C选项为肝肾亏虚证的首选方，D选项为着痹的首选方，E选项为痰瘀痹阻证的首选方。故本题选B。

13. A。解析：痿证是指肢体筋脉弛缓，软弱无力，不能随意运动或伴有肌肉萎缩的一种病证。根据患者表现可诊断为痿证。故本题选A。

14. B。解析：该患者发热后出现下肢软弱无力，病位在肺。心烦口渴，咽干不利，呛咳阵作，小便黄赤，大便干燥，舌红少津，苔黄，脉细数，为肺热津伤之象，辨证为肺热津伤证。故本题选B。

15. C。解析：痿证肺热津伤证的治法为清热润燥，养阴生津，代表方为清燥救肺汤加减。故本题选C。

16. C。解析：患者腰部隐痛半年余，诊断为腰痛。肾阴不足，不能濡养腰脊，则腰部隐痛，酸软无力；阴虚火旺，则心烦少寐，口燥咽干，面色潮红，手足心热；舌红少苔，脉弦细数为阴虚之象，辨证为肾阴虚证。故本题选C。

17. A。解析：腰痛肾阴虚证的治法是滋补肾阴，濡养筋脉。B 选项为肾阳虚证的治法，C 选项为肝肾阴虚证的治法，D 选项为肾气虚证的治法，E 选项为气阴两虚证的治法。故本题选 C。

18. B。**解析**：治疗腰痛肾阴虚证，首选左归丸加减。A 选项为肾阳虚证的首选方，C 选项为寒湿腰痛的首选方，D 选项为瘀血腰痛的首选方，E 选项为湿热腰痛的首选方。故本题选 B。

【B1 型题】

19. D 20. C 21. A 22. E

第十章　中医外科学

第一单元　中医外科疾病的病因病机

【A1 型题】

1. C。**解析：** 冻伤毒属于外来伤害。

2. B。**解析：** 寒邪致病特点为色紫青暗，不红不热，其肿木硬，肿势散漫，痛有定处，得暖则缓，化脓迟缓。

3. C。**解析：** 夏秋季节发生的疮疡其病因多为暑湿。

4. A。**解析：** 风为阳邪，善行而数变，故发病迅速，多为阳证。

5. B　6. A

7. B。**解析：** 由情志内伤所致的外科疾病，大多发生在乳房、胸胁、颈的两侧等肝经循行部位，患处肿胀，或软如馒，或坚硬如石，常皮色不变，疼痛剧烈，或伴精神抑郁、性情急躁、易怒、喉间梗塞等症状。

8. D

9. B。**解析：** 痰饮瘀血既是病理产物；在一定的条件下又为病因，结于皮肤、筋骨等处而生成肿块。

10. B　11. C　12. D

【B1 型题】

13. A　14. D

第二单元　中医外科疾病辨证

【A1 型题】

1. B。**解析：** 外科七恶辨证的主要依据是全身症状。

2. D。**解析：** 肾恶见时渴引饮，脾恶见形容消瘦、疮陷脓臭、不思饮食、纳药呕吐。

3. D。**解析：** 外科疾病的发病机制主要涉及邪正盛衰、气血凝滞、经络阻塞、脏腑失和四个方面。

4. D。**解析：** 身体轻便为肝善，精神爽快、言语清亮、舌润不渴、寝寐安宁为心善。

5. C　6. C　7. B　8. D　9. B　10. E

11. E。**解析：** 肿而不甚、红而不鲜、痛而不剧是半阴半阳证的肿块表现。

12. C　13. D

14. C。**解析：** 切开法属于外治法中的手术治疗法。其余为常用的辨脓法。

15. B　16. D

17. B。**解析：** 压迫性溃疡又称褥疮，初期皮肤暗红、滋水、液化、腐烂、深及肌肉和骨膜，脓汁多有臭味。

18. E　19. B　20. A　21. D　22. A　23. E　24. E

25. C　26. B　27. B

28. A。**解析：** 疮疡初起疮顶平塌，根脚散漫，不痛不热是逆证的表现；疮疡初起疮顶高突，根脚不散，灼热疼痛是顺证的表现。

29. A

【B1 型题】

30. A　31. C

32. B。**解析：** 外科疾病中，发于下部者多属寒湿、湿热。

33. C。**解析：** 气郁、火郁之邪所致外科疾病好发于人体中部。

第三单元　中医外科疾病的治法

【A1 型题】

1. A　2. E　3. A

4. E。**解析：** 消散药适用于肿疡初起，而肿势局限尚未成脓者。

5. C。**解析：** 垫棉法适用于溃疡脓出不畅有少量袋脓，或疮孔窦道形成而脓水不易排尽，或溃疡脓腐已尽，新肉已生，但皮肉一时不能黏合者。扩创法适用于有头疽、痈溃后有袋脓、瘰疬溃后形成空腔或脂瘤染毒化脓者。

6. C。**解析：** 外治法一般可分为药物疗法、手术疗法、其他疗法。膏药法、箍围法、掺药法属于药物疗法。

7. D。**解析：** 托里消毒散为补托法的代表方剂，用于肿疡毒势方盛，正气已虚，不能托毒外出者。

8. D 9. E 10. E 11. A 12. D 13. A

14. B。解析：阳证肿疡外敷宜选金黄膏、玉露散。

15. B

16. A。解析：九一丹为提脓祛腐药；红灵丹为消散药；八宝丹为生肌药；白降丹为腐蚀药。

17. A

18. C。解析：千捶膏性偏寒凉，功能：消肿、解毒、提脓、祛腐、止痛。初起贴之能消，已成贴之能溃，溃后贴之能祛腐，适用于痈、有头疽、疔、疖等一切阳证。

19. D 20. D

21. D。解析：垫棉法适用于溃疡脓出不畅有袋脓者；或疮孔窦道形成，脓水不易排尽者；或溃疡脓腐已尽，新肉已生，但皮肉一时不能黏合者。

22. D

【B1 型题】

23. C。解析：补法适用于溃疡后期，疮口难敛者。

24. B。解析：消法是运用不同的治疗方法和方药，使初起的肿疡得以消散，是一种肿疡初起的治法总则。疮形已成不可用消法，以免毒散不收，气血受损。

第四单元　疮　疡

【A1 型题】

1. D。解析：蝼蛄疖多发于儿童头部，一种是坚硬型，疮形肿势虽小，但根脚坚硬，溃破出脓而久不收口，疮口愈合后还会复发，常一处未愈，他处又生。

2. D

3. E 4. A

5. B。解析：锁喉痈是发的一种；颈痈是痈的一种；发的范围比痈大；手足部疔疮应及早切开排脓。

6. D。解析：有头疽的病因病机包括：外感风温、湿热之邪侵入肌肤，毒邪蕴聚以致经络阻塞，气血运行失常；脏腑蕴毒，情志内伤，气郁化火；或由于平素恣食膏粱厚味、醇酒炙煿，以致脾胃运化失常，湿热火毒内生，以上皆可

致脏腑蕴毒。内伤精气由于房室不节，劳伤精气，以致肾水亏损，水火不济；阴虚则火邪炽盛，感受毒邪之后，往往毒滞难化。体虚之体，容易发病，故消渴患者常易伴发本病；阴虚之体，每因水亏火炽，而使热毒蕴结更甚；气血虚弱之体，每因毒滞难化，不能透毒外出，如病情加剧，极易发生内陷。

7. B。解析：流注是以发生在肌肉深部的转移性、多发性脓肿为表现的全身感染性疾病。其特点是漫肿疼痛，皮色正常，好发于四肢、躯干肌肉丰厚之深处，并有此处未愈，他处又起的特点。相当于西医的脓血症、肌肉深部脓肿、髂窝部脓肿。

8. C 9. E 10. B 11. D 12. D 13. D 14. E

15. D 16. C 17. C 18. D

19. B。解析：流注的外治：初期肿而无块的，用金黄膏或玉露膏外敷；肿而有块者，用太乙膏掺红灵丹贴之。脓熟宜切开引流，先用八二丹药线引流，脓净用生肌散，均以红油膏或太乙膏盖贴。见结块两三处相互串联贯通者，可予以彻底切开后换药，可加用垫棉法。

20. C。解析：余毒流注是指因先患疔疮、疖、痈，强行挤压或过早切开，或其他热病失于诊治，火热之毒窜入血分，稽留于肌肉之中而发。

21. C 22. A 23. B 24. B 25. B 26. E

【A2 型题】

27. C。解析：结合患者项后发际处突发一肿块，红肿热痛，渐渐加剧，其后出现多个粟米样脓头，当诊断为有头疽之火毒蕴滞证。治以和营托毒，清热利湿，方予仙方活命饮加减。

【B1 型题】

28. C 29. A。解析：丹毒肝脾湿火证证候：发于胸腹腰胯部，皮肤红肿蔓延，摸之灼手，肿胀疼痛，伴口干且苦。当清肝泻火利湿法治疗。丹毒胎火蕴毒证证候：发生于新生儿，多见于臀部，局部红肿灼热，常呈游走性；或伴壮热烦躁，甚则神昏谵语、恶心呕吐。当凉血清热解毒法治疗。

30. C 31. E。解析：丹毒风热毒蕴证证候：发于头面部，皮肤焮红灼热，肿胀疼痛，甚则发生水疱，眼睛肿胀难睁，伴恶寒，发热，头痛，舌质红，苔薄黄，脉浮数。方选普济消毒饮加

减治疗。丹毒湿热毒蕴证证候：发于下肢，局部红赤肿胀、灼热疼痛，或见水疱、紫斑，甚至结毒化脓或皮肤坏死，或反复发作，可形成大脚风，伴发热，胃纳不香，舌红，苔黄腻，脉滑数。方选五神汤合萆薢渗湿汤加减治疗。

32. D　33. A。**解析：**有头疽湿热壅滞证治法：清热化湿，和营托毒；代表方：仙方活命饮加减。有头疽阴虚火炽证治法：滋阴生津、清热托毒；代表方：竹叶黄芪汤加减。

34. A　35. E。**解析：**发生于有头疽 1～2 候毒盛期的为火陷，发生于 2～3 候溃脓期的为干陷，发生于 4 候收口期的为虚陷。

第五单元　乳房疾病

【A1 型题】

1. E

2. B。**解析：**检查乳房的时间最好选择在月经来潮的第 7～10 天，是乳房生理最平稳时期，如有病变容易被发现。

3. C。**解析：**乳痈治疗强调及早处理，以消为贵。脓肿形成时，应在波动感及压痛最明显处及时呈放射状切开排脓。乳痈常发于产后 3～4 周的哺乳期妇女，尤以初产妇多见。致病菌多为金黄色葡萄球菌。

4. D。**解析：**乳癖发病年龄多在 25～45 岁。城市妇女的发病率高于农村妇女。社会经济地位高或受教育程度高、月经初潮年龄早、低孕产状况、初次怀孕年龄大、未哺乳和绝经迟的妇女，为本病的高发人群。

5. D。**解析：**乳癖特点是单侧或双侧乳房疼痛并出现肿块，乳痛和肿块与月经周期及情志变化密切相关，疼痛常在月经前加剧，经后疼痛减轻，或疼痛随情绪波动而变化。

6. D。**解析：**乳核是指乳腺小叶内纤维组织和腺上皮的良性肿瘤，相当于西医学的乳腺纤维瘤，其特点是好发于 20～25 岁青年妇女，乳中结核，形如丸卵，边界清楚，表面光滑，推之活动，肿块一般无疼痛感。

7. C

8. B。**解析：**乳岩冲任失调证常见于经期紊乱，素有经前期乳房胀痛，或婚后从未生育，或有多次流产史的患者，乳房结块坚硬，舌淡，

苔白，脉沉细。肝郁痰凝证常见于情志抑郁，或性情急躁的患者，乳房部肿块皮色不变，质硬而边界不清，或伴经前乳房作胀或少腹作胀，苔薄，脉弦。

9. B。**解析：**乳岩肝郁痰凝证常见于情志抑郁，或性情急躁的患者，乳房部肿块皮色不变，质硬而边界不清，或伴经前乳房作胀或少腹作胀，苔薄，脉弦。治疗应疏肝解郁，化痰散结，用神效瓜蒌散合开郁散加减治疗。

10. A。**解析：**乳岩乳头可回缩（最具价值），可有分泌物溢出，血性或水样，多为单孔。

11. B。**解析：**乳房正确的触诊手法是四指并拢，用手指末二节的指腹平放在乳房表面轻柔按摩，切忌用手指抓捏，否则会将抓到的正常乳腺组织误认为乳腺肿块。

12. E　13. C　14. B　15. D　16. B　17. D　18. C

【A2 型题】

19. B。**解析：**乳核好发于 20～25 岁青年妇女，乳中结核，形如丸卵，边界清楚，表面光滑，推之活动，肿块一般无疼痛感。

【A3 型题】

20. D　21. A　22. B

23. D。**解析：**乳岩即乳腺癌，常见乳房内无痛肿块，边界不清，质地坚硬，表面不光滑，不易推动，常与皮肤粘连，出现病灶中心酒窝征，个别可伴乳头溢液；后期随着癌肿逐渐增大，产生不同程度的疼痛，皮肤可呈橘皮样水肿、变色，病变周围可出现散在的小肿块，状如堆栗，乳头内缩或抬高，偶可见皮肤溃疡；晚期乳房肿块溃烂，疮口边缘不整齐，中央凹陷似岩穴，有时翻花似菜花，时渗紫红血水，恶臭难闻；根据患者表现可诊断为乳岩。乳痈多见于产后 3～4 周的哺乳期妇女，初起常有乳头皲裂，哺乳时乳头刺痛；成脓期可见患乳肿块逐渐增大，局部疼痛加重，或有雀啄样疼痛，皮色焮红，皮肤灼热，同侧腋窝淋巴结压痛，至乳房红肿热痛第 10 天左右，肿块中央渐渐变软，按之应指有波动感，穿刺抽吸有脓液，全身症状加重；脓肿成熟，可破溃出脓，或手术切开排脓。乳癖好发于 30～45 岁女性，月经期乳房疼痛、胀大，有大小不等的结节状或片块状肿块，边界不清，质地柔韧，常为双侧性，肿块

和皮肤不粘连。粉刺性乳痈的特点是多在非哺乳期或非妊娠期发病，常有乳头凹陷或溢液，初起肿块多位于乳晕部，化脓破溃后夹有脂质样物质，易反复发作。乳核多见于 20～30 岁的女性，肿块多发生在一侧，形如丸卵，表面坚实光滑，边界清楚，活动度好，可推移。故本题选 D。

24. C。解析：肝气郁滞，痰壅阻络，乳络闭塞不通，则见左乳包块，质硬表面欠光滑，表皮呈橘皮样改变；肝郁气滞，气机不畅，则情志不舒，胸闷胁胀；苔薄，脉弦为肝郁痰凝之象，辨证为肝郁痰凝。故本题选 C。

25. A。解析：乳岩肝郁痰凝证的治法为疏肝解郁，化痰散结，首选神效瓜蒌散合开郁散加减。故本题选 A。

【B1 型题】

26. C 27. D。解析：乳痈气滞热壅证证候：乳汁淤积结块，皮色不变或微红，肿胀疼痛，伴有恶寒发热，周身酸楚，口渴，便秘，苔薄，脉数。治法：疏肝清胃，通乳消肿。方药：瓜蒌牛蒡汤加减。乳痈正虚毒恋证证候：溃脓后乳房肿痛虽轻，但疮口脓水不断，脓汁清稀，愈合缓慢或形成乳漏。全身乏力，面色少华，或低热不退，饮食减少。舌淡，苔薄，脉弱无力。治法：益气和营托毒。方药：托里消毒散加减。

28. B 29. C。解析：乳癖好发于 25～45 岁的中青年妇女，其发病率占乳房疾病的 75%，是临床上最常见的乳房疾病。乳癌可分为一般类型乳腺癌及特殊类型乳腺癌。发病年龄一般在 40～60 岁，绝经期妇女发病率相对较高。

30. B 31. E。解析：乳癖肝郁痰凝证证候：多见于青壮年妇女，乳房肿块随喜怒消长，伴有胸闷胁胀，善郁易怒，失眠多梦，心烦口苦，苔薄黄，脉弦滑。治法：疏肝解郁，化痰散结。方药：逍遥蒌贝散加减。乳岩肝郁痰凝证证候：情志抑郁，或性情急躁，胸闷胁胀，或伴经前乳房作胀或少腹作胀，乳房部肿块皮色不变，质硬而边界不清，苔薄，脉弦。治法：疏肝解郁，化痰散结。方药：神效瓜蒌散合开郁散加减。

32. A 33. E

第六单元 瘿

【A1 型题】

1. A

2. B

3. A。解析：气瘿肿块柔软无痛，可随喜怒而消长。

4. B。解析：肉瘿一般多采用内治，治宜理气解郁，化痰软坚。

5. D。解析：漫肿质软为气瘿的特点，不为肉瘿的特点。

6. A。解析：瘿痈的临床特点是喉结两侧结块，色红灼热，疼痛肿胀，甚至化脓，常伴有发热疼痛症状，疼痛波及耳和枕部。

7. A。解析：瘿痈急性期的血白细胞总数及中性粒细胞增高，A 选项有助于辅助检查。

8. B。解析：石瘿的病因病机是由于情志内伤，肝脾气逆，痰湿内生，气滞则血瘀，瘀血与痰湿凝结，上逆于颈部面成。

9. E。解析：石瘿是以颈前肿块坚硬如石，推之不移，凹凸不平为主要表现的恶性肿瘤。

10. D 11. C 12. A 13. B 14. E 15. B 16. A

【A2 型题】

17. C。解析：结合患者症状，体征及辅助检查，可诊断为急性甲状腺炎即瘿痈，结合舌脉，辨证为风热痰凝证，治以疏风清热化痰，方选牛蒡解肌汤加减。

【A3 型题】

18. B。解析：气瘿一般多发生在青春期，可见甲状腺呈弥漫性肿大，腺体表面较平坦，质软不痛，皮色如常，腺体随吞咽动作而上下移动。肉瘿的特点是颈前喉结一侧或两侧结块，柔韧而圆，如肉之团，随吞咽动作上下移动，发展缓慢，好发于青年女性及中年人。颈痈初起结块形如鸡卵，皮色不变，肿胀，灼热，疼痛，逐渐漫肿坚实，焮热疼痛，若 4～5 日后发热不退，则皮色渐红，肿势高突，疼痛加剧，痛如鸡啄等。瘿痈的特点是喉结两侧结块，色红灼热，疼痛肿胀，甚而化脓，常伴发热、头痛等症状。石瘿的特点是喉结两侧结块，坚硬如石，高低不平，推之不移。根据患者表现可诊断为肉瘿。故本题选 B。

19. A。**解析**：根据患者表现辨证为气滞痰凝证，治宜理气解郁，化痰软坚。故本题选 A。

20. C。**解析**：治疗肉瘿气滞痰凝证，首选逍遥散合海藻玉壶汤加减。故本题选 C。

【B1 型题】

21. C 22. E

第七单元 瘤、岩

【A1 型题】

1. C。**解析**：血瘤生长缓慢，一般没有自觉症状，不会随着年龄的增大而增大。病变局部色泽鲜红或者暗紫。

2. A。**解析**：血瘤的产生与心、肝、脾、肾关系密切。

3. A。**解析**：肝郁痰凝型肉瘤宜用化坚二陈丸合十全流气饮加减。

4. C

5. E。**解析**：血瘤的特点为病变局部色泽鲜红或紫暗，或呈局限性柔软肿块，边界不清，触之如海绵状。

6. A 7. A 8. B 9. D 10. B

【A2 型题】

11. D

【B1 型题】

12. A 13. A 14. E。**解析**：肉瘤特点是柔软似棉，肿似馒，皮色不变，不紧不宽，如肉之隆起，生长缓慢，呈扁平团块状或分叶状，推之可移动。失荣是以颈部肿块坚硬如石，推之不移，皮色不变，面容憔悴，形体消瘦，状如树木失去荣华为主要表现的肿瘤性疾病。

第八单元 皮肤及性传播疾病

【A1 型题】

1. A。**解析**：蛇串疮是一种皮肤上出现成簇水疱，多呈带状分布，痛如火燎的急性疱疹性皮肤病。

2. D。**解析**：热疮外用治则多以清热解毒、燥湿收敛为主。

3. B。**解析**：带状疱疹皮损为簇集性水疱，呈带状分布。

4. A

5. B。**解析**：亚急性湿疹外治原则为消炎止痒，燥湿收敛。

6. C。**解析**：接触性皮炎诊断最关键的是发病前均有明显的接触史。皮损呈多形性是急性湿疮的表现。

7. D。**解析**：药毒中症状最重的一型是大疱性表皮松解型。

8. A。**解析**：药毒初次发病的潜伏期为 5 ~ 20 天，重复用药常在 24 小时内发生。

9. D 10. B 11. A 12. A 13. C 14. E 15. B
16. D 17. B 18. A 19. B 20. C 21. E

【A2 型题】

22. E

【A3 型题】

23. C 24. A 25. D 26. E 27. B 28. C

【B1 型题】

29. C 30. D

31. A 32. C。**解析**：一期梅毒临床表现主要是硬下疳，二期梅毒的临床表现主要是杨梅疮。

第九单元 肛门直肠疾病

【A1 型题】

1. C。**解析**：混合痔是指内、外痔静脉丛曲张，相互沟通吻合，使内痔部分和外痔部分形成一整体者。

2. B。**解析**：肛漏的特点是以局部反复流脓、疼痛、瘙痒为主要症状。

3. A。**解析**：脱肛的特点是直肠黏膜及直肠全层反复脱出肛门外，伴肛门松弛。

4. A。**解析**：锁肛痔早期特点是便血、排便习惯改变。

5. B 6. A 7. C 8. C 9. A 10. B 11. B
12. B

【A2 型题】

13. C。**解析**：肛门肿痛剧烈，持续数日，痛如鸡啄，肛周红肿，按之有波动感或穿刺有脓，为脓已成。因感受火热邪毒，随血下行，蕴结于肛门，经络阻隔，瘀血凝滞，热盛肉腐而成脓。故辨证为火毒炽盛证。

【A3 型题】

14. A。**解析：** 内痔以便血、坠胀、肿块脱出为主要临床表现。肛裂以肛门周期性疼痛、出血、便秘、瘙痒为主要表现。肛漏以局部反复化脓、疼痛、瘙痒为主要表现。脱肛以直肠黏膜及直肠反复脱出肛门外伴肛门松弛为主要表现。锁肛痔的特点是便血、大便习惯改变。根据患者表现可诊断为内痔。故本题选 A。

15. D。**解析：** 内痔外敷法常用消痔散、五倍子散等药物外敷患处，以清热消肿止痛、收敛止血。故本题选 D。

16. C。**解析：** 根据患者表现辨证为湿热下注证，治宜清热渗湿止血，首选脏连丸加减。故本题选 C。

第十单元　泌尿男性疾病

【A1 型题】

1. A。**解析：** 子痈病名首见《外科证治全生集》。

2. D。**解析：** 题干描述属于子痈的阴虚内热证见于中期成脓期。治以滋阴除湿汤合透脓散加减滋阴清热，除湿化痰，佐以透脓解毒。

3. B

4. B。**解析：** 阴茎痰核，局部不红不热，阴茎不勃起时无明显不适，舌淡边有齿痕，苔薄白，脉濡，辨证为痰浊凝结证，方选化坚二陈丸合阳和汤。

5. A　6. B　7. D　8. D

9. A。**解析：** 子痰中期治疗常用方是滋阴除湿汤合透脓散，初期用阳和汤合小金丹，后期阴虚者继续服用滋阴除湿汤，阳虚者服用补天大造丸或右归丸。

10. A　11. D　12. A　13. E　14. B

【A2 型题】

15. C　16. C　17. A　18. E

【B1 型题】

19. B　20. C

第十一单元　周围血管疾病

【A1 型题】

1. E。**解析：** 股肿的诱发因素有产后、腹部手术、外伤、久坐、肿瘤等。

2. C。**解析：** 股肿的病因病机是气血运行不畅、瘀血阻于络道、脉络滞塞不通、营血回流受阻。

3. A。**解析：** 脱疽发病的主要病因是肝肾不足为本，寒湿外伤为标，气血凝滞、经脉阻塞为主要病机。

4. A　5. C　6. D　7. D

8. C。**解析：** 臁疮多由于经久站立或负担重物、劳累耗伤气血，中气下陷，而致下肢气血运行无力，造成下肢血流瘀滞，肌肤失养，及血流瘀滞，湿盛于下。外因多由于皮肤损伤，复感毒邪，毒邪化热，湿热蕴结于下而成。

9. E。**解析：** 脱疽一期（局部缺血期）患肢末节出现发凉、怕冷、酸痛、麻木，每步行 500 ～ 1000m 路程，即觉足掌板硬，小腿肚酸胀而出现跛行，休息 3 ～ 5 分钟后可缓解。如再步行相近路程，又可出现跛行（间歇性跛行）。患足可出现轻度肌萎缩，皮肤干燥，皮色略淡或淡红，皮肤温度略低于健侧，足背动脉搏动减弱。

【A3 型题】

10. B。**解析：** 患者左下肢皮色紫暗，抬高时见苍白，足背毳毛脱落，皮肤肌肉萎缩，趾甲变厚，趺阳脉搏动消失，患肢持续疼痛，可诊断为脱疽二期（营养障碍期）。血脉瘀阻，则左下肢皮色紫暗，疼痛夜间为重；暗红，脉沉细而涩为血瘀之象，辨证为血脉瘀阻证。故本题选 B。

11. C。**解析：** 脱疽血脉瘀阻证的治法是活血化瘀，通络止痛。A 选项为脱疽寒湿阻络证的治法，B 选项为脱疽热毒伤阴证的治法，D 选项为痹证痰瘀痹阻证的治法，E 选项为痹证风湿热痹证的治法。故本题选 C。

12. E。**解析：** 治疗脱疽血脉瘀阻证，首选桃红四物汤加减。阳和汤为脱疽寒湿阻络证的代表方，顾步汤为脱疽热毒伤阴证的代表方，白虎加桂枝汤为痹证风湿热痹证的代表方，双合汤为痹证痰瘀痹阻证的代表方。故本题选 E。

第十二单元　其他外科疾病

【A1 型题】

1. C。**解析：** Ⅱ度冻伤深达真皮层，皮肤红肿更加明显，有水疱或大疱形成，疱内液体色黄或呈血性。疼痛较剧烈，对冷、热、针刺感觉不敏感。若无感染，局部干燥结痂，经 2~3 周脱痂愈合，少有瘢痕。若并发感染，愈合后有瘢痕。

2. C。**解析**：破伤风潜伏期一般为 4~14 天，短者 24 小时之内，长者数月或数年不等。

3. A。**解析**：破伤风是因皮肉受伤，感受风毒之邪所引起。中医治疗以息风、镇痉、解毒为原则。

4. D　5. E

6. D。**解析**：按中国九分法，躯干前后包括外阴部烧伤面积为 3×9%＝27%；双下肢包括臀部烧伤面积为 5×9%＋1%＝46%；双上肢烧伤面积为 2×9%＝18%。

7. A　8. A　9. D

【A2 型题】

10. E。**解析**：此患者为肠痈酿脓期。肠痈初期

属瘀滞证，治宜行气活血，通腑泄热；酿脓期属湿热证，治宜通腑泄热，利湿解毒；溃脓期属热毒证，治宜通腑排脓，养阴清热。

【A3 型题】

11. B。**解析**：我国烧伤面积的估算采用九分法，即头颈部 1×9%，躯干 3×9%，两上肢 2×9%，双下肢 5×9%＋1%，共为 11×9%＋1%。患者头颈部、躯干部、两上肢均烧伤，故为 6×9%。故本题选 B。

12. D。**解析**：Ⅲ度创面早期保持焦痂完整干燥，争取早期切痂植皮。故本题选 D。

【B1 型题】

13. E　14. C

15. E　16. D。**解析**：肠痈瘀滞证代表方是大黄牡丹汤合红藤煎剂加减。肠痈湿热证代表方是复方大柴胡汤加减。

第十一章　中医妇科学

第一单元　绪　论

【B1 型题】

1. A　2. C。解析：《史记·扁鹊仓公列传》记载，秦、太仓公淳于意首创诊籍，并有最早的妇产科病案。两宋时期妇产科独立分科。

第二单元　女性生殖器官

【A1 型题】

1. A。解析：冲、任、督脉皆起于胞中，带脉下系胞宫，都与胞宫有直接联系，而胞脉是通过心肾与胞宫联属的，与胞宫没有直接联系。

2. B　3. D　4. B

【B1 型题】

5. C。解析：四边是阴户的别称，阴户又称廷孔、四边，均指阴道口。古人根据婚、嫁、产的不同，分别对阴道口冠以不同命名。已产属胞门，未产属龙门，未嫁属玉门。

6. D

第三单元　女性生殖生理

【A1 型题】

1. B　2. A　3. A　4. C　5. C　6. B

【B1 型题】

7. B　8. C。解析：身体无病而月经定期 2 个月一潮者，称为"并月"。3 个月一潮者，称为"居经"或"季经"。1 年一行者称为"避年"。终生不潮而能受孕者，称为"暗经"。受孕初期仍能按月经周期少量出血而无损于胎儿者，称为"激经"，又称"盛胎"或"垢胎"。

第四单元　妇科疾病的病因病机

【A1 型题】

1. B。解析：肝主疏泄，调畅情志，若郁怒悲伤，肝气郁结，则为气滞，冲任失畅，血海蓄溢失常，可导致月经先后不定期。可见郁怒悲

伤不能直接导致冲任损伤，故选 B。

2. E　3. E　4. E

第五单元　妇科疾病的诊断

【A1 型题】

1. A

【B1 型题】

2. A　3. B　4. A　5. E

第六单元　妇科疾病的治疗

【A1 型题】

1. A

第七单元　月经病

【A1 型题】

1. C　2. D　3. C　4. A

5. C。解析：闭经的病机为：气血虚弱、肾气亏虚、阴虚血燥、气滞血瘀、痰湿阻滞、寒凝血瘀。痛经的病机为：气滞血瘀、寒凝血瘀、湿热瘀阻、气血两虚、肾气亏虚。故肺肾阴虚不是二者共同病机。

6. B　7. E　8. B　9. B　10. E　11. B　12. D
13. B　14. D　15. C　16. E　17. B　18. B　19. D
20. A

21. E。解析：月经先期肝郁血热证治宜清肝解郁，凉血调经；方选丹栀逍遥散。

22. A　23. B　24. C　25. B　26. B　27. D　28. D

【A2 型题】

29. A　30. D　31. A　32. B　33. C　34. A　35. A
36. C　37. B　38. A　39. B　40. E　41. E　42. D
43. C　44. B　45. C

46. C。解析：本题患者月经提前 7 天，属正常范围，故选项 B、D 之诊断不成立；月经量少是由于鼻衄所致，故 E 选项错误；阴虚逆经的特点为鼻衄量少、脉细，故 A 选项错误。唯有 C 选项符合本病证候，故为正确选项。

47. E　48. D　49. E　50. A　51. E　52. D　53. C

54. A。解析：本题诊断为脾虚型经行泄泻，故应选择 A。C 选项用于肝郁气滞之证；D 选项用于肝郁克脾之痛泻；E 选项健脾行水，用于脾虚

浮肿，均不适于本证；B 选项虽有健脾渗湿之品，尚有巴戟天温肾扶阳，故更适用于脾肾阳虚之泄泻。

55. A　56. A　57. B　58. C

【A3 型题】

59. A。**解析：** 2 次月经中间，出现周期性的少量阴道出血者，称为经间期出血。痛经是指妇女正值经期或经行前后出现周期性小腹疼痛或痛引腰骶，甚至剧痛晕厥。闭经指女子年逾 16 周岁，月经尚未来潮，或月经周期已经建立后又中断 6 个月以上。崩漏是指经血非时暴下不止或淋沥不尽，前者谓之崩中，后者谓之漏下。胎动不安是指妊娠期间出现腰酸、腰痛、小腹下坠，或伴有少量阴道出血者。根据患者症状诊断为经间期出血。

60. E。**解析：** 根据患者症状诊断为经间期出血血瘀证，治法为化瘀止血。

61. B。**解析：** 经间期出血血瘀证方用逐瘀止血汤；肾阴虚证方用两地汤合二至丸或加减一阴煎；脾气虚证用归脾汤；湿热证用清肝止淋汤。

62. D。**解析：** 经量时多时少，经期延长或时出时止，月经量多如泉涌，可诊断为崩漏；经色暗有血块，舌质紫暗，均为血瘀之象，辨证为血瘀证。

63. A。**解析：** 崩漏的治疗原则为塞流、澄源、复旧。该患者为血瘀型崩漏，治法为活血化瘀，固冲止血。

64. B。**解析：** 血瘀型崩漏的代表方为逐瘀止血汤或将军斩关汤。

65. A。**解析：** 患者经期洗冷水浴后即出现经前或经行腹痛半年，诊断为痛经。寒凝血瘀，气血运行不畅，不通则痛，故见行经期间小腹冷痛，拒按，得热痛减；血行瘀滞，则月经量少；瘀血内阻，则经色暗，有血块；寒邪凝滞，则畏寒肢冷，面色青白；舌暗苔白，脉沉紧为寒凝血瘀之象，辨证为寒凝血瘀证。

66. D。**解析：** 痛经寒凝血瘀证的治法是温经散寒，化瘀止痛。A 选项为痛经肾气亏损证的治法，B 选项为痛经湿热瘀阻证的治法，C 选项为痛经气滞血瘀证的治法，E 选项为痛经气血虚弱证的治法。

67. B。**解析：** 治疗痛经寒凝血瘀证，首选少腹逐瘀汤或温经散寒汤。A 选项为痛经气滞血瘀证的首选方，选项 C、E 为痛经气血虚弱证的首选方，D 选项为痛经肾气亏损证的首选方。

【B1 型题】

68. C　69. E　70. A　71. C

72. A　73. C。**解析：** 肾阴虚引起的经间期出血，多见于 2 次月经中间，阴道少量出血或稍多，伴有头晕腰酸，夜寐不宁，五心烦热等，治当滋肾养阴，固冲止血，代表方剂为两地汤合二至丸。湿热引起的经间期出血，多见于 2 次月经中间，阴道出血量稍多，色深红，质黏腻，无血块，且平时带下量多色黄，伴有胸闷烦躁，口苦咽干，纳呆腹胀，苔黄腻等湿热之象，治当清热利湿，固冲止血，代表方剂为清肝止淋汤。

74. E　75. D。**解析：** 肾虚引起的经行泄泻，多见于经行或经后大便泄泻，或五更泄泻，经色淡，腰膝酸软，舌淡苔白，治当温阳补肾，健脾止泻。首选的方剂是健固汤合四神丸。脾虚引起的经行泄泻，多见于月经前后，或正值经期，大便溏泄，经行量多，色淡质薄，脘腹胀满，舌淡红，苔白，治当健脾利湿，理气调经，首选的方剂是参苓白术散。

76. D　77. B　78. B　79. A　80. B　81. D　82. B

83. A

84. B　85. B。**解析：** 痛经与闭经虽为不同的病，但此处均为气滞血瘀型，所以都采用膈下逐瘀汤治疗，体现了中医异病同治的道理。

86. A　87. E

第八单元　带下病

【A1 型题】

1. C　2. A　3. D　4. D

5. C。**解析：** 清代《傅青主女科·带下》将带下病列为该书首卷，分别以白、黄、赤、青、黑五色带下，论述其病机、征象、治法，认为"带下俱是湿证"。

【A2 型题】

6. C　7. D　8. A　9. D

【A3 型题】

10. A。**解析：** 热毒损伤任带，发为带下，则带下增多，色黄绿如脓，臭秽难闻，小腹疼痛，腰骶酸痛；舌红，苔黄腻，脉滑数为热毒内蕴之象。诊断为带下过多之热毒蕴结证。

11. A。**解析：** 带下过多热毒蕴结证的治法是清热解毒。B 选项为带下过多湿热下注证的治法，C 选项为带下过多阴虚夹湿证的治法，D 选项为带下过多肾阳虚证的治法，E 选项为带下过多脾虚证的治法。

12. A。**解析**：治疗带下过多热毒蕴结证，首选五味消毒饮加土茯苓、败酱草、鱼腥草、薏苡仁。B选项为带下过多湿热下注证的首选方，C选项为带下过多脾虚证的首选方，D选项为带下过多阴虚夹湿证的首选方，E选项为带下过多肾阳虚证的首选方。

【B1 型题】

13. E 14. D 15. A 16. C 17. D 18. A 19. C

20. D

21. B 22. C。**解析**：带下过多治疗以除湿为主，一般治脾宜运、宜升、宜燥；治肾宜补、宜固、宜涩；湿热和热毒证宜清、宜利。

第九单元　妊娠病

【A1 型题】

1. A。**解析**：子痫一经确诊，需要积极治疗，治疗原则是：解痉、降压、镇静、合理扩容，必要时利尿，适时终止妊娠。

2. B 3. E 4. C 5. C 6. B 7. C 8. E

【A2 型题】

9. A 10. D 11. C 12. C 13. C 14. B 15. E

16. D 17. E 18. A

19. B。**解析**：妊娠恶阻的辨证主要根据呕吐物的性状和患者的口感，结合全身情况、舌脉而综合分析。呕吐清涎，甚则食入即吐者多为脾胃虚弱证。呕吐痰涎者多为脾虚痰湿证。呕吐酸水或苦水者多为肝胃不和证。干呕或呕吐血性物者多为气阴两虚证。

20. A 21. C 22. A 23. E

【A3 型题】

24. C

25. A。**解析**：该患者胸闷胁胀，头晕胀痛，脉弦滑，均为气滞之象，辨证为气滞证。

26. E。**解析**：子肿气滞证治法为理气行滞，除湿消肿，方选天仙藤散或正气天香散。

【B1 型题】

27. A 28. B。**解析**：妊娠腹痛是妊娠期间出现的小腹疼痛，又称胞阻。胎动不安是指妊娠期间出现腰酸、腹痛、小腹下坠，或伴有少量阴道出血者。

29. B 30. E 31. A 32. C 33. C 34. A

第十单元　产后病

【A1 型题】

1. D 2. B 3. E 4. A 5. B

【A2 型题】

6. B 7. E 8. C 9. B 10. D 11. E 12. B

13. C 14. A 15. D 16. A

【A3 型题】

17. D。**解析**：患者生产后低热不退，诊断为产后发热。产后郁冒指产妇分娩后因失血过多，气随血泄，汗出腠理不密，寒邪乘虚而入，正虚不能驱邪外达，而反逆上冲，而出现头眩目瞀，昏蒙而神不清，郁闷不舒等症。产后血晕指产妇分娩后突然头晕眼花，不能起坐，或心胸满闷，恶心呕吐，痰壅气急，心烦不安，甚则神昏口噤，不省人事。产后身痛指产妇在产褥期内，出现肢体或关节酸楚、疼痛、麻木、重着者。产后腹痛指产妇在产褥期内，发生与分娩或产褥有关的小腹疼痛。

18. D。**解析**：根据患者临床表现辨证为血虚证，治宜补血益气，和营退热。

19. D。**解析**：治疗产后发热之血虚证，首选八珍汤加枸杞子、黄芪。

20. E。**解析**：患者分娩后，小腹隐隐作痛，数天不止，诊断为产后腹痛。产后发热指产褥期内出现发热持续不退，或突然高热寒战，并伴有其他症状。产后血晕指分娩后突然头晕眼花，不能起坐，或心胸满闷，恶心呕吐，痰壅气急，心烦不安，甚则神昏口噤，不省人事。产后身痛指产妇在产褥期内，出现肢体或关节酸楚、疼痛、麻木、重着。产后小便不通指新产后产妇发生排尿困难，小便点滴而下，甚则闭塞不通，小腹胀急疼痛。

21. A。**解析**：分娩后气虚不能生血，血虚无以化气，则小腹隐隐作痛，数天不止，喜按喜揉，恶露量少，色淡红，质稀无块；血虚不能养心，心神不宁，则见心悸怔忡；气血两虚不能上荣头面，则面色苍白，头晕眼花；舌质淡，苔薄白，脉细弱为气血两虚之象，辨证为气血两虚证。

22. D。**解析**：产后腹痛气血两虚证的治法为补血益气，缓急止痛，方用肠宁汤或内补当归建中汤或当归生姜牛肉汤。

【B1 型题】

23. D 24. B 25. B 26. E

27. B 28. C。**解析**：产后腹痛气血两虚证的病机是：气血不足，冲任、胞脉失于濡养，不荣则痛。产后腹痛瘀滞子宫证的病机是：瘀血内停，阻滞冲任、子宫，不通则痛。A选项为产后腹痛的总病机，不是最佳答案。

29. A 30. C 31. E 32. C 33. B 34. D 35. C
36. D 37. A 38. D 39. C 40. C

第十一单元 妇科杂病

【A1 型题】
1. C 2. D 3. B
【A2 型题】
4. C 5. A 6. E 7. A 8. D
【A3 型题】
9. C 10. A 11. E

12. D。**解析**：患者有清宫术史，术后反复小腹坠胀疼痛，经行错后，带下淋沥，子宫触压痛，活动受限，宫体一侧附件增厚、压痛，并触及肿块，诊断为慢性盆腔炎。寒湿凝结不散，停聚小腹，则小腹坠胀疼痛，喜热恶寒，得热痛缓；寒湿凝滞，血行不畅，则经行错后，量少，色暗；湿邪下注，则带下淋沥，小便频数；舌暗红，苔白腻，脉沉迟，辨证为寒湿凝滞证。

13. B。**解析**：慢性盆腔炎寒湿凝滞证的治法为祛寒除湿，活血化瘀。

14. E。**解析**：治疗慢性盆腔炎寒湿凝滞证，首选少腹逐瘀汤。故本题选 E。

15. B。**解析**：患者结婚 2 年多未孕，诊断为不孕症。阳虚则无力运行气血，血络不充，则月经量少，色淡；肾阳衰惫，阴寒内盛，本脏之色外现，则面色晦暗；肾阳虚衰，不能温养腰膝，则腰膝酸软；元阳不足，失于温煦，则小腹冷；肾阳虚弱，则性欲冷淡；肾阳虚弱，固摄失司，则带下量多，夜尿多；舌质淡暗，苔白，脉沉细为肾阳虚衰之象，辨证为肾阳虚证。

16. C。**解析**：不孕症肾阳虚证的治法是温肾暖宫，调补冲任。

17. D。**解析**：治疗不孕症肾阳虚证，首选温胞饮或右归丸。

18. C。**解析**：湿热循肝经下注，则外阴痒痛，伴带下量多，色黄如脓，有臭味；肝经热盛，则心烦易怒；湿热阻滞，脾胃纳运失司，则食

欲不振；湿热内蕴，则小便黄赤；舌体胖大，舌红，苔黄腻，脉弦滑为湿热蕴结之象，辨证为肝经湿热证。

19. D。**解析**：阴痒肝经湿热证，治宜清热利湿，杀虫止痒。

20. E。**解析**：治疗阴痒肝经湿热证，首选龙胆泻肝汤或萆薢渗湿汤，外用蛇床子散。

【B1 型题】
21. C 22. B

23. C 24. E。**解析**：治疗癥瘕，应根据患者的体质，采用相应的治法，A、B 选项是针对血瘀型、气滞型癥瘕而言，没有考虑体质问题，故两题均不选择。体质较强的癥瘕，宜攻宜破，但攻破之品易伤正气，故"衰其大半而止"后也应扶正，应先攻后补。久病体弱的癥瘕患者治应先补后攻。D 选项用于新病体质差者。
25. E 26. C

第十二单元 计划生育

1. C
2. E。**解析**：放置宫内节育器禁忌证有：①妊娠或可疑妊娠。②人工流产、分娩或剖宫产后有妊娠组织物残留或感染可能的。③生殖道炎症。④生殖器肿瘤、子宫畸形。⑤宫颈过松、重度陈旧性宫颈裂伤或子宫脱垂。⑥严重的全身性疾患。⑦月经过多。

第十三单元 女性生殖功能的调节与周期性变化

【A1 型题】
1. C 2. B

第十四单元 妇产科特殊检查与常用诊断技术

【A1 型题】
1. A 2. B 3. D

第十二章 中医儿科学

第一单元 儿科学基础

【A1 型题】

1. D 2. D 3. D 4. D

5. D。解析：清代医家吴鞠通将小儿生理特点概括为"稚阳未充，稚阴未长"。这里的"阴"，是指人体的精、血、津液及脏腑、筋骨、脑髓、血脉等有形之物，"阳"指脏腑的各种生理功能活动，"稚"指幼嫩而未臻成熟。稚阴稚阳包括了机体柔嫩、气血未盛、脾胃薄弱、肾气未充、腠理疏松、神气怯弱、筋骨未坚等特点。吴鞠通的稚阴稚阳理论，从阴阳学说方面进一步阐明了小儿时期，无论在形体还是生理功能方面，都处于相对不足的状态，随着年龄的增长逐步趋向成熟、完善。

6. C 7. D 8. B

9. C。解析：小儿疾病的诊断方法，与临床其他各科一样，均运用望、闻、问、切四种不同的诊查手段进行诊断和辨证。因婴儿不会说话，较大儿童虽已会说话，也不能正确叙述自己的病情，加上就诊时常啼哭吵闹，影响气息脉象，故小儿诊法既主张四诊合参，又特别重视望诊。

10. A

【A2 型题】

11. E 12. A 13. C 14. B

【B1 型题】

15. E 16. B 17. B 18. D 19. D 20. C 21. D

22. C

第二单元 儿童保健

【A1 型题】

1. D 2. D 3. E

【A2 型题】

4. E

第三单元 新生儿疾病

【A1 型题】

1. D 2. A

3. E。解析：生理性黄疸，足月儿大多在生后第2～3天出现黄疸，4～5天达高峰，5～7天消退，最迟不超过两周，在此期间，小儿一般情况良好，除有轻微食欲不振外无其他症状。病理性黄疸，出现早（出生后24小时以内）、发展快，消退迟（超过2～3周）或黄疸退而复现。肝脾可见肿大，精神倦怠，不欲吮乳，大便或呈灰白色。

【A2 型题】

4. E 5. B 6. D 7. D

【B1 型题】

8. A 9. C 10. B 11. C

第四单元 肺系病证

【A1 型题】

1. C 2. E 3. D 4. C 5. D 6. C 7. B

8. A 9. D 10. C 11. D 12. E

【A2 型题】

13. C 14. B 15. A 16. D 17. E 18. C 19. A

20. B 21. A

【A3 型题】

22. B。解析：患儿春季发病，出现发热、咳嗽、流涕、喷嚏，诊断为感冒。风热犯表，热郁肌腠，卫表失和，肺失清肃，则发热，有汗，口渴喜饮，咳嗽，流黄涕；伴腹痛，不思饮食，呕吐酸腐，大便酸臭，夹有不消化食物，辨证为感冒夹滞证。

23. D。解析：感冒之风热感冒，治宜辛凉解表；治疗感冒夹滞证宜在辛凉解表基础上兼以消食导滞。

24. E。解析：治疗感冒之风热感冒，首选银翘散；治疗感冒夹滞证宜在银翘散的基础上加用保和丸。

25. D。解析：患儿咽痛，喉核肿大暗红，伴阴虚内热证，诊断为乳蛾。反复呼吸道感染以感冒、乳蛾、咳嗽、肺炎喘嗽在一段时间内反复感染经久不愈为主要临床表现。肺炎喘嗽以发热、咳嗽、痰壅、气喘，肺部闻及中细湿啰音，X线胸片见炎性阴影为主要表现，重者可见张口抬肩、呼吸困难、面色苍白、口唇青紫等。口疮以齿龈、舌体、两颊、上颚等处出现黄白色溃疡，疼痛流涎，或伴发热为特征。鹅口疮以口腔、舌上蔓生白屑为主要特征。

26. A。解析：阴虚内热，则喉核肿大暗红；肺阴不足，肺失滋润，清肃失司，气逆于上，则干咳；虚热内生，炼津为痰，则少痰；阴亏致阴津不能上乘，则咽干咽痒；胃阴亏虚，不能下润，则大便干结；阴津亏虚，尿液化源不足，则小便黄少；舌质红，苔少，脉细数为阴虚内热之象；辨证为肺胃阴虚证。

27. C。解析：乳蛾肺胃阴虚证的治法为养阴润肺，软坚利咽；首选养阴清肺汤。

28. C。解析：哮喘以临床反复发作，发作时喘粗气急，喉间哮鸣，严重者呼吸困难，张口抬肩，摇身撷肚为主要特征。根据患儿表现，诊断为哮喘。

29. D。解析：该患儿可诊断为哮喘发作期，咯痰清稀色白，呈泡沫状，形寒无汗，口不渴，小便清长，大便溏薄，咽不红，舌质淡红，苔白滑，脉浮紧，均为风寒束肺之象，治法为温肺散寒，涤痰定喘。

30. B。解析：哮喘风寒束肺证方用小青龙汤合三子养亲汤，哮喘痰热阻肺证用麻黄杏仁甘草石膏汤合苏葶丸，哮喘外寒内热证用大青龙汤。

【B1 型题】
31. E 32. C 33. B 34. D 35. B 36. A 37. D
38. B 39. E 40. D

第五单元　脾系病证

【A1 型题】
1. D 2. A 3. C 4. B 5. A 6. E 7. B
8. A 9. B 10. B 11. B 12. A 13. A 14. D
15. D

【A2 型题】
16. B 17. C 18. B 19. D 20. A 21. C 22. B
23. E 24. D

【A3 型题】
25. D。解析：疳证是由喂养不当或受多种疾病影响，导致脾胃受损，气液耗伤，而形成的一种慢性疾病。疳积证表现为形体明显消瘦，面色萎黄，肚腹膨胀，甚则青筋暴露，毛发稀疏结穗，性情烦躁，夜卧不安，吮指磨牙，动作异常，善食易饥，舌淡苔腻，脉沉细而滑。

26. A。解析：疳证的治疗以健运脾胃为主，通过调理脾胃，助其纳化，以达气血丰盈、津液充盛、肌肤得养之目的。疳积证的治法为消积理脾。

27. E。解析：治疗疳积证的方药为肥儿丸，疳气证的方药为资生健脾丸，干疳证的方药为八珍汤，口疳证的方药为泻心导赤散，疳肿胀证的方药为防己黄芪汤合五苓散。

【B1 型题】
28. B 29. C 30. A 31. D 32. A 33. D 34. D
35. C 36. B 37. C 38. A 39. C

第六单元　心肝病证

【A1 型题】
1. E。解析：慢惊风脾肾阳衰证治宜温补脾肾，回阳救逆；方选固真汤合逐寒荡惊汤。
2. B 3. D 4. D 5. C 6. D 7. E 8. D
9. B

【A2 型题】
10. B 11. E 12. C 13. E 14. A 15. D 16. E

【A3 型题】
17. A。解析：患儿近 1 个月来常常汗出，诊断为汗证。患儿先天禀赋不足，则平时易感冒，体质较虚，神倦乏力，面色少华；肺气虚弱，卫表不固，不能固摄津液，则常常汗出，活动后加重；舌质淡，苔薄白，脉弱为肺卫不固之象，辨证为肺卫不固证。

18. B。解析：汗证肺卫不固证，治宜益气固表。

19. C。解析：治疗汗证肺卫不固证，首选玉屏风散合牡蛎散。

20. D。解析：根据患者临床表现，诊断为病毒性心肌炎。外感湿热邪毒从口鼻而入，蕴郁于肠胃，则恶心呕吐，腹痛泄泻；湿热内阻经络，则寒热起伏，全身肌肉酸痛，肢体乏力；邪毒由表入里，留而不去，内舍于心，则心悸胸闷；舌红，苔黄腻，脉结代为湿热侵心之象，故辨证为湿热侵心证。

21. A。解析：病毒性心肌炎之湿热侵心证，治宜清热化湿，宁心复脉。B 选项为病毒性心肌炎之气阴亏虚证的治法，C 选项为病毒性心肌炎之风热犯心证的治法，D 选项为病毒性心肌炎之痰瘀阻络证的治法，E 选项为病毒性心肌炎之心阳虚弱证的治法。

22. D。解析：治疗病毒性心肌炎之湿热侵心证，首选葛根黄芩黄连汤。A 选项为病毒性心肌炎之气阴亏虚证的首选方，B 选项为病毒性心肌炎之痰瘀阻络证的首选方，C 选项为病毒性心肌炎之心阳虚弱证的首选方，E 选项为病毒性心肌炎之风热犯心证的首选方。

23. E。解析：患儿平素嗜食肥甘厚味，多动多语，烦躁不宁，冲动任性，难以制约，注意力不集中，懊恼不眠，翻手试验、指鼻试验阳性，诊断为注意力缺陷多动障碍。

24. D。解析：过食肥甘厚味，酿生湿热痰浊，导致心神失养，阴阳失调，则多动多语，烦躁不宁，冲动任性，难以制约，注意力不集中；痰火扰心，则懊恼不眠；胃受纳失职，则纳少；肝火炽盛，气火循经上逆于头面，则口苦；火热灼津，则便秘尿赤；舌红，苔黄腻，脉滑数为痰火内蕴之象，故辨证为痰火内扰证。

25. A。解析：治疗注意力缺陷多动障碍之痰火内扰证，首选黄连温胆汤。

【B1 型题】

26. B　27. C　28. C　29. A　30. E　31. C　32. C
33. D

第七单元　肾系病证

【A1 型题】

1. B　2. E　3. C　4. C　5. C　6. D

7. D。解析：小儿水肿脾肾阳虚证治宜温肾健脾，化气利水，方选真武汤加减。

8. E　9. C　10. A　11. A　12. A　13. B　14. D

【A2 型题】

15. A　16. A　17. D　18. B　19. C　20. D　21. E

【A3 型题】

22. B。解析：患儿因浮肿入院，可诊断为水肿。小便黄赤短少，发热口渴，烦躁，头痛头晕，大便干结，舌红，苔黄腻，脉滑数，均为湿热内侵之象。故本题选 B。

23. D。解析：湿热疮毒由皮毛肌肤而入，湿热熏蒸，内归肺脾，肺失通调，脾失运化，影响水液的转输代谢，水液泛滥，而发为水肿，其治法为清热解毒，利水消肿。故本题选 D。

24. E。解析：水肿之湿热内侵证方用五味消毒饮合五皮饮，水肿之风水相搏证用麻黄连翘赤小豆汤，水肿之肺脾气虚证用参苓白术散合玉屏风散，水肿之脾肾阳虚证用真武汤，水肿之气阴两虚证用六味地黄丸加黄芪，故本题选 E。

25. D。解析：患儿经常遗尿，醒后方觉，诊断为遗尿。肺脾气虚，水道制约无权，则发为遗尿；气虚致肺卫不固，则经常感冒；气虚致功能活动减退，则面色少华，少气懒言；脾气虚致运化失职，则食欲不振，大便溏薄；肌肤失养，则面白少华；舌质淡红，苔薄白，脉沉无

力为肺脾气虚之象。故辨证为肺脾气虚证。故本题选 D。

26. A。解析：遗尿之肺脾气虚证的治法是补肺益脾，固涩膀胱。B 选项为遗尿之肝经湿热证的治法，C 选项为遗尿之肾气不足证的治法，D 选项为遗尿之心肾失交证的治法，E 选项为遗尿之脾肾气虚证的治法。故本题选 A。

27. A。解析：治疗遗尿之肺脾气虚证，首选补中益气汤合缩泉丸。B 选项为遗尿之心肾失交证的首选方，C 选项为遗尿之肝经湿热证的首选方，D 选项为遗尿之脾肾气虚证的首选方，E 选项为遗尿之肾气不足证的首选方。故本题选 A。

【B1 型题】

28. A　29. E　30. A　31. D　32. A　33. B　34. B
35. A　36. B　37. C　38. D　39. A

第八单元　传染病

【A1 型题】

1. C　2. C　3. C　4. A　5. C　6. D　7. B
8. E　9. C　10. B　11. D　12. E　13. B　14. A
15. C　16. C

【A2 型题】

17. D　18. C　19. D　20. C　21. B　22. A　23. C
24. C

【A3 型题】

25. A。解析：麻毒入于气分，正气与毒邪抗争，驱邪外泄，皮疹依序透发于全身，达于四末，出现高热、烦燥等症状，根据患者症状可诊断为麻疹邪入肺胃证（出疹期）。初热期可见发热、咳嗽、喷嚏、流涕等肺卫表证。收没期可见麻疹依次回退，热退咳减，精神转佳，胃纳渐增等。邪毒闭肺证可见高热烦躁，咳嗽气促，鼻翼扇动，喉间痰鸣，疹点紫暗，甚则面色青灰，口唇紫绀。邪陷心肝证可见高热不退，烦躁谵妄，皮肤疹点密集成片，色泽紫暗，甚则神昏、抽搐等。

26. C。解析：治疗麻疹邪入肺胃证（出疹期），首选清解透表汤。A 选项为丹痧之邪侵肺卫证的首选方，B 选项为麻疹之邪犯肺卫证（初热期）的首选方，D 选项为风痧之邪热气营证的首选方，E 选项为水痘之邪炽气营证的首选方。

27. B。解析：麻疹典型皮疹特点是自耳后发际及颈部开始，自上而下，蔓延全身，最后达于手足心。

28. A。解析：丹痧起病急，突然高热，咽部红

肿疼痛，并可化脓，在起病 12 ~ 36 小时内开始出现皮疹，先于颈、胸、背及腋下、肘弯等处，迅速蔓延全身，其色鲜红细小，并见环口苍白和草莓舌，皮疹出齐后 1 ~ 2 天，身热、皮疹渐退，伴脱屑或脱皮。本病发生时多伴有咽喉肿痛、腐烂、化脓，全身皮疹细小如沙，其色丹赤猩红。奶麻起病急骤，常突然高热，持续 3 ~ 4 天后热退，但全身症状轻微，身热始退，或热退稍后，即出现玫瑰红色皮疹，皮疹出现部位以躯干、腰部、臀部为主，面部及四肢较少，皮疹出现 1 ~ 2 天后即消退，疹退后无脱屑及色素沉着斑。麻疹以发热、流涕、流泪、咳嗽、口腔麻疹黏膜斑及全身斑丘疹为特征，一年四季均可发病，以冬春季为多见，传染性较强，多见于 6 个月以上 5 岁以下小儿。风痧发热 1 天左右，皮肤出现淡红色斑丘疹，经过 1 天后皮疹布满全身，出疹 1 ~ 2 天后，发热渐退，皮疹逐渐隐没，皮疹消退后，可有皮肤脱屑，但无色素沉着，一般全身症状较轻，但常伴耳后及枕部瘰核肿大，左胁下痞块。水痘前驱期可无症状或仅有轻微症状，可见低热或中等程度发热、头痛、全身不适、乏力、食欲减退、咽痛、咳嗽等，持续 1 ~ 2 天；出疹期皮疹特点：①初为红斑疹，后变为深红色丘疹，再发展为疱疹。位置表浅，形似露珠水滴，椭圆形，3 ~ 5mm 大小，壁薄易破，周围有红晕。②皮疹呈向心分布，先出现于躯干和四肢近端，继为头面部、四肢远端，手掌、足底较少。③水痘皮疹分批出现，同一时期可见斑、丘、疱疹和结痂同时存在。根据患者表现诊断为丹痧，

29. B。**解析：**根据患儿表现辨证为丹痧之毒炽气营证，治法为清气凉营，泻火解毒。A 选项为丹痧之邪侵肺卫证的治法，C 选项为丹痧之疹后阴伤证的治法，D 选项为丹痧之邪入肺胃证的治法，E 选项为丹痧之邪毒闭肺证的治法。故本题选 B。

30. C。**解析：**治疗丹痧毒炽气营证，首选凉营清气汤。A 选项为丹痧之疹后阴伤证的代表方，B 选项为丹痧之邪侵肺卫证的代表方，D 选项为丹痧之邪入肺胃证的代表方，E 选项为丹痧之邪

毒闭肺证的代表方。故本题选 C。

【B1 型题】
31. B 32. D 33. A 34. C 35. B 36. D 37. B
38. B 39. C 40. B 41. B 42. E 43. B 44. C

第九单元 虫证

【A1 型题】
1. C 2. C
【A2 型题】
3. D
【B1 型题】
4. B 5. A

第十单元 其他疾病

【A1 型题】
1. D 2. D 3. D 4. B 5. B 6. A 7. C
8. E
【A2 型题】
9. B 10. E 11. E
【A3 型题】
12. A。**解析：**气虚统摄无权，血即离经而外溢，则见皮肤散在瘀点、瘀斑；血溢于上，则鼻衄、齿衄；气虚失血，气血双亏，则面色苍黄；气血亏虚不能滋养心神，则头晕心悸；脾胃气虚，运化失职，则神疲纳呆；舌淡苔薄，脉细无力为气虚之象。故辨证为气不摄血证。故本题选 A。

13. B。**解析：**紫癜之气不摄血证的治法为健脾养心，益气摄血。A 选项为紫癜之阴虚火旺证的治法，C 选项为紫癜之血热妄行证的治法，D 选项为紫癜之风热伤络证的治法，E 选项为紫癜之气营两燔证的治法。故本题选 B。

14. E。**解析：**治疗紫癜之气不摄血证，首选归脾汤。连翘败毒散为紫癜之风热伤络证的代表方，知柏地黄汤、大补阴丸为紫癜之阴虚火旺证的代表方，犀角地黄汤为紫癜之血热妄行证的代表方。故本题选 E。

【B1 型题】
15. D 16. A 17. C 18. D 19. A 20. B 21. B
22. D

第十三章　针灸学

第一单元　经络系统的组成

【A1 型题】

1. D。**解析**：足阳明胃经位于下肢前面，足少阳胆经位于下肢侧面，足太阳膀胱经位于下肢后面。

2. C　3. B　4. D

5. C。**解析**：督脉统领人体阳经经脉，称为"阳脉之海"。

6. B　7. A　8. C　9. B

10. C。**解析**：奇经八脉中，跷脉主司人体运动和眼睑开合。

【B1 型题】

11. A。**解析**：任脉统领人体阴经经脉，具有调节全身阴经经气的作用。

12. D。**解析**：带脉横行腰部，具有约束纵行诸经的作用。

第二单元　经络的作用和经络学说的临床应用

【A1 型题】

1. E

第三单元　腧穴的分类

【A1 型题】

1. B

2. D。**解析**：阿是穴是以病痛局部或与病痛有关的压痛点作为腧穴，无固定位置、名称、主治。

3. C

【B1 型题】

4. D。**解析**：阿是穴又称天应穴，无固定名称、固定位置，主治局部疾病。

5. D。**解析**：经外奇穴有固定位置、固定名称，多数对于某些疾病有特殊疗效，如四缝穴治疗小儿疳积。

6. D　7. B　8. C

第四单元　腧穴的主治特点和规律

【A1 型题】

1. C

2. A。**解析**：依据心包经走行，"经脉所过、主治所及"，选 A。

3. C

4. C。**解析**：经外奇穴四缝穴具有治疗小儿疳积的特殊治疗作用。

5. A　6. A

7. B。**解析**：少商穴为肺经井穴，具有清泻肺热的作用，属于远治作用。

8. C。**解析**：阳陵泉为八会穴中"筋会"，故属于特殊治疗作用。

9. A。**解析**：委中位于膝部后侧腘横纹中央，治疗膝部疼痛属于近治作用。

10. C

11. A。**解析**：大椎位于项部，治疗颈部疼痛属于近治作用。

12. C　13. D　14. A　15. A　16. D　17. E　18. D

19. C

【B1 型题】

20. D。**解析**：任脉走行人体前正中线，主治中风脱证、虚寒、下焦病等疾病。

21. A。**解析**：督脉为人体阳脉之海，主人体阳气，入脑，行于面部，故主治中风昏迷、热病及头面部疾病。

第五单元　特定穴

【A1 型题】

1. C　2. A

3. A。**解析**：井主心下满，荥主身热，输主体重节痛，经主喘咳寒热，合主逆气而泄。

4. D　5. C　6. B　7. C　8. C　9. B　10. D

11. C　12. B　13. D　14. B　15. E　16. C　17. C

18. B　19. D　20. A

【A2 型题】

21. D。**解析**：阳经郄穴主治痛证、急证。

22. E　23. B

【B1 型题】

24. A　25. E　26. B　27. D　28. E　29. B　30. A

31. D

第六单元　腧穴的定位方法

【A1 型题】

1. E　2. C　3. C　4. C

5. B。解析：印堂位于两侧眉间中点。

6. C。解析：养老穴需要转动前臂来取定穴位。

7. A　8. B　9. C　10. D

【B1 型题】

11. E　12. C　13. B　14. D　15. C

第七单元　手太阴肺经、腧穴

【A1 型题】

1. B。解析：手太阴肺经起于中府（在胸外侧部，云门下 1 寸，平第一肋间隙处，距前正中线 6 寸），止于少商（在手拇指末节桡侧，距指甲角 0.1 寸）。

2. C　3. B　4. B　5. E　6. E　7. C　8. E

9. D　10. E　11. C　12. B　13. C

【A2 型题】

14. D。解析：患者证属肺系实热，当用手太阴肺经井穴少商。

15. A。解析：孔最为肺经郄穴，主治肺系血证。

【B1 型题】

16. E　17. B　18. A　19. C　20. E

第八单元　手阳明大肠经、腧穴

【A1 型题】

1. B　2. E　3. A　4. B

5. D。解析：二间位于手食指第 2 掌指关节前，三间位于关节后。

6. E　7. A

8. D。解析：三间是大肠经输穴，位于手食指第 2 掌指关节后。

9. C　10. E

11. C。解析：大肠经经穴为阳溪，位于拇长短伸肌腱之间。

12. D

13. D。解析：偏历位于前臂背面桡侧，当阳溪与曲池连上，腕横纹上 3 寸。

14. A　15. C　16. C　17. C　18. E　19. A　20. C

【A2 型题】

21. A

【B1 型题】

22. D　23. B　24. E　25. A　26. C　27. E

.

第九单元　足阳明胃经、腧穴

【A1 型题】

1. B　2. E　3. C

4. B。解析：足阳明胃经入上齿中，手阳明大肠经入下齿中。

5. C

6. C。解析：胸部任脉旁开 4 寸是胃经，6 寸是脾经。

7. C　8. E　9. B　10. B

11. B。解析：大肠经募穴是天枢，位于胃经上。

12. D　13. C　14. B　15. D　16. D

17. C。解析：足三里位于犊鼻下 3 寸，胃经的下合穴。

18. D　19. B　20. E　21. D

22. D。解析：梁丘是胃经郄穴，阳经郄穴擅长治疗急性痛症。

【A2 型题】

23. E。解析：内庭主治胃火上炎导致的五官疾患。

24. B

25. A。解析：治痿独取阳明。

【B1 型题】

26. B　27. A　28. C　29. D　30. E　31. B　32. E

33. D。解析：足少阴肾经，其支者，从肺出络心，注胸中。

34. A。解析：足太阴脾经，其支者，复从胃别上膈，注心中。

35. E。解析：足厥阴肝经，其支者，复从肝别贯膈，上注肺。

第十单元　足太阴脾经、腧穴

【A1 型题】

1. C　2. D

3. C。解析：胸部正中线旁开 4 寸是胃经；腹部，正中前旁开 4 寸是脾经。

4. C　5. D　6. A　7. B

8. B。解析：八脉交会穴，公孙冲脉胃心胸。

9. C　10. C

11. E。解析：三阴交是足太阴脾经的腧穴。定位：在小腿内侧，内踝尖上 3 寸，胫骨内侧缘后际。主治包括：①肠鸣、腹胀、腹泻等脾胃虚弱诸证；②月经不调、带下、阴挺、不孕、滞产等妇科病证；③遗精、阳痿、遗尿等生殖泌尿系统疾患；④心悸、失眠、高血压；⑤下肢痿痹；⑥阴虚诸证。

12. B　13. D　14. E　15. C　16. A　17. B　18. D　19. D　20. A

【A2 型题】

21. C　22. D

【B1 型题】

23. E　24. A　25. B　26. A　27. E

第十一单元　手少阴心经、腧穴

【A1 型题】

1. C　2. B　3. D

4. D。解析：通里穴位于前臂掌侧，当尺侧腕屈肌腱的桡侧缘腕横纹上 1 寸。

5. D。解析：少海位于肘横纹内侧端与肱骨内上髁连线的中点。

6. C。解析：手少阴心经，起于心中，出属心系，下络小肠。

7. C　8. A

9. A。解析：内关穴是心包经络穴，也是八脉交会穴，通阴维脉。

10. B　11. C　12. A　13. B　14. D　15. E

【A2 型题】

16. B

【B1 型题】

17. E　18. D　19. A

20. C。解析：手太阳小肠经，出肩解，绕肩胛，交肩上。

21. A。解析：手少阴心经，其支者，复从心系却上肺。

22. B。解析：手少阳三焦经，起于小指次指之端，上出两指之间……上贯肘，循臑外上胃。

第十二单元　手太阳小肠经、腧穴

【A1 型题】

1. D

2. D。解析：后溪是小肠经输穴，八脉交会穴之一，通督脉。

3. C

4. A。解析：直接入耳中的经脉有 3 条，小肠经、胆经、三焦经。

5. A。解析：手太阳小肠经，循咽下膈，抵胃，属小肠。

6. B　7. B　8. E　9. A　10. D　11. D　12. D
13. E　14. E　15. E　16. C　17. D　18. C　19. C

【B1 型题】

20. A　21. D　22. B　23. B

24. D。解析：八脉交会穴，临泣胆经连带脉。

第十三单元　足太阳膀胱经、腧穴

【A1 型题】

1. D　2. C　3. D

4. E。解析：光明穴是胆经腧穴。

5. B　6. B　7. B　8. E

9. D。解析：肺俞平对第三胸椎棘突下，肾俞平对第二腰椎棘突下，相差 11 椎。

10. C

11. C。解析：次髎具有调理下焦的作用，可治疗月经病。

12. B　13. A　14. A　15. E　16. C　17. B　18. E

19. B

20. E。解析：八脉交会穴：申脉阳跷络亦通。

21. E　22. A　23. C　24. D　25. E

【B1 型题】

26. B　27. E　28. D　29. E　30. E

31. A。解析：腰背委中求。

32. C。解析：承山位于小腿后侧，依据"腧穴所在，主治所及"，故选 C。

33. B

第十四单元　足少阴肾经、腧穴

【A1 型题】

1. D　2. B　3. A　4. B　5. E　6. B　7. A
8. C　9. C　10. B　11. C　12. B

13. D。解析：大钟穴为治疗痴呆要穴。

14. D　15. E　16. C　17. B

【B1 型题】

18. D　19. C　20. A

21. A。解析：合谷、复溜可以治疗汗证。

22. E。解析：申脉、照海可以治疗失眠。

23. C。解析：太溪为滋阴要穴。

第十五单元　手厥阴心包经、腧穴

【A1 型题】

1. A　2. A　3. B　4. C　5. A　6. C　7. E
8. B　9. C　10. A　11. D

12. E。解析：劳宫穴是手厥阴心包经上的穴位，经常按压可以起到强心的作用，具有保健作用。

13. D

【A2 型题】

14. D

【B1 型题】

15. C　16. D　17. A　18. A　19. B　20. D

第十六单元　手少阳三焦经、腧穴

【A1 型题】

1. B　2. B　3. D　4. A　5. B　6. B　7. D

8. E　9. B　10. C　11. D　12. D　13. C

14. D。解析：翳风位于耳后，其深层是面神经通过，故可治疗面瘫。

15. E　16. A　17. D　18. E　19. A

【B1 型题】

20. B。解析：支沟为治疗便秘要穴。

21. C。解析：翳风位于耳后，其深层是面神经通过，故可治疗耳面部疾病。

22. E。解析：丝竹空位于前额部，有局部治疗作用。

23. B　24. D

第十七单元　足少阳胆经、腧穴

【A1 型题】

1. E　2. A　3. D　4. B　5. C　6. A

7. D。解析：偏头痛的治疗分远端取穴和局部取穴，丝竹空透率谷属于局部取穴。

8. B。解析：翳风是以乳突为体表标志进行定位，但不是唯一的标志。

9. C　10. D　11. E　12. E　13. D　14. C　15. B

16. A　17. B　18. A　19. E　20. C　21. E　22. B

23. D。解析：阴经井穴属木，阳经井穴属金。

【B1 型题】

24. E。解析：悬钟为髓会，而脑为髓海，故可以用来治疗痴呆、中风等脑部疾病。

25. D。解析：丘墟位于足外侧，可以治疗足内翻。

26. B　27. C　28. E

第十八单元　足厥阴肝经、腧穴

【A1 型题】

1. C　2. C　3. D　4. E　5. B　6. C　7. B

8. D

9. E。解析：足厥阴肝经循行路线起于足大趾爪甲后丛毛处，沿足背向上至内踝前一寸处，向上沿胫骨内缘，在内踝上 8 寸处交出足太阴脾经之后，上行过膝内侧，沿大腿内侧中线进入阴毛中，绕阴器，至小腹，挟胃两旁，属肝，络胆，向上穿过膈肌，分布于胁肋部，沿喉咙的后边，向上进入鼻咽部，上行连接目系出于额，上行与督脉会于头顶部。本经脉一分支从目系分出，下行于颊里，环绕在口唇的里边。又一分支从肝分出，穿过膈肌，向上注入肺，交于手太阴肺经。所以足厥阴肝经联系的脏腑不包括心。

10. D　11. C　12. A　13. B

【B1 型题】

14. A　15. D　16. A　17. C

第十九单元　督脉、腧穴

【A1 型题】

1. D。解析：督脉起于小腹内胞宫，向下过会阴，向后行于尾骶部的长强穴，沿人体后背上行，经项后部至风府穴，进入脑内，沿头部正中线，上行至百会穴，经前额下行鼻柱至鼻尖的素髎穴，过人中，至上齿正中的龈交穴。

2. A

3. D。解析：筋缩可以治疗各种急性筋急的症状。

4. D　5. C　6. A　7. B

8. A。解析：至阳是利胆退黄的特效穴。

9. A　10. C

【A2 型题】

11. A　12. B

【B1 型题】

13. B。解析：水沟穴可以治疗晕厥等急危重症，同时可以用运动针刺疗法治疗急性腰扭伤。

14. D。解析：大椎擅长除热，故可以治疗热邪所导致的疾病；同时，可以治疗癫狂病证等疾病。

15. A　16. B　17. E

第二十单元　任脉、腧穴

【A1 型题】

1. A

2. B。解析：下脘穴腹部正中线脐上 2 寸，上脘穴在腹部正中线脐上 5 寸，两穴相差 3 寸。

3. A　4. E　5. C　6. A　7. C　8. B　9. E

10. A　11. E　12. C　13. B

【A2 型题】

14. D　15. B

【B1 型题】
16. D　17. C　18. E　19. A　20. C

第二十一单元　奇穴

【A1 型题】

1. D。解析：四缝穴为经外奇穴，位于第 2 至第 5 掌侧，近端指关节的中央，每手四穴，左右共八穴，主治小儿疳积、百日咳。

2. C。解析：金津、玉液可以生津止渴，滋阴补肾。

3. D　4. E　5. B　6. A　7. B

8. D。解析：夹脊穴位于胸腰椎的棘突下，旁开 0.5 寸，胸腰椎共 17 个，夹脊穴左右各一，故共 34 个。

9. C

第二十二单元　毫针刺法

【A1 型题】

1. C　2. B　3. C　4. C

5. A。解析：紫宫位于胸部，只能平刺。

6. D。解析：条口位于小腿，深部无重要脏器，故可直刺、深刺。

7. C　8. C　9. B　10. D　11. B　12. E　13. B

【A2 型题】

14. A

【A3 型题】

15. A。解析：患者首次接受针刺治疗，精神紧张，导致晕针。故本题选 A。

16. B。解析：晕针的处理：立即停止针刺，将针全部取出。使患者平卧，注意保暖。轻者仰卧片刻，给饮温开水或糖水后，即可恢复正常；重者在上述处理基础上，可针刺人中、素髎、内关、足三里，灸百会、关元、气海等穴，即可恢复。若仍不省人事，呼吸细微，脉细弱者，应配合其他治疗或采用急救措施。故本题选 B。

17. E。解析：对于晕针应注重预防，措施得当，晕针是可以避免的。对初次接受针刺治疗或精神过度紧张，身体虚弱者，应先做好解释安抚，消除对针刺的顾虑和恐惧，同时选择舒适的体位，最好采用卧位，选穴宜少，手法要轻；若饥饿、疲劳、大渴时，应在进食、休息、饮水后再行针刺；医者在针刺治疗过程中，要精神专一，注意观察患者的神色，询问其感觉，一旦有不适等晕针先兆，可及早采取处理措施，防患于未然。故本题选 E。

【B1 型题】
18. A　19. B　20. D

第二十三单元　灸法

【A1 型题】

1. B

2. B。解析：神阙穴因为不平整，故使用盐先将肚脐填满，再行灸法。

3. D

【B1 型题】

4. A　5. E。解析：雷火神针属于艾条灸的特殊类型；天灸常用白芥子作为药材。

第二十四单元　拔罐法

【A1 型题】

1. C　2. C

3. D。解析：高热患者可以通过拔罐退热。

4. D　5. E　6. B

【B1 型题】

7. B。解析：肌肉丰厚处，可以选用走罐法这种刺激量比较大的方法。

8. D。解析：虚证患者刺激量要小，或肌肉松弛处吸拔困难者，宜选闪罐法。

第二十五单元　其他针法

【A1 型题】

1. D。解析：断续波具有促进肌肉收缩，加快血液循环的作用，故痿证、瘫痪常用断续法。

2. C　3. C　4. B　5. C

第二十六单元　头针、耳针

【A1 型题】

1. C。解析：额旁 3 线主治有：功能性子宫出血，阳痿，遗精，子宫脱垂，尿频，尿急等。

2. B。解析：根据西医学肾上腺分泌激素控制血压，故选择肾上腺。

3. C。解析：颞前线主管头面部疾病。

4. D　5. C

【B1 型题】

6. B　7. C　8. E　9. A

第二十七单元　治疗总论

【A1 型题】

1. D。解析：其余选项属于经络的作用。

2. C　3. A　4. B　5. A

【B1 型题】

6. B。**解析**：太溪属于肾经，飞扬属于膀胱经，故为表里经配穴。

7. C。**解析**：申脉在足，后溪在手，故为上下配穴。

8. A。**解析**：尺泽、列缺均为肺经腧穴，故为本经配穴。

第二十八单元 内科病证的针灸治疗

【A1 型题】

1. A。**解析**：膈俞、血海可活血调血，取"治风先治血，血行风自灭"之意。

2. A

3. E。**解析**：太冲可镇肝息风治标，太溪可滋补肝肾，滋水涵木以治本，治疗肝阳暴亢型中风。

4. D。**解析**：翳风为主穴之一，风池具有祛风散寒作用。

5. C。**解析**：太溪为肾经原穴，可滋补肾水，一般不作为治疗三叉神经痛的基本穴位。

6. E

7. C。**解析**：顶中线、枕下旁线为治疗眩晕的头针要穴。

8. C。**解析**：丰隆、足三里可健脾化痰。

9. B

【A2 型题】

10. A　11. A　12. C

【A3 型题】

13. A。**解析**：患者头痛反复发作，诊断为头痛。风湿之邪，上蒙头窍，困遏清阳，则头痛如裹，痛无休止；湿邪阻于肢体经络，则肢体困重；苔白腻，脉濡为风湿内蕴之象，故辨证为风湿头痛。故本题选 A。

14. A。**解析**：头痛的治法是调和气血，通络止痛，根据头痛部位循经取穴和阿是穴为主。主穴为百会、太阳、风池、阿是穴、合谷。中风中经络的主穴为水沟、内关、三阴交、极泉、尺泽、委中。眩晕实证的主穴为百会、风池、太冲、内关。眩晕虚证的主穴为百会、风池、肝俞、肾俞、足三里。不寐的主穴为百会、安眠、神门、三阴交、照海、申脉。故本题选 A。

15. E。**解析**：风湿头痛配头维、阴陵泉；血虚头痛配脾俞、足三里；痰浊头痛配中脘、丰隆；瘀血头痛配血海、膈俞；肝阳上亢头痛配太溪、太冲。故本题选 E。

16. B。**解析**：该患者腰痛由外伤引起，又有刺痛，舌边有瘀点等瘀血之象，可辨证为瘀血腰痛，故本题选 B。

17. C。**解析**：腰痛的治法为通经止痛，取局部阿是穴及足太阳经穴为主。故本题选 C。

18. A。**解析**：腰痛的主穴为大肠俞、阿是穴、委中，督脉病证配后溪；足太阳经证配申脉；腰椎病变配腰夹脊；寒湿腰痛配命门、腰阳关；瘀血腰痛配膈俞、次髎；肾虚腰痛配肾俞、太溪。故本题选 A。

19. D。**解析**：患者半身不遂，舌强语謇，口角歪斜，神志清，可诊断为中风之中经络。痉证以项背强直、四肢抽搐，甚至口噤、角弓反张为主要临床表现。面瘫以口眼㖞斜为特点，通常急性发作，常在睡眠醒来时发现一侧面部肌肉板滞、麻木、瘫痪，额纹消失，眼裂变大，露睛流泪，鼻唇沟变浅，口角下垂歪向健侧，病侧不能蹙眉、蹙额、闭目、露齿、鼓颊；部分患者初起时有耳后疼痛，还可出现患侧舌前 2/3 味觉减退或消失，听觉过敏等症状。痹证以关节肌肉疼痛，屈伸不利为主症。痿证以肢体筋脉弛缓，软弱无力，不能随意运动，或伴有肌肉萎缩为主要表现。

20. A。**解析**：中风中经络的治法为疏通经络，醒脑调神。取督脉、手厥阴及足太阴经穴为主。

21. A。**解析**：中风之中经络的主穴是内关、水沟、三阴交、极泉、尺泽、委中。

22. D。**解析**：该患者可诊断为眩晕肝阳上亢证，治法应平肝潜阳，化痰定眩，取足少阳、足厥阴经穴及督脉穴为主。故本题选 D。

23. A。**解析**：眩晕病位在脑，脑为髓海，督脉入络于脑，故选用位于颠顶的百会，清头目、止眩晕；风池疏调头部气机；太冲为肝经原穴，可平肝潜阳；内关为八脉交会穴，既可疏肝理气，和胃化痰，又与太冲相配以加强平肝之力。故本题选 A。

24. A。**解析**：该患者辨证为肝阳上亢证，除主穴百会、风池、太冲、内关外，可配行间、侠溪、太溪，故本题选 A。

25. C。**解析**：根据患者临床表现可诊断为面瘫。病发于感冒之后，舌红，苔薄黄，脉浮数，辨证为风热侵袭证。故本题选 C。

26. A。**解析**：面瘫的治法为祛风通络，疏调经筋。取局部穴、手足阳明经穴为主。主穴为攒竹、阳白、四白、颧髎、颊车、地仓、合谷、太冲。故本题选 A。

27. B。**解析**：治疗除主穴外，乳突部疼痛配翳风。风寒外袭配风池，人中沟歪斜配水沟，颏唇沟歪斜配承浆，舌麻、味觉减退配廉泉。故本题选B。

28. C。**解析**：根据患者症状可以诊断为感冒之风寒感冒。治法为祛风解表，取手太阴、手阳明经穴及督脉穴为主。

29. B。**解析**：感冒的治疗主穴为列缺、合谷、风池、大椎、太阳。故本题选B。

30. E。**解析**：风寒感冒配风门、肺俞；风热感冒配风池、尺泽；感冒夹湿配阴陵泉；感冒夹暑配委中；体虚感冒配足三里。故本题选E。

31. C。**解析**：患者胃脘胀痛，诊断为胃痛。肝气郁结，横逆犯胃，胃气阻滞，则胃脘胀痛，痛连两胁，嗳气反酸，喜太息，苔薄白，脉弦为肝气犯胃之象；故辨证为肝气犯胃证。故本题选C。

32. E。**解析**：胃痛的治法为和胃止痛，取胃的募穴、下合穴为主。主穴为中脘、足三里、内关。故本题选E。

33. D。**解析**：肝气犯胃配期门、太冲；饮食伤胃配梁门、下脘；瘀血停胃配膈俞、三阴交；脾胃虚寒配关元、脾俞、胃俞；胃阴不足配胃俞、三阴交、内庭。故本题选D。

【B1型题】

34. B。**解析**：本证属于瘀血腰痛，故选膈俞以活血化瘀。

35. C。**解析**：本证属于肾虚腰痛，故选命门益肾壮腰。

36. A 37. D 38. B 39. C

第二十九单元 妇儿科病证的针灸治疗

【A1型题】

1. B。**解析**：血会膈俞，故需要选择膈俞活血行气。

2. E。**解析**：除关元外，其余全是醒脑开窍、祛风止痉的穴位。

3. D。**解析**：脾俞、胃俞为脾胃的背俞穴，有强健脾胃的功效。

【A2型题】

4. B 5. B

【A3型题】

6. C。**解析**：患者恣食生冷，月经延后10余天，连续3个周期，诊断为月经后期。寒凝血脉瘀阻，则月经量少，色暗有块，小腹冷痛拒按，得热痛减，畏寒肢冷，面色青白；舌质暗，苔白，脉沉紧为寒

凝之象，故辨证为寒凝证。故本题选C。

7. B。**解析**：月经后期的治法为温经散寒，行血调经，以任脉、足太阴经穴为主。主穴为气海、三阴交、归来。A选项为月经先期的主穴，C选项为月经先后无定期的主穴，D选项为痛经实证的主穴，E选项为痛经虚证的主穴。故本题选B。

8. D。**解析**：月经后期寒凝证的治疗除主穴外，应加取的腧穴是关元、命门。A选项为月经后期血虚证的配穴，B选项为月经先后无定期肝郁证的配穴，C选项为月经先期气虚证的配穴，E选项为月经先后无定期肾虚证的配穴。故本题选D。

9. B。**解析**：该患者每至经期出现腹痛，可诊断为痛经。痛势绵绵，为虚证。月经色淡，量少，伴面色苍白，倦怠无力，舌淡，脉细弱，可辨证为气血虚弱证。故本题选B。

10. E。**解析**：该患者为痛经虚证，治法为调补气血，温养冲任，取任脉、足太阴经、足阳明经穴为主。故本题选E。

11. E。**解析**：该患者辨证为痛经气血虚弱证，除主穴关元、足三里、三阴交之外，还可配气海、脾俞。故本题选E。

12. D。**解析**：患者绝经前后，肾气渐衰，天癸将竭，脏腑功能逐渐减退，机体阴阳失衡而出现月经周期紊乱，经来量多，时感头晕耳鸣，失眠多梦，腰酸腿软，口干咽燥，颈面烘热汗出等症状，舌红少苔，脉细数为阴虚之象，诊断为绝经前后诸症之肾阴虚证。故本题选D。

13. C。**解析**：绝经前后诸证的治法是滋补肝肾，调理冲任，取任脉、足太阴经穴及相应背俞穴为主。主穴为肝俞、肾俞、太溪、气海、三阴交。故本题选C。

14. E。**解析**：肾阴虚配照海、阴谷；烦躁失眠配心俞、命门；纳少便溏配中脘、阴陵泉；肝阳上亢配风池、太冲；肾阳虚配关元、命门。故本题选E。

第三十单元 皮外骨伤科病证的针灸治疗

【A1型题】

1. C 2. B

3. A。**解析**：因证属太阴经病故取手足太阴经穴尺泽、阴陵泉以疏通太阴经经气。

4. D。**解析**：加风池、百会、太阳可祛风醒脑、明目止痛。

5. A

6. E。解析：内关主要治疗胃心胸病。

7. B。解析：选取病变部位所属经脉的郄穴刺络出血，可急泻营血火毒，以凉血活血消肿。

8. E。解析：针灸治疗胆石症以肝胆的背俞穴、募穴、下合穴为主。

【A3 型题】

9. B。解析：患者左乳内有肿块，胀痛，质地不硬，界限不清，推之可移动，符合乳癖的特点。痰浊凝结，乳络闭塞不通，则见乳内肿块胀痛；痰浊停滞于胸，则胸闷不舒；痰浊聚于胃，则恶心呕吐；苔腻，脉滑为痰浊内阻之象，故辨证为痰浊凝结证。故本题选 B。

10. B。解析：乳癖的治法是理气化痰，调理冲任，取足阳明、足厥阴经穴为主。主穴为膻中、乳根、屋翳、期门、足三里、太冲。故本题选 B。

11. A。解析：乳癖痰浊凝结证在主穴的基础上配丰隆、中脘；肝郁气滞证配肝俞、内关；冲任失调证配关元、肝俞、肾俞。故本题选 A。

12. E。解析：该患者为落枕，治疗主穴为外劳宫、天柱、阿是穴、后溪、悬钟。故本题选 E。

13. C。解析：该患者辨证为落枕风寒袭络证，除主穴外劳宫、天柱、阿是穴、后溪、悬钟外，还可配风池、合谷，故本题选 C。

14. D。解析：外劳宫是治疗落枕的经验穴；天柱、阿是穴舒缓局部筋脉；后溪能够疏调督脉、太阳经气血；悬钟疏调少阳经气血。故本题选 D。

【B1 型题】
15. D　16. B　17. A

第三十一单元　五官科病证的针灸治疗

【A1 型题】
1. D。解析：中渚、侠溪为手足少阳经穴。
2. D
3. D。解析：睛明、承泣、四白、太阳、风池、光明为治疗近视的基本处方。
4. D
5. A。解析：迎香斜向上透刺鼻通穴有较好的通窍作用。
【A2 型题】
6. C　7. D
【A3 型题】
8. D。解析：根据患儿表现诊断为目赤肿痛肝胆火盛证，治法为疏风散热，消肿止痛，以近部取穴及手阳明、足厥阴经穴为主。耳鸣耳聋实

证治疗以局部穴及手足少阳经为主，耳鸣耳聋虚证治疗以局部穴及足少阴经为主，牙痛治疗以手、足阳明经穴为主，咽喉肿痛治疗以手太阴、手阳明经穴为主。故本题选 D。

9. B。解析：治疗目赤肿痛的主穴是睛明、太阳、风池、合谷、太冲。肝胆火盛证配行间、侠溪。外感风热证配少商、外关；耳鸣耳聋痰火郁结证配丰隆、阴陵泉；耳鸣耳聋肝胆火盛证配行间、丘墟；咽喉肿痛肺胃热盛证配内庭、鱼际。故本题选 B。

10. A。解析：目赤肿痛的治疗操作是毫针泻法，太阳、少商点刺出血。故本题选 A。

11. C。解析：患者耳中有胀感，耳鸣如潮，鸣声隆隆不断，按之不减，诊断为耳鸣耳聋；畏寒发热，舌红，苔薄，脉浮数，辨证为外感风邪证。故本题选 C。

12. A。解析：耳鸣耳聋实证的治法为疏风泻火，通络开窍，取局部穴及手足少阳经穴为主。耳鸣虚证治以局部穴及足少阴经穴为主，牙痛治以手、足阳明经穴为主，目赤肿痛治以近部取穴及手阳明、足厥阴经穴为主，咽喉肿痛实证治以手太阴、手阳明经穴为主。故本题选 A。

13. E。解析：治疗耳鸣耳聋的外感风邪证配外关、合谷；肝胆火盛证配行间、丘墟；痰火郁结证配丰隆、阴陵泉；脾胃虚弱证配气海、足三里；风火牙痛配外关、风池。故本题选 E。
【B1 型题】
14. C。解析：由题临床表现诊断为肾阴亏虚之慢性咽喉炎，治疗宜在基本处方的基础上加肺俞、肾俞以"补母益子"，使金以生水，虚热得清。故选 C。

15. B。解析：由题临床表现诊断为痰瘀互结之慢性咽喉炎，治疗宜在基本处方的基础上加丰隆、太冲、三阴交以祛瘀化痰，清利咽喉。故选 B。

第三十二单元　其他病证的针灸治疗

【A1 型题】
1. A。解析：太冲、膈俞可疏肝理气、活血化瘀。
2. B
3. C。解析：太阳为局部取穴，善治头晕头痛。
4. C。解析：太冲可疏肝理气。
5. D。解析：本病属于心绞痛寒邪凝滞型，灸神阙、关元能温阳散寒止痛。

西医综合

第十四章　诊断学基础

第一单元　症状学

【A1 型题】

1. D

2. C。解析：心绞痛与急性心肌梗死的疼痛常位于胸骨后或心前区，疼痛常牵涉至左肩背、左臂内侧达无名指及小指；心绞痛含服硝酸甘油后可缓解，而急性心肌梗死则不能。

3. E　　4. D　　5. C　　6. B　　7. D　　8. E　　9. E

10. D

【A2 型题】

11. D　　12. A

13. D。解析：黄疸进行性加重，大便颜色变浅为胆汁淤积性黄疸的表现，包括肝内、外梗阻性黄疸和肝内胆汁淤积，病后患者消瘦明显，考虑为胰头癌癌性梗阻。

【B1 型题】

14. B　　15. D　　16. A　　17. E　　18. B　　19. A　　20. E

21. A　　22. A　　23. E

第二单元　问　诊

【A1 型题】

1. C　　2. E

第三单元　检体诊断

【A1 型题】

1. B　　2. C　　3. A　　4. D　　5. D　　6. E　　7. B

8. B　　9. C　　10. D　　11. B　　12. A　　13. A　　14. C

15. D　　16. A　　17. B　　18. C　　19. E　　20. E　　21. B

22. A

23. A。解析：单侧乳房表浅静脉扩张是晚期乳癌或肉瘤的征象；妊娠、哺乳引起的乳房表浅静脉扩张，常为双侧。

24. D　　25. C　　26. C　　27. A　　28. D　　29. C　　30. A

31. B　　32. C　　33. D　　34. B　　35. E

36. C。解析：从卧位或下蹲位迅速起立，使瞬间回心血量减少，从而使二尖瓣、三尖瓣、主动脉瓣关闭不全和肺动脉瓣的杂音均减轻，而梗阻性肥厚型心肌病的杂音却增强。

37. D　　38. D　　39. A　　40. B　　41. D　　42. C

43. B。解析：正常脐水平线以上的腹壁静脉血流自下向上经胸壁静脉和腋静脉而进入上腔静脉，脐水平以下的腹壁静脉自上而下经大隐静脉而流入下腔静脉。下腔静脉阻塞时，曲张的静脉大多分布在腹壁两侧，有时在臀部及股部外侧，脐以下的腹壁浅静脉血流方向也转流向上。上腔静脉阻塞时，上腹壁或胸壁的浅静脉曲张血流方向均转流向下。

44. C　　45. E　　46. B

47. C。解析：空腹或餐后 6～8 小时以上仍有振水音，则提示胃内有液体潴留，见于胃扩张、幽门梗阻及胃液分泌过多。

48. A　　49. E　　50. E　　51. B　　52. B　　53. E　　54. C

【A2 型题】

55. A。解析：腹部膨隆、腹式呼吸减弱、仰卧位时腹部外形呈扁而宽状、腹形随体位变换而改变，均系腹水的体征，故考虑诊断肝硬化门静脉高压。

56. B　　57. B　　58. D　　59. C　　60. D

【B1 型题】

61. B　　62. E　　63. D　　64. E　　65. A　　66. E　　67. B

68. C　　69. D　　70. C　　71. B　　72. D　　73. D　　74. C

75. C　　76. E　　77. E　　78. A　　79. E　　80. C　　81. E

82. C　　83. A　　84. B　　85. D　　86. C

第四单元　实验室诊断

【A1 型题】

1. C　　2. B　　3. A　　4. D　　5. E　　6. E　　7. C

8. A　　9. E　　10. C　　11. E　　12. E　　13. C　　14. D

15. A　　16. E

17. E。解析：尿比重固定，常在 1.010 左右，称为等张尿，见于肾实质严重损害。

18. B　　19. C

【A2 型题】

20. B

【B1 型题】
21. D　22. E　23. C　24. B　25. A　26. B　27. B
28. C

29. A　30. C。**解析：**抗 Sm 抗体为 SLE 所特有，特异性达 99%，且能反映 SLE 的活动程度，但敏感性较低，平均为 20%；抗 Scl-70 抗体几乎仅在进行性系统性硬化症（PSS）患者中检出，故该抗体是 PSS 的特征抗体，并预示着预后不良。

第五单元　心电图诊断

【A1 型题】
1. C　2. B　3. D

【A2 型题】
4. C。**解析：**室性早搏的心电图表现包括提早出现的宽大畸形的 QRS 波群，QRS 波群时间 ≥0.12 秒，其前无提早出现的 P 波，其后 T 波与 QRS 波群主波方向相反，有完全性代偿间歇。

5. C　6. B

【B1 型题】
7. A　8. C　9. A　10. D

第六单元　影像诊断

【A1 型题】
1. A　2. A　3. B　4. D　5. B　6. A　7. C
8. C

【A2 型题】
9. B。**解析：**患者有受凉的诱因，随后出现高热胸痛，咳嗽、咳痰等症状，这些是典型肺炎链球菌肺炎的临床表现。右上肺野呈大片状密度增高阴影，下缘整齐，以水平裂为界，上缘模糊不清，在实变的阴影中间见到含气支气管影，为典型的大叶性肺炎的 X 线表现。

【B1 型题】
10. A　11. B

第七单元　病历与诊断方法

【A1 型题】
1. C

第十五章 内科学

第一单元 呼吸系统疾病

【A1 型题】

1. C　2. C　3. E　4. D　5. A　6. B　7. E
8. E　9. C　10. C　11. C　12. C　13. D　14. E
15. C　16. D　17. B　18. C　19. E

【A2 型题】

20. C　21. C　22. C　23. D

24. E。**解析**：患者血气分析：pH 7.5，BE + 20mmol/L，血 K^+ 4mmol/L，血 Cl^- 64mmol/L。提示代谢性碱中毒，此时应纠正碱中毒，予补氯化钾和盐酸精氨酸。

25. C　26. B　27. E

28. A。**解析**：慢性支气管炎慢性迁延期，指有不同程度的"咳""痰""喘"症状迁延 1 个月以上者。

29. B　30. A　31. B

【A3 型题】

32. C。**解析**：根据患者慢性咳嗽、咳痰 20 余年，活动后气急 4 年，双肺散在干、湿啰音，白细胞总数增高，胸部 X 线示双肺中下叶纹理增粗，可诊断为慢性阻塞性肺疾病。

33. E。**解析**：胸片可作为确定肺部并发症及排除其他肺部疾病的检查。

34. D。**解析**：细菌感染是导致慢性阻塞性肺疾病急性加重的最重要原因，故控制感染是最主要的治疗措施。

35. B。**解析**：患者长期慢性咳嗽、咳痰，有高血压、肝炎病史，肺肝界下降，心界缩小，心率增快，律不齐，P_2 亢进，胸骨左缘第 5 肋间可闻及收缩期杂音，肝肋下 3.5cm，双下肢水肿，心电图示顺钟向转位，V_1、V_2 呈 QS 型，符合慢性肺源性心脏病的表现。故本题选 B。

36. A。**解析**：心电图、X 线胸片、超声心动图有右心增大肥厚的征象，可做出诊断。故本题选 A。

37. C。**解析**：心电图表现为右心室肥大，出现轴右偏，额面平均电轴≥90°，重度顺钟向转位，$R_{V_1} + S_{V_5} ≥ 1.05mV$，$V_1$ 导联 R/S≥1 及肺型 P 波。胸部 X 线除肺、胸基础疾病的特征外，

尚有：①肺动脉高压征：右下肺动脉干扩张，其横径≥15mm；肺动脉段明显突出或其高度≥3mm。②右心室肥大：心界向左扩大。故本题选 C。

38. C。**解析**：肺炎链球菌肺炎发病前常有受凉、淋雨史。多有上呼吸道感染的前驱症状。高热、寒战，患侧胸痛，可放射至肩部或腹部，咳嗽或深呼吸时加剧。根据患者表现，诊断为肺炎链球菌肺炎。故本题选 C。

39. D。**解析**：肺炎链球菌肺炎早期肺部体征可无明显异常。仅有胸廓呼吸运动幅度减小，叩诊呈浊音，呼吸音减低及胸膜摩擦音。肺实变时，叩诊呈浊音，触觉语颤增强，并可闻及支气管呼吸音。故本题选 D。

40. C。**解析**：抗菌药物治疗首选青霉素 G。对青霉素过敏者，可用红霉素或阿奇霉素或林可霉素等，重症患者可用氟喹诺酮类、头孢菌素类等。多重耐药菌株感染者可用万古霉素、替考拉宁。故本题选 C。

41. C。**解析**：支气管哮喘发作时可见伴有哮鸣音的呼气性呼吸困难或发作性胸闷和咳嗽；严重者被迫采取坐位或呈端坐呼吸，甚至出现发绀、汗出、干咳等，缓解时常咳大量白色泡沫痰。根据患者症状可诊断为支气管哮喘急性发作。急性支气管炎往往先有急性上呼吸道感染的症状，鼻塞、不适、寒战、低热、背部和肌肉疼痛以及咽喉痛，继而出现剧烈咳嗽，咳黏液或黏液脓性痰，可能闻及散在的高音调或低音调干啰音，偶可在肺底闻及捻发音或湿啰音。急性肺水肿可见突发的严重呼吸困难、端坐呼吸、喘息不止、烦躁不安并有恐惧感，呼吸频率可达30~50 次/分；频繁咳嗽并咳出大量粉红色泡沫样痰；极重者可因脑缺氧而神志模糊；早期血压一过性升高，随病情发展，血管反应减弱，血压下降。肺炎链球菌肺炎可见寒战、发热、胸痛、咳嗽、咳痰、呼吸困难。肺栓塞可见突然发生不明原因的虚脱、面色苍白、出冷汗、呼吸困难、胸痛、咳嗽等症，甚至晕厥、咯血；脑缺氧症状：极度焦虑不安、恐惧、恶心、抽搐和昏迷；急性疼痛：胸痛、肩痛、

颈部痛、心前区及上腹痛。故本题选 C。

42. D。解析：支气管哮喘发作时在双肺可闻及散在或弥漫性，以呼气相为主的哮鸣音，呼气相延长。故本题选 D。

43. E。解析：治疗支气管哮喘急性发作，首选吸入速效 β_2 受体激动剂。故本题选 E。

44. E。解析：茶碱缓释或控释片，适合用于夜间发作的哮喘的治疗。故本题选 E。

45. D。解析：β_2 受体激动剂是缓解哮喘症状的首选药物，如短效 - 速效 β_2 受体激动剂如沙丁胺醇、特布他林气雾剂。故本题选 D。

46. D。解析：糖皮质激素是最有效的控制气道炎症的药物，吸入型糖皮质激素是长期治疗哮喘的首选药物。故本题选 D。

47. A。解析：患者发热，胸痛，干咳，咳白色泡沫痰，左下肺呼吸音减弱，左下肺叶见直径 3cm 的块影，分叶状，边缘毛糙，符合原发性支气管肺癌的诊断。原发性肺脓肿起病急，伴高热，咳大量脓痰，中毒症状明显，胸片上表现为薄壁空洞，内有液平，周围有炎症改变。肺结核可见发热，咳嗽、咳痰、咯血、胸痛、呼吸困难，叩诊呈浊音，听诊可闻及病理性支气管呼吸音（管状呼吸音）和细湿啰音，X 线典型特征有原发病灶、淋巴管炎和肺门或纵隔肿大的淋巴结组成的哑铃状病灶。肺炎起病急骤，先有寒战、高热等毒血症状，然后出现呼吸道症状，X 线表现为云絮影，不呈段叶分布，无支气管阻塞，少见肺不张，经抗感染治疗病灶吸收迅速而完全。炎性假瘤有呼吸道感染史，也可有痰中带血，X 线特征呈单发圆形、椭圆形或哑铃形，轮廓不清，密度淡而均匀，边无分叶，有长毛样改变。故本题选 A。

48. A。解析：痰液细胞学检查是肺癌确诊的重要手段之一。X 线平片、CT、MRI、纤维支气管镜、经皮肺针吸活检、纵隔镜、淋巴结活检等检查都能提高肺癌的诊断率。故本题选 A。

49. A。解析：手术是治疗肺癌的重要方法。患者左下肺叶见直径 3cm 的块影，分叶状，边缘毛糙，治疗应采用左下肺叶切除术。故本题选 A。

【B1 型题】
50. D 51. C 52. D 53. E 54. B 55. A 56. B
57. C

第二单元　循环系统疾病
【A1 型题】
1. E 2. A 3. C 4. B 5. C 6. D 7. C

8. B。解析：脉搏短绌，指单位时间内，脉率少于心率，其特点是心律完全不规则，心率快慢不一，心音强弱不等，这种现象称为脉搏短绌或者无规律的不整脉。

9. B 10. D 11. B 12. E 13. D 14. A 15. D
16. D 17. A 18. E 19. A 20. E 21. A 22. B
23. C 24. D 25. A 26. C

【A2 型题】
27. A 28. B

29. D。解析：严重高血压导致急性心衰肺水肿发作时，降压、扩张动静脉、强心、利尿是较好的治疗方案。故选 D。

30. D 31. D 32. C

33. A。解析：患者为年轻女性，心尖区 III 级收缩期杂音，提示风心病二尖瓣关闭不全；有杵状指及足底无痛性小出血点，提示并发亚急性感染性心内膜炎。

34. B。解析：二尖瓣狭窄可导致左房压升高、功能衰竭，一般不引起左室功能受累。

35. C 36. D 37. B 38. C 39. D

【A3 型题】
40. B。解析：$V_1 \sim V_3$ 出现异常 Q 波，伴 ST 段弓背向上抬高为急性前间壁心肌梗死的心电图表现。故本题选 B。

41. D。解析：肌酸激酶同工酶 CK - MB 在起病后 4 小时内增高，16 ~ 24 小时达高峰，3 ~ 4 天恢复正常，其增高的程度能较准确地反映梗死的范围，其高峰出现时间是否提前有助于判断溶栓治疗是否成功。故本题选 D。

42. C。解析：出现室性期前收缩或室性心动过速，立即使用利多卡因 50 ~ 100mg 静脉注射。

【B1 型题】
43. D 44. E 45. D 46. E 47. B 48. C 49. A
50. B

第三单元　消化系统疾病
【A1 型题】
1. C 2. E 3. B 4. C 5. C 6. E 7. A
8. B 9. A 10. D 11. B 12. E 13. A 14. B
15. A 16. B 17. C 18. C 19. D 20. D 21. E
22. A 23. B 24. B

25. D。解析：抑酸药中效果最强的为 PPI（质子泵抑制剂）。

26. B

【A2 型题】
27. E 28. D 29. B 30. B 31. B

32. B。解析：腹水检查：淡黄色，比重 1.017，蛋白 26g/L，白细胞数 $500 \times 10^6/L$，中性粒细胞 0.80，成炎性改变，故应考虑合并自发性腹膜炎。

33. B　34. A

【A3 型题】

35. C。解析：患者症状符合消化性溃疡的症状，确诊依靠胃镜或 X 线钡餐检查。

36. B。解析：全腹压痛、反跳痛，以上腹部及右上腹为著，叩诊肝浊音界不清，肠鸣音减弱，腹部 X 线透视见膈下游离气体影，是诊断穿孔的重要依据。

37. E。解析：疼痛进一步加重，肠鸣音消失，腹部移动性浊音阳性，血白细胞数升高，为急性穿孔的表现，应立即手术治疗。

38. E。解析：溃疡性结肠炎具有持续或反复发作腹泻、黏液脓血便、腹痛，伴（或不伴）有不同程度全身症状，重症患者白细胞计数增高；粪便检查活动期有黏液脓血便，反复检查包括常规、培养、孵化等均无特异性病原体发现。根据患者表现可诊断为轻型溃疡性结肠炎。克罗恩病病变可累及胃肠道各部位，而以末段回肠及其邻近结肠为主，多呈节段性、非对称性分布。临床主要表现为腹痛、腹泻、瘘管、肛门病变和不同程度的全身症状。结肠癌早期无特异性表现，中期以后的主要症状有排便习惯或粪便形状改变，腹痛，腹部肿块，肠梗阻及全身慢性中毒症状。慢性细菌性痢疾有急性菌痢病史，粪便分离出痢疾杆菌，结肠镜检查取黏液脓性分泌物培养的阳性率较高，抗菌药物治疗有效。阿米巴肠炎主要侵及右侧结肠，也可累及左侧。结肠溃疡较深，边缘潜行，溃疡间结肠黏膜正常。粪便或结肠镜溃疡处取活检，可发现阿米巴的包囊或滋养体，抗阿米巴治疗有效。

39. A。解析：纤维结肠镜是溃疡性结肠炎最有价值的诊断方法，通过结肠黏膜活检，可明确病变的性质。

40. D。解析：轻型溃疡性结肠炎可选用柳氮磺吡啶制剂，或用相当剂量的 5 - 氨基水杨酸制剂。

41. D。解析：患者右上腹痛，肝肋下 3cm，脾肋下 2cm，移动性浊音阳性。HBsAg 阳性，B 超检查见肝右叶有一直径 5cm 的占位病变，可诊断为原发性肝癌。故本题选 D。

42. A。解析：AFP 是当前诊断肝细胞癌最特异的标志物。故本题选 A。

43. E。解析：在超声和 CT 引导下用细针穿刺行组织学检查或细胞学检查，是目前获得 2cm 直径以下小肝癌确诊的有效方法。故本题选 E。

【B1 型题】

44. B　45. C　46. E　47. A　48. C　49. E　50. D
51. A　52. D　53. A

第四单元　泌尿系统疾病

【A1 型题】

1. C　2. B　3. A　4. E

5. D。解析：慢性肾小球肾炎的主要治疗目的是延缓肾功能减退。

6. D　7. B　8. D　9. A

10. E。解析：肾性骨病主要的病因是维生素 D_3 缺乏，继发性甲状旁腺功能亢进，营养不良，铝中毒及铁负荷过重。

11. D　12. D　13. E

【A2 型题】

14. D

15. E。解析：患者血压 80/60mmHg，禁用速尿。患者肾功能下降，不宜输注白蛋白，易损害肾脏功能。

16. B

17. D。解析：肾病综合征激素治疗效果不佳，可加用细胞毒药物，两者配合治疗有可能提高缓解率。若非激素禁忌，一般不首选单独应用细胞毒药物。

18. C　19. E

【A3 型题】

20. B。解析：患者出现血尿、蛋白尿、高血压，尿蛋白定量 1.0～1.7g/d，肾功能受损，符合慢性肾小球肾炎的表现。故本题选 B。

21. E。解析：患者尿蛋白≥1g/d，血压应控制在 <125/75mmHg。故本题选 E。

22. A。解析：慢性肾小球肾炎的主要治疗目的是防止和延缓肾功能进行性恶化、改善缓解临床症状及防治严重并发症。故本题选 A。

23. C。解析：患者出现全身症状（寒战、发热），泌尿系统症状（尿频、尿急、尿痛、腰痛），左侧肾区有叩击痛，肋脊角压痛，尿沉渣镜检白细胞 6/HP，可见白细胞管型，诊断为急性肾盂肾炎。急性肾小球肾炎急性起病，1～3 周前有链球菌感染史（上呼吸道或皮肤感染），典型表现为浮肿、高血压和血尿，不同程度蛋白尿，急性期血清 ASO 滴度升高，总补体及 C_3 暂时性下降。急性膀胱炎表现为尿频、尿急、尿痛、排尿困难、下腹部疼痛等，部分患者迅速出现排尿困难。一般无全身症状，少数患者可有腰痛、发热，体温多在38℃以下。慢性肾盂肾炎，泌尿系统及全身表现均不太典型，半数以上患者有急性肾盂肾炎病史，可间断出现尿频、排尿不适、腰酸痛等，部分患者有不同程度的低热以及肾小管功能受损表现（夜尿增多、低比重尿等）。肾结核多并发生殖道结核或其他器官结核病史，血尿多与尿路刺激征同时发生，而膀胱炎时，血尿常为终末血尿且抗菌药物治疗有效。肾结核时，结核菌素试验和静脉肾盂造影等有助于诊断。

24. B。**解析**：清洁中段尿沉渣涂片，用高倍镜检查，若每个视野下可见1个或更多细菌，提示尿路感染。检出率达80%～90%。

25. E。**解析**：尿细菌培养可采用清洁中段尿、导尿及膀胱穿刺尿做细菌培养，其中膀胱穿刺尿培养结果最可靠。中段尿细菌定量培养≥10^5/ml，称为真性菌尿，可确诊尿路感染。尿细菌定量培养 10^4～10^5/ml，为可疑阳性，需复查；如 <10^4/ml，可能为污染。耻骨上膀胱穿刺尿细菌定性培养有细菌生长，即为真性菌尿。

【B1 型题】
26. B   27. D   28. A   29. B

第五单元 血液系统疾病

【A1 型题】
1. E   2. E   3. B   4. A

5. B。**解析**：血小板减少性紫癜是以血小板减少引起的皮肤黏膜出现瘀点、瘀斑或内脏出血为特征的疾病。斑点可遍及全身，非对称性分布；斑点不高出皮肤，压之也不退色；查血象，血小板减少。

6. D   7. B   8. A   9. D   10. D   11. C   12. D
13. A

【A2 型题】
14. E   15. D

16. C。**解析**：M_4（急性粒－单核细胞白血病）：骨髓中原始细胞占骨髓非红系有核细胞的30%以上，各阶段粒细胞占30%～80%，各阶段单核细胞 >20%。

17. E   18. D

【A3 型题】
19. B。**解析**：患者为中年男性，慢性起病，主要表现为供血不足引起的头晕，心悸，乏力，查体有贫血貌，血常规示中度贫血，网织红计数不高，提示溶血性贫血可能性不大，而小细胞低色素性贫血更支持缺铁性贫血，粪便检查钩虫卵（＋），提示慢性消化道出血可能为缺铁的病因。目前该患者中度贫血，由缺铁引起，应去除缺铁的原因，即针对肠道钩虫感染进行治疗，但此时体内的铁储备已经被消耗，必须补充铁，否则难以纠正贫血，单纯靠高铁饮食难以补充体内丢失的铁，需要铁剂治疗来补充已经丢失的铁及重新建立铁储备，铁剂包括口服和注射，首选口服治疗，仅当不能耐受口服铁剂的副反应或因肠道疾病不能吸收铁剂才选择注射铁剂。故本题选 B。

20. B。**解析**：缺铁性贫血患者开始铁剂治疗后，短时期网织红细胞计数明显升高，常于5～10天达到高峰，以后又下降，2周后血红蛋白开始上升，一般2个月可恢复正常。

21. E。**解析**：缺铁性贫血进入贫血期后体内铁储备已被完全消耗，因此需要铁剂治疗重新建立体内的铁储备。贫血纠正后仍需继续治疗3～6个月以补充体内应有的贮存铁，待铁蛋白正常后停药。

22. E。**解析**：急性白血病临床有发热，感染，出血，贫血，淋巴结、肝脾肿大及胸骨压痛等症状，白细胞计数增高，原始细胞等于或大于全部骨髓有核细胞的30%。根据患者的表现诊断为急性白血病。故本题选 E。

23. B。**解析**：胸骨中下段压痛，有助于急性白血病的诊断。故本题选 B。

24. E。**解析**：骨髓涂片细胞学检查是确诊白血病的依据。故本题选 E。

【B1 型题】
25. D   26. B   27. D   28. B

第六单元 内分泌及代谢疾病

【A1 型题】
1. C   2. E   3. E   4. B   5. D

6. D。**解析**：心得安（普萘洛尔）作为β受体阻断剂用于甲亢初治期，且还有阻抑 T_4 转换成 T_3 的作用，近期改善症状疗效显著，但哮喘患者禁用。此时可用选择性β受体阻断剂，如阿替洛尔、美托洛尔等。

7. E   8. D   9. C   10. A

11. C。**解析**：双胍类药物通过促进肌肉等外周组织摄取葡萄糖，加速无氧糖酵解；抑制葡萄糖异生；抑制或延缓葡萄糖在胃肠道吸收等作用，改善糖代谢，对正常人并无降糖作用。其常见的副作用是胃肠道反应。

12. B　13. C　14. D　15. D

【A2 型题】

16. A　17. C

18. E。**解析：**诊断最可能是甲状腺危象，当临床上怀疑有危象时，应立即口服 PTU 600mg。

19. A　20. C

【A3 型题】

21. B。**解析：**根据患者表现诊断为甲状腺功能亢进症。血清甲状腺激素测定：①T_3 和 T_4，T_3 较 T_4 更为灵敏，更能反映甲亢的程度与预后。②FT_3 和 FT_4，是诊断甲亢的首选指标。③TSH 测定：是反映甲状腺功能最敏感的指标。故本题选 B。

22. C。**解析：**甲状腺功能亢进症出现的心律失常，以心房颤动、房性早搏等房性心律失常多见。故本题选 C。

23. A。**解析：**根据患者症状宜采用抗甲状腺药物治疗，有硫脲类（如丙硫氧嘧啶）和咪唑类（如甲巯咪唑和卡马西平）两类药物。故本题选 A。

24. E。**解析：**根据患者的空腹及餐后血糖、体重下降可诊断为糖尿病，由于患者为中年男性，BMI 28 提示肥胖，考虑为 2 型糖尿病。故本题选 E。

25. D。**解析：**首选的降血糖药物为二甲双胍。二甲双胍是 2 型糖尿病一线降糖药物，有减肥作用且不降低正常血糖，单用时不会产生低血糖。故本题选 D。

26. B。**解析：**血管紧张素转换酶抑制剂常用的有卡托普利、依那普利等，尤其适用于伴有慢性心力衰竭、心肌梗死后、非糖尿病肾病、糖尿病肾病、代谢综合征、蛋白尿或微量蛋白尿的高血压患者。故本题选 B。

【B1 型题】

27. E　28. A

第七单元　结缔组织病

【A1 型题】

1. A　2. D　3. C　4. D　5. C　6. A

【A2 型题】

7. E　　8. B

【A3 型题】

9. B。**解析：**类风湿关节炎的关节损害以腕关节、掌指关节和近端指间关节最常见，多表现为晨僵、疼痛与压痛、肿胀、关节畸形、关节功能障碍，类风湿因子阳性。根据患者临床表现诊断为类风湿关节炎。强直性脊柱炎的特点为青年男性多见，起病缓慢；主要侵犯骶髂关节及脊柱，或伴有下肢大关节的非对称性肿胀和疼痛；X 线片可见骶髂关节侵蚀、破坏或融合；90% ~95% 患者 HLA – B27 阳性而 RF 为阴性；有家族发病倾向。系统性红斑狼疮的特点为 X 线检查无关节骨质改变，多为女性，常伴有面部红斑等皮肤损害，多数有肾损害或多脏器损害，血清抗核抗体和抗双链 DNA 抗体显著增高。骨关节炎发病年龄多在 50 岁以上，主要累及膝、髋等负重关节和手指远端指间关节，关节活动后疼痛加重，经休息后明显减轻；血沉轻度增快，RF 阴性，X 线显示关节边缘呈唇样骨质增生或骨疣形成。痛风性关节炎的患者多为中年男性，好发部位为第一跖趾关节，关节附近或皮下可见痛风结节，有高尿酸血症，血清自身抗体阴性。故本题选 B。

10. A。**解析：**X 线平片对类风湿关节炎诊断、关节病变分期、病变演变的监测均很重要。CT 及 MRI 对诊断早期类风湿关节炎有帮助。

11. E。**解析：**甲氨蝶呤是目前治疗类风湿关节炎的首选药之一。布洛芬、青霉胺、柳氮磺吡啶、雷公藤总苷均为治疗类风湿关节炎的药物，但非首选药。

12. A。**解析：**患者四肢关节肿痛、口腔溃疡、尿检异常，符合 SLE 的表现，应考虑是否为系统性红斑狼疮。抗核抗体是系统性红斑狼疮的筛查实验，约 95% 的 SLE 患者呈阳性。故本题选 A。

13. D。**解析：**年轻女性，中度发热，全身肌痛，四肢关节肿痛，口腔溃疡及肾脏等多系统损害，最可能的诊断为系统性红斑狼疮。故本题选 D。

14. B。**解析：**系统性红斑狼疮合理治疗后可缓解，包括糖皮质激素、免疫抑制剂、静脉注射丙种球蛋白。糖皮质激素是治疗 SLE 的主要药物。故本题选 B。

【B1 型题】

15. B　16. C　17. A　18. C

第八单元　神经系统疾病

【A1 型题】

1. C　2. C

3. B。解析：癫痫大发作又称全身性强直－阵挛发作，以意识丧失和全身抽搐为特征。常见癫痫大发作症状主要有：口吐白沫，两眼上翻，四肢抽搐，尖叫等，严重会造成大小便失禁，持续发作等；发作开始至意识恢复历时5~10分钟，醒后感到头痛、全身酸痛和疲乏，对抽搐全无记忆，不少患者在意识障碍减轻后进入昏睡。

4. B　5. D

6. E。解析：头颅CT出现低密度灶说明该处神经细胞已经坏死、水肿，属溶栓禁忌证，如溶栓将造成脑出血。

7. B　8. E　9. D　10. E

【A2 型题】

11. D。解析：癫痫的失神性发作主要表现为：突发性精神活动中断，意识丧失、可伴肌阵挛或自动症，一次发作数秒至10余秒。

12. A。解析：基底节区出血：其中壳核是高血压脑出血最常见的出血部位。壳核出血系豆纹动脉尤其是其外侧支破裂所致。表现为病灶对侧偏瘫、偏深感觉缺失和同向偏盲，双眼球向病灶对侧同向凝视不能，主侧半球可有失语。

【A3 型题】

13. B。解析：全面性强直－阵挛发作即大发作，以意识丧失和全身对称性抽搐为特征。①强直期：患者突然意识丧失，跌倒在地，全身肌肉强直性收缩；喉部痉挛，发出叫声；强直期持续10~20秒后，在肢端出现细微的震颤。②阵挛期：持续30秒钟至1分钟，最后一次强烈阵挛后，抽搐突然终止，所有肌肉松弛。在以上两期中，可见心率加快，血压增高，汗液、唾液和支气管分泌物增多，瞳孔散大、对光反射消失等自主神经征象；呼吸暂时中断，深、浅反射消失，病理反射征阳性。③惊厥后期：呼吸首先恢复，心率、血压、瞳孔等恢复正常，肌张力松弛，意识恢复。自发作开始到意识恢复历时5~10分钟；清醒后常感到头昏、头痛、全身乏力和无力，对抽搐全无记忆；不少患者发作后进入昏睡。患者表现符合全面性强直－阵挛发作的诊断。故本题选B。

14. B。解析：脑电图上出现棘波、尖波、棘－慢复合波等痫性发作波形对癫痫的诊断具有重要的参考价值。然而其更重要的意义是区分发作的类型：局限性发作为局限部位的痫性波形；GTCS强直期呈低电压快活动，10Hz以上，逐渐转为较慢、较高的尖波；阵挛期为与节律性肌收缩相应的爆发尖波和与停止肌收缩相应的慢波；失神发作可见各导程同步发生短暂3Hz的棘－慢波放电，背景电活动正常。故本题选B。

15. B。解析：全面性强直－阵挛发作（GTCS）首选药物为丙戊酸钠，次选苯妥英钠、卡马西平。故本题选B。

16. D　17. E　18. D　19. E

第九单元　常见急危重症

【A1 型题】

1. E　2. A　3. B　4. A　5. D　6. A　7. D
8. A　9. E　10. B　11. E　12. B　13. A　14. A
15. B　16. E

【A2 型题】

17. A　18. B　19. B　20. E　21. B

【A3 型题】

22. C。解析：患者昏迷且休克，屋内有火炉，血压下降，四肢厥冷，腱反射消失，血液COHb 60%，可诊断为急性一氧化碳中毒。

23. E。解析：纠正缺氧为急性一氧化碳中毒的关键性治疗。高压氧舱治疗可增加血液中溶解氧，提高动脉血氧分压，促进氧气向组织弥散，从而迅速纠正缺氧，为最有效的治疗方法。

24. D。解析：急性一氧化碳重度中毒可并发肺水肿、脑水肿及心脏、肾脏损害。部分患者呈现去大脑皮层状态，表现为无意识、睁眼、不动、无语，呼之不应，推之不动。此期患者若抢救存活，多遗留中枢神经系统后遗症。

【B1 型题】

25. B　26. C

第十六章　传染病学

第一单元　传染病学总论

【A1 型题】
1. A　　2. D　　3. C　　4. B　　5. C　　6. E

7. C。解析：本题考点是病原携带者的特点，无明显临床症状而能排出病原体，这是与潜伏性感染的区别，后者无明显临床症状但是不能排出病原体。

8. B。解析：本题考点是病原体引起人体感染的因素。主要取决于病原体的致病能力和机体的免疫功能，如果只提到其中的某一个影响因素就不太全面。

9. A　　10. E　　11. B　　12. C　　13. A　　14. D　　15. C
16. C　　17. D　　18. B　　19. D　　20. E　　21. B　　22. C
23. A　　24. B　　25. A　　26. C　　27. B　　28. D　　29. E

【B1 型题】
30. C　　31. B　　32. B　　33. E　　34. D　　35. A　　36. B

第二单元　病毒感染

【A1 型题】
1. E　　2. A　　3. D　　4. C　　5. B　　6. E　　7. C
8. B　　9. B　　10. C

11. C。解析：本题考点是实验室检查指标对肝衰竭诊断的重要性。凝血酶原活动度（PTA）<40% 是诊断肝衰竭的重要依据。

12. E　　13. D　　14. A　　15. B

16. B。解析：本题考点是肝衰竭能否用干扰素治疗。干扰素具有明确的抗肝炎病毒作用，但是其副作用较大，肝衰竭患者肝功能损害较重，应用干扰素抗病毒治疗可能加重病情，因此不适合。

17. B　　18. A　　19. C　　20. D　　21. E　　22. A　　23. B
24. D

25. E。解析：本题考点是肝衰竭时乳果糖治疗的目的。肝衰竭的常见并发症是肝性脑病，产生肝性脑病的原因之一是血氨升高，应用乳果糖可以酸化肠道，减少氨的形成和吸收，从而降低血氨，防治肝性脑病。

26. D

27. C。解析：本题考点是流感病毒的特点：甲型流感病毒抗原变异频繁，传染性强，常引起流感大流行，乙型流感病毒只有抗原漂移，无抗原转变，以局部流行为主，丙型流感多为散发。

28. C　　29. A　　30. B　　31. D　　32. B　　33. D　　34. B
35. A　　36. B　　37. C　　38. C　　39. A　　40. A　　41. B
42. A　　43. C　　44. B　　45. C　　46. E　　47. D　　48. C
49. E　　50. B　　51. B　　52. A　　53. C　　54. C　　55. B
56. C　　57. C　　58. B

59. E。解析：本题考点是艾滋病的抗病毒治疗药物。目前抗反转录病毒治疗药物有三类，分为核苷类反转录酶抑制剂（包括齐多夫定、拉米夫定等）、非核苷类反转录酶抑制剂（包括奈韦拉平等）、蛋白酶抑制剂（包括利托那韦等），阿糖胞苷没有抗反转录病毒的作用。

60. D　　61. A　　62. D　　63. D　　64. B　　65. A　　66. A

67. D。解析：本题的考点是流行性出血热的确诊依据。血清、血细胞和尿中检出流行性出血热病毒抗原和血清中检出特异性 IgM 抗体可确诊。特异性 IgG 抗体需双份血清效价升高 4 倍以上者才有诊断意义。

68. B

69. D。解析：流行性出血热，是由汉坦病毒引起的，以鼠类为主要传染源的一种自然疫源性疾病。本病的主要病理变化是全身小血管广泛性损害，临床上以发热、休克、充血出血和肾损害为主要表现。

70. D　　71. B

72. B。解析：本题的考点是流行性出血热患者早期发生休克的主要原因。早期发生的低血压休克是原发性休克，发生的原因主要是血管通透性增加，血浆外渗使血容量下降；血浆外渗后使血液浓缩，血液黏稠度增高，促进 DIC 的发生，导致血液循环淤滞，血流受阻，使有效血容量进一步下降。

73. C

74. A。解析：本题考点是流行性出血热少尿期的治疗原则。少尿期的主要表现是尿毒症，酸中毒和水、电解质紊乱，严重患者可出现高血容量综合征和肺水肿；其治疗原则应为稳定内环境、补液量为前一天尿量和呕吐量加 500 ～ 700ml，为减少蛋白分解，控制氮质血症，可给予高碳水化合物、高维生素和低蛋白饮食；促进利尿，为预防高血容量综合征和高血钾，还可用导泻和放血疗法、透析疗法。

75. B　76. A　77. C　78. B　79. C

80. C。解析：本题考点是狂犬病的传染源。带狂犬病毒的动物是本病的传染源，我国主要的传染源是病犬，其次为猫、猪、牛、马等家畜。发达国家蝙蝠、浣熊、臭鼬、狼、狐狸等野生动物为主要传染源。

81. C　82. D　83. B　84. A

85. A。解析：本题考点是被狂犬病兽咬伤后是否发病的影响因素。咬伤部位、咬伤的严重性、局部处理情况、是否及时、全程、足量注射狂犬疫苗和免疫球蛋白，是否存在免疫功能低下或者免疫缺陷均是相关因素。

86. E　87. C　88. A　89. B　90. D　91. C　92. D

93. C　94. C　95. A　96. B　97. A　98. B　99. C

【A2 型题】

100. B　101. D　102. A　103. D　104. B　105. B　106. C

107. D　108. C　109. D

110. B。解析：本题的考点是流行性出血热的临床表现及实验室检查情况。患者为青年男性，以发热、全身中毒症状、出血为主要表现，实验室检查提示白细胞总数升高，肝功能轻度损害，尿中出现蛋白，符合流行性出血热的临床诊断。

111. D　112. C

113. E。解析：本题考点是艾滋病的诊断依据。患者属流动性农民工，长期外出打工，有明确的无保护性的多个性伴侣，且持续时间较长；该患者有持续性发热病史、长期腹泻伴明显消瘦，胸片和 CT 检查证实双中上肺结核，全身淋巴结肿大，面颈部传染性软疣等可能是艾滋病机会性感染的临床表现，确诊依赖检测血清抗 – HIV。

【B1 型题】

114. E　115. B　116. E　117. D　118. C　119. C　120. D

121. A　122. B　123. E　124. D　125. B　126. C　127. A

128. B　129. C

第三单元　细菌感染

【A1 型题】

1. A　2. D　3. D　4. B　5. E　6. B　7. E

8. E　9. A　10. D　11. C　12. B　13. B

14. C。解析：本题考点是暴发型休克型流行性脑脊髓膜炎的治疗措施。尽早使用有效抗菌药物治疗，同时进行抗休克治疗、抗 DIC 治疗，毒血症明显的患者用肾上腺皮质激素。20% 甘露醇脱水预防脑疝适用于脑型患者。

15. A　16. D　17. A　18. A　19. B　20. A　21. D

22. E　23. D　24. A

25. D。解析：本题考点是伤寒杆菌培养在不同阶段应该选择不同的标本。病程 1 ～ 2 周血培养阳性率最高；骨髓培养的阳性率较血培养稍高，但操作更复杂，不作首选；第 3 ～ 4 周大便培养阳性率最高；尿培养的阳性率较低。

26. C　27. C

28. A。解析：本题考点是伤寒的并发症。伤寒的并发症多出现在病程的第 2 ～ 3 周，最常见的并发症为肠出血，最严重的并发症是肠穿孔。

29. D　30. D　31. B　32. C

33. C。解析：本题考点是伤寒的一般治疗措施。为避免诱发肠穿孔或肠出血，伤寒患者饮食应给予流质或无渣半流质饮食。

34. E　35. A　36. B　37. A　38. B　39. E　40. D

41. B　42. B

43. D。解析：本题考点是细菌性痢疾的抗菌治疗方案。细菌性痢疾的抗菌治疗方案：首选环丙沙星，对环丙沙星耐药时才考虑使用二线药物（头孢曲松、匹美西林、阿奇霉素），疗程 3 ～ 5 天。

44. A　45. B　46. E　47. B　48. B　49. E　50. A

51. D　52. A　53. C　54. E　55. E　56. B

57. C。解析：本题考点是霍乱典型的临床表现。剧烈的腹泻和呕吐，且为无痛性腹泻，先泻后吐；大便为黄色水样或米泔水样，可引起脱水、肌肉痉挛。

58. D

59. D。解析：本题考点是霍乱的确诊依据。除有流行病史、典型临床表现外，大便培养霍乱弧菌阳性或双份血清凝集素升高 4 倍或以上；如果没有病原学依据，即使有与霍乱患者的密切接触史及典型症状，也只能作为疑似诊断。

60. D

61. C。解析：本题考点是霍乱的治疗措施。霍乱的主要致病因素是霍乱肠毒素，造成严重水样腹泻，其危害是患者出现严重脱水甚至循环衰竭，因此关键治疗措施是液体疗法，必须早期、迅速、足量补液，而抗菌治疗仅作为液体疗法的辅助治疗，可缩短病程，减少腹泻次数，并迅速从粪便中清除病原菌。

62. D　63. A　64. A　65. D　66. A　67. E　68. E
69. D　70. A　71. C　72. B　73. E　74. A

【A2 型题】

75. C。**解析：**本题考点是流行性脑脊髓膜炎的临床表现。患儿起病急，以高热、头痛、呕吐和皮肤黏膜瘀斑、瘀点为主要表现，脑膜刺激征阳性，脑脊液呈化脓性脑膜炎改变，且发病季节为冬末春初，正是流行性脑脊髓膜炎的流行季节。

76. D　77. E　78. B

79. A。**解析：**本题考点是伤寒的临床表现。患者以持续高热、听力下降为主要表现，肝功能损害，脾脏增大，白细胞总数不高，应首先考虑伤寒。

80. B　81. C

82. B。**解析：**本题考点是中毒性菌痢与流行性脑脊髓膜炎、流行性乙型脑炎的鉴别。发病时间夏季，以高热、抽搐、呕吐为主要表现，脑脊液常规检查基本正常，可排除流脑。血常规提示外周血白细胞明显升高，中性 0.90，且血压下降，出现休克，乙脑也可排除，最可能的

诊断为中毒性菌痢混合型，进一步作大便培养以确诊。

83. C　84. D　85. E

86. B。**解析：**本题考点是霍乱的快速诊断方法。将新鲜粪便做悬滴或暗视野显微镜检，发现运动活泼呈穿梭状的弧菌，为动力试验阳性；大便涂片革兰染色检查可见革兰阴性稍弯曲的弧菌，无芽孢、无荚膜。

87. A　88. C

【B1 型题】

89. A　90. B　91. D　92. B　93. C　94. A　95. D
96. A　97. A　98. C

第四单元　消毒与隔离

【A1 型题】

1. E　2. A　3. C　4. C　5. D

6. B **解析：**消毒分疫源地消毒和预防性消毒两种，其中预防性消毒是指未发现传染源情况下，对可能被病原体污染的物品、场所和人体进行消毒措施。如公共场所消毒，运输工具消毒，饮水及餐具消毒，饭前便后洗手均属之，故 A、D、E 错误。C 项，对传染病住院患者污染过的物品应及时消毒处理。

医学人文

第十七章　医学伦理学

第一单元　医学伦理学与医学目的、医学模式

【A1 型题】

1. C　2. A　3. B　4. A

第二单元　中国医学的道德传统

【A1 型题】

1. A　2. E　3. E

第三单元　医学伦理学的理论基础

【A1 型题】

1. D　2. A　3. A

4. A。解析：医学功利的特征：①在疾病的预防、诊断、治疗、康复上建功立业；②对病人所患疾病的做出正确的诊断和有效的治疗，使病人尽早康复；③具有明确的为病人解除病痛的动机，做出正确的诊断，达到显著的治疗效果。

5. A　6. A

第四单元　医学道德的规范体系

【A1 型题】

1. C　2. E　3. C

【B1 型题】

4. B　5. D

第五单元　处理与患者关系的道德要求

【A1 型题】

1. C　2. B　3. A

第六单元　处理医务人员之间关系的道德要求

【A1 型题】

1. E

第七单元　临床诊疗中的道德要求

【A1 型题】

1. E　2. B　3. B　4. B　5. E

6. B。解析：药物治疗对医生的道德要求是：对症下药、剂量安全；合理配伍、细致观察；节约费用、公正分配；严守法规、接受监督。

第八单元　医学研究的道德要求

【A1 型题】

1. B　2. D　3. C

第九单元　医学道德的评价与良好医德的养成

【A1 型题】

1. D　2. E

第十单元　医学伦理学文献

【A1 型题】

1. E。解析：《赫尔辛基宣言》其伦理准则包括：①必须保护受试者准则；②必须符合医学目的的准则；③必须经受试者知情同意准则；④必须接受伦理审查准则。

2. A　3. E　4. D

第十八章 卫生法规

第一单元 卫生法概述

【A1 型题】

1. C 2. D 3. A 4. A 5. E

第二单元 卫生法律责任

【A1 型题】

1. B

2. A。**解析**：考点在于行政处罚的种类，要注意区别于行政处分的种类及民事责任承担方式。罚金是刑罚附加刑的类别，而罚款是行政处罚的种类，一字之差，罚金与罚款性质上完全不同。容易混淆，注意区别。

3. E 4. E

5. C。**解析**：行政处罚的行政责任和刑事责任都反映了国家意志，体现纵向的管理关系，依照法律规定只能由有权的特定机关进行追究；追究当事人刑事责任是最严厉的法律制裁，是由人民法院依法进行裁定和处罚。民事责任当事人之间可以协商处理。

第三单元 《中华人民共和国医师法》

【A1 型题】

1. C

2. E。**解析**：《中华人民共和国医师法》第二十三条规定：医师在执业活动中履行下列义务：（一）树立敬业精神，恪守职业道德，履行医师职责，尽职尽责救治患者，执行疫情防控等公共卫生措施；（二）遵循临床诊疗指南，遵守临床技术操作规范和医学伦理规范等；（三）尊重、关心、爱护患者，依法保护患者隐私和个人信息；（四）努力钻研业务，更新知识，提高医学专业技术能力和水平，提升医疗卫生服务质量；（五）宣传推广与岗位相适应的健康科普知识，对患者及公众进行健康教育和健康指导；（六）法律、法规规定的其他义务。"参与所在机构的民主管理"是执业医师的法定权利之一，而非法定义务。

3. E 4. C

第四单元 《中华人民共和国药品管理法》

【A1 型题】

1. B 2. D 3. B 4. A 5. E 6. B

7. E。**解析**：药品的生产企业、经营企业的负责人、采购人员等有关人员在药品购销中收受其他生产企业、经营企业或者其代理人给予的财物或者其他利益的，依法给予处分，没收违法所得；构成犯罪的，依法追究刑事责任。医疗机构的负责人、药品采购人员、医师等有关人员收受药品生产企业、药品经营企业或者其代理人给予的财物或者其他利益的，由卫生行政部门或者本单位给予处分，没收违法所得；对违法行为情节严重的执业医师，由卫生行政部门吊销其执业证书；构成犯罪的，依法追究刑事责任。

【B1 型题】

8. B。**解析**：《中华人民共和国药品管理法》第九十八条规定：有下列情形之一的，为假药：（一）药品所含成份与国家药品标准规定的成份不符；（二）以非药品冒充药品或者以他种药品冒充此种药品；（三）变质的药品；（四）药品所标明的适应症或者功能主治超出规定范围。

9. A。**解析**：《中华人民共和国药品管理法》第九十八条规定：（一）药品成份的含量不符合国家药品标准；（二）被污染的药品；（三）未标明或者更改有效期的药品；（四）未注明或者更改产品批号的药品；（五）超过有效期的药品；（六）擅自添加防腐剂、辅料的药品；（七）其他不符合药品标准的药品。

第五单元 《中华人民共和国传染病防治法》

【A1 型题】

1. C。**解析**：根据《中华人民共和国传染病防治法》规定：对乙类传染病中传染性非典型肺炎、炭疽中的肺炭疽和人感染高致病性禽流感，采取甲类传染病的预防、控制措施。

2. A　　3. A　　4. E　　5. A　　6. B　　7. D

【B1 型题】

8. D　　9. C　　10. A　　11. C

第六单元　《突发公共卫生事件应急条例》

【A1 型题】

1. C　　2. E

【B1 型题】

3. D　　4. E

第七单元　《医疗纠纷预防和处理条例》

【A1 型题】

1. B。**解析**：患者有权复印病历资料，但不包括

疑难病例讨论。

2. E　　3. A　　4. A　　5. D　　6. C

第八单元　《中华人民共和国中医药法》

【A1 型题】

1. A　　2. B　　3. E　　4. A　　5. C　　6. A

7. C

第九单元　《医疗机构从业人员规范》

【A1 型题】

1. E

【B1 型题】

2. B　　3. C　　4. D　　5. A　　6. E